U0396216

诗歌疗法研究

王 珂 著

东南大学出版社

·南京·

图书在版编目（CIP）数据

诗歌疗法研究／王珂 著. —南京：东南大学出版
社，2020.7

    ISBN　978-7-5641-8593-0

Ⅰ. ①诗… Ⅱ. ①王… Ⅲ. ① 诗歌 - 应用 - 精神疗法
- 研究 Ⅳ. ① R749.055

中国版本图书馆 CIP 数据核字（2019）第 256568 号

◎ 东南大学基本科研业务费2019年度重大引导项目"诗歌疗法的原理方法及应用
  推广研究(2242019S10016)"最终成果。

◎ 国家社会科学基金项目一般项目"新诗现实功能及现代性建设研究"
  （17BZW071）阶段性成果。

◎ 教育部省属高校人文社会科学重点研究基地首都师范大学中国诗歌研究中心
  规划项目"新诗功能学"（2015）阶段性成果。

◎ 东南大学现代汉诗研究所2019年度重点项目"王珂诗歌疗法研究"
  （DX201901）阶段性成果。

诗歌疗法研究
Shige Liaofa Yanjiu

著　　者：王　珂
出版发行：东南大学出版社
地　　址：南京市四牌楼 2 号　邮编：210096
出 版 人：江建中
网　　址：http : //www.seupress.com
经　　销：全国各地新华书店
印　　刷：兴化印刷有限责任公司
开　　本：700 mm×1000 mm　1/16
印　　张：33
字　　数：628 千字
版　　次：2020 年 7 月第 1 版
印　　次：2020 年 7 月第 1 次印刷
书　　号：ISBN　978-7-5641-8593-0
定　　价：128.00 元

东大中文·新学衡文库

编委会名单

本书简介

《诗歌疗法研究》是中国第一部研究诗歌疗法理论与实践的著作。

王珂是中国率先提出"诗疗诗",从事诗歌疗法研究和推广的大学教授。

心理问题是当代国人急需解决的重要问题,中国约有1.5亿人有心理问题。将文学、心理学、医学和教育学等学科结合,采用诗歌对人进行心理治疗的方法称为诗歌疗法,简称"诗疗"。主要是借用读书疗法与书写疗法的原理及方法,通过诗歌欣赏和诗歌创作,治疗精神性疾病,特别是在突发事件中进行有效的心理危机干预。一首好的诗疗诗,可以让读者获得"心理的治疗""情感的共鸣""审美的享受"和"思想的启迪"。诗歌疗法的最低目标是培养健康人,最高目标是培养优秀人,尤其是优秀的现代人。

本书由诗歌疗法的基础理论和应用推广两部分组成,系统呈现出"王珂诗歌疗法"的风采。阅读此书是对读者进行"诗疗"的过程,将诗的欣赏与诗的治疗融为一体,可以减轻压力、驱逐焦虑和增加自信,让人情感更丰富、人格更健全和心理更健康,对有心理问题的读者有较好的"治疗"作用。既可以欣赏到优美的诗歌,获得一些欣赏和写作新诗的方法,还可以获得诗歌疗法的具体方法。

本书具有较好的理论价值与应用价值,适合诗歌(新诗)的爱好者及研究者与心理学(医学心理学)爱好者及研究者阅读,也可以作为大学诗歌疗法及心理疗法的教学参考书。

作者简介

　　王珂，男，重庆人，文学博士，1966年生，东南大学人文学院中文系教授、博士生导师，东南大学人文学院中文系主任，东南大学现代汉诗研究所所长，西南大学中国诗学研究中心客座教授，首都师范大学中国诗歌研究中心兼职研究员。2003年破格任教授，2008年任博士生导师。出版著作8部：《诗歌文体学导论——诗的原理和诗的创造》（2001年）、《百年新诗诗体建设研究》（2004年）、《新诗诗体生成史论》（2007年）、《诗体学散论——中外诗体生成流变研究》（2008年）、《新时期三十年新诗得失论》（2012年）、《两岸四地新诗文体比较研究》（2015年）、《新诗现代性建设研究》（2015年）、《王珂学术会议诗学论文集1994—2017》（2018年）。主编著作7部，参编（译）著作10部，发表论文400余篇。共出版发表诗作、译作、散文和学术文字约1000万字。主持课题十多项：国家社会科学基金一般项目"新诗现实功能及现代性建设研究"（2017年）、教育部人文社会科学研究规划基金项目"两岸四地新诗文体比较研究"（2012年）、中国博士后科学基金课题"新诗文体研究"（2002年）……参与"九五"国家社科基金重点项目"现代汉诗的百年演变"（1996年）。获得福建省政府哲学社会科学二等奖和三等奖各一次。"超星学术视频"收录王珂诗歌疗法相关讲座"漫谈诗歌心理精神疗法""诗歌欣赏和诗歌创作与心理干预和精神疗法"。《名作欣赏》请王珂开设"诗歌欣赏与诗歌疗法"专栏24期（2017—2018）。2014年在东南大学创设的大学生通识课"诗歌欣赏与诗歌疗法"于2018年9月成为中国大学MOOC网络课程。从2010年开始，应邀到福建医科大学、武汉大学、南京市民大讲堂、福建省妇女干部学校等多家单位（场所）举办"诗歌疗法"讲座。2019年10月在东南大学成功筹办中国第一次诗歌疗法研讨会——"诗的治疗功能国际研讨会"。

目 录

绪论　治疗功能是现代汉诗的重要功能

新诗更应该被称为"现代汉诗",是采用现代汉语和现代诗体抒写现代情感和现代生活的语言艺术,通过倡导现代精神和现代意识来让中国人和中国更现代。雪莱认为:"凡是抱有革命见解的作家必然都是诗人。"[1]"一个伟大的民族觉醒起来,要对思想和制度进行一番有益的改革,而诗便是最为可靠的先驱、伙伴和追随者……诗人们是祭司,对不可领会的灵感加以解释;是镜子,反映未来向现在所投射的巨影;是言辞,表现他们自己所不理解的事物;是号角,为战斗而歌唱,却感不到所要鼓舞的是什么;是力量,在推动一切,而不为任何东西所推动。诗人们是世界上未经公认的立法者。"[2]一些文体甚至成为政治宣传的工具,如晚清时期梁启超等人对小说的社会宣传功能极端重视,掀起了"小说界革命",他在1902年11月14日写出了《论小说与群治之关系》,高度肯定了小说改造国民的特殊作用。"欲新一国之民,不可不先新一国之小说。"[3]"故今日欲改良群治,必自小说界革命始;欲新民,必自新小说始。"[4]随着"小说界革命"而起的"诗界革命"及"白话诗运动"培养出的"新诗",也在相当长一段时期内与"新小说"承担起了改造旧国民和打造新中国的时代重任。

百年过去了,又到了新世纪,中国的政治、经济和文化改革又面临新的机遇与挑战,振奋人心的"中国梦"已家喻户晓。新诗这种在20世纪极大地促进了中国现代化进程的特殊文体,在21世纪,尤其是在当下,更应该为实现"中国梦"作出巨大贡献。百年新诗主要有三大现实(实用)功能:启蒙功能、治疗

---

〔1〕［英］雪莱:《诗辩》//伍蠡甫:《西方文论选》(下卷),上海译文出版社,1979年,第53页。

〔2〕［英］雪莱:《诗辩》//伍蠡甫:《西方文论选》(下卷),上海译文出版社,1979年,第56页。

〔3〕梁启超:《论小说与群治之关系》//郭绍虞、罗根泽:《中国近代文论选》(上册),人民文学出版社,1959年,第151页。

〔4〕梁启超:《论小说与群治之关系》//郭绍虞、罗根泽:《中国近代文论选》(上册),人民文学出版社,1959年,第155页。

功能和审美功能。当下要高度重视新诗的现实功能及实用性,把诗教功能视为主要功能,诗疗功能视为重要功能,还要将诗疗功能的高级情感需要与诗教功能的启蒙宣传功能有机结合,提升新诗培养现代中国人的教化能力。将新诗的启蒙功能(传统的"诗教")和治疗功能(现代的"诗疗")有机结合,让新诗大可以"爱国",小可以"治病",两者相得益彰。中国的改革开放已进入攻坚期,生活节奏加快,生存竞争压力加剧等导致心理疾病患者增加。世界卫生组织估计全球有3亿人遭受抑郁症的困扰,抑郁症现患病率从2005年到2015年增长了18%;2019年我国《国民心理健康报告》指出中国学龄儿童的心理异常总患病率为15.6%。民众心理健康才能更好地"爱国",才能建设"和谐社会",完成中华民族的复兴大业。在当代,心理疾病已导致海子、顾城等多位著名新诗诗人自杀,诗人心理健康才能完成"文艺振奋民族精神""筑就中华民族伟大复兴时代文艺高峰"的重任。

从理论上讲,新诗的现实功能应该是多元的,尤其是在强调关系主义的时代,更应该承认新诗有多种功能。因为不管社会如何发展,在现实社会中总是存在着由生理年龄、文化水平、经济收入、社会地位、审美习惯、社会习俗等因素决定的不同社群、阶层甚至"阶级"。但是从实践上看,新诗的功能明显具有本质主义性质,不同功能在不同时代占有不同地位,有的甚至占有主导地位。如"自由诗"在百年新诗的诗体建设中具有"文体霸权"特质,所以发生在20世纪20年代、50年代和80年代的现代格律诗建设运动都夭折了。正是因为启蒙功能"功高盖世",在百年新诗历史中,严肃性是新诗重要的文体特色,"社会化写作"长期充当"主旋律写作",诗人的"使命意识"远远多于"生命意识",黄钟大吕式的作品比微风细雨式作品更受读者欢迎,如"五四诗歌""抗战诗歌"和"改革诗歌"。尽管古代汉诗的一大功能是"教化功能",诗教功能在汉语诗歌中源远流长,但是古代汉诗的诗教功能的严肃性与新诗前八十年的启蒙功能相比,完全是小巫见大巫。所以林以亮在20世纪70年代总结说:"老实说,五四以来,中国的新诗走的可以说是一条没有前途的狭路,所受的影响也脱不了西洋浪漫主义诗歌的坏习气,把原来极为广阔的领土限制在(一)抒情和(二)高度严肃性这两道界限中间。"[1]这段话印证了宗白华在1941年11月10日《时事新报》发表的题为《欢欣的回忆和祝贺》的结论。"白话诗运动不只是代表一个文学技术上的改变,实是象征着一个新世界观,新生命情

---

〔1〕 林以亮:《序》//林以亮:《美国诗选》,今日出版社,1976年,第4页。

调,新生活意识寻找它的新的表现方式……白话诗是新文学运动中最大胆,最冒险,最缺乏凭藉,最艰难的工作。"[1]美国历史学家格里德的结论也得到了公认,他说:"最初,这场革命仅是一场反对古旧书面语言形式即'文言'的运动……但是正如这场运动的拥护者和反对者从一开始就知道的那样,这场文学革命本身具有着深远的社会含义和政治含义……这种书面语言,与其他任何制度一样,维护了传统中国中统治者和被统治者之间的等级界限。甚至在旧的政治制度于1911年崩溃之后,古文言的遗存不仅确保了传统文化的存留,而且保证了传统社会态度的永久延续性。所以这场文学革命的目标就远远超出了对一种文学风格的破坏。这场革命的反对者所保护的是一完整的社会价值体系。而反对文言之僵死古风与旧文学之陈词滥调的文学革命的拥护者,所抛弃的也是一个完整的文化与社会遗产。"[2]

尽管在20世纪70年代后期和80年代初中期出现了现代主义诗潮,甚至在80年代后期和90年代初期还出现了后现代主义诗潮。但是在21世纪,在全民致富的物质主义大潮冲击下,新诗现代主义退潮,甚至浪漫主义也被诗人们无情抛弃,现实主义,准确点说是实用主义泛滥。"浪漫主义者更重视的是感情、想象,而不是古典主义的理智,感觉取代了理由……谁感觉对就对,决不否定自己的直觉。济慈在他的一封信中说:'我只忠实于自己的心灵感受和想象的真实,想象力获得的美就是真。'自然,浪漫主义不相信理性和科学。"[3]正是因为重视人的自然情感,浪漫主义诗人华兹华斯才这样给诗和诗人下定义:"诗是强烈情感的自然流露。它起源于在平静中回忆起来的情感。"[4]"诗人是以一个人的身份向人们讲话。他是一个人,比一般人具有更敏锐的感受性,具有更多的热忱和温情……能更敏捷地表达自己的思想和感情,特别是那样的一些思想和感情,它们的发生并非由于直接的外在刺激,而是出于他的选择,或者是他的心灵的构造。"[5]对世俗生活的过度重视导致了"低性

〔1〕 宗白华:《艺境》,北京大学出版社,1987年,第142-143页。

〔2〕 [美]格里德:《胡适与中国的文艺复兴——中国革命中的自由主义(1917—1937)》,鲁奇译,江苏人民出版社,1996年,第84-85页。

〔3〕 Charles R. Hoffer. The Understanding of Music.California:Wadsworth Publishing Company,1985. pp.276-277.

〔4〕 [英]华兹华斯:《抒情歌谣集》(1800年版序言)//伍蠡甫:《西方文论选》(下卷),上海译文出版社,1979年,第17页。

〔5〕 [英]华兹华斯:《抒情歌谣集》(1800年版序言)//伍蠡甫:《西方文论选》(下卷),上海译文出版社,1979年,第11-12页。

写作"的流行,今天,一些普通人,尤其是受益于"让一部人先富起来"政策的那些人,还将"诗意地栖居"和"诗与远方"挂在嘴上,诗人的心中虽然还有诗,却没有"远方",他们有拥抱现实的热情,却缺乏仰望星空的激情。

在实现"中国梦",完成"中华民族伟大复兴"的特殊时代,中国诗坛正呼唤着惠特曼那样的诗人。惠特曼不仅关注个人的命运和自己的身体,还为构建"美国梦"作出了巨大贡献,即他不仅使自己成为了现代人,还把美国人培养成现代人,把美国打造成现代强国作出了巨大贡献。

生态决定功能,功能决定文体,文体决定价值。诗教功能和诗疗功能是今日中国新诗最重要的两大现实功能,是由广义的"诗"、狭义的"新诗"和特殊的"现代汉诗"三种文体的文体特征和文体生态决定的。今日中国新诗具有"诗""新诗"和"现代汉诗"三种文体的各自元素,是三种文体互相融合又互相纠缠的特殊文体。所以确定今日中国新诗,严格地说是中国大陆新诗的现实功能,必须考虑这个时代的特殊性和这种文体的特殊性。

这里的"诗"指已在人类社会的不同地区存在了数千年的被称为"韵文"的那种抒情文体。现存最早的诗歌是在尼罗河畔发掘出的一首诗,创作时间大约在公元前1567年到公元前1085年之间。在表现主义的情感说和形式主义的结构说中,诗都被视为绝对的抒情文体,而且是有形式感的韵文。"从心理学的角度来看,艺术形式在某一文化当中的发展过程,很有可能是一个从某些相同的简单形状开始,然后又逐渐向复杂的形状进行过渡的过程。"[1] "一般说来,诗的起源仿佛有两个原因,都是出于人的天性……摹仿出于我们的天性,而音调感和节奏感(至于'韵文'则显然是节奏的段落)也是出于我们的天性,起初那些天生最富于这种资质的人,使它一步步发展,后来就由临时口占而作出了诗歌。"[2] "诗不是一种特殊的艺术,却是所有艺术中最有威力的艺术,除戏剧以外,它是唯一的既需要耳又需要眼的,融视觉与听觉于一体的艺术。"[3] "所谓抒情诗,就是现在(包括过去和未来的现在化)的自己(个人独特的主观)的内在体验(感情、感觉、情绪、愿望、冥想)的直接的(或象征的)语言表现。"[4]尽管在中国古代出现了诗教功能,抒情功能仍然是古代汉诗的本质功能。这里的诗也指今日世界各地不同种族的人用汉语写的诗,尤其是各

〔1〕[美]鲁道夫·阿恩海姆:《艺术与视知觉》,滕守尧译,中国社会科学出版社,1984年,第177页。

〔2〕[古希腊]亚里斯多德:《诗学》,罗念生译,人民文学出版社,1962年,第11—12页。

〔3〕Louis Untermeyer.Doorways to Poetry.New York: Harcourt,Brace and Company,1938.p.4.

〔4〕[日]滨田正秀:《文艺学概论》,陈秋峰、杨国华译,中国戏剧出版社,1985年,第47页。

地华侨用现代汉语和自由诗诗体写的诗。诗教传统在不同国家或地区仍然被保留。如吕进提出了"汉语新诗"概念："我想提出一个'汉语新诗'的概念。汉语新诗在空间上打通的,是国家的疆界、民族的隔离、政治的分割。这是很大的'言语社团'。这个理念从事实性存在出发,赋予汉语新诗以最辽远的疆界:不仅是中国的两岸四地,不仅是海外华人诗歌,还包括了全世界外国人用汉语写出的诗歌。汉语,而不是国家,不是民族,不是地域,不是政治制度,被认定为汉语新诗唯一的划分依据,这样,汉语新诗就从华人新诗走向了华文新诗,即汉语新诗。汉语,是汉语新诗的身份标志,无论诗人属于哪个国家和民族……毫无疑义,汉语新诗的发生地在中国,汉语新诗的主体也在中国,在代代相传'不学诗,无以言'古训的中国,在曾经写下'以诗取士'历史的中国。所以,海外诗人和外国诗人写汉语新诗,既有本土情怀,又有中国诗学的穿透和影响。"[1]著名华文诗人云鹤1942年4月生于菲律宾马尼拉,他的《野生植物》为"华侨"下定义,写出了海外华人与中国文化的"时空错位":"有叶/却没有茎//有茎/却没有根//有根/却没有泥土//那是一种野生植物/名字叫/华侨"。但是2012年8月9日云鹤去世后,印度尼西亚诗人于而凡在《守夜人——悼云鹤》一诗中说出了云鹤等"侨二代"和"侨三代"对中国传统文化的热爱与守护。如第一个诗节所示:"我们不过是/无悔的守夜人/在荒城一角/抵抗日光灯的荒诞/放弃了火把/我们用固执的火苗/把屈子留下的孤灯/一一点燃"。中国诗学中"诗言志"传统确实极大地影响着世界各地的华侨诗人,但是他们更受"诗缘情"传统的影响,他们写诗更重视诗的抒情功能而非启蒙功能。如泰国著名小诗群落"小诗磨坊"的组织者曾心所言:"诗学界,向来有'载道'之说,即'为人生而艺术',也有'不载道'之说,即'为艺术而艺术'。我们'小诗磨坊'不管你倾向哪一种,只要凭自己的个性、经历、气质与爱好,倾向哪一种都'无忌';或者两者兼用,相互参照,相互激活,摸出一条'载道'与'不载道'的中间路线也好。"[2]

这里的"新诗"指至今已有百年历史的那种用白话或现代汉语写的分行的文体。在此不敢说这种文体是"抒情文体"的原因是:在它的前70年因为启蒙功能太强,削弱了抒情功能,在它的后30年因为审美功能太强,出现了冷静如石的"零度写作",很多诗人都主张"拒绝抒情"。抒情功能的退位还因为

---

〔1〕 吕进:《八仙过海——2010年〈小诗磨坊〉序》,http://blog.sina.com.cn/s/blog_4ad87d7b0100i4qn.html.

〔2〕 曾心:《写小诗情思谈片》//王珂、曾心:《曾心小诗500首》,东南大学出版社,2017年,第228页。

"日常审美"或"日常审丑"导致的"日常生活叙事"被诗人滥用。他们没有科学地确立叙述在新诗本体论中的位置,诗歌的叙述应该分为"叙事的抒情"与"抒情的叙事"两种类型,新诗最需要的是"抒情的叙事"。文的叙述与诗的叙述有质的差别,在抒情、描写和叙述三大写作手法中,叙述最具有时间感与空间感,可以将动作扩展,将时间拉长,将空间拓宽;可以放慢事件,呈现细节;更可以让情感产生流动感,让思想产生有形感。新诗界出现叙述取代抒情是有意义的,会让新诗文体更丰富,叙述及"叙述诗"可以获得更多当代读者。今天的叙述诗有别于传统的叙事诗和抒情诗,过分重视叙述有可能形成新诗界的"生态灾难",所以还是应该强调抒情大于叙述。

新诗史上的这些诗的定义在确定今日新诗的现实功能时仍然有一定的指导意义。宗白华认为:"诗的定义可以说是:'用一种美的文字……音律的绘画的文字……表写人的情绪中的意境。'"[1]何其芳认为:"我们说的现代格律诗在格律上就只有这样一点要求:按照现代的口语写得每行的顿数有规律,每顿所占时间大致相等,而且有规律地押韵。"[2]虽然这些定义都受到了古代汉诗两大诗的定义的影响,"诗者,志之所之也,在心为志,发言为诗"[3]。"诗缘情而绮靡"[4]。尤其是受到第二个定义的影响,重视诗的"绮靡",即诗是"美的文字"。所以在新诗草创期出现了"雅语"与"俗语"之争,周作人一方面倡导平民文学,一方面要求平民文学要有贵族的洗礼。"我想文艺当以平民的精神为基调,再加以贵族的洗礼,这才能够造成真正的人的文学。"[5]著名新诗诗人郑敏严厉地谴责新诗说:"语言的断流是今天中国汉诗断流的必然原因……古典汉语是一位雍容华贵的贵妇,她极富魅力和个性,如何将她的特性,包括象征力、音乐性、灵活的组织能力、新颖的搭配能力吸收到我们的新诗的诗语中,是我们今天面对的问题。"[6]

"然诗有恒裁,思无定位,随性适分,鲜能通圆。若妙识所难,其易也将至;

〔1〕 宗白华:《新诗略谈》//宗白华:《宗白华全集》(第一集),安徽教育出版社,1994年,第168页。

〔2〕 何其芳:《关于现代格律诗》//何其芳:《何其芳选集》(第二卷),四川人民出版社,1979年,第153页。

〔3〕《毛诗·序》//郭绍虞:《中国历代文论选》(上册),上海古籍出版社,1979年,第30页。

〔4〕 [晋]陆机:《文赋》//郭绍虞:《中国历代文论选》(上册),上海古籍出版社,1979年,第138页。

〔5〕 周作人:《贵族的与平民的》//杨扬:《周作人批评文集》,珠海出版社,1998年,第49页。

〔6〕 郑敏:《中国新诗能向古典诗歌学些什么?》,《诗探索》,2002年第Z1期,第24页。

忽之为易,其难也方来。"[1]"时运交移,质文代变,古今情理,如可言乎!"[2]尽管今天仍然应该强调诗是抒情艺术,强调诗要写得美,但是21世纪新诗的文体形态及文体功能都发生了巨变。这种巨变在上个世纪末期,就随着中国政治文化的大转型出现了。2000年的定义应该是:"诗是艺术地表现平民性情感的语言艺术。"[3]2010年的定义应该是:"新诗包括内容(写什么)、形式(怎么写)和技法(如何写好)。内容包括抒情(情绪、情感)、叙述(感觉、感受)和议论(愿望、冥想)。形式包括语言(语体)(雅语:诗家语、陌生化语言、书面语;俗语:口语、方言)和结构(诗体)(外在结构:句式、节式的音乐美、排列美;内在结构:语言的节奏)。技法包括想象(想象语言、情感和情节的能力)和意象(集体文化、个体自我和自然契合意象)……可以用一句话来概括这个新诗观:新诗是采用抒情、叙述、议论,表现情绪、情感、感觉、感受、愿望和冥想,重视语体、诗体、想象和意象的汉语艺术。"[4]"这个定义超越了把诗分为内容(写什么)与形式(怎么写)的'两分法',把应该属于'怎么写'的技法(如何写好)单列,目的是为了强调现代汉诗在写作技法上的现代性——现代汉诗是用现代技法写的现代汉语诗。这个定义还总结出现代汉诗的几个特质:一、在写什么上多变的情绪多于稳定的情感。二、在写作手法上叙述受到重视,但是诗的叙述是从主观世界,尤其是从感觉和感受出发,写的是所感所思;散文的叙述是从客观世界,尤其是从生相和物相出发,写的是所见所闻。三、在写作语言上平民化口语多于贵族性书面语,意象语言受到轻视,口语甚至方言受到重视。四、在诗的音乐性上诗的内在节奏大于诗的外在节奏,诗的外在音乐性减弱。五、在诗的结构形式上诗的视觉结构大于听觉结构,诗的排列形式重于诗的音乐形式。"[5]

这两个定义都可以被称为"现代汉诗"的基本定义,到了2015年,这种特殊文体就不应该称为"新诗",更应该称为"现代汉诗",它的定义应该是:"现代汉诗是用现代汉语和现代诗体抒写现代情感及现代生活,具有现代意识和现代精神的语言艺术。"[6]

〔1〕 刘勰:《文心雕龙·明诗》//周振甫:《文心雕龙今译》,中华书局,1986年,第62页。
〔2〕 刘勰:《文心雕龙·时序》//周振甫:《文心雕龙今译》,中华书局,1986年,第396页。
〔3〕 王珂:《诗是艺术地表现平民性情感的语言艺术——论现代汉诗的现实出路》,《东南学术》,2000年第5期,第104页。
〔4〕 王珂:《今日新诗应该守常应变》,《西南大学学报(社会科学版)》,2010年第4期,第27页。
〔5〕 王珂:《现代汉语诗歌诗体的现代性》,《创作与评论》,2015年第2期,第81页。
〔6〕 王珂:《新诗现代性建设研究》,东南大学出版社,2017年,第199页。

主张用"现代汉诗"取代"新诗"来指称今日诗人用现代汉语写的分行的抒情性文字,一大目的正是为了强调这种文体的诗教功能,是为了强调诗人在特定时期"介入生活",参与社会改革的责任。如梅洛-庞蒂所言:"我们承担着介入到世界之中的政治责任,而这种介入不是通过沉默,而是通过真正地说出我们的生活经验,所以我们必须成为艺术家,成为歌唱我们生活和我们世界的艺术家。"[1]诗人的生存境遇与人文知识分子的相似,近年大众文化狂潮汹涌,越来越多的精英文人渴望"介入"社会,当"公共知识分子",结束"多余人"等被现实生活特别是被政治文化生活"疏离"的尴尬状态。大众文化与精英文化的关系是相互依存,是既对抗更是和解的关系。当下人文知识分子的社会角色首先应该是本专业的"专家",其次才是其他专业,特别是大众文化的"明星"。首先应该做好自己的本职工作,做好学问,以学术的专业方式,用学者的专业知识去指导"大众文化"。退守书斋的方式是一种"以退为进"的斗争策略,但是精英文人在固守书斋时要打开一扇窗。近年精英文人两极分化为独守书斋的工具知识分子和游走社会的公共知识分子,两种精英文人都缺乏介入大众文化的能力,大众文化最需要的是两种精英文人的互补。中国一向有"士人"传统,形成了书香世家,推崇"士"为国养与"士"为国死。今日诗人可以分为精英文人和普通群众两种人,前者更有偏向"爱国"的"家国情怀",更重视诗的写作伦理及诗教功能。新诗经过百年建设,已经由精英性贵族文体变成了群众性平民文体,人人都可以成为诗人,普通人写诗没有必要太追求崇高,故意"玩深沉",更应该重视诗疗功能。百年新诗,尤其是改革开放40年,已培养了一些优秀诗人,甚至出现了一些专业诗人,如各地作家协会的"专职"作家或"签约"作家。这批被国家"养"的诗人理所当然应该承担更多的帮助中华民族文艺复兴的责任,甚至应该比普通群众诗人更积极地接受用诗歌来"振奋民族精神"的"政治任务"。

现代汉诗的"诗教"与古代汉诗的"诗教"有异曲同工之处,都强调诗的"教化"作用,但是也有质的差异。前者更强调"新",后者偏向"旧"。前者强调思想、情感、人格、心理的全面教育,促进人的全面发展,尤其是促进人的创新能力的开发和批判精神的培养;后者强调思想忽视情感,在思想方面也更强调维护大一统的伦理,过分强调道德教化。所以古代汉诗主要写相对稳定的情感,现代汉诗主要写不稳定的情绪。情感可以被道德化,情绪却比较难做

─────────

〔1〕〔美〕丹尼尔·托马斯·普里莫兹克:《梅洛-庞蒂》,关群德译,中华书局,2003年,第89页。

道德上的价值评判。在把全民的奋斗目标确定为中华民族伟大复兴的特殊时代，应该将现代汉诗的"诗教"与古代汉诗的"诗教""异质同构"成新的"诗教"。这种"诗教"的最大特点是能够"与时俱进"地重视"当下性"，能够充分利用"现代性的动力"。"现代性的动力首先是在一个拥有传统和固定信念的世界里开始动摇传统和信念的。它们在催生一种现代社会格局上是有帮助的。但它们仅仅有一次成功地完成了这一任务，在它出现在所谓的世界舞台上之后两千年。在它们最初出现的时候，现代性的动力遇到了一种非常暧昧的接受。"[1]

古代汉诗的"诗教"成全了现代汉诗的"诗教"，使它不仅"拥有传统和固定信念"，还有了"动摇"的对象和基础。如古代诗人强调做人的"独善其身"和"温柔敦厚"，还有做诗的"止乎礼义"和"诗有恒裁"。这些传统观念助长了古代诗人尤其是举子诗人的保守与自恋，使他们自命清高与务虚不务实。现代诗人已经成了敢说敢干的社会生活中的激进分子，很多诗人深受西方浪漫主义诗人的影响，不仅成为诗艺的先锋，而且是诗意的先锋，参加了革命。新诗早期出现了政治家与诗人合为一体的普遍现象，很多政治家都鼓吹新诗革命，也写新诗，如陈独秀、邓中夏、李大钊、郭沫若、周恩来、蒋光慈、瞿秋白、胡也频、柔石等。1923年1月14日，蒋光慈在《我的心灵》的最后两个诗节写道："我的心灵使我追慕/那百年前的拜轮*；/多情的拜轮啊！/我听你的歌声了，/自由的希腊——永留着你千古的侠魂！/我的心灵使我追悯/那八十年前的海涅；/多情的海涅啊！/你为什么多虑而哭泣呢？/多情的诗人——可惜你未染着十月革命的赤色！"郭沫若说蒋光慈公开宣称："我自己便是浪漫派，凡是革命家也都是浪漫派，不浪漫谁个来革命呢？……有理想，有热情，不满足现状而企图创造出些更好的什么的，这种情况便是浪漫主义。具有这种精神的便是浪漫派。"[2]

20世纪新诗的诗教功能与21世纪新诗的诗教功能也应该有差异，这是由两个世纪的新诗现代性建设的性质决定的。"21世纪的新诗现代性建设强调的'新'与20世纪的'新'有本质差异。20世纪的'新'是'标新立异'的'新'，

〔1〕［匈〕阿格尼丝·赫勒：《现代性理论》，李瑞华译，商务印书馆，2005年，第65页。

〔2〕郭沫若：《学生时代》，人民文学出版社，1979年，第244页。

* 编者注：本书外国人名、地名以及某些专业术语（如拜轮与拜伦、亚里斯多德与亚里士多德、泰戈尔与太戈尔、堂·吉诃德与唐吉诃德、容格与荣格、费罗姆与弗洛姆、利比多与力比多等）有个译介的过程，其名称的表达由于参引书目的不同可能存在不一致处，特此说明。

是与'旧'极端对抗的'新',是为了'破坏',而且是'只破不立'的'破坏'的
'新'。所以20世纪新诗坛流行'弑父式写作'。21世纪的'新'更多是为了'建
设'的'新','新'既有'创新'的'新',也有'推陈出新'的'新',新与旧的关
系更多是'和解',甚至不能作好与坏的价值评判。"[1]新诗的现实功能,尤其
是诗教功能建设要重视新诗的现代性建设,要注重"现代"的"当代"甚至"当
下"的特殊意义。"'modern(现代)'这个术语源于一个拉丁词,意思是'在这
个时代'。这一英语词汇迅速地演变出两种用法,意味着'当代、当今',另一
用法则添加了这样的含义——在现代时期,世界已不同于古典的和中世纪的
世界。在这一词汇的现今用法中保留了这两层含义,只是当今世界与之相对
立的历史时期已经不只是古典的和中世纪的两个阶段了。在社会科学中,而
且某种程度上在它的通常用法中,已演绎出关于现代的和传统的生活方式之
间的一种更为精致的对立。很多的时代可能也会觉得他们是与众不同的,但
我们倾向于认为我们的独特性远非一般的差异可比;我们正在发展着历史中
的崭新事物。"[2]20世纪出现的这种用现代汉语写的抒情文体,过分强调成为
"历史中的崭新事物",在绝大部分时期都是与古代汉诗"对立"的抒情文体,
所以它被称为"新诗"或"现代诗",因此"新诗"与"旧诗"对立,"现代诗"与
"古代诗"对立。如在诗体上,新诗完全打破了旧诗的"诗有恒裁"的做诗原则,
提出了"诗体大解放"甚至"作诗如作文"等口号。这些极端口号导致"白话
诗运动"及"新诗革命"成为文化激进主义甚至政治激进主义的牺牲品。

当下新诗的现实功能主要有诗教功能、诗疗功能和审美功能。今天新诗
的功能建设不但要重视诗的诗教功能,还要重视诗的诗疗功能,对普通写诗者
和普通读诗者而言,诗疗功能比诗教功能更重要,更能够让新诗进入民众生
活,为群众服务。重视诗疗功能,在某种意义上也是在重视诗的审美功能。"在
某些人身上,确有真正的基本的审美需要。丑会使他们致病(以特殊的方式),
身临美的事物会使他们痊愈。"[3]"现代诗歌同时兼有绘画、音乐、雕塑、装饰艺
术、嘲世哲学和分析精神的特点;不管修饰得多么得体、多么巧妙,它总是明
显地带有取之于各种不同的艺术的微妙之处。"[4]诗歌写作和欣赏可以满足人

---

〔1〕 王珂:《新诗现代性建设研究》,东南大学出版社,2017年,第3页。

〔2〕 [美]库尔珀:《纯粹现代性批判——黑格尔、海德格尔及其以后》,臧佩洪译,商务印书馆,2004
年,第22-23页。

〔3〕 [美]马斯洛:《动机与人格》,许金声译,华夏出版社,1987年,第59页。

〔4〕 [法]波德莱尔:《波德莱尔美学论文选》,郭宏安译,人民文学出版社,1987年,第135页。

这种基本审美需要及结构需要，可以实现真正将各种艺术甚至各种学科融为一体的理想。

诗疗功能主要通过诗歌疗法来呈现。"医学较为公正地观察着'通过精神来治疗'的各种现象，并且终于对它们的规律性有了好奇心……几百年以来，单方面研究人体的材质和形式的严密的科学已经追根穷底，这时，关于'建筑了人体的精神'的问题又再一次提了出来。"[1]"诗歌疗法（poetry therapy）是阅读疗法的一种，即向患者推荐一些有不同情感色彩的诗歌，让病人独自阅读、写诗或在心理医生的指导下集体诵读，通过认同、净化、娱乐和领悟等作用，消除患者的不良情绪或心理障碍，是一种提高心身健康质量的心理治疗方法。"[2]"诗歌疗法"全称为"诗歌心理精神疗法"，指通过诗歌创作和诗歌欣赏，预防和治疗心理精神疾病，特别是在突发事件中进行有效的心理危机干预。

诗歌有治疗效果的主要原因是诗歌写作是采用象征语言的意象写作，诗歌是一种可以产生听觉和视觉刺激的抒情艺术，通过共情能够产生低级、中级和高级情感，满足人的低级、中级和高级需要。现代人幸福的基本要求是事业和爱情双丰收，幸福完美的四大标志是：一要知识渊博，二要能力全面，三要人格健全，四要心理健康。诗教可以让人获得知识和能力，诗疗注重人的人格和心理。"'人'的定义不仅仅局限于解剖学和生理学，其成员还具有共同的基本心理特征，控制他们的精神和情感的普遍规律，以及完满解决人的存在问题的共同目标。事实上，我们对于人的认识仍然很不完全，还不能够从心理学的角度为'人'下一个令人满意的定义。最终正确地描绘出称之为'人性'的东西是'人学'的任务。而'人性'不过是人的诸多表现形式的一种——通常是病理学的一种——这一错误的定义经常被用来维护一个特殊类型的社会，认为这个社会是人类精神构成的必然产物。"[3]诗教和诗疗结合可以造就一个真正的"人"。

诗疗的两大方法是读书疗法（读诗、诵诗）与书写表达（写诗）。上个世纪

---

〔1〕［奥地利］斯蒂芬·茨威格：《精神疗法：梅斯梅尔、玛丽·贝克尔、弗洛伊德》，王威译，西苑出版社，1998年，第15页。

〔2〕 互动百科：《阿瑟·勒内》，http://www.hudong.com/wiki/%E9%98%BF%E7%91%9F%C2%B7%E5%8B%92%E5%86%85.

〔3〕［美］埃里希·弗罗姆：《健全的社会》，王大庆、许旭虹、李延文、蒋重跃译，国际文化出版公司，2007年，第19-20页。

80年代心理学界发现"书写表达"是心理危机干预的很好方式。"通过披露和表达与个人重要经历有关的感受和想法,由此促进心理健康的心理干预方法统称为书写表达。书写表达自20世纪80年代出现以来,逐渐发展为一种成熟的心理干预方法。研究结果显示,身体健康的个体参与书写表达可以长期有效地保持健康,降低焦虑和抑郁,提升自我调节能力和自我效能感。"[1]诗疗是一种特殊的书写表达。近年博客、微信等电子媒介为新诗的传播及普及提供了巨大方便,加上一些人的心理压力加大,写新诗的人数大量增加。2015年2月10日,赵勇在新浪博客上发布《工人诗歌:用最高级语言发出的底层之声》,他指出:"读到《当代工人诗歌:吟诵中国深处的故事》(2月6日《新华每日电讯》)等报道之后,我才意识到当今有那么多工人在写诗……当诗歌界的成功人士飘浮在云端写作时,当中产阶级诗人玩弄着文字游戏无病呻吟时,这些所谓的'打工诗人'却把自己刻骨铭心的伤痛吟成了诗句。因为处在社会最底层,也因为生活本身就是汗和泪的凝聚,所以那些经历和体验一旦入诗,他们的笔下就有了毛茸茸的真实……在当代中国,有上万名的一线工人在以写诗的方式记录着自己的生活。可以想见,这该是何等壮观的景象!……我依然觉得工人诗歌是一次巨大的进步,甚至可称之为诗歌革命……底层不仅已开始说话,而且是在以最高级的语言说话。这种话语是对中国诗歌界的重要提醒,也是当代诗歌的希望所在。"[2]赵勇所说的"工人诗歌"更多是具有治疗功能的诗歌。很多"工人诗人"如同雪莱所言的"诗人":"诗人是一只夜莺,栖息在黑暗中,用美妙的声音唱歌,以安慰自己的寂寞。"[3]他们通过写诗这种"书写表达",进行自我的心理治疗,尤其是用诗来安慰自己的生活,减少日常生活中的焦虑,这也是普通民众"日常生活审美化"的一种手段。新诗这种大众化文体,既是平民文体也是贵族文体,可以让每个人有权力和有能力追求"诗意地栖居"。这也是近年"诗与远方"成为社会流行语的重要原因。"作为一个整体的人类文化,可以被称之为人不断自我解放的历程。"[4]写自己想写的诗,是特定时代国人自我解放的有效手段。

中国是诗的国度,汉语又是非常有利于写诗的语言。"诗人有对文字排列

〔1〕 王永、王振宏:《书写表达促进身体健康》,《文摘报》,2010年4月8日,第4版。

〔2〕 赵勇:《工人诗歌:用最高级语言发出的底层之声》,http://blog.sina.com.cn/s/blog_73178ddb0102vec7.html.

〔3〕 [英]雪莱:《诗辩》//伍蠡甫:《西方文论选》(下卷),上海译文出版社,1979年,第53页。

〔4〕 [德]恩斯特·卡西尔:《人论》,甘阳译,上海译文出版社,1985年,第288页。

的敏感性——有遵循语法规则，而在精心选择的场合下则又有打破这种语法规则的能力。从某种较高感觉层次上（对声音、节奏、回折及文字节拍的敏感性）说，诗人又具有那种能使诗歌即便在翻译成外文之后也仍然优美动听的能力。他还有对语言的不同功能（其便于朗诵的特征、其说服力、激发力、传达信息或使人愉快的力量）的敏感性。"[1]中国人的汉语敏感性十分强烈，很多普通人写诗就是为了情感宣泄，为了"诗疗"，在写作过程中却因为语言的敏感获得了审美的愉悦，由"快感写作"变成了"美感写作"，诗疗功能转换成诗美功能。

　　"什么是象征？一个象征通常被界定为'代表他物的某物'，这个定义几乎令人失望，然而，如果我们自己关注对这些看、听、闻、抚摸的感官表达的象征，关注那些代表内在经验、感觉、思考等'他物'的象征，那么，这个定义就会更加引人入胜。这种象征是外在于我们的东西，它的象征物存在于我们的内心深处。象征语言是我们表达内在经验的语言，它似乎就是那种感官体验，是我们正在作的某物或物理世界对我们产生影响的某物，象征语言是这样一种语言，其中，外部世界是内在世界的象征，是我们灵魂和心灵的象征。"[2]象征语言是一种可以与人的心灵情感契合的共情语言。汉语是世界各种语言中少有的格外重视象征手法的语言，中国诗歌写作又有推崇"诗出侧面，无理而妙"的传统，这是一种十分有效的艺术象征手法。为了追求交流的快捷及效率，今日国人在日常生活中使用的通常是直接的语言，如在线的微信取代家书成为人们书面交流的主要方式。"诗出侧面"的写诗方式成为国人，尤其是年轻人保留隐私和抒发情感的重要手段。这样采用间接的象征语言来表情达意的写作方式为诗疗的普及和诗疗诗的创作提供了前所未有的肥沃土壤，使诗疗功能成为现代汉诗现实功能的重要内容。

〔1〕［美］H. 加登纳:《智能的结构》，兰金仁译，光明日报出版社，1990年，第87页。
　　〔2〕［美］埃里希·弗罗姆:《被遗忘的语言——梦、童话和神话分析导论》，郭乙瑶、宋晓萍译，国际文化出版公司，2007年，第12页。

绪论　治疗功能是现代汉诗的重要功能

第一章　诗歌疗法的理论研究

　　世界卫生组织（WHO）宪章认为人的健康不仅仅是无疾病、不虚弱，它还涉及身体、心理和社会适应三个方面。心理问题是当代国人急需解决的重要问题，世界卫生组织有关研究预测，世界上现有3亿多人受到抑郁症影响，到2020年抑郁症将成为冠心病后的世界第二大疾病。2019年我国《国民心理健康报告》指出，中国17岁以下学龄儿童有3000万人受到心理问题困扰。"尽管心理治疗与咨询出现的历史不过百年左右，但在这之后，心理治疗与方法便如雨后春笋……20世纪80年代的西方心理学有100多种治疗理论；到90年代这个数字就翻了一番，出现了200多种心理治疗理论；而如今心理治疗理论已接近500种。"[1]采用诗歌对人进行心理治疗的方法称为诗歌疗法，简称诗疗。它借鉴了中外多种疗法，主要有音乐疗法、戏剧疗法和绘画疗法。它借用读书疗法与书写疗法的原理及方法，通过诗歌欣赏和诗歌创作，治疗精神性疾病，特别是在突发事件中进行有效的心理危机干预。从上个世纪七八十年代，随着心理学的成果"书写表达"的出现，诗歌疗法受到国际重视。1976年美国Case Western Reserve University 心理学系就有 Deborah L. D. Ross 的博士论文《诗歌疗法对传统的谈话疗法》（*Poetry Therapy Versus Traditional Supportive Therapy*）作出结论说："很多作者近年报告诗歌疗法，他们宣称通过阅读或写作诗歌，病人可以表达出他们的感觉和想法。"[2]

　　"人的突出特征，人与众不同的标志，既不是他的形而上学本性，也不是他的物理本性，而是人的劳作。正是这种劳作，正是这种人类活动的体系，规定和划定了'人性'的圆周……因此，一种'人的哲学'一定是这样一种哲学：它能使我们洞见这些人类活动各自的基本结构，同时又能使我们把这些活动

---

　　〔1〕　郭本禹：《译丛序言》//［加］斯蒂芬·麦迪根：《叙事疗法》，刘建鸿、王锦译，重庆大学出版社，2017年，第3页。

　　〔2〕　Deborah L. D. Ross. Poetry Therapy Versus Traditional Supportive Therapy. Case Western Reserve University, 1976. p.1.

理解为一个有机整体。"⁽¹⁾人类的诗就是这样一种"人的哲学",能够呈现人类活动,尤其是精神活动的"基本结构",使我们把这些活动理解为一个"有机整体"。"一般说来,诗的起源仿佛有两个原因,都是出于人的天性……摹仿出于我们的天性,而音调感和节奏感(至于'韵文'则显然是节奏的段落)也是出于我们的天性,起初那些天生最富于这种资质的人,使它一步步发展,后来就由临时口占而作出了诗歌。"⁽²⁾"有一种曾经很盛行的发生性描述在重复之中寻得了抒情诗的萌芽状态……最早的歌曲是劳动号子,它用来减轻劳动和保存能量……只有当运动是一种享受(倘能这样说的话)时,审美自由才得以开始,只有当节奏形式能固定与持久时,艺术才得以起步……显然,开化民族中经常发生过——而且仍在发生着——这种情况,即在艺术节奏中有意无意地重复一种劳动节奏。"⁽³⁾"生命活动最独特的原则是节奏性,所有的生命都是有节奏的。在困难的环境中,生命节奏可能变得十分复杂,但如果真的失去了节奏,生命便不再继续下去。生命体的这个节奏特点也渗入到音乐中,因为音乐本来就是最高级生命的反应,即人类情感生活的符号性表现。"⁽⁴⁾"许多人类知识的体现与交流都是通过符号来进行的,符号就是文化方面设计出来的含义系统,它们把握了重要的信息形式。语言、绘画、数学,这仅仅是为人类生存与生产的目的而在全世界都十分重要的三种符号系统。"⁽⁵⁾"从某种较高感觉层次上(对声音、节奏、回折及文字节拍的敏感性)说,诗人又具有那种能使诗歌即便在翻译成外文之后也仍然优美动听的能力。他还有对语言的不同功能(其便于朗诵的特征、其说服力、激发力、传达信息或使人愉快的力量)的敏感性。"⁽⁶⁾

这些理论家的关于诗的起源及功能结构的观点证明诗不仅与人的摹仿天性或习惯有关,更与人的情感精神生活有关。人类最早的诗歌是在尼罗河畔发掘出的一首爱情诗,是女性写的。它的存在说明诗的基本功能就是表现日常生活,抒写普通人的情感。在古今中外众说纷纭的诗的定义中,有三个定

〔1〕［德］恩斯特·卡西尔:《人论》,甘阳译,上海译文出版社,1985年,第87页。
〔2〕［古希腊］亚里斯多德:《诗学》,罗念生译,人民文学出版社,1962年,第11—12页。
〔3〕［德］玛克斯·德索:《美学与艺术理论》,兰金仁译,中国社会科学出版社,1987年,第244—246页。
〔4〕［美］苏珊·朗格:《情感与形式》,刘大基、傅志强、周发祥译,中国社会科学出版社,1986年,第146页。
〔5〕［美］H.加登纳:《智能的结构》,兰金仁译,光明日报出版社,1990年,第75页。
〔6〕［美］H.加登纳:《智能的结构》,兰金仁译,光明日报出版社,1990年,第87页。

义能够说明诗的治疗功能。中国古代陆机的诗的定义："诗缘情而绮靡。"[1]日本当代文论家滨田正秀的抒情诗定义："现在(包括过去和未来的现在化)的自己(个人独特的主观)的内在体验(感情、感觉、情绪、愿望、冥想)的直接的(或象征的)语言表现。"[2]周作人的小诗定义："如果我们'怀着爱惜这在忙碌的生活之中浮到心头又复随即消失的刹那的感觉之心',想将它表现出来,那么数行的小诗便是最好的工具了。"[3]人类历史上诗的定义具有三大特点:一、多元化,不同时代、同一时代有不同定义。二、世俗化,诗人是代神说话的人,再到优秀人、普通人。三、诗是美的语言艺术,是人追求本能的审美需要的结果。所以可以给诗,尤其是今天中国的新诗下这样的定义:"诗是艺术地表现平民性情感的语言艺术。"[4]"新诗是采用抒情、叙述、议论,表现情绪、情感、感觉、感受、愿望和冥想,重视语体、诗体、想象和意象的汉语艺术。"[5]"现代汉诗是用现代汉语和现代诗体抒写现代情感及现代生活,具有现代意识和现代精神的语言艺术。"[6]这三个诗的定义是可以用诗尤其是新诗来治疗人,特别是当下国人的心理精神疾病,用来作为心理危机干预的"灵丹妙药"的诗学基础。这样的诗可以产生的"敏锐的感觉""美妙的情感反应"和"新奇的想象",让人心理更健康、情感更丰富和人格更健全。所以写诗和读诗都比创作和欣赏其他文体的作品可以获得更多的"快感"和"想象"。诗歌疗法承认低级情感,推崇高级情感。"快感"是诗歌疗法中最重要的关键词,写诗与读诗的最大目的就是为了获得快感。诗歌疗法的最大目的是给人快感和美感,由此培养健全的社会和健康的人。诗可以说是"快感"艺术和"想象"艺术,一首优秀的诗疗诗应该呈现三欲(性欲、爱欲和美欲)二感(快感、美感)。写诗与读诗的最大目的就是为了获得快感。诗比小说、散文能够产生更好的心理治疗效果是因为诗的语言是"象征语言",象征语言可以让人获得真正意义上的"灵与肉"的解放。"在治疗技术这个领域和其他领域一样,仅只凭借语言也可以无数次地发生真正的奇迹,仅仅通过许诺和目光,这种由人及人的交流信号,

〔1〕[晋]陆机:《文赋》//郭绍虞:《中国历代文论选》(上册),中华书局,1962年,第138页。

〔2〕[日]滨田正秀:《文艺学概论》,陈秋峰、杨国华译,中国戏剧出版社,1985年,第47页。

〔3〕仲密:《论小诗》//杨匡汉、刘福春:《中国现代诗论》(上编),花城出版社,1985年,第62页。

〔4〕王珂:《诗是艺术地表现平民性情感的语言艺术——论现代汉诗的现实出路》,《东南学术》,2000年第5期,第104页。

〔5〕王珂:《今日新诗应该守常应变》,《西南大学学报(社会科学版)》,2010年第4期,第27页。

〔6〕王珂:《新诗现代性建设研究》,东南大学出版社,2017年,第199页。

有时会在完全毁坏的器官中再一次凭借精神重建健康。"⁽¹⁾诗正是可以让病人发生治疗奇迹的神奇语言。

第一节　诗歌疗法的原理

诗歌疗法最重要的名言是世界诗歌疗法协会主席阿瑟·勒内说的,诗歌在治疗过程中是一种工具而不是一种说教,诗歌疗法基础的理论是弗罗姆的"人是心理人"的理论。弗罗姆认为:"'人'的定义不仅仅局限于解剖学和生理学,其成员还具有共同的基本心理特征,控制他们的精神和情感的普遍规律,以及完满解决人的存在问题的共同目标。事实上,我们对于人的认识仍然很不完全,还不能够从心理学的角度为'人'下一个令人满意的定义。最终正确地描绘出称之为'人性'的东西是'人学'的任务。而'人性'不过是人的诸多表现形式的一种——通常是病理学的一种——这一错误的定义经常被用来维护一个特殊类型的社会,认为这个社会是人类精神构成的必然产物。"⁽²⁾

诗歌疗法最重要的关键词是"快感"。这里的"快感"如林语堂所言:"我觉得艺术、诗歌和宗教的存在,其目的,是辅助我们恢复新鲜的视觉,富于感情的吸引力,和一种更健全的人生意识。我们正需要它们,因为当我们上了年纪的时候,我们的感觉将逐渐麻木,对于痛苦、冤屈和残酷的情感将变得冷淡,我们的人生想象,也因过于注意冷酷和琐碎的现实生活而变成歪曲了。现在幸亏还有几个大诗人和艺术家,他们的那种敏锐的感觉,那种美妙的情感反应,和那种新奇的想象还没失掉,还可以行使他们的天职来维持我们道德上的良知,好比拿一面镜子来照我们已经迟钝了的想象,使枯竭的神经兴奋起来。"⁽³⁾可以把"更健全的人生意识"改为"更健康的人生方式",正是"敏锐的感觉""美妙的情感反应"和"新奇的想象"让人心理更健康、情感更丰富和人格更健全。因为这三者都与人的感官相关。因为诗是"快感"艺术和"想象"艺术,所以诗比小说、散文等其他文体具有更好的治疗作用。写诗和读诗都比创作和欣赏其他文体的作品可以获得更多的"快感"和"想象"。

---

〔1〕［奥地利］斯蒂芬·茨威格:《精神疗法:梅斯梅尔、玛丽·贝克尔、弗洛伊德》,王威译,西苑出版社,1998年,第11页。

〔2〕［美］埃里希·弗罗姆:《健全的社会》,王大庆、许旭虹、李延文、蒋重跃译,国际文化出版公司,2007年,第19~20页。

〔3〕林语堂:《生活的艺术》,中国戏剧出版社,1995年,第136页。

诗歌疗法创造了两个新术语,一个是"诗疗诗",另一个是"美欲"。有个成语叫"三心二意",一首优秀的诗疗诗应该呈现三欲(性欲、爱欲和美欲)二感(快感、美感)。因为"三欲"与"二感"都与人的本能需要有关,尤其是美欲与美感都是人的本能需要。因此,"快感"是诗歌疗法中最重要的关键词,写诗与读诗的最大目的就是为了获得快感。柯勒律治说:"保持儿时的感情,把它带进壮年才力中去……天才的首要价值,它的最明白不过的表现形式,就是他能把见惯的事物如此表达出来,使它们能够在人们心目中唤起同样的感觉——即一种经常伴随着肉体与精神健康的恢复而来的那样清新的感觉。谁没有看见过雪落水面一千次?然而读过彭斯以官能快感作比拟的诗句:就像雪片落在江上/一刹那间的白——随即永远的消失!谁又能够看见下雪而不体验到一种新的感觉呢?"[1]"诗是一种创作类型,它与科学作品不同,它的直接目的不是真实,而是快感。与其他一切以快感为目的的创作不同,诗的特点在于提供一种来自整体的快感,同时与其组成部分所给予的个别快感又能协调一致。"[2]

艺术史家德索也强调诗人的"天真":"诗人——确实,他一辈子都是小孩——为自己保留了处在原始范围里的与我们一道逐渐消逝的一种内心世界。"[3]人的诗歌感悟能力具有天然性。人的情感本能与语言智能是文学活动的基础,特别是诗歌创作鉴赏活动的生理和心理基础。尤其是诗人对情感、自然、语言的感受力是与生俱来的,无论是诗人,还是读者,都有不同程度的语言天赋和诗歌天赋,如诗歌的韵律节奏与自然节奏和生命节奏有异曲同工之处,普通读者不经过特殊的诗歌教育和诗歌训练,也能够直接感受到。即人对语言文字,特别是"诗家语"具有先天的敏感性。因此心理学家加登纳作出结论说:"在诗人身上,我们极清晰地看到了语言的核心操作能力在起着作用。诗人有对文字的敏感性……对诗人的研究便是我们研究语言智能的恰当的绪论。"[4]诗人奥登也认为诗人是有语言天赋及语言直觉的人。"奥登论述说,一位年轻的作家,他的前途并不存在于他观念的独创性,也不存在于他情绪的

---

〔1〕〔英〕柯勒律治:《文学传记》//伍蠡甫:《西方文论选》(下卷),上海译文出版社,1979年,第32页。

〔2〕〔英〕柯勒律治:《文学传记》//伍蠡甫:《西方文论选》(下卷),上海译文出版社,1979年,第32页。

〔3〕〔德〕玛克斯·德索:《美学与艺术理论》,兰金仁译,中国社会科学出版社,1987年,第198-199页。

〔4〕〔美〕H.加登纳:《智能的结构》,兰金仁译,光明日报出版社,1990年,第87-88页。

力量之中,而存在于他的语言技巧中。"⁽¹⁾诗人艾略特也认为诗人有语言天分。"(诗人)在发展其语言、丰富其文字的方面为其他人创造出更广泛的情绪与知觉范畴的可能性,因为他向他们提供了能表达更多东西的言谈。"⁽²⁾

鉴赏依赖人的情感直觉、语言直觉和艺术形式直觉创作出来的诗歌,需要鉴赏者的情感直觉、语言直觉和艺术形式直觉。这种"直觉"可以带来"快感"。如艾略特所言:"我相信,每一个对诗歌的魅力能够或多或少地感受到的人能够回忆起在他或她的青年时代的某一个时刻,会被某一位诗人的作品感动得失去了自制力……虽然我们可以仅仅为了乐趣阅读文学,为了'娱乐',或为了'美的享受',我们这种阅读永远也不会仅仅打动了我们一种特殊的感觉:它会影响作为活人的我们的全部心灵;它也影响我们的道德生活和宗教生活。"⁽³⁾所以哈曼(1730—1788)认为:"一切美学的花招都不可能代替直感。"⁽⁴⁾刘勰在《文心雕龙·明诗》认为:"人禀七情,应物斯感,感物吟志,莫非自然。"⁽⁵⁾只有对诗作的直观感受来获得快感和美感,在此基础上才能对作品作出正确的审美价值评判。如同奥·威·施莱格尔(1767—1845)所言:"最理想的是,一个批评家应当能够随意地自我调节,即随时都能对任何心智作品唤起最纯洁最生动的感受性。"⁽⁶⁾波德莱尔强调"热情":"我真诚地相信,最好的批评是那种既有趣又有诗意的批评,而不是那种冷冷的、代数式的批评,以解释一切为名,既没有恨,也没有爱,故意把所有的感情的流露都剥夺净尽……批评家就有了一个确定的标准,取诸自然的标准,他应该满腔热情地完成他的任务,因为批评家也还是人,而热情会使类似的性情接近,将理性提到新的高度。"⁽⁷⁾朱光潜也强调"感官":"真正的欣赏都必寓有创造,不仅是被动的接受……诗主要由感官透入心灵,读诗时我们也不妨随时分析,看哪些意象该用哪种感官去了解。"⁽⁸⁾

---

〔1〕[美]H. 加登纳:《智能的结构》,兰金仁译,光明日报出版社,1990年,第93页。

〔2〕[美]H. 加登纳:《智能的结构》,兰金仁译,光明日报出版社,1990年,第293页。

〔3〕[英]托·斯·艾略特:《艾略特文学论文集》,李赋宁译,百花洲文艺出版社,1994年,第246-248页。

〔4〕[美]雷纳·威勒克:《近代文学批评史》(第一卷),杨岂深、杨自伍译,上海译文出版社,1997年,第241页。

〔5〕[梁]刘勰:《文心雕龙·明诗》//周振甫:《文心雕龙今译》,中华书局,1986年,第56页。

〔6〕[美]雷纳·威勒克:《近代文学批评史》(第二卷),杨自伍译,上海译文出版社,1997年,第69页。

〔7〕[法]波德莱尔:《波德莱尔美学论文选》,郭宏安译,人民文学出版社,1987年,第215-216页。

〔8〕朱光潜:《研究诗歌的方法》//朱光潜:《朱光潜全集》(第九卷),安徽教育出版社,1987年,第208页。

　　正是因为庞德、艾略特等英美现代诗人强调现代诗歌的写作难度,尤其是重视意象,英语现代诗歌才形成了"复合"(complexity)、"暗示"(allusiveness)、"反讽"(irony)和"晦涩"(obscurity)等特点,所以现代英语诗歌才在整个英语诗歌历史中占有重要地位。"美国散文家和诗人艾默生曾经写道,'我们是种种象征,并居住在象征中'(We are symbols, and inhabit symbols)。"[1]"诗人凭借一个暗藏着的、理智的认识力……领悟到思想对象的独立性、思想的稳定性、象征的偶然性和暂时性……诗人通过这一较好的领悟,进一步靠拢了事物,看到了流动和变化;懂得了思想是多样形式的;懂得了每个创造物所具的形式中,存在着一个迫使它上升为较高形式的力量。"[2]庞德甚至说:"一个人与其在一生中写浩瀚的著作,还不如在一生中呈现一个意象。"[3]彼德·琼斯评价说:"这是意象主义的核心,也许当时庞德是该团体中唯一完全认识它的含义的人。"[4]

　　诗的语言方式是意象方式,意象的多义性不仅可以让人尽情想象,还可以产生诗歌图像。诗歌图像有利于诗歌意境的产生,诗歌图像产生的最大原因是人有语言思维和图像思维两种思维方式,诗歌采用意象方式有效地完成了两种思维方式的对抗与和解。图像思维更多是非理性思维,语言思维是理性思维,前者可以给人带来"情感的共鸣"和"美的享受",满足人的偏向肉体的低级需要;后者可以给人带来"思想的启迪"和"灵魂的震撼",满足人的偏向灵魂的高级需要。"情感的共鸣""美的享受""思想的启迪"和"灵魂的震撼"是写诗和读诗的四大功用,也可以称为四大境界。诗歌疗法特别强调承认低级情感,推崇高级情感。意象语言,准确点说是象征语言,对人的图像思维的重视也使诗的语言结构方式与人的心理结构甚至生理结构契合,使诗具有很好的治疗效果。

　　诗歌疗法依据的主要有五大心理学原理:

　　一、弗洛伊德的人类有比性更高贵更高级的欲望冲动理论。"人类不仅是

---

　　〔1〕David Bergman, Daniel Mark Epstein.The Heath Guide to Literature.Toronto: D. C. Heath and Company,1987.p.173.

　　〔2〕[美]艾默生:《诗人》//伍蠡甫:《西方文论选》(下卷),上海译文出版社,1979年,第492–493页。

　　〔3〕[英]彼德·琼斯:《意象派诗选》,裘小龙译,漓江出版社,1986年,第152页。

　　〔4〕[英]彼德·琼斯:《意象派诗选导论》//彼德·琼斯:《意象派诗选》,裘小龙译,漓江出版社,1986年,第16页。

性生物,而且还有比性更高贵更高级的欲望冲动。"[1]

二、马斯洛的审美需要是人的本能需要理论。"在某些人身上,确有真正的基本的审美需要。"[2]

三、马尔库塞的感官受制于快乐原则理论。"从感性到感受性(感性认知)再到艺术(美学)的概念发展背后,什么是实在的东西呢?这就是感受性,即那个中介性调节概念,它赋予感官以认知的源泉和机能的含义。功能(感性),是同时俱在的。它们是感性的,因而它们受制于快乐原则。"[3]

四、弗罗姆的象征语言是表达内在经验的语言理论。"象征语言是这样一种语言,其中,外部世界是内在世界的象征,是我们灵魂和心灵的象征。"[4]象征语言可以解放人的想象力,让理性思维让位于感性思维,让人获得真正意义上的"灵与肉"的解放。因此诗疗诗如同滨田正秀所说的抒情诗。"所谓抒情诗,就是现在(包括过去和未来的现在化)的自己(个人独特的主观)的内在体验(感情、感觉、情绪、愿望、冥想)的直接的(或象征的)语言表现。"[5]

五、弗罗姆的精神健康的人是与世界建立友爱关系的人理论。"精神健康的人,是富有创造力而未被异化了的人;他与世界建立友爱的联系,他利用自己的理性去客观地把握现实;他觉得自己是独一无二的单一的个体,同时又感到自己和他人是同一的;他不屈从于非理性的权威的摆布,而愿意接受良心和理性的理智的权威控制;只要他活着,他就会不断地再生,他把生命的赋予看做是他所得到的最宝贵的机会。"[6]

可以给诗歌疗法下这样的定义:借用读书疗法与书写疗法的原理及方法,通过诗歌欣赏和诗歌创作,治疗精神性疾病,特别是在突发事件中进行有效的心理危机干预。这个定义与中国诗歌的诗的定义有关,具体为与古代汉诗和现代汉诗的诗的定义有关。主要有以下定义:"诗者,志之所之也,在心为志,

〔1〕[奥]西格蒙德·弗洛伊德:《精神分析导论讲演新篇》,程小平、王希勇译,国际文化出版公司,2007年,第330页。

〔2〕[美]亚伯拉罕·马斯洛:《动机与人格》,许金声等译,中国人民大学出版社,2013年,第28页。

〔3〕[美]赫伯特·马尔库塞:《审美之维》,李小兵译,广西师范大学出版社,2001年,第50页。

〔4〕[美]埃里希·弗罗姆:《被遗忘的语言——梦、童话和神话分析导论》,郭乙瑶、宋晓萍译,国际文化出版公司,2007年,第12页。

〔5〕[日]滨田正秀:《文艺学概论》,陈秋峰、杨国华译,中国戏剧出版社,1985年,第47页。

〔6〕[美]埃里希·弗罗姆:《健全的社会》,王大庆、许旭虹、李延文、蒋重跃译,国际文化出版公司,2007年,第221页。

发言为诗。"[1] "诗缘情而绮靡。"[2] "诗的定义可以说是：'用一种美的文字……音律的绘画的文字……表写人的情绪中的意境。"[3] "诗＝（直觉+想象）+（适当的文字）。"[4] "诗的实力不独包括音乐的美（音节），绘画的美（词藻），并且还有建筑的美（节的匀称和句的均齐）。"[5] "我们说的现代格律诗在格律上就只有这样一点要求：按照现代的口语写得每行的顿数有规律，每顿所占时间大致相等，而且有规律地押韵。"[6]

诗歌疗法的主要方式是写诗和读诗，借用了心理治疗中的读书疗法与书写表达疗法。推广读书疗法最普遍的国家是苏联，把图书分为三类：影响理智和思维力的书；影响情绪的书；帮助理解生活意义的书。诗具有以上三种功能，尤其是抒情诗可以影响作者和读者的情绪，哲理诗有助于作者和读者理解生活意义。加缪认为："荒谬产生于人的需要与世界无理的沉默之间的冲突。"[7]卡西尔总结说："政治生活并不就是公共人类存在的唯一形式。"[8] "人的突出特征，人与众不同的标志，既不是他的形而上学本性，也不是他的物理本性，而是人的劳作。正是这种劳作，正是这种人类活动的体系，规定和划定了'人性'的圆周。"[9]因此可以作出结论：写诗是诗人向社会索取权力，既安慰又对抗生活的艺术生存方式，"安慰生活"是普通人写诗的主要动力。这种写作类似心理治疗中的"书写表达"。诗的要素与诗的功能有利诗歌疗法。诗的三大要素：写什么（内容）；怎么写（形式）；如何写好（技巧）。诗的三大功能：抒情言志；游戏审美；启蒙宣传。"在治疗技术这个领域和其他领域一样，仅只凭借语言也可以无数次地发生真正的奇迹，仅仅通过许诺和目光，这种由人及人的交流信号，有时会在完全毁坏的器官中再一次凭借精神重建健

〔1〕《毛诗·序》//郭绍虞：《中国历代文论选》（上册），上海古籍出版社，1979年，第30页。

〔2〕[晋] 陆机：《文赋》//郭绍虞：《中国历代文论选》（上册），中华书局1962年，第138页。

〔3〕宗白华：《新诗略谈》//宗白华：《宗白华全集》（第一集），安徽教育出版社，1994年，第168页。

〔4〕宗白华、郭沫若、田汉：《三叶集》//宗白华：《宗白华全集》（第一集），安徽教育出版社，1994年，第217页。

〔5〕闻一多：《诗的格律》//杨匡汉、刘福春：《中国现代诗论》（上编），花城出版社，1985年，第124-125页。原载于1926年5月13日《晨报副刊·诗镌》7号。

〔6〕何其芳：《关于现代格律诗》//何其芳：《何其芳选集》（第二卷），四川人民出版社，1979年，第153页。

〔7〕[英]莱恩·多亚尔、伊恩·高夫：《人的需要理论》，商务印书馆，2008年，扉页。

〔8〕[德]恩斯特·卡西尔：《人论》，甘阳译，上海译文出版社，1985年，第81页。

〔9〕[德]恩斯特·卡西尔：《人论》，甘阳译，上海译文出版社，1985年，第87页。

康。"[1]

　　诗歌疗法的功用主要体现在三个方面：首先，诗歌有催眠作用。"尽管人们承认催眠学既是艺术又是科学，但每本书都把催眠学的创始者看成梅斯梅尔……对诗歌催眠作用的分析是从爱德华·D.斯奈德开始的。《催眠的诗歌：对于某些诗歌及其文学意义中迷睡感应现象的研究》初版于1930年。艺术提供了大量的感应技术的模式。根据'神经语言程序'理论的研究，精神催眠活动已经扩展到了写作的范围里，因为作品是在跟读者的无意识交流。"[2]其次，诗歌有宣泄情感、缓和情绪作用。再次，诗歌可以改变观念、体验和行为。成功的心理危机干预除了需要社会支持系统外，个人应该从三个方面改变：改变观念；改变体验；改变行为。诗歌的三种功能与心理危机干预的三种方法相似。诗的"言志"功能有利于改变人的观念。言志的诗可以催人上进，让人热爱生活，珍惜生命。诗的"缘情"功能有利于改变人的体验。缘情的诗可以宣泄人的压抑情感，稀释孤独。诗的"宣传"功能可以改变人的行为。

　　诗歌疗法的最大目的是给人快感和美感。诗是与人的本能相关的艺术。如弗洛伊德的《本能及其变化》（1915）一文中所强调的，本能处于精神和身体的交界处，从有机体内部产生而达于心灵的刺激，是人的心理代表，是由于心灵与身体关联而向前者发出的一种工作要求。因此诗人的写作通常是本能写作。如雪莱说："诗人是一只夜莺，栖息在黑暗中，用美妙的声音唱歌，以安慰自己的寂寞。"[3]奥登甚至用了"淫荡"一词："诗不比人性好，也不比人性坏；诗是深刻的，同时却又浅薄，饱经世故而又天真无邪，呆板而又俏皮，淫荡而又纯洁，时时变幻不同。"[4]"只要人们深入到自己的内心中去，询问自己的灵魂，再现那些激起热情的回忆，他们就会知道，诗除了自身外并无其他目的，它不可能有其他目的，除了纯粹为写诗而写的诗外，没有任何诗是伟大、高贵、真正无愧于诗这个名称的。"[5]

　　快感和美感可以让诗培养健全的社会和健康的人。"只要通过采用较好

　　〔1〕［奥地利］斯蒂芬·茨威格：《精神疗法：梅斯梅尔、玛丽·贝克尔、弗洛伊德》，王威译，西苑出版社，1998年，第11页。

　　〔2〕Poetry as Hypnosis.An Ericksonian Approach to "Song of the Open Road".By James Whitlark Ph.D. and Lynn Whitlark.https://shijiaban.5d6d.com/thread-13804-1-1.html.

　　〔3〕［英］雪莱：《诗辩》//伍蠡甫：《西方文论选》（下卷），上海译文出版社，1979年，第53页。

　　〔4〕林以亮：《序》//林以亮：《美国诗选》，今日世界出版社，1976年，第4页。

　　〔5〕［法］波德莱尔：《再论爱德加·爱伦·坡》//波德莱尔：《波德莱尔美学论文选》，郭宏安译，人民文学出版社，1987年，第205页。

的心理卫生方法,我们就能更进一步地改善我们的精神健康状况,至于个人的精神障碍,我们则仅仅看做是个别的偶发事件,或许只惊异于在一个被认为是如此健全的文化中怎么会发生这么多的此类事件。"[1]读诗和写诗能够满足马斯洛所言的人的七种需要:生理需要、安全需要、归属与爱的需要、尊重的需要、认知需要、审美需要以及自我实现的需要。能够对人的精神心理疾病产生疗效的主要原因是诗能够满足人的低级需要(生理需要)和高级需要(审美需要)。诗歌欣赏或创作是特殊的感官体验,可以改变人的观念、体验和行为。所以诗歌疗法重视人的道德情感和道德愉快,兼顾体验与行为,处理好精神与肉体、心理与生理治疗的关系。

历史上有三个人为诗歌疗法作出了较大贡献。(1)帕拉塞尔苏斯(Paracelsus,约1493—1541)。他当时大声指责那些医生:"你们应该知道,意志的作用在治疗中很重要。"[2]茨威格认为帕拉塞尔苏斯是精神疗法的开创者,"第一个反对揭穿医疗奇迹面纱,反对医疗失去灵魂的,是帕拉塞尔苏斯。他以他那农民式的粗鲁举起棍棒发难反对'医生'们,指控他们干巴巴的书本知识,反对他们把人体内的微观世界像人工制造的钟表一样拆卸开再拼凑到一起……"[3](2)西格蒙德·弗洛伊德(Sigmund Freud,1856—1939)。现代心理治疗实际上是从弗洛伊德的心理分析开始的。心理分析的精髓可以概括为八个字:利用移情克服阻力。茨威格认为弗洛伊德是精神疗法领袖:"医学较为公正地观察着'通过精神来治疗'的各种现象,并且终于对它们的规律性有了好奇心……几百年以来,单方面研究人体的材质和形式的严密的科学已经追根究底,这时,关于'建筑了人体的精神'的问题又再一次提了出来。"[4](3)阿瑟·勒内(Arthur Lerner,1915—1998)。他是洛杉矶大学的心理学教授、加利福尼亚万努斯精神病院诗歌疗法的顾问、加利福尼亚恩西诺诗歌治疗研究所的创始人和负责人、国际诗歌治疗协会主席。他的名言是:诗歌在治疗过程中是一种工具而不是一种说教。他的主要著作有《韵律、无韵律、领会、起

---

〔1〕〔美〕埃里希·弗罗姆:《健全的社会》,王大庆、许旭虹、李延文、蒋重跃译,国际文化出版公司,2007年,第11页。

〔2〕〔奥地利〕斯蒂芬·茨威格:《精神疗法:梅斯梅尔、玛丽·贝克尔、弗洛伊德》,王威译,西苑出版社,1998年,第1页。

〔3〕〔奥地利〕斯蒂芬·茨威格:《精神疗法:梅斯梅尔、玛丽·贝克尔、弗洛伊德》,王威译,西苑出版社,1998年,第9-10页。

〔4〕〔奥地利〕斯蒂芬·茨威格:《精神疗法:梅斯梅尔、玛丽·贝克尔、弗洛伊德》,王威译,西苑出版社,1998年,第14-15页。

点》和《诗歌在治疗过程中的运用》。他的主要观点是：人类最伟大的成就在于语言，而生活是一种"诗的解释"。所有的文学样式都看作是理解人类行为的主要来源，一个人的认知和无意识理解是由影响人的成长和发展的语言、符号、隐喻和明喻构成的。所以诵读诗歌能改善心理和情绪状态，从而能够起到治疗心身疾病的作用。

诗歌疗法具有强烈的跨学科性，主要涉及心理学与诗学。

一、心理学

1.弗洛伊德：诗歌疗法主要采用了弗洛伊德的焦虑理论："大多数神经症患者都抱怨焦虑，把它说成是自己的最大痛苦，而且焦虑事实上还可变本加厉，导致他们采取最疯狂的举动。"[1] "为什么神经症患者比其他人更特别强烈地感到焦虑这一问题从未得到过足够认真的讨论。也许它已被看作是一个自明的问题：'神经过敏'（nervos）和'焦虑'（angstlich）这两个词可互相通用，似乎意指同样的东西。但这是不正确的：有一些'焦虑'的人一点也不'神经过敏'，而症候很多的'神经过敏'的人却没有表现出'焦虑'的倾向……"[2] "我相信诸位听说过很多关于自卑感（the sense of inferiority）的议论，它尤其被认为表现了神经症的特征。它在所谓的纯文学作品中非常多地出现。使用'自卑情结'术语的人认为，他这样做就满足了精神分析的所有要求，从而也使他的作品上升到了较高的心理学水平。事实上'自卑情结'是精神分析中很少使用的一个专有名词。对我们来说，这个术语不具有任何单纯的、更不用说基本的意义。像以'个人心理学家'著称的学派喜欢做的那样，把自卑感归结为对可能是有机体的缺陷的自我知觉，我们认为这是一种鼠目寸光的错误。自卑感有很强的性爱根源。一个孩子如果注意到他不被人爱，就会感到自卑，成年人也是如此。唯一真正被认为是卑下的身体器官是萎缩的阴茎，即女孩的阴蒂。然而自卑感的主要部分却产生于自我和超我的关系；如同负罪感一样，它也是自我和超我紧张关系的表现。总之，很难将自卑感和负罪感分离开来。认为前者是对道德自卑感的性爱补充的观点也许是正确的。

---

〔1〕［奥］西格蒙德·弗洛伊德：《精神分析导论讲演》，周泉、严泽胜、赵强海译，国际文化出版公司，2007年，第330页。

〔2〕［奥］西格蒙德·弗洛伊德：《精神分析导论讲演》，周泉、严泽胜、赵强海译，国际文化出版公司，2007年，第330页。

精神分析很少注意这两个概念的界限问题。"[1] "我们把焦虑描述为某种情感状态——也就是说,它是欢乐和痛苦系列中的某些情感的混合物,它具有各种相应的释放性神经兴奋作用和对这些作用的知觉,但它也可能是某种特别重要的事件的积淀通过遗传呈现出来——人们也许可以把它比拟为个体身上具有的歇斯底里(hysterical)的发作。"[2] "临床经验揭示出焦虑性预感与性生活方面的里比多经济具有较密切的联系。焦虑性神经症最普通的起因就是兴奋未达到极致。里比多兴奋被唤起却未被满足,也未加以利用,很明显接着出现的是取里比多而代之的忧虑。我甚至认为有理由说这种未被满足的里比多直接转变成了焦虑。幼儿身上频繁出现的某种恐惧就证实了这一观点。这些恐惧中有许多是十分费解的,但也有例外,诸如对独处和陌生人的恐惧却肯定可以做出解释。孤独就如同一张陌生的面孔那样也激起幼儿对他熟悉的母亲的思念;他没有能力控制这种里比多兴奋,他也不能使它中止下来,他只能把这种兴奋转变为焦虑。"[3]

2.马斯洛:人本主义心理学。人的需要是多样化的,因此产生抒情诗。不能只依靠行为观察来改变人生,人是有精神,有灵魂的,因此产生哲理诗。人有真正的审美需要,因此产生唯美诗(纯诗)(追求音乐美或排列美的诗)。马斯洛提出人的需要层次理论:生理需要、安全需要、社会需要、自尊需要、自我实现需要。诗歌疗法常用的马斯洛理论主要有以下几点:"在某些人身上,确有真正的基本的审美需要。丑会使他们表现出某种病态,美会使他们痊愈。他们积极地热望着,只有美才能满足他们的热望。这种现象几乎在所有健康儿童身上都有体现。关于这种冲动的证据在任何文化的所有时期都可以找到,甚至可以追溯到洞穴人时代……"[4] "如果生理需要相对充分地得到了满足,接着就会出现一整套新的需要,我们可以把它们大致归为安全类型的需要(安全、稳定、依赖、保护、免受恐吓、焦躁和混乱的折磨、对体制的需要、对秩序的需要、对法律的需要、对界限的需要以及对保护者实力的要求等)。"[5] "如果

〔1〕[奥]西格蒙德·弗洛伊德:《精神分析导论讲演》,周泉、严泽胜、赵强海译,国际文化出版公司,2007年,第63-64页。

〔2〕[奥]西格蒙德·弗洛伊德:《精神分析导论讲演新篇》,程小平、王希勇译,国际文化出版公司,2007年,第78页。

〔3〕[奥]西格蒙德·弗洛伊德:《精神分析导论讲演新篇》,程小平、王希勇译,国际文化出版公司,2007年,第80页。

〔4〕[美]亚伯拉罕·马斯洛:《动机与人格》,许金声等译,中国人民大学出版社,2013年,第28页。

〔5〕[美]亚伯拉罕·马斯洛:《动机与人格》,许金声等译,中国人民大学出版社,2013年,第18页。

生理需要和安全需要都很好地得到了满足,爱、感情和归属的需要就会产生,并且以此为中心,重复着已描述过的整个环节。对爱的需要包括感情的付出和接受。如果这不能得到满足,个人会空前强烈地感到缺乏朋友、心爱的人、配偶或孩子。这样的一个人会渴望同人们建立一种关系,渴望在他的团体和家庭中有一个位置,他将为达到这个目标而作出努力。他将希望获得一个位置,胜过希望获得世界上的任何其他东西,他甚至可以忘记:当他感到饥饿的时候,他把爱看得不现实、不必需和不重要了。此时,他强烈地感到孤独、感到在遭受抛弃,遭受拒绝、举目无亲、浪迹人间的痛苦。"[1] "除了少数病态的人之外,社会上所有的人都有一种获得对自己的稳定的、牢固不变的、通常较高的评价的需要或欲望,即有一种对于自尊、自重和来自他人的尊重的需要或欲望……"[2] "自尊需要的满足导致一种自信的感情,使人觉得自己在这个世界上有价值、有力量、有能力、有位置、有用处和必不可少,然而这些需要一旦受到挫折,就会产生自卑、弱小以及无能的感觉。这些感觉又会使人丧失基本的信心,使人要求补偿或者产生神经病倾向。"[3] "即使所有这些需要都得到了满足,我们可以经常(如果并非总是)预期:新的不满足和不安又将迅速地发展起来,除非个人正在独特地干着他所适合干的事情……自我实现需要的共同之处在于,它们的明显的出现,通常要依赖于前面所说的生理、安全、爱和自尊需要的满足。"[4] "患神经症的机体是一种缺乏某些满足的机体,那些满足只能来自环境。因此,它更多地依赖环境而更少具有自主性和自决性,也就是说,在更大的程度上是由环境的性质而不是由自身的内在本性塑造的。在健康人身上发现对于环境的相对独立性当然不意味着与环境缺乏来往,它只意味着在这些关系中,人的目的和天性是根本性的决定因素,环境不过是达到自我实现的目的的手段,这真正是心理上的自由。"[5] "人与其他所有生物的重要区别在于:人的需要、偏好和本能的残余弱而不强,含糊而不明确,有怀疑、犹豫、冲突的余地;它们太易于被文化、学习以及他人的爱好所窒息,进而消失在视野中。"[6] "自我实现者的创造性在许多方面类似于天然快乐、无忧无虑的儿童

---

〔1〕〔美〕亚伯拉罕·马斯洛:《动机与人格》,许金声等译,中国人民大学出版社,2013年,第22页。
〔2〕〔美〕亚伯拉罕·马斯洛:《动机与人格》,许金声等译,中国人民大学出版社,2013年,第23-24页。
〔3〕〔美〕亚伯拉罕·马斯洛:《动机与人格》,许金声等译,中国人民大学出版社,2013年,第24页。
〔4〕〔美〕亚伯拉罕·马斯洛:《动机与人格》,许金声等译,中国人民大学出版社,2013年,第24-25页。
〔5〕〔美〕亚伯拉罕·马斯洛:《动机与人格》,许金声等译,中国人民大学出版社,2013年,第42-43页。
〔6〕〔美〕亚伯拉罕·马斯洛:《动机与人格》,许金声等译,中国人民大学出版社,2013年,第126页。

的创造性。它是自发、轻松自然、纯真、自如的,是一种与一成不变和陈词滥调迥然不同的自由。同样,它的主要组成部分似乎就是无感知的'纯真'、自由和不受抑制的自发性和表达性。"[1] "对于友谊、婚姻等的人际关系的最终分析都将表明:(1)基本需要只能在人际关系之中得到满足;(2)这些需要的满足物准确地说就是那些我们已经称作基本的治疗医学的东西,即给予安全、爱、归属关系、价值感与自尊。在分析人的关系的过程中,我们会无法避免地发现,我们自己面临着区分良好关系与不良关系的必要性与可能性。可以根据人际关系所带来的基本需要满足的程度富有成果地达到区分的目的。一种关系,例如友谊、婚姻、亲子关系,只要它扶持或增进了归属、安全、自尊乃至自我实现需要的满足,就按照十分有限的方式被界定为心理学意义上的良好关系。如果这些关系不能够扶持或增进归属、安全、自尊乃至自我实现需要的满足,则将被界定为不良关系。这些是树林、山水或者爱犬所无法满足的。只有从他人那里,我们才能够得到完全令人满意的尊敬、保护与爱。也只有面对他人,我们才能毫无保留地奉献这一切。我们发现,这一切恰恰是好朋友、好情侣、好父母与子女、好师生之间所彼此给予的。这些正是我们从任何类型的良好人类关系中所追求的满足。恰恰是这些需要的满足成为产生优秀人类的绝对必要的先决条件,而它反过来又是全部心理治疗的最终目标(如果不是短期的目标的话)。"[2] "良好的爱情关系的一个重要方面就是所谓需要的认同,或者说将两个人的基本需要的诸多层融合为一个单一的层次。其结果就是,一个人可以感觉到另一个人的需要,如同是他自己的需要一样,同时,他也感到自己的需要在某种程度上似乎也属于另一个人。自我扩张开来,同是囊括了两个人。为了某种心理目的,这两人在一定程度上也成为另一个单一的个体、一个单一的人、一个单一的自我。"[3]

二、诗学

1.诗意。诗意的主要内容是浪漫。浪漫精神即自由精神,追求自由是人的天性,人有自由才有自尊。"一种'人的哲学'一定是这样一种哲学:它能使我们洞见这些人类活动各自的基本结构,同时又能使我们把这些活动理解为

---

〔1〕[美]亚伯拉罕·马斯洛:《动机与人格》,许金声等译,中国人民大学出版社,2013年,第172页。

〔2〕[美]亚伯拉罕·马斯洛:《动机与人格》,许金声等译,中国人民大学出版社,2013年,第106-107页。

〔3〕[美]亚伯拉罕·马斯洛:《动机与人格》,许金声等译,中国人民大学出版社,2013年,第165页。

一个有机整体。"〔1〕

2.文采。审美需要是人的本能需要。诗的三美：音乐美（节奏韵律美，听觉形式美）；排列美（分行、分节）；词藻美（词的形体美，诗的意蕴美）。

诗歌疗法的最低目标是培养健康人。世界卫生组织确定的人的健康的三大指标是：身体健康、心理健康和社会适应能力，即健康不仅仅是没有疾病或虚弱，而是身体、心理和社会适应的完好状态。社会协调能力三要素是：自信、自尊和自由。给人自尊与自由才能有健康、有创造力和有自信。积极心理学最关注的是自尊与自由。诗歌疗法的自尊理论采用了哈佛大学"幸福课"总结出的自尊概念：有意识的生活、自我接受、自我负责、自我保护、有目的的生活和个人诚实。诗歌疗法借用的自由既强调哈耶克的自由的原始含义，它更多是"独立于他人的专断意志"（independence of the arbitrary will of another）〔2〕。"自由意味着始终存在着一个人按其自己的决定和计划行事的可能性；此一状态与一人必须屈从于另一人的意志（他凭藉专断决定可以强制他人以某种具体方式作为或不作为）的状态适成对照。"〔3〕"我们对自由的定义，取决于强制概念的含义，而且只有在对强制亦做出同样严格的定义以后，我们才能对自由做出精确界定。事实上，我们还须对某些与自由紧密相关的观念——尤其是专断、一般性规则或法律——做出比较精确的定义。"〔4〕

诗歌疗法也重视卡西尔的认识自我是人的基本职责的自我观。"认识自我不是被看成一种单纯的理论兴趣；它不仅仅是好奇心或思辨的问题了，而是被宣称为人的基本职责。伟大的宗教思想家们是最早反复灌输这个道德要求的。在宗教生活的一切较高形式中，'认识你自己'这句格言被看成是一个绝对命令，一个最高的道德和宗教法则。在这种命令中，我们仿佛看到了最初天生的求知本能的突然倒转——我们看见了对一切价值的另一种估价。在世界上一切宗教——犹太教、佛教、儒教和基督教——的历史中，我们都可以看到它们各自的这种发展步骤。"〔5〕但是总的观点是强调人是自然人，更是社

---

〔1〕［德］恩斯特·卡西尔：《人论》，甘阳译，上海译文出版社，1985年，第87页。

〔2〕［英］弗里德里希·冯·哈耶克：《自由秩序原理》（上册），邓正来译，生活·读书·新知三联书店，1997年，第5页。

〔3〕［英］弗里德里希·冯·哈耶克：《自由秩序原理》（上册），邓正来译，生活·读书·新知三联书店，1997年，第4页。

〔4〕［英］弗里德里希·冯·哈耶克：《自由秩序原理》（上册），邓正来译，生活·读书·新知三联书店，1997年，第16页。

〔5〕［德］恩斯特·卡西尔：《人论》，甘阳译，上海译文出版社，1985年，第6页。

会人。在群体社会中,自由总是受到法则制约。在初始时期,人的自由是本能的自然属性,受到后天群体文化的浸染,使自由始终在相对与绝对两极之间摆动。后天文化不仅把人的自主意识无情地从主体上剥离开来,还强化了人的秩序感甚至奴性意识。在人类社会,人一直扮演着"自然人"和"社会人"两种角色,人的自然属性使人更有自由欲,人的社会属性使人更有秩序感。诗歌疗法特别强调自我社会性的建立及自我意识的确立都由"他者"决定。

诗歌疗法的最高目标是培养优秀的人,尤其是优秀的现代人。现代人的五大素养是:现代情感重视自然情感与社会情感的和谐;现代意识重视个人意识与群体意识的融合;现代思维重视语言思维与图像思维的综合;现代文化强调保守主义与激进主义的共处;现代政治追求宽松自由与节制法则的和解。现代汉诗的两大任务是:培养现代中国人;打造现代中国。因此以下理论被引入了诗歌疗法:"艺术家表现的绝不是他自己的真实情感,而是他认识到的人类情感。"[1] "艺术家并不是一个生来就把追求自由意志(free will)作为最终目标的人,而是一个让艺术通过他来实现自身目的的人。作为一个人,他可能有自己的情绪、意志与目标,但是作为一位艺术家,他是一个具有更高意义的人——一个集体人(collective man)。他承担和呈现着人类的无意识的心理生活。为了履行好这艰巨的责任,有时他不得不牺牲个人的幸福欢乐甚至普通人生活中值得生活的任何事物。"[2] "任何人的生活都受限于三个约束,而且他必须考虑到这三个约束。它们构成了他的现实,因为他面对的所有问题都源于这三个约束。由于这些问题无时无刻不缠绕他,他因此总是被迫回答处理这些问题。从他的答案里,我们就能发现他对生命意义的看法。我们都生活在地球这个小行星上,而非其他地方。这是第一约束。我们尽量利用地球上的各种资源和限制而生存。第二个约束就是:无人是人类的唯一成员,我们身边有其他人,我们与他们息息相关。我们还受限于第三个约束:人类由两性构成。个人以及团体生命的维持都须顾及到这一事实。爱情和婚姻就属于这个约束。任何男女的生命都会经历这一问题。面对这一问题人的所作所为,就是他对此的答案。人类有许许多多的不同方式以图解决这一问题。他们的行为总是揭示出他们所相信的唯一解决方式。这三个约束构成三大问题:第一,我们的地球家园有种种限制,怎样在此限制下找到一个赖以生存的

---

〔1〕〔美〕苏珊·朗格:《艺术问题》,滕守尧、朱疆源译,中国社会科学出版社,1980年,第25页。

〔2〕 C. G. Jung. Psychology and Literature: 20th Century Literary Criticism. London: Longman Group Limited, 1972. pp. 165-186.

职业呢？第二，如何在同类中谋求一个位置，用以相互合作并且分享合作的利益？第三，人有两性，人类的延续依赖这两性的关系，我们如何调整自我以适应这一事实？个体心理学发现，一切人类问题均可主要归为三类：职业类、社会类和性类。"[1] "神经症不只是由于偶然的个人经历才产生的，而是由我们生活于其中的特定的文化处境所产生的。事实上，文化处境不仅使个人的经历显得重要而可信，而且它最终决定它们的特殊形式。例如，有人命中注定有一个独断的或者'自我牺牲的'母亲，但是，只在特定的文化处境中，我们才找得到这种独断的或'自我牺牲的'母亲。而且，也正是因为这些现存的处境，这些经历才能对后来的生活施加影响。如果我们认识到文化处境对神经症患者的重要意义，那么，作为弗洛伊德理论根基的那些生物的和心理的条件就不那么重要了。"[2] "强烈的焦虑是我们所具有的最折磨人的情感。那些遭受过强烈焦虑的病人们，他们宁死也不愿再体验焦虑的感受。此外，焦虑中还包含着某些因素，这些因素对病人尤为难以承受。其中一个因素就是无助。在面对巨大的危险时，人们可能会变得积极而有勇气。但是在焦虑状态中，事实上，人们感到非常无助。"[3] "在我们的文化中，逃避焦虑有四种方法：理性化，否认，麻痹，避免可能会产生焦虑思想、感受、冲动的情景。第一种方法——理性化——乃是避免责任的最佳解释方法。它包括将焦虑转化为理性的恐惧。"[4]

第二节　诗疗诗的功能

为了研究方便，应该把在诗的内容与形式上都具有较好治疗功能的诗，统称为诗疗诗。在普通人的诗歌活动中，诗的治疗功能比诗的启蒙功能及审美功能更重要，三者也常常异质同构地让人更健康，完成诗让人全面发展的使命。一首好的诗疗诗，可以让读者获得"心理的治疗""情感的共鸣""审美的享受"和"思想的启迪"。在中国新诗中，有大量在诗的内容与诗的形式上都具有治疗功能的诗，如食指的《相信未来》、舒婷的《祖国啊，我亲爱的祖

---

〔1〕［奥］阿尔弗雷德·阿德勒：《生命对你意味着什么》，周朗译，国际文化出版公司，2007年，第11-12页。

　　〔2〕［美］卡伦·荷妮：《我们时代的病态人格》，陈收译，国际文化出版公司，2007年，第5-6页。

　　〔3〕［美］卡伦·荷妮：《我们时代的病态人格》，陈收译，国际文化出版公司，2007年，第31页。

　　〔4〕［美］卡伦·荷妮：《我们时代的病态人格》，陈收译，国际文化出版公司，2007年，第32页。

国》、穆旦的《诗八首》、冰心的《纸船——寄母亲》、冯至的《蛇》等。

古今中外都有诗人认识到诗的治疗功能,以色列诗人耶胡达·阿米亥认为诗歌是一种治疗。中国古代诗人陆游曾说:"不必更求芎芷药,吾诗读罢自醒然。"近年一些新诗诗人也承认诗的治疗作用。2018年1月22日10时,微信平台"飞地——文学青年的高品质文学"发表了臧棣写的诗论,题目是《诗的治疗要高于诗的拯救》,节选自臧棣的诗学著作《诗道鳟燕》。他说:"诗确实有治疗的效果……有时,理想诗是以治疗的方式来触及我们的解放,也挺好的……我们从诗的诱惑中获得了一种神秘的激励,一种可用于生的尊严和生命的自尊的激励。"[1]北岛也承认诗的治疗功能。《南方人物周刊》2009年第46期以《此刻离故土最近》为题,发表了该刊记者刘子超对北岛的采访录。刘子超问:"是什么帮您度过了最艰难的时刻?"[2]北岛回答:"第一是写作,写作首先是与自己对话,相当于心理治疗。在写作中,你才会不断重新定位,确定生存的意义。第二是对家人、朋友的责任,首先是对父母、对女儿的责任。第三就是喝酒。"[3]女诗人翟永明2009年也总结说:"我一直觉得我的诗歌写作是一种治疗过程……这个过程和心理治疗的效果是一样的。就是说,写作,不可能彻底地让你忘掉过去,但可以让你更清楚地认识过去。这就是我多年来一直写作的主要原因。"[4]

台湾女诗人叶青的写作也具有自我治疗的性质。李癸云和陈秀玲得出结论说:"在叶青身上,除了女诗人外,还有女同志、忧郁症患者、自杀者等身份,但是诗作本身还是了解她的最佳方式……至于忧郁,由于她长期面对躁郁症的反复发作,情绪徘徊于'躁'与'郁'的两极之间,尤其忧郁状态的失落悲伤,更让她的诗行有强烈的疾病自白与自疗意涵。"[5]"叶青(1979—2011)……兼具种种身份:诗人、女同志、忧郁症患者、自杀者等,生平出版两本诗集《下辈子更加决定》(2011)和《雨水直接打进眼睛》,后者为女诗人生前两个多月内

〔1〕 臧棣:《诗的治疗要高于诗的拯救》,https://www.enclavebooks.cn/.微信平台"飞地——文艺青年的高品质文学"。

〔2〕 刘子超、北岛:《一个四海为家的人》//北岛:《古老的敌意》,Hong Kong:Oxford University Press(China)Limited,2012.p.17.

〔3〕 刘子超、北岛:《一个四海为家的人》//北岛:《古老的敌意》,Hong Kong:Oxford University Press(China)Limited,2012.p.17.

〔4〕 翟永明:《写诗是一种心理治疗——在深圳一次研讨会上的发言》,https://blog.sina.com.cn/s/blog_518b17d40100gegt.html.

〔5〕 李癸云、陈秀玲:《爱与忧郁,或者颠覆——台湾女诗人叶青与旅美女作家柴的同志书写比较研究》,《台湾诗学学刊》,2016年第1期,第10-11页。

密集创作的遗稿,其诗作被视为她最真实的表现,内容显露两种强烈的核心质素,就是爱与忧郁。"[1]

海子也有"两个多月内的密集创作"。1989年1月13日写的《面朝大海,春暖花开》显示他心情极好地向世界宣告:"我有一所房子,面朝大海,春暖花开"。第二天心情就变坏了,在《酒杯》中悲观地说:"看哪!你的房子小得像一只酒杯/你的房子小得像一把石头的伞"。在1989年2月2日写的《黑夜的献诗——献给黑夜的女儿》说:"你从远方来,我到远方去/遥远的路程经过这里/天空一无所有/为何给我安慰"。同一天写的《太平洋的献诗》又极度自信:"眼泪的女儿,我的爱人/今天的太平洋不是往日的海洋/今天的太平洋只为我流淌 为着我闪闪发亮/我的太阳高悬上空 照耀这广阔太平洋"。第二天写的《折梅》哀叹:"上帝带给我一封信/是她写给我的信/我坐在茫茫太平洋上折梅,写信"。1989年2月22日写的《黎明》十分绝望:"我把天空和大地打扫干干净净/归还给一个陌不相识的人/我寂寞地等,我阴沉地等/二月的雪,二月的雨"。1989年2月23日写的《四姐妹》出现了"绝望"一词:"这是绝望的麦子/请告诉四姐妹:这是绝望的麦子"。1989年2月24日写的《拂晓》透露出自杀的念头:"跟我走吧,抛掷头颅,洒尽热血,黎明/新的一天正在来临"。1989年3月14日凌晨3点到4点,他写的《春天,十个海子》更是悲情十足:"春天,十个海子全部复活/在光明的景色中/嘲笑这一个野蛮而悲伤的海子/你这么长久地沉睡究竟为了什么?//春天,十个海子低低地怒吼/围着你和我跳舞,唱歌/扯乱你的黑头发,骑上你飞奔而去,尘土飞扬/你被劈开的疼痛在大地弥漫//在春天,野蛮而悲伤的海子/就剩下这一个,最后一个/这是一个黑夜的孩子,沉浸于冬天,倾心死亡/不能自拔,热爱着空虚而寒冷的乡村//那里的谷物高高堆起,遮住了窗户/它们把一半用于一家六口人的嘴,吃和胃/一半用于农业,他们自己的繁殖/大风从东刮到西,从北刮向南,无视黑夜和黎明/你所说的曙光究竟是什么意思"[2]。

"通过披露和表达与个人重要经历有关的感受和想法,由此促进心理健康的心理干预方法统称为书写表达。书写表达自20世纪80年代出现以来,逐渐发展为一种成熟的心理干预方法。"[3]余光中的"乡愁诗"写作与海子的"绝命

〔1〕李癸云、陈秀玲:《爱与忧郁,或者颠覆——台湾女诗人叶青与旅美作家柴的同志书写比较研究》,《台湾诗学学刊》,2016年第1期,第8—9页。

〔2〕海子:《海子的诗》,人民文学出版社,2012年,第259—260页。

〔3〕王永、王振宏:《书写表达促进身体健康》,《文摘报》,2010年4月8日,第4版。

诗"写作有异曲同工之处,都是为了心理治疗而写作,写出的也是诗疗诗。他于1950年4月24日写了《舟子的悲歌》:"……昨夜,/月光在海上铺一条金路,/渡我的梦回到大陆。/在那淡淡的月光下,/仿佛,我瞥见脸色更淡的老母。/我发狂地跑上去,/(一颗童心在腔里欢舞!)/啊!何处是老母?/何处是老母?/荒烟衰草丛里,有坟茔无数!"[1]1957年7月14日晚写了《招魂的短笛》:"……而清明的路上,母亲啊,我的足印将深深,/柳树的长发上滴着雨,母亲啊,滴着我的回忆,/魂兮归来,母亲啊,来守这四方的空城。"[2]1971年1月21日写了《乡愁》:"小时候/乡愁是一枚小小的邮票/我在这头/母亲在那头//长大后/乡愁是一张窄窄的船票/我在这头/新娘在那头//后来啊/乡愁是一方矮矮的坟墓/我在外头/母亲在里头//而现在/乡愁是一湾浅浅的海峡/我在这头/大陆在那头"[3]。1972年4月29日午夜写了《春天,遂想起》:"……清明节,母亲在喊我,在圆通寺/喊我,在海峡这边/喊我,在海峡那边/喊,在江南,在江南/多寺的江南,多亭的/江南,多风筝的/江南啊,钟声里/的江南/(站在基隆港,想——想/想回也回不去的)/多燕子的江南"[4]。1973年3月写了《乡愁四韵》:"……给我一朵腊梅香啊腊梅香/母亲一样的腊梅香/母亲的芬芳/是乡愁的芬芳/给我一朵腊梅香啊腊梅香"[5]。1983年3月19日写了《布谷》:"细雨背后的那种乡愁/放下怀古的历书/我望着对面的荒山上/礼拜天还在犁地的两匹/悍然牛吼的挖土机"[6]。

余光中患"思乡病"最严重的时期主要在他的"不惑之年",1971年他44岁,离开大陆时他22岁。2005年7月27日,余光中接受中央电视台(CCTV)的《新闻会客厅》节目主持人白岩松的采访。"白岩松:有人说想象中的事情是最美的,得不到的事情是最珍贵的,但是从1992年开始,您可以多次地回到故乡的时候,会不会故乡已经不像想象中的那么美和珍贵了?余光中:恐怕每个人都回不到童年的故乡了,比如说上海人如果去美国留学若干年再回到上海,他以前的很多记忆也改变了,所以《乡愁》有一部分是时间造成的,还不完全是空间的转移,在这种意义之下,每个人都有乡愁……白岩松:是不是现

〔1〕余光中:《招魂的短笛》,四川文艺出版社,1992年,第43-44页。
〔2〕余光中:《招魂的短笛》,四川文艺出版社,1992年,第8-9页。
〔3〕余光中:《招魂的短笛》,四川文艺出版社,1992年,第5-6页。
〔4〕余光中:《招魂的短笛》,四川文艺出版社,1992年,第30-33页。
〔5〕余光中:《招魂的短笛》,四川文艺出版社,1992年,第11-12页。
〔6〕余光中:《招魂的短笛》,四川文艺出版社,1992年,第61-62页。

在《乡愁》在您的心中已经解了？余光中：乡愁是这样的，有家归不得才有一种压力，才有一种苦闷需要倾诉，所以自从我1992年回大陆以后，就面临一个问题，如果你经常能够回去，你就不可能写这种诗了。"[1]

由"文化记忆"构建的"文化时空"产生的焦虑是乡愁诗创作的动力。"诗歌中的空间属于心理空间，它以现实中的物理空间为基础，与一定时代的人们的空间观念相联系。"[2]由"文化记忆"构建的"文化时空"比物理距离产生的"自然时空"对大陆以外的港澳台同胞及海外侨胞乡愁诗的创作影响更大。如"寻根问祖"成为华文写作的母题，他们寻找的不仅是产生肉体的血缘，还有产生语言伦理甚至饮食习俗的文脉，因此乡愁更多是文化记忆的产物。因为他们的故乡记忆如德国学者阿莱达·阿斯曼所言有神经维度、社会维度和文化维度。"构建人类记忆的第一个层次是生物学的。记忆和回忆的基本前提是具有大脑和中枢神经系统的生物体……正如生物学记忆是在与他人的相互作用中形成和扩展的一样，它也在与文化产品和文化行为的相互作用中发展。这种作为社会记忆（das soziale Gedächtnis）被构建起来的东西没有确定和稳固的形态，随着时间推移表现出一种充满活力的存在，而文化记忆（das kulturelle Gedächtnis）的媒介则拥有得到制度保证的稳定性和持久性。在回忆过程中通常同时具备三个维度：神经结构、社会作用和符号媒介都要包括在内，而不同记忆层次的区别在于，它们居于中心地位的侧重点各有不同。"[3]

可以用库利的学说来解释海子的绝命诗写作与余光中的乡愁诗写作，甚至用来理解诗歌疗法推崇的低级情感（本能情感）与高级情感（社会情感）。"每个时代和国家都多少有些独特的感情方式，正如每个时代和国家都有独特的思方式一样。在这个领域没有最终结果。尽管我们做的一切事情都带有本能性情感，但我们带有本能性情感的方式很少或从来不能仅用它来解释人类的行为。在人类生活中，使得行为具体化的，根本不是某种动机，而是由教育和社会环境决定了其表现形式的本能。它只能够通过复杂的社会决定的思想和情感方式起作用。"[4]"我们说的'人性'是什么意思呢？……它的第一个意

〔1〕 余光中、白岩松：《诗人余光中：写〈乡愁〉用20分钟 思乡已有43年》，https://news.sohu.com/20050727/n226464390.shtml.

〔2〕 吴思敬：《诗歌基本原理》，工人出版社，1987年，第106页。

〔3〕［德］阿莱达·阿斯曼：《记忆的三个维度：神经维度、社会维度和文化维度》，王扬译//冯亚琳、［德］阿斯特莉特·埃尔：《文化记忆理论读本》，北京大学出版社，2012年，第43页。

〔4〕［美］查尔斯·霍顿·库利：《人类本性与社会秩序》，包凡一、王湲译，桂冠出版社，1992年，第17页。

义是人类的由种族产生的严格的遗传特性。即我们推论的在人类出生时所具备的各种无形的冲动和潜能……它的第二个意义是人类在亲密联系的简单形式或称'首属群体'（primary groups）中,特别是在家庭和邻居中发展起来的社会性本质。这种'首属群体'随处可见并且随处对个体发生着大致相同的影响。这种本性主要包含着某些基本的社会性情感和态度,比如在人际关系中的自我意识,喜欢别人的赞同、怨恨、非难、竞争心理,以及在一个群体中形成的社会是非感。我们大多数人对它知之甚少,然而它却是基本的,在人类生活中如果不是普遍性的,也是较为广泛的……这种社会本性较之遗传易变得多,如果说,我们常说的'江山易改,本性难移'自有它的道理的话,那则是因为形成这种本性的亲密组织大致相同的缘故。如果这种组织从本质上变化了,人类本性也会随之变化。第三个意义并不是不常出现的,特别是在讨论人性的善与恶的时候。这是不易概括的,需要辨别行为的特殊类型。如在金钱上吝啬或慷慨,好战或者平和,能干与平庸,保守或激进,好斗与温和等等。换句话说,它不同于一般的概念,而是涉及了特殊的环境与风俗的作用。在这个意义上,人类本性是最容易变化的……然而从更一般的意义上应该说,人类本性的最基本的特点就是可教育性。"[1] 人类的乡愁既是一种本能情感,也是受教育后获得的社会情感,如中华民族从小受"父母在不远游""叶落归根"教育的影响,是世界上最容易有乡愁的民族。

余光中的乡愁诗总是涉及他的母亲,他的乡愁与母爱紧密相连。这一点如同库利所言:"人的社会生命起源于与他人的交流。首先通过他对触摸、音调、手势和脸部表情的感受,而后又通过他逐渐掌握的语言来达到交流。他在家庭成员和玩耍的伙伴那里学到了语言,而他们也都是从他们的长辈那里学到的……"[2] 他对母亲的"触摸、音调、手势和脸部表情的感受"格外敏感,念念不忘。

库利的关于"人性"的结论有助于理解诗疗诗中的"高级情感","高级情感"几乎可以与"人性"相提并论甚至相互替换。他的"镜中自我"（looking-glass self）理论在心理学和社会学中都占有重要地位,这个理论有助于理解诗疗中的低级情感（本能情感）与高级情感（社会情感）的依存关系。近百年后,台湾大学社会学系的孙中兴于1993年5月这样评价库利:"他确立了'自我是

[1] ［美］查尔斯·霍顿·库利:《人类本性与社会秩序》,包凡一、王湲译,桂冠出版社,1992年,第20—21页。

[2] ［美］查尔斯·霍顿·库利:《人类本性与社会秩序》,包凡一、王湲译,桂冠出版社,1992年,第2页。

在社会互动过程中形成的'立场,不过,他的'镜中自我'的说法,其实只限定在行动者本身的反省和想象过程,并不是在实际互动中产生的。这个概念的形成,反映出他对社会的基本看法:'人类彼此之间的想象是社会的固定的事实。'库利强调想象的特别立场,使得后来的研究者把它归类成'心理社会学'(psycho-sociology)……"[1]

"诗不是一种特殊的艺术(peculiar art),却是所有艺术中最有威力的艺术,除戏剧以外,它是唯一的既需要耳朵又需要眼睛的艺术,是融视觉与听觉于一体的艺术。所有的艺术都需要耳或者眼,但并不是两者都需要。"[2]新诗主要分为自由诗和格律诗两大诗体。格律诗重视诗的音乐美,自由诗重视诗的排列美。两种诗体都具有音乐性,格律诗重视诗的外在韵律,自由诗重视诗的内在旋律。新诗的音乐性特质使诗歌疗法由语言疗法转向音乐疗法,诗不仅在内容上,即诗题上,有意象疗法的特点,而且在诗体上具有音乐疗法的特点。即诗歌疗法将书写疗法、阅读疗法、意象疗法、对话疗法、戏剧疗法、音乐疗法及艺术疗法等多种现代心理精神疗法融为一体,借鉴了这些疗法的长处。这些疗法分别体现在新诗的内容、形式和技法中,即新诗的内容、形式和技法都具有诗歌治疗功能。这里的新诗应该界定为:"新诗包括内容(写什么)、形式(怎么写)和技法(如何写好)……可以用一句话来概括这个新诗观:新诗是采用抒情、叙述、议论,表现情绪、情感、感觉、感受、愿望和冥想,重视语体、诗体、想象和意象的汉语艺术。"[3]这个定义中的"内容"可以用"写什么"或"诗题"来取代,"形式"可以用"怎么写"或"诗体"来取代。即新诗的诗题与诗体都可以产生治疗效果。

诗体具有治疗效果,尤其是可以产生"快感"的理论借鉴了苏珊·朗格的"物理形式"可以产生"审美情感"理论。她认为:"'审美情感'是一种无所不在的'令人兴奋'的情感,是欣赏优秀艺术时被直接激发出来的,是人们认为艺术应当给予的'快感'……一件艺术品,在本质上就具有表现力,创造艺术品就是为了摄取和表现感知现实——生命和情感、活动、遭遇和个性的形式——我们根据形式才能认识这些现实,否则,我们对它们的体验也只能是

---

〔1〕 孙中兴:《人类本性与社会秩序序》//〔美〕查尔斯·霍顿·库利:《人类本性与社会秩序》,包凡一、王湲译,桂冠出版社,1992年,第18页。

〔2〕 Louis Untermeyer.Doorways to Poetry.New York:Harcourt,Brace and Company,1938.p.4.

〔3〕 王珂:《今日新诗应该守常应变》,《西南大学学报(社会科学版)》,2010年第4期,第27页。

盲目的。"[1]即诗不仅是"情感的形式",也是"快感的形式"和"美感的形式","快感和美感"正是诗歌疗法想要获得的两大内容,诗歌疗法采用的写诗和读诗,都可以给人"情的抒发"和"美的享受"。

情感只有通过实在的形式,才能获得真实的体验;只有通过以诗形为代表的诗体,才能让人感受到新诗的客观存在。诗体的规范和自由都有利于诗歌疗法,前者可以强化人的秩序感,后者可以满足人的自由欲。所以诗人比小说家、散文家具有更多的文体自觉意识或文体自发意识。尤其是后者写出来的诗更有诗歌治疗效果。如惠特曼的诗具有较好的治疗效果正是因为他的诗可以给人在诗的内容与诗的形体上的双重解放。在内容上他歌颂带电的肉体,还歌颂民主。在诗的形式上他追求自由诗,完成了英语诗歌的诗体大解放。"惠特曼曾宣布:'我是身体的诗人,我是灵魂的诗人。'作为'身体的诗人',他大胆地让性进入诗的领域……这种进步冲击了大多数19世纪的美国人,包括爱默生。"[2]

小诗百年来此起彼伏,以一种准定型诗体方式存在。小诗一开始就呈现出强烈的现代品质,写作小诗是现代人的一种日常化抒情方式。宗白华在《我和诗》中回忆了他的小诗创作的具体过程:"1921年的冬天,在一位景慕东方文明的教授夫妇的家里,过了一个罗曼蒂克的夜晚;舞阑人散,踏着雪里的蓝光走回的时候,因着某一种柔情的萦绕,我开始了写诗的冲动……我的《流云小诗》,多半是在这样的心情中写出的。往往在半夜的黑影里爬起来,扶着床栏寻找火柴,在烛光摇晃中写下那些现在人不感兴趣而我自己却借以慰藉寂寞的诗句。"[3]1922年6月5日《时事新报·学灯》首发了宗白华的8首小诗,第一首是:"理性的光 / 情绪的海, / 白云流空,便似思想片片, / 是自然伟大么? / 是人生伟大么?"1923年1月18日《时事新报·学灯》刊发了宗白华1922年11月10日写的小诗《流云》:"宇宙的核心是寂寞, / 是黑暗, / 是悲哀。 / 但是 / 他射出了 / 太阳的热, / 月亮的光, / 人间的情爱。 / 我爱朦胧 / 我尤爱朦胧的落日。 / 落日的朦胧中, / 我与宇宙为一。"正是小诗诗体,让宗白华能够抒写"情绪""寂寞""悲哀","写下那些现在人不感兴趣而我自己却借以慰藉寂寞的诗句",这是宗白华采用"书写表达"方式进行诗歌治

〔1〕〔美〕苏珊·朗格:《情感与形式》,中国社会科学出版社,1986年,第459-460页。

〔2〕 Peter B High.An Outline of American Literature.New York:Longman Inc.,1986.pp.72-73.

〔3〕 宗白华:《我和诗》//宗白华:《宗白华全集》(第二集),安徽教育出版社,1994年,第154-155页。

疗的有效方式。

近年海内外很多诗人都写了大量小诗,如傅天虹、曾心、林焕彰、张默、白灵、黄淮等。白灵是小诗运动的倡导者。白灵在《台湾诗学季刊》1995年3月号以总题为"五行诗"发表了多首小诗,如《掌纹》:"阳光、风雪、哭和笑/兴高采烈地坐进小船,一艘艘/航入运着命的浪涛里/不论划多远,总有几座山远远地/伸出云端,隐约似如来佛的手指头。"《台湾诗学学刊》2014年第6期推出了"小诗专辑",发表了白灵、萧萧和李翠瑛论小诗的论文。白灵大力倡导的"五行诗"如果严格按照标点分行,就是十行,不太严格分行,就是八行。"现代性"的一大特点就是既建立规则又鼓励变通,追求自由与法则的和解。这种"五行诗"的诗体自由而不散漫,颇能体现"现代精神"。这种文体变通策略有点像惠特曼对英语格律诗的态度,仍然保持了一定的韵律。如果说自由诗的诗体自由是人的自由精神的诗体呈现,小诗诗体中准定型诗体在限制中有自由的诗体形式,可以呈现出现代人推崇的循序感和自由欲有机结合的生活方式与现代社会,尤其是现代政治追求的宽松而有节制的上层建筑的生存方式。这正是小诗在文体学意义之外的政治学、伦理学甚至医学的意义。

小诗文体是生活的艺术,是人的"修行""自省""自疗"的艺术。小诗的写作过程是诗人学会"舍得"的人生技法,是平息躁动甚至躁狂的有效疗程,以卞之琳的《断章》为例,他把炽烈的爱情转化为哲理。小诗可以称为"截句",也可以称为"断章"。"截"与"断"都如"舍得"中的"舍",是人生的无奈行为,更是人生的精彩行为。小诗的写作过程即是有效的诗歌治疗过程,如马尔库塞在《爱欲与文明》中所言的"爱欲"过程:在爱欲的实现中,一个人从肉体的爱到对其他人的爱,再到对美的作品和消遣的爱,最后到对美的知识的爱,乃是一个完整的上升过程。

中老年人比年轻人更爱写小诗,因为老人,尤其是中老年男人的"爱欲"处在特殊状态:通常情况下,一夫一妻制保证了社会的稳定,但是由于男女的身体差异,同一年龄段的男人和女人的"性欲",尤其是生理情感出现"较严重的错位"。现代家庭夫妻年龄通常只相差三到五岁。即现代家庭婚恋的性爱模式很难满足中老年男人的生理性情感需要,导致他们的力比多(libido)过剩,他们的"性欲"便适度向"爱欲"转化,"爱欲"甚至向"美欲"转化,这里的"美欲"类似于马斯洛的人的审美需要是人的本能需要。这里的"爱欲"类似弗洛伊德后期著作中使用的"爱欲",强调的更多是心理性情感而非生理性情感。诗抒发的情感通常划分为两大类情感:心理性情感(精神性情感),哲理写作或唯美写作宣泄的通常是这类精感；生理性情感（生物性情感），抒情写作或色情写作宣泄的通常是这类情感。弗洛伊德发现，爱欲是人类经验的一个组成部分，与力比多有差异，甚至在某些方面与力比多对立，力比多的充分满足及其紧张状态的解除本身具有一种自毁的性质。"任何人的生活都受限于三个约束……我们还受限于第三个约束：人类由两性构成……个体心理学发现，一切人类问题均可主要归为三类：职业类、社会类和性类。"[1] 中老年男人的小诗写作，在某种意义上是为了解决人类三大问题中的"性类"问题。

从诗歌疗法的角度来理解小诗的写作动力，甚至来解释中老年男人为何青睐小诗，热衷于小诗的"精雕细琢"，并不否认已有的小诗功能理论——小诗是记录或抒发现代快节奏生活的情绪的最好工具。现代诗的一大特点就是不稳定的"情绪"大于相对稳定的"情感"，"感觉"大于"知觉"。"所谓抒情诗，就是现在（包括过去和未来的现在化）的自己（个人独特的主观）的内在体验（感情、感觉、情绪、愿望、冥想）的直接的（或象征的）语言表现。"[2] 滨田正秀的抒情诗定义把"内在体验"分为五大主要内容，是为了强调现代抒情诗的题材的多样性，其中把感觉与感情区分开，把感觉与情绪并列，更是为了强调现代生活方式的多样性和复杂性及现代情感的丰富性与易变性，这些正是造成现代人人格分裂、与社会抵触的重要原因，也是导致现代人的精神性疾病，如忧郁症、躁狂症高发的重要原因。用小诗来抒写"感觉"和"情绪"，可以较好地缓和现代人的焦虑感和荒诞感，治疗现代人的精神性疾病，有利于进行心理危机干预。

这种"情绪"与"欲望"有关，无论是"性欲"还是"爱欲"，都很"情绪化"，都可以归入"浮到心头又复随即消失的刹那的感觉"。诗人用诗记录这种"刹那的感觉"，尤其是要用"小诗"来记录，就必须强调写诗技法上的"精致"甚至"精雕细琢"。这种"小题大做""小题精做"的有舍有得的方式，不仅可以把"刹那的感觉"精确地记录下来，还能够克服"小诗"的"小"带来的诗意的"淡"和诗艺的"简"。最重要的是，这种写法，尤其是"清水出芙蓉，天然去雕饰"的写法，可以产生"移情"作用，转移写诗者对身体的注意力，满足马斯洛所言的人的审美本能需要和自我实现的需要，达到诗歌疗法的最大目的：驱逐焦虑，建立自信。

---

〔1〕［奥］阿尔弗雷德·阿德勒：《生命对你意味着什么》，国际文化出版公司，2007年，第11—12页。
〔2〕［日］滨田正秀：《文艺学概论》，中国戏剧出版社，1985年，第47页。

古今汉诗有两大差异：古代汉诗偏重于群体精神和个体的稳定情感，推崇诗的对人对己的教化功能；现代汉诗偏重个体情感和多变情绪，重视艺术的宣泄职能和游戏功能。有两个词语可以用来形象地描述新诗（现代诗）与旧诗（古代诗）的差异，一个是"味道"，另一个是"感知"。旧诗偏向"道""知"，是"理性写作"，甚至是"智性写作"，所以旧诗强调"诗言志"，具有强大的"诗教"功能，甚至有"文以载道"的济世功能。新诗偏重"味"与"感"，重"味"轻"道"，重"感"轻"知"，大多是"非理性写作"，甚至是"感性写作"，重视"感官刺激"及"本能需要"，写作的最大目的是为了追求写作过程的快感。新诗关注现代人的生物性情感、心理性情感和审美性情感，承认宣泄式情感写作和审美式美感写作，特别是身体本能写作和审美快感写作。现代诗的鼻祖波德莱尔非常重视世俗生活，反对"诗教"。"夏尔·波德莱尔在我们所说的再现日常生活的现代历史进程中，是一位关键性诗人。他想要将法国诗歌的崇高主题拉下来……波德莱尔的重要性在于他与周围的日常性产生了共鸣，但他无法摆脱将日常性进行客体化的问题。将客体化视作再现，这个问题在我们思考日常诗学时非常重要：这正是通俗易懂的诗歌的美中不足之处。客体化与日常诗学格格不入，因为这种客体化使得被客体化了的对象脱离了日常性的流溢，脱离了它在日常所处的位置。"[1]

　　在众多诗体中，小诗是最具有"玩"的色彩的文体。很多诗人不是"一本正经"地"写"小诗，而是"玩"小诗。主张"玩"小诗者几乎都是长寿者。张晶于2009年11月9日在台北敦化南路方明诗屋采访台湾诗人林焕彰后，采访录的题目就是《一个带着东南亚华文诗坛玩"小诗"的智者》。"采访结束已近暮色，我送林先生去车站，一路上他步伐矫健、兴致益然，体力和精神都丝毫不逊于我这个二十多岁的年轻人。我恍然记起曾经在《乾坤诗刊》中读到过林焕彰先生的一段话：'玩没有负担，玩只有过程，不一定要求结果；结果可能只是一种意外，一种惊喜。撕撕贴贴，写诗、画画，都是玩玩而已。玩，为自己找一个出口。'这段话和我们之间轻松愉快的交谈，似乎都已解开了我之前的疑惑。一个永远能将写诗看作是儿童游戏一般天真快乐的人，又怎会不爱诗、不爱生活呢？他，是一个智者，一个能在生活中玩出趣味、玩出哲理的快乐诗人。"[2]泰国老诗人曾心也是"玩小诗"的代表诗人，也越玩越健康。2009年台

　　〔1〕［美］查尔斯·伯恩斯坦著：《日常的艺术与实践》，赵慧慧、章燕译，《诗探索》，2016年第7期，第194页。
　　〔2〕张晶：《一个带着东南亚华文诗坛玩"小诗"的智者》，https://blog.sina.com.cn/u/1309304425.

北秀威出版的诗集名称就是《玩诗，玩小诗——曾心小诗点评》。

与林焕彰、曾心一样，上个世纪90年代重庆多位倡导写"微型诗"的诗人都活过了80岁，如林彦活了89岁。与其说老人们在写小诗，不如说他们在"玩"小诗，小诗成了他们长寿的诗体。写小诗使他们心理健康，保证了他们的长寿。原因是写小诗是他们的一种修行方式。如白灵所言："日本的一位女性山下英子（1954—），2009年起即以'断舍离'的日常行动精神，教人如何断绝不需要的东西，舍弃多余的废物，脱离对物品的执着，从而修理自己的人生……如以'断舍离'三字对照好的小诗作品以及'小诗磨坊'诸君六行（或四行五行）小诗的极致，或可得出'写情而不急于抒情，写一生却以小事小物出手，写自己而不及于自身'的方向，看似极度冷、知、淡，其实背后是熟、感、浓，是一种冲淡、清和、自在反面显示……若整理之，则如下三个面向，均指向诗宜短宜小宜大胆地'断舍离'过去长篇大论的诗写形式：'断是绝、是切断，但似绝却不绝／舍是小，是舍弃，但虽少即是多／离是远，是离开，但推远即是近'……久而久之，这更像削减多余的承载，雕刻自己成一轻盈之羽毛之微粒之灰之尘，最后很像是借助语言的一种内在修行方式。"[1]

这种"修行"有别于宗教的为了提高精神境界而进行的"修行"，而是一种日常化的，甚至是世俗化的"修行"方式，准确点说，应该用"修身"来取代"修行"，诗疗的意义远远大于诗教的意义。甚至可以说这种修行方式可以获得"快感"。这里的"快感"如林语堂所言："我觉得艺术、诗歌和宗教的存在，其目的，是辅助我们恢复新鲜的视觉，富于感情的吸引力，和一种更健全的人生意识。"[2]诗疗诗可以完成以上使命。

〔1〕 白灵：《从断舍离看小诗与截句——由台湾到东南亚到两岸诗跨域与互动》，《台湾诗学学刊》，第30期，第92-93页。

〔2〕 林语堂：《生活的艺术》，中国戏剧出版社，1995年，第136页。

第二章 诗歌疗法的作品研究

从2017年1月到2018年12月，我应总编辑傅书华邀请，在著名刊物《名作欣赏》开设"诗歌欣赏与诗歌疗法"专栏。本章是此专栏刊发的十首诗疗诗代表诗作的全部内容，可以呈现励志诗、身体诗、亲情诗、爱情诗和爱国诗的治疗方案的特点。

第一节 《相信未来》的诗疗解读

2010年6月2日，我应福建医科大学邀请，作了我个人的，也是中国学者的第一场诗歌疗法讲座。从此一发而不可收，诗疗讲座成了我近年来诗歌学术讲座的主要节目。万变不离其宗，百场不离一诗。那首如同我的"护身符"的诗就是食指写的《相信未来》，堪称"王珂诗疗讲座第一诗"。在不同地区，针对不同受众，我总是采用"集体诵诗"方式来结束讲座：请全体受众起立，看着屏幕上的《相信未来》原诗，集体大声朗读。我放开话筒与他们一起朗读。我既带领一群大学生读过，也带领一群公务员读过，还带领一群市民读过；既带领一群年轻人读过，也带领一群老人读过。在集体诵诗的过程中，我也得到了心理治疗。温故而知新，每读一次，都有不同的感受，渐渐感受到这首诗在诗疗讲座中的"伟大"，越来越对食指充满感激之情。我甚至想过，如果没有这首《相信未来》，我该如何结束我的诗疗讲座？

只有一场讲座我没有带大家朗读。讲座前做PPT时，我设计得很理想——如同电影《红色娘子军》中的"党代表"，一个男人带领一群妇女高声朗读《相信未来》。但是在实施过程中，根据当时的"沉闷""忧伤"气氛，我采用了让听众听著名朗诵家丁建华的朗诵录音带形式，取得了意想不到的诗疗效果。那是2012年4月13日，我应邀去福建省妇女干部学校，为60多名处级女干部作一场诗疗讲座，题目是"传统文化（诗教）与科学精神（诗疗）——做幸福完美的现代女干部"。我让受众一进报告厅就看见屏幕上的一行大字——"女人是在爱与知的追求中获得完美"，就听见邓丽君唱的爱情歌曲《恰似你的温柔》。讲座的第一个环节是"情感治疗",分为三个"疗程":第一个疗程是"初级情感治疗"。我播放的是邓丽君的《恰似你的温柔》和《在水一方》,受众听完后,我播放了我写的诗《多想在鼓浪屿浪来浪去》,目的是让这些年过半百的女官员忘掉工作,回到爱情,成为大诗人歌德所言的"怀春"少女。我知道听讲座的很多女干部事业有成,婚恋却不一定幸福。当我说到我是唱着这首歌与初恋女友分手时,还哼唱了歌中最动人的两句:"到如今年复一年我不能停止怀念,怀念你,怀念从前。"讲台下有多位女干部眼里涌出泪花。我趁热打铁,抛出诗疗讲座的目的:讲座过程就是对听众进行"诗疗"的过程,"诗疗"肯定低级情感,倡导高级情感,在听讲座过程中听众可以宣泄情感和净化情感。我甚至用这段有些极端的话来让她们"放松"甚至"变坏":"王珂教授2008年端午节游福建厦门著名景区鼓浪屿,敢写出《多想在鼓浪屿浪来浪去》,来'宣泄'人的低级情感,结果被一些人在网上骂他人品有问题,甚至与'白天是教授,晚上是野兽'这句流行语相提并论。在座的各位女官员为何要害怕与人的'低级情感'(七情六欲)'不期而遇'呢?"第二个疗程是"中级情感治疗"。我播放的是苏轼的《明月几时有》(歌曲)、徐志摩的《再别康桥》(诗朗诵)和余光中的《乡愁》(诗朗诵)。第三个疗程是"高级情感治疗"。我播放的是艾青的《我爱这土地》(诗朗诵)和舒婷的《祖国啊,我亲爱的祖国》(诗朗诵)。最后的结果是,这次讲座的高潮不发生在"情感治疗"的体验阶段,更不在"诗疗理论"的讲解阶段,而是发生在受众安静地听《相信未来》的"情感治疗"的升华阶段。

从受众的表情可以看出,这首诗将人的低级、中级和高级情感有机地结合起来,达到了极好的诗疗效果。不但让这些女官员长期压抑的"低级情感"得到了有效的"宣泄",心中的"郁闷"得到释放,而且让这些低级情感得到了有效的"净化",让她们真正在"爱与知的追求中成为完美的女人"。她们接受这首诗既获得了"情感的共鸣",还获得了"思想的启迪"。著名朗诵家丁建华"声情并茂"的朗诵,也让她们获得了"美的享受"。这首诗的"三大功能"与著名心理学家马斯洛的"需要层次理论"不谋而合。"情感的共鸣"对应的是"爱的需要","美的享受"对应的是"审美需要",这两者都被马斯洛称为人的"本能需要",把这些女干部们"还原"成自然状态下的"女人";"思想的启迪"对应的是"自我实现的需要",马斯洛认为这是优秀人的"特殊需要",是一种"高级需要",这正是这些女干部们职业状态下的"女强人"的生存特质。

我在福建医科大学做第一场诗疗讲座就采用《相信未来》绝非偶然。由于专业做新诗研究数十年，我很早就知道这首诗，但是第一印象并不好，觉得这首诗的"艺术性"不够，感情浅薄，语言粗糙。尤其对诗的最后一段的"相信未来，热爱生命"这样的口号式议论语言"深恶痛绝"，认为说话者自以为真理在手，是全知全觉、诲人不倦的圣者。对诗中的"排比句"——"我要用手指那涌向天边的排浪，／我要用手撑那托住太阳的大海"更没有好感，认为它是浪漫主义诗人常有的缺乏节制的滥情手法，连浪漫主义大诗人华兹华斯也强调诗要"起源于平静中的回忆"，现代人写现代诗更应该采用艾略特处理情感的方式——不要"放纵"而要"逃避"情感，因此我认为"直抒胸臆"的抒情方式是新诗中最低级的抒情方式。我最不能"容忍"的是这首诗的"散文化"倾向，虽然它在形体上是诗，有分行，甚至还有一定的韵律，但是采用了大量的散文写法，如"排比"这一修辞手法更应该用于"炊而为饭"的散文，不太适合"酿而为酒"的诗。"我之所以坚定地相信未来，／是我相信未来人们的眼睛"这样的句子完全是散文句式，应该去掉"关联词"和重复的"我"字，改为"我坚定地相信未来，／相信未来人们的眼睛"。这样改还采用了诗歌的"顶真"技法，通过"相信未来"四个字的重复，获得和弦般的音乐效果，还有意义上的变化，产生语言上的"陌生化"效果，这样的语言才是"诗家语"。诗是最高的语言艺术，简洁、含蓄是诗家语的基本特征，"诗出侧面"才能产生"无理而妙"的效果。所以在三十多年的专业新诗研究生涯中，我讨厌直接抒情，反对议论句、排比句、复合句入诗，尤其是对新诗长期存在的"散文化"倾向持否定态度，根本不承认新诗应该有郭沫若和艾青等人鼓吹的"散文美"。

　　我1983年进的是大学外文系，对波德莱尔、叶芝、庞德、艾略特等"现代派"诗人"顶礼膜拜"，对浪漫主义的滥情和现实主义的琐碎"不以为然"，更对"文革"后期及改革开放初期的政治抒情诗"嗤之以鼻"。所以我把《相信未来》也归入"政治抒情诗"，在新诗研究中贬低它的诗歌价值。我上大学时正是"第三代诗歌"流行的时代，我们这些大学校园诗人认为朦胧诗诗人学历低，很多是初中生甚至小学生，没"文化"，不懂"现代诗"，所以喊出了"PASS北岛"的口号。大学二年级时，我就写了一组批判朦胧诗的文章。2003年当了职业的新诗教授，也看不起朦胧诗，常常贬低朦胧诗。2008年10月11日，我以诗论家身份参加"'朦胧诗30周年'第三届鼓浪屿诗歌节"，在"三崛起"之一的徐敬亚后面做大会主题发言。当时台下坐着食指、舒婷、芒克等多位朦胧诗诗人。我也毫不留情地指出："今天是朦胧诗诗人的大团聚，是30周年庆典。我作为晚辈诗人，应该来唱颂歌。但是受徐敬亚敢于解剖朦胧诗诗人的弱点,如说自己早年受到的是诗歌伪教育,甚至说我们诗人都是一群吃错了药的人等反思精神的感染,也是为了响应大会主持人孙绍振先生刚才所言的要带着'问号'来研讨,要敢于质疑、碰撞的号召。我想在这里发出一点'不同'的声音。甚至我想质问徐敬亚:您有什么资格骂后代诗人?就像我的学生质问我:'王珂教授你凭什么资格来骂我们?'您说您不骂他们了,好像您对他们宽容了。其实代与代之间不但不应该用'骂',甚至不应该用'宽容',代与代之间需要的是'理解',甚至不需要'理解',上一代对下一代的态度甚至应该是'由他去吧!',我们不能总是坚持'一代不如一代'的观点。我觉得新一代接受的诗歌教育和他们的语言智能都是你们那代人无法比的。2006年'梨花体事件'发生后,我写了一篇《新诗教授谈著名女诗人为何被恶搞》,受此影响,《今日中国论坛》约我写了一篇反思文章《中国新诗向何处去》。我提出了中国新诗的三大功绩:一是优美了现代汉语。当年胡适的理想就是通过文学来改造'国语',百年来新诗诗人确实对此作出了杰出的贡献。二是丰富了汉语诗歌,不管人们怎么评价新诗,新诗一定会在汉语诗歌历史上占有一席之地。三是促进了中国的思想解放,推进了中国的民主进程。今天,我想代表我,代表我的学生向朦胧诗诗人表示感谢和敬意,朦胧诗的最大功劳是促进了中国的思想解放,推动了中国的民主进程。如同刚才有的朦胧诗诗人所言,为了朦胧诗,你们付出了巨大的代价,甚至冒着被'通缉'的危险。这一点是最令我们晚辈敬佩和感动的。当然,我毫不否认你们在丰富汉语诗歌和优美汉语上作出的贡献。谢谢大家!"[1]

这段话显示出我对朦胧诗的艺术性是多么的"不满",才会"小刀砍名人",当场"发难",把"朦胧诗30周年"庆功会开成了"批判会"。在发言中,我甚至不顾舒婷坐在台下第一排,采用"调侃"的口气讲述我在福建师范大学文学院大一学生的"诗歌作品导读"课上发生的一件事情:一位学生问我为何朦胧诗的代表作《致橡树》中会有这些句子:"我如果爱你——/绝不像攀援的凌霄花,/借你的高枝炫耀自己;//我如果爱你——/绝不学痴情的鸟儿,/为绿荫重复单调的歌曲。"她认为这样的语言完全不配称为"诗家语"。我回答说舒婷采用"如果"这样的散文句式,正是因为舒婷"没有上过大学",没有接受过"正规"的写作课或诗歌创作课的教育和训练。其实朦胧诗的代表诗人都没有上过大学,上过高中的都很少,绝大多数是初中生,有的还是小学

---

〔1〕 王珂:《新时期三十年新诗得失论》,上海三联书店,2012年,第321-322页。

毕业生。那个时代中国的大学没有招生！

　　就是在那天晚上，在鼓浪屿音乐厅面向大众的诗歌朗诵会上，我坐在第二排目睹了食指上台朗诵《相信未来》的"盛况"。他的朗诵没有一点"激情"，他不像播音员那样采用高亢的声调，体态语言中更没有任何一点诗歌朗诵会上流行的"表演"，他只是把这首诗采用标准的"京腔"，淡淡地"读"了一遍，我和很多人却被他的"真情"和"平淡"感染了。我终于明白了这首诗为何被视为近年诗歌朗诵会必须朗诵的"新三篇"之一，还发现了它的诗疗价值。如果从诗歌治疗角度，而不是从诗歌欣赏角度来听这首诗的朗诵，它的"口号句""排比句""散文句"不是缺点而是优点。"排比句"增加了《相信未来》的音乐性，适合吟诵，尤其适合集体朗诵。"口号句"和"散文句"增加了《相信未来》的平民性，通俗易懂，尤其适合中学生或市民等普通受众。这首诗如果不分行，就可以视为一篇带有说教性质的散文。"相信未来，热爱生命"这样的"口号"，对那些正被忧郁症折磨而想放弃生命的"病人"，有被"良医""当头棒喝"的制止效果和"手到病除"的治疗效果，让他们马上"珍惜生命"。"口号"是本质主义哲学而不是关系主义哲学的标志性产物，有如写作学中的"画龙点睛"手法，可以直接点明主题，产生医学上的"对症下药""灵丹妙药""立竿见影"效果。诗人如同哲人甚至如同圣人的"权威"身份，借用"口号"呈现的"坚定立场"，如同广告时代的"名人广告"，更会让受众产生"听君一席话，胜读十年书"的劝导效果，获得"人生的真谛"，明白"活着的意义和方法"。在一个迷信伟人的"从众"社会，《相信未来》这样的"名人名诗"，当然可以成为催人上进的励志诗。"相信未来，热爱生命"这样的"名言警句"，当然具有这个时代特有的"诗疗"价值。

　　王利群教授比我更早发现这首诗的诗疗价值，并用在了"临床"上。"5·12汶川大地震"发生后，装甲兵工程学院心理学教授王利群作为中国人民解放军心理援助队副队长，与北川中学学生朝夕相处，以各种形式对学生进行了心理援助，其中就采用了诗歌诵读等方式，对学生进行及时的心理危机干预，取得了很好的治疗效果。因为心理危机干预及心理救援成绩显著，她后来被聘为北川中学名誉校长。她采用的是团体疗法，集体诵读六首诗，依序分别是臧克家的《烙印》、北岛的《一切》、梁小斌的《中国，我的钥匙丢了》、舒婷的《这也是一切——答一位青年朋友的〈一切〉》、食指的《相信未来》和海子的《面朝大海，春暖花开》。这样的朗诵顺序符合心理危机干预的医学原理。先承认学生遭受的灾难，肯定人的悲观情绪存在的合理性，让学生有悲哀、消极甚至绝望的权利,然后逐渐提升学生的情绪,由绝望到希望,"热爱生命",回到"春暖花开"的生活中。

王利群是我的堂姐,她是心理学教授,我是新诗教授,我们二人在专业研究上取长补短,正好做诗歌疗法这样将文学与心理学结合的跨学科研究。地震期间,她让我帮助她选诗,她去做"临床"实验。所以我在2008年5月就知道了《相信未来》的诗疗价值,但是认识不足。2008年11月听了曾经进过精神病院的食指朗诵这首诗后,我才真正意识到了这首诗的诗疗价值,开始从诗歌治疗而不只是从诗歌欣赏角度深入研究这首诗。在2010年6月我作第一次诗疗讲座时,就修正了王利群的诗疗方案,仍然采用集体诵读、团体治疗的方法,把《相信未来》单列出来,列为诗疗讲座的压轴之作,让上百位听讲座的师生集体站立朗诵,取得了意想不到的诗疗效果,为讲座增色不少。这首诗后来成了我诗疗讲座的"保留节目",具有"画龙点睛"的奇特效果。

有时我也通过让听众集体起立朗诵《面朝大海,春暖花开》来结束讲座。大家朗读后,我会提一个问题:"海子为什么会自杀?我们为什么不会自杀?"受众的回答五花八门,但是没有一个人能够与我的"标准答案"一致。我通过发布"标准答案"来说出整场讲座的结束语:"海子自杀,是因为他从明天起,做一个幸福人;我们不会自杀,是因为从今天起,做一个幸福的人。所以请大家一定要从今天起,做一个幸福的人!"即使是用《面朝大海,春暖花开》结束讲座,我也会让受众倾听《相信未来》的录音。如我2010年11月7日在安徽农业大学举办了"新诗欣赏与诗歌疗法"讲座,受众有安徽农业大学人文社科学院中文系、心理学系的师生和合肥市铁四局医院精神病科的相关临床医卫人员二百余人。在集体诵读《面朝大海,春暖花开》前,我先播放了丁建华朗诵的《相信未来》。播放完后我说:"大家听这首诗的时候可能会感到,尽管生活会给我们带来很多的磨难,人生肯定会遇到很多的挫折,但是一定要相信未来。因为相信未来对人建立自信来说,是最最重要的。最后请大家站起来,一起朗诵海子的《面朝大海,春暖花开》。"[1] 集体朗诵后,我便说出讲座的结束语:"请大家坐下!这里我想把海子的一句诗改一下,或者换一种说法。为什么海子会自杀,因为他是从'明天'起做一个幸福的人。我们为什么很快乐,很阳光,不焦虑,有自信?因为我们要从'今天'起做一个幸福的人。这是诗疗的目的,也是王珂先生讲座的目的,希望大家记下这样一句话:从今天起,

---

〔1〕 王珂:《新时期三十年新诗得失论》,上海三联书店,2012年,第295页。

做一个幸福的人！"[1]

与采用《面朝大海，春暖花开》作为结束诗不同的是，在集体朗读完《相信未来》后我不会提问，而是直接说出讲座的结束语："现在我就用这首诗的最后一句话来结束今天的讲座：相信未来，热爱生命！"百分之九十以上的诗疗讲座，我都用《相信未来》，因为它的"诗疗效果"最好，适合用来结束诗疗讲座。诗疗讲座过程就是对受众，准确点说是"患者"采用诗疗，具体为读诗（诵诗）和写诗等方式来进行心理治疗的过程，会采用多首诗，每首诗如同一剂中药中的一味药，合理配方产生治疗效果。如同很多中药单方中都有"甘草"，它不仅用作"甜味剂"，更有"药引子"功能，本身就有补脾益气、润肺止咳、缓急止痛、缓和药性、清热解毒等功效。《相信未来》在诗疗讲座用的多首诗中，如同一剂清热解毒的中药里的甘草。诗疗既要肯定人的低级情感，又要倡导人的高级情感。如果把苦味的黄连视为低级情感（人的生物性本能情感），把甜味的甘草视为高级情感（人的心理性社会情感），如同在中药汤剂中甘草可以冲淡黄连的苦味，《相信未来》可以作为"励志诗"来纠正"颓废诗"甚至"情色诗"的消极，让整个讲座的格调在结束时得到"升华"，让受众的情绪由开始时的低沉转化到结束时的高昂，从现实的困惑迷惘中走出来，不再"郁闷"，看到希望，让他们相信"太阳每天都是新的"，让青年人明白"自信与希望是青年人特权"（王珂：《青年》），甚至让他们相信毛泽东1957年11月7日在莫斯科大学接受中国留苏学生采访时讲的那段话多么鼓舞人心："世界是你们的，也是我们的，但是归根结底是你们的。你们青年人朝气蓬勃，正在兴旺时期，好像早晨八九点钟的太阳。希望寄托在你们身上。"[2]

《相信未来》不但可以制止年轻人的"青春期冲动性自杀行为"，让年轻人因为"热爱生命"而"珍惜生命"，而且还会唤醒人的斗志，让人越挫越勇，勇往直前。正是因为把这首诗视为"纯正"的"励志诗"，这首诗才如舒婷写的《致橡树》，被无可争议地选入中学语文教材。如它入选在苏教版的高一语文必修教材的"吟诵青春"板块里，与《沁园春·长沙》和《让我们一起奔腾吧》并列。它是中学主题班会最受欢迎的朗诵诗，被称为"青春励志诗歌"的代表作。《面朝大海，春暖花开》却因为有"从明天起，做一个幸福的人"这样的消极诗句，更是因为过分强调"教书育人"的语文老师无法解释海子的自杀行为，在

---

〔1〕 王珂：《新时期三十年新诗得失论》，上海三联书店，2012年，第296页。

〔2〕 人民网：《历史上的今天》，https://www.people.com.cn/GB/historic/1117/3900.html.

入选中学语文教材时受到非议,2001年被选入人教版的高中语文必修教材中,2004年又被撤了下来。

《面朝大海,春暖花开》有如此命运是因为无论是主张入选的人,还是主张撤出的人,都以古代汉诗的标准来要求现代汉诗,过分重视"诗教",轻视"诗疗"。《相信未来》在中学颇受欢迎,如入"无人之境",既是因为教材编选者在编选时,中学语文老师在教学时,中学德育老师在举办励志班会时,都明确地意识到这首诗的"诗教"功能,更是因为学生在实际的接受过程中,既在接受"诗教"(诗的道德教化),更在接受"诗疗"(诗的心理治疗)。

不可否认,《相信未来》是一首具有"诗教"功能,甚至可以说是偏向培养"高级情感"的诗作;但是诗中对残酷现实的真实描述,对消极情绪及低级情感的抒发是显而易见的,既有对生活的热情歌唱,更有对生活的无奈喟叹。"蜘蛛网无情地查封了我的炉台""灰烬的余烟叹息着贫困的悲哀",这是绝大多数知青贫困的物质生活的真实记录。"我的紫葡萄化为深秋的露水""当我的鲜花依偎在别人的情怀",这是当时知青贫乏的情感生活的真实记录。这几句诗是它当时被知青传抄的重要原因,因为写得太真实了!无米下锅,炉台才会有蜘蛛网。因为离开了城市,城里的爱人才会移情别恋,才会如鲜花依偎在别人的情怀。如同生于上海、在贵州当知青的作家叶辛的《蹉跎岁月》中那首写知青的爱情生态的歌曲《角落之歌》所唱:"谁知道角落这个地方,爱情已将它久久遗忘。"失恋不仅是当时知青的也是今日很多青年人的爱情常态,更是中老年人的普遍经历。所以很多听诗歌疗法讲座的人都特别容易被"当鲜花依偎在别人的情怀"刺激,都想知道如何化解这个人生难题。《相信未来》是面对现实的承认低级情感的诗,不是当时流行的"'文革'主旋律"——"革命的浪漫主义"或"革命的现实主义"的诗,而是"消极的浪漫主义"与"积极的现实主义"结合的诗。为什么这首诗能在当年被青年,尤其知青们私下广泛传抄,却不能被今天的青年广泛传抄,除了艺术性和思想性外,最重要的一点就是它在特殊时代具有的治疗功能。那时的青年,尤其知青特别需要心理治疗,这样的直面现实残酷,却又能在绝望中重生的诗作又太少。这首诗让我想起当年在重庆知青中流行的歌曲《别山城》,当时我大姐是知青,还是儿童的我见过很多知青流着泪合唱这首歌。这首歌的曲调相同,歌词被各个城市的诗人改变,成了《别北京》《别上海》《别成都》《别昆明》《别太原》等,各个城市的著名地名或地标性建筑,如重庆的解放碑、上海的南京路、成都的春熙路等成为知青告别的"地点",歌曲中不但有忍痛别离的物相,还有生相——

心中爱恋的姑娘。这也是20世纪80年代初期那首外国歌曲《红河谷》和90年代初期李春波的《小芳》受到返城知青喜爱的重要原因。《别山城》这样的知青歌曲不是一首希望之歌，而是绝望之歌，正是承认绝望，才让被称为"难友"的知青能够超越低级情感，获得高级情感，振作起来。

这首诗还让我想到荣格的结论："每个具有创造力的人都是合二为一的，甚至是异质同构的复合体。他既是有个体生活的人，又是非个人的、创造的程序（creative process）……艺术具有一种抓住人并将人作为它的工具的天生驱动力。艺术家并不是一个生来就把追求自由意志（free will）作为最终目标的人，而是一个让艺术通过他来实现自身目的的人。作为一个人，他可能有自己的情绪、意志与目标，但是作为一位艺术家，他是一个具有更高意义的人——一个集体人（collective man）。他承担和呈现着人类的无意识的心理生活。为了履行好这艰巨的责任，有时他不得不牺牲个人的幸福欢乐甚至普通人生活中值得生活的任何事物。"[1]

《相信未来》显示出诗人食指写这首诗的最大目的是"承担和呈现着人类的无意识的心理生活"。洪子诚和刘登翰著的《中国当代新诗史》也意识到这一点，才这样评价食指："据一些当事人回忆，'文革'间食指的诗在北京、河北、山西等地文学青年中，有范围不小的流传。他的写作经验，主要是在个体经验发现的基础上，对当时诗歌语言系统的某种程度的背离。这一点，对后来革新者有重要的启示，在诗体形式和抒情方法上，食指与当代'十七年'诗歌有更直接的联系，他自己讲过，何其芳、贺敬之的诗对他有直接影响。写于1968年的《相信未来》和《这是四点零八分的北京》，最为读者熟悉。后者记录了青年学生下乡'插队'，离开城市居住地的情感和心理反应。诗中出现了有着深刻精神体验的'细节'……'也许对于心灵地说，能受伤害才能表示它是一颗心'……"[2]

这段话的最后两句话仍然可以用来评价《相信未来》，这首诗有"细节"，也有"创伤"。通过"书写表达"方式来写出"创伤"的"细节"，正是诗歌疗法的重要方法之一。王永、王振宏在2010年第2期《心理科学进展》上说："通过披露和表达与个人重要经历有关的感受和想法，由此促进心理健康的心理干

〔1〕 C. G. Jung. Psychology and Literature: 20thCentury Literary Criticism. London: Longman Group Limited, 1972. pp.185–186.

〔2〕 洪子诚、刘登翰：《中国当代新诗史》，北京大学出版社，2005年，第183页。

预方法统称为书写表达。"[1]

《相信未来》正是这样的揭示创伤细节的"书写表达"。"'人'的定义不仅仅局限于解剖学和生理学,其成员还具有共同的基本心理特征,控制他们的精神和情感的普遍规律,以及完满解决人的存在问题的共同目标。事实上,我们对于人的认识仍然很不完全,还不能够从心理学的角度为'人'下一个令人满意的定义。最终正确地描绘出称之为'人性'的东西是'人学'的任务。而'人性'不过是人的诸多表现形式的一种——通常是病理学的一种——这一错误的定义经常被用来维护一个特殊类型的社会,认为这个社会是人类精神构成的必然产物。"[2]这首诗能够产生诗疗效果的一大原因正是它描述出当年知青"共同的基本心理特征",发现了"控制他们的精神和情感的普遍规律",寻找到"完满解决人的存在问题的共同目标"。所以在当年能够获得知青们的强烈共鸣,让他们纷纷传抄。"热爱生命"更是当今有生理问题的人"存在问题的共同目标",所以在今天也有特殊的治疗效果。

《相信未来》如画龙点睛般地点明诗疗讲座的"主题"。诗疗的最大目的正是要受众"热爱生命"。如果采用古代诗歌的"诗眼"说法,"热爱生命"更是《相信未来》的"大诗眼",这个有些隐性的"大诗眼"却出现在诗的最后,如一位演员最后的"谢幕",而且是跟在"小诗眼"——"相信未来"的后面,最后一句诗是"相信未来,热爱生命",而不是"热爱生命,相信未来"。如果从写作学的"前呼后应"理论看,最后一句诗应该是"热爱生命,相信未来",本诗的题目是"相信未来",诗也应该以"相信未来"四个字结束。如果听这首诗的朗诵,声音的开始与结束都完全一样,更会产生写作学上的"前呼后应",尤其是诗歌韵律学中的"一咏三叹"的效果,但是作者并没有遵守这些规则,而是弄出些"小小的错乱",让自由大于秩序,让感性大于理性,让诗意大于科学,让情绪大于情感,适时又不极端强调前者。归纳为一句话:让"诗疗"大于"诗教"!只有这样的"诗疗",才能让物质贫困、思想贫乏、情感贫瘠的人,准确地说是处于心理危机中的人摆脱心理危机,成为"精神健康的人"——"精神健康的人,是富有创造力而未被异化了的人;他与世界建立友爱的联系,他利用自己的理性去客观地把握现实;他觉得自己是独一无二的单一的个体,同时又感到自己和他人是同一的;他不屈从于非理性的权威的摆布,而愿意接受良心

〔1〕 王永、王振宏:《书写表达促进身体健康》,《文摘报》,2010年4月8日,第4版。
〔2〕 [美]埃里希·弗罗姆:《健全的社会》,王大庆、许旭虹、李延文、蒋重跃译,国际文化出版公司,2007年,第19-20页。

和理性的理智的权威控制；只要他活着，他就会不断地再生，他把生命的赋予看做是他所得到的最宝贵的机会。"[1]《相信未来》呼吁"热爱生命"，正是诗人食指"把生命的赋予看作是他所得到的最宝贵的机会"。无独有偶，食指1979年还写了一首题为《热爱生命》的诗。

如果比较《相信未来》和《热爱生命》，不难发现前者更多是"诗疗"之作，后者更多是"诗教"之作；前者对后者在抒情主题和哲理思辨上的"一脉相承"，可以视为"姊妹篇"。在《热爱生命》一诗中，食指夫子自道，说出了他能够逆境求生"活到现在"的原因："我能顽强地生活着，活到现在／就在于：相信未来，热爱生命。""诗歌所以能够成为一种'情感体操'，起到宣泄的作用，就在于诗人在写作过程中创造了一个虚拟的境界，在这里扬弃了审美主体与客观现实之间的具体的利害关系，此时的主体已经超越了粗陋的利害之感与庸俗的功利之思，而以审美的眼光来观照诗的境界，人世间的种种苦难被净化了，转化为艺术之美。"[2]其实，他能够"活到现在"的一大原因是他采用了"写诗"这种"书写表达"方式，来使自己心理更健康。

相信未来
食 指

当蜘蛛网无情地查封了我的炉台，
当灰烬的余烟叹息着贫困的悲哀，
我依然固执地铺平失望的灰烬，
用美丽的雪花写下：相信未来。

当我的紫葡萄化为深秋的露水，
当我的鲜花依偎在别人的情怀，
我依然固执地用凝霜的枯藤，
在凄凉的大地上写下：相信未来。

我要用手指那涌向天边的排浪，

---

〔1〕［美］埃里希·弗罗姆：《健全的社会》，王大庆、许旭虹、李延文、蒋重跃译，国际文化出版公司，2007年，第221页。

〔2〕吴思敬：《心理平衡的追求》//吴思敬：《吴思敬论新诗》，中国社会科学出版社，2013年，第170页。

我要用手掌那托住太阳的大海，
摇曳着曙光那枝温暖漂亮的笔杆，
用孩子的笔体写下：相信未来。

我之所以坚定地相信未来，
是我相信未来人们的眼睛——
她有拨开历史风尘的睫毛，
她有看透岁月篇章的瞳孔。

不管人们对于我们腐烂的皮肉，
那些迷途的惆怅，失败的苦痛，
是寄予感动的热泪、深切的同情，
还是给以轻蔑的微笑，辛辣的嘲讽。

我坚信人们对于我们的脊骨，
那无数次的探索、迷途、失败和成功，
一定会给予热情、客观、公正的评定，
是的，我焦急地等待着他们的评定。

朋友，坚定地相信未来吧，
相信不屈不挠的努力，
相信战胜死亡的年轻，
相信未来，热爱生命。

第二节 《面朝大海，春暖花开》的诗疗解读

　　如果说食指的《相信未来》是"王珂诗疗讲座第一诗"，那么海子的《面朝大海，春暖花开》堪称"王珂诗疗讲座第二诗"，它们都是诗疗"特效药"，都可以称为现代（现代汉诗）所说的"励志诗"或传统（古代汉诗）所称的"劝世诗"，我把它们统称为"诗疗诗"，是因为它们都有明显的治疗功能。我把现代汉诗的功能分为启蒙功能、审美功能和治疗功能，对于普通人，最重要的是治

疗功能，其次是审美功能，再次是启蒙功能，后两种功能也可以发挥辅助的治疗功能。从过去几年的"临床应用"看，两首诗的诗疗效果"难分伯仲"。诗疗讲座的过程就是"合成"多首诗对听众进行"整体治疗"的"疗程"，选好最后一首诗十分重要，必须达到画龙点睛的效果。我常常采用集体朗诵其中一首诗的方式，来结束我的诗疗讲座。在大学为青年学子作讲座时，《面朝大海，春暖花开》的诗疗效果通常要比《相信未来》好。不仅因为《面朝大海，春暖花开》和海子的知名度更高，这首诗曾被选入中学语文教材，近年的在校大学生几乎人人皆知，还因为采用这首诗作为诗疗讲座的最后一剂"猛药"，具有"以毒攻毒"的奇特治疗效果。"对症下药"才能"立竿见影"，近年大学生不太科学的生存理念及不太健康的精神生活方式，如极端重视远离尘嚣的艺术生活，轻视世俗生活，使这首既有"医学性"又有"操作性"的诗，能够"有的放矢"地产生诗疗奇效。它可以改变大学生的生存方式，教会他们生活的艺术——既要仰望天空，关心"诗和远方"，又要俯视大地，关心"粮食和蔬菜"。它给患者最大的启示是：把理想与现实有机结合，尤其要重视现实，从今天起，"做一个幸福的人"。

　　诗疗的最大目的是让病人消除焦虑，增加自信，热爱生活，珍惜生命。虽然《面朝大海，春暖花开》没有像《相信未来》那样直入主题："朋友，坚定地相信未来吧，／相信不屈不挠的努力，／相信战胜死亡的年轻，／相信未来，热爱生命。"但是这首诗的名句"从明天起，做一个幸福的人"与"相信未来，热爱生命"有异曲同工之处，都是强调每个人要热爱生活，珍惜生命。如果把这句诗改为"从今天起，做一个幸福的人"，它的意义就与"相信未来，热爱生命"有惊人的相似。有时候，我还会给听众介绍明代诗人钱福的《明日歌》："明日复明日，明日何其多。我生待明日，万事成蹉跎。世人若被明日累，春去秋来老将至。朝看水东流，暮看日西坠。百年明日能几何？请君听我明日歌。"我向听众强调说，事情可以推迟到明天去做，但是幸福必须在今天抓住，一个人要善于享受当下的幸福，海子的最大悲剧就是没有下决心从今天起做一个幸福的人。"从明天起，做一个幸福的人"，是悲观主义者的生活方式，甚至可以说是一个完美主义者的生活方式，但是完美主义者在心理学上通常被认为是"病态的"。"从今天起，做一个幸福的人"，是乐观主义者的生活态度，不能把它等同于"知足者常乐"那样的"不思进取"，而是一种积极进取的生活方式。生活质量的高低更多取决于是否重视生活的过程，如同恋爱，一定要在过程中去享用爱情的甜蜜，享受细节的快乐，细节也决定成败。人世间真实的生活如同美食中的"味道"这个词语所示,先有"味"才有"道",能够感受并享受到世俗生活中的天伦之乐的人,才能更好地完成哲理的追寻,探究出生活的意义,让生命更有质量。不能重"道"轻"味",一生都在"仰望星空",一心只想当"理想主义者"。尽管那些"胸怀大志"的"殉道士"的"殉道精神"也令人佩服,志当存高远,生活应该有品位,燕雀应该欣赏"鸿鹄之志",凡人也应该养"浩然之气";但是"苦行僧"的生活方式并不是普通人,甚至可以说是"健康人"应该推崇的生活方式。品味生活的"玩物"并非总会让人"丧志",正是因为感受到了日常生活的快乐,才更有信心和实力去为明天的幸福打拼,为宏大的理想奋斗。

但是选择海子,尤其是选用《面朝大海,春暖花开》这首诗作为诗疗的"灵丹妙药"是有风险的。如同中医采用某些毒性较强的中药治病,行话叫"凡药三分毒""用药三分险"。如采用"白果"(银杏核)来镇咳化痰,使用不当也会让人中毒,出现高热、呕吐、腹痛、呼吸困难甚至昏迷。正是因为《面朝大海,春暖花开》有一定的"毒性",采用它有一定的"风险",它才在中学语文教材中有特殊的"经历"——高调入选,低调拿下。江苏省高邮中学语文教师郭斌在《隐在的背景——关于必修教材中的〈面朝大海,春暖花开〉》一文中,说出了部分原因:"2001年,在中学语文教学改革的呼声中,《面朝大海,春暖花开》被选入人民教育出版社的高中语文必修教材,使得这首诗为全国的中学生所知。但是,这首诗却给实际教学带来了困惑和难题,教师一面要解释海子在诗中表达的在两种'幸福'之间的两难选择:选择尘世的幸福意味着放弃伟大的诗歌理想,而追求作为诗歌'王者'的幸福又可能导致弃绝生命本身;一方面却要提醒学生,'不能学习海子的做法'。这难免招致学生的疑问:既然这么消极,为什么还要让我们阅读这样的诗歌? 正是由于中学教学中遇到的这种接受上的困境甚至窘境,在2004年人教社新版的课程标准实验教科书高中必修教材中,《面朝大海,春暖花开》一诗被撤了下来。"[1]高邮中学是江苏省的一所地方中学,这段话说明在地方中学一线教学的语文老师害怕给中学生讲《面朝大海,春暖花开》。北京十一学校是全国著名的重点中学,多位语文老师是文学博士,有人也觉得很难讲好这首诗。有位获得首都师范大学中国诗歌研究中心新诗研究博士学位的老师多年前告诉我说她的学生不喜欢这首

---

〔1〕 郭斌:《隐在的背景——关于必修教材中的〈面朝大海,春暖花开〉》,《名作欣赏》,2016年第11期,第86页。

诗,原因是学生认为这首诗写得很口语化,诗的艺术性不高。2011年我在福建师范大学当新诗教授时,曾在"福建省语文学科带头人培训班"上过中学语文的新诗教学课,发现他们最怕讲解中学语文教学中的现代诗部分,尤其怕讲解《面朝大海,春暖花开》。在强调"教书育人",甚至"德育大于智育"的中学语文教学中,只要学生一问到"海子为什么自杀"这个"致命问题",语文老师就无言以对,或者顾左右而言他。即使学生不问这个问题,老师讲解这首诗时也会忐忑不安,心里也会老想到这颗"定时炸弹"。如果不讲海子自杀,不符合中学语文教学的常规:采用"知人论世"的方法,通过介绍作家的生平和作品的写作背景,来帮助分析出作品的"中心思想",更不能完成中学语文教学极度推崇的"素质教育"和"道德教育"任务。如果讲解,又不能自圆其说,甚至害怕说出海子自杀一事,误导正处在青春叛逆期的中学生,如同打开了潘多拉的魔盒,成为中学生自杀的诱因。近年全国大中小学的教育都过分强调"稳定",为了保证学生不出事,一些学校以"安全第一"为借口,把"春游"都取消了,"自杀"更是所有学校管理者最害怕的事情。正是因为全国上(中学语文教材的编选者)下(中学语文教师)都没有意识到这首诗在"心理教育"上的优点,夸大了它在"素质教育",尤其是"政治教育"上的弱点;又在教学方法上过分重视古代汉诗的"诗教"功能,轻视现代汉诗的"诗疗"功能;过分重视古代汉诗的"诗酿而为酒"的间接表达方式,轻视现代汉诗的"我手写我口"的直接表达方式,才导致这首具有诗疗特效的好诗无法再与中学生见面,无法在日益严重的中学生心理危机中"大显身手"。

在2010年10月25日东南大学的讲座中,我第一次发现采用《面朝大海,春暖花开》作为诗疗"特效药"有风险,我差点被"海子为什么自杀"这个问题难住了,那场讲座名为"漫谈诗歌心理精神疗法",被"超星学术视频"录像,现在还放在网上,已有近两万人点击,让"王珂的诗疗"广为流传。那次我没有采用集体朗诵《面朝大海,春暖花开》来结束诗疗讲座,只是在介绍王利群教授的诗疗实践时提及这首诗。我只让受众听了丁建华朗诵的《面朝大海,春暖花开》,但是我最后一张PPT的文字是:"让我们相信未来! / 热爱生活、珍惜生命! / 防止焦虑、增加自信! / 健全人格、健康心理! 诗疗目的和王珂先生讲座目的:从今天起,做一个幸福的人!"

在这段文字后面,我还附上了我写的诗《从今天起》:"从今天起 / 我就是我 / 人就是人 // 从今天起 / 有欲则刚 / 无欲则僵。"这首诗是我2010年5月在一位研究生博客上的随手"留言","胸怀大志"的她成天在博客上写文章抱怨现实生活的俗气无聊。那天来听讲座的上百人主要是东南大学的研究生，我长期在福建师范大学负责文艺学专业研究生的培养工作，知道研究生是大学生中最容易出现"心理危机"的人群，他们的学业压力、生理压力、心理压力和人际压力在人生最重要的奋斗阶段撞在了一起，一些人不堪重压得了忧郁症甚至躁狂症。所以我制作PPT时把这首诗作为讲座的结束语送给大家。

这首诗的主旨也是"王珂诗疗"倡导的生存理念：只有将生理情感与心理情感合理结合，将低级情感与高级情感有机结合，将人生快乐与人生追求科学结合，人才能成为健康的人，只有健康的人才能成为优秀的人。既能忍受劳动与奋斗的辛苦，也会享受劳动与奋斗乐趣的人，才是人世间的"正常人"。所以培养像研究生这样的追求学术理想的社会精英，不能过分强调"无欲则刚""清心寡欲""潜心修道""立意高远"。研究生教育既要强调研究生在人生特殊阶段要"耐住寂寞潜心学问"，但是也不能让他们过太"苦行僧"的生活。我曾经调侃说研究生导师的最大悲哀是把一个花季少女或阳光少年变成了"灭绝师太"那样的老太婆或"康德"那样的哲学家，让歌德诗句"哪个少年不多情？／哪位少女不怀春？"的结论在中国研究生的学校生活中失效。

甚至到了今天，作为东南大学人文学院中文系主任的我仍然高度重视研究生，尤其是硕士研究生的心理问题。我亲自担任中文系一年级全体硕士生的班主任，为他们开设诗歌疗法课程。如果外校请我给研究生作学术讲座，针对研究生精神卫生的诗歌疗法也是首选。如2016年我的最后一场学术讲座不是讲我的正宗专业——新诗研究或者文学理论研究，而是直接关注研究生的心理卫生。我化用北岛《一切》中的诗句说"一切都可以改变"，不仅因为这句话是最重要的诗疗"口号"，还因为我在讲座中把研究生们都熟悉的海子的名诗名句——"从明天起，做一个幸福的人"，大胆地改为了"从今天起，做一个幸福的人"。这个改名诗名句的行为就证明了这个世界没有什么是不可以"改变"的。有效的心理危机干预一定要让患者坚信"一切都可以改变"，主要从观念、体验和行为三方面去改变，如针对失恋者，将他的爱情观念由"在一棵树上吊死"改为"天涯何处无芳草"，将他的体验由静思默想回味爱情的情感体验改为走进自然旅游观光的身体体验，将他的行为由独处一室自我反思的个体行为改为参加集体活动用友情取代爱情的集体行为。

我在东南大学那场讲座的最后一张PPT上写的那句话和那首诗明显出自海子的《面朝大海，春暖花开》，所以在讲座的提问阶段，听众的第一个问题就是以我的"矛"攻击我的"盾"："王教授您认为写诗可以治疗心理疾病，海子为什么还会自杀呢?”

作为一个专业的新诗研究者,我当然早就从新诗学术的角度探讨过海子自杀的原因。这个课题从海子自杀之日起就受到新诗研究界的关注,甚至在某个阶段是十分敏感的话题,不仅涉及政治,还涉及人际。在20世纪后期,很多学者把它与政治联系在一起。直到近年才有学者,尤其是中国台湾学者认为海子自杀的最大原因是心理原因。2011年9月26日,我参加台北“第四届当代诗学论坛”,读到台湾“清华大学”台湾文学研究所李癸云副教授的论文《精神分裂·自杀·烈火诗语:再探海子诗作的死亡书写》。这篇论文非常深入地探讨了海子之死。在研讨会期间我从诗歌疗法的角度与她交流过,颇赞同她关于海子死于精神分裂症的基本观点。

李癸云论文中的这些材料和结论非常有利于回答“海子为何自杀”,理解海子为何在离世的两个多月前写了《面朝大海,春暖花开》,也有利于从诗疗角度解读这首诗,特别是确定这首诗的诗疗价值:

“海子,本名查海生,1964年3月24日出生于安徽省怀宁县的高河查湾,1989年3月26日在河北省介于山海关与龙家营之间的一段铁路卧轨自杀,年仅25岁,死后被诊断为精神分裂。他留下的临死遗言是:‘我是中国政法大学哲学教研室教师,我叫查海生,我的死与任何人无关。’……海子死后被诊断为‘精神分裂’,其实传记资料显示他生前便已发病,在后人将他视为宗教狂热般的诗人英雄、典范化他的诗作之前,我们应先了解诗人内在所承受的混乱与痛苦,死亡也许对诗人而言是一种完成,自杀所透露的痛苦解脱也不该被忽略。‘诗人之死’一旦被‘符号化’,‘死亡’便成为象征,主体或真实便被取代。诚如西川所言:‘海子去世以后,理论界大多是从形而上的角度来对海子加以判断。我不否认海子自杀有其形而上的原因,更不否认海子之死对于我们这个时代的精神意义,但若我们仅把海子框定在一种形而上的光环之内,则我们便也不能洞见海子其人其诗,长此以往,海子便也真会成为一个幻象。’所以,西川归纳了几点海子自杀的具体原因:(一)自杀情结:‘我想海子是在死亡意象、死亡幻象、死亡话题中沉浸太深了,这一切对海子形成了一种巨大的暗示。’(二)性格因素:‘有时伤感,有时沉浸在痛苦之中不能自拔。’(三)生活方式:‘海子的生活相当封闭。’(四)荣誉问题:‘事实上1989年以前大部分青年诗人对海子的诗歌持保留态度。’(五)气功问题:‘他可能是在开大周天的时候出了问题,他开始出现幻听,总觉得有人在他耳边说话,搞得他无法写作……海子自杀后医生对海子的死亡诊断为精神分裂症。’(六)自杀导火线：初恋女朋友的出现。（七）写作方式与写作理想：'写作就像一个黑洞，海子完全赞同这种看法……如果对照海子在死前两天（1989年3月24—25日）的精神状态,恐怕混乱失序的心灵实况更可能是自杀导火线。"[1]

我在此之前一直认为海子之死的原因是文化原因,不是政治原因,也不是心理原因。我认为海子出生在相对落后的安徽乡村,与他上大学及工作的城市北京,在文化上有巨大的落差,他如同今日所说的"凤凰男",虽然通过高考"逆袭",改变了自己的命运,从乡村到了都市,却无力再次"逆袭",改变自己在爱情婚姻上的地位。因为世俗的爱情强调政治、文化、经济上的"门当户对",还强调身高颜值,"白富美"要配"高富帅",海子在这些方面并不占优势,甚至也无力改变自己在职场中或诗坛上的地位,因为现实的职场或诗坛都强调"先到为君后到为臣""一人得道鸡犬升天""强龙斗不过地头蛇"。所以出现了这些反映"社会阶层"甚至"阶级"的"称谓"："官二代""富二代""学二代""文二代""诗二代""学霸""诗霸""官霸""商霸""坛主""舵主""地头蛇"等,这些都会让"凤凰男"的"逆袭"无法"大获全胜",甚至会"屡战屡败""屡败屡战",最后的结局是"满盘皆输""醉卧沙场""遍体鳞伤""落荒而逃"。中国特定时代的乡村文明与都市文明的巨大冲突,让海子认为自己在社会生活中受到了不公正待遇,让他时而自卑,时而自傲,时而进取,时而逃避。这些矛盾非常容易产生心理冲突,形成"这个时代的病态人格"——特定时代的"愤青"心态。这种冲突也成全了他的诗名,他的诗真实地记录了这种冲突。

那天我回答听众的提问时也采用了这个观点,还从诗歌疗法的角度说诗人海子的自杀是因为他太入迷太疯狂地写诗,他的自杀行为可以作为诗疗的"过度治疗"之典型。因为我在讲座中讲了"诗疗的三大注意事项"一节内容,特地在讲座的PPT写上这样一段话："不能过分夸大诗疗的作用,要处理好精神与肉体、心理与生理治疗的关系；防止诗人的偏执、偏激,诗人易自杀,诗人易得精神病；不要过度治疗,特别是采用'书写表达'（写诗）手段时,要警惕'消极情绪''自恋'和'妄想症（白日梦幻者）'。"所以我回答说海子正是因为写诗而变得过分"自恋"导致了"妄想症",告诉大家有研究者甚至认为他是因为练"气功"走火入魔出现了"幻听"和"妄想",导致生活不能自理,情绪无

---

〔1〕李癸云：《精神分裂·自杀·烈火诗语：再探：海子诗作的死亡书写》,https://blog.sina.com.cn/s/blog_5f9cf24a0102e805.html.

法自控,最后绝望而死。当然过分写诗也会出现"妄想",如20世纪90年代西北某位诗人因为通过写诗探讨"宇宙问题"患上了"妄想症",当时我读到他的诗集时就为他奇特甚至怪异的想象力感到不安,断定他如果像这样天马行空地写下去,有可能出现精神问题,结果证明我的预言是正确的。诗歌疗法中的"书写表达"有利于抚慰"创伤",过度书写却会增加消极情绪,所以失恋者不宜过度写失恋诗,丧偶者不要过度写悼亡诗。

正当我自己都觉得回答这个问题有点力不从心,显得不那么"专业"时,我感觉自己是在以"诗评家"身份而不是以"诗疗师"身份回答这个问题,那场讲座的主持人、东南大学人文学院医学人文系主任何伦教授从医学专业角度为我"解围",他坦率地告诉大家:海子本身可能就有精神疾病,正是写诗这种行为缓解了病痛,如果他不写诗,可能会更早告别这个世界。

从医学意义上说,尤其是从我国精神卫生现状看,何伦教授的结论是对的。"我国目前有抑郁症患者约2500万人,世界卫生组织有关研究预测,到2020年抑郁症将成为冠心病后的世界第二大疾病。"[1] "精神卫生现状不容乐观。当前,我国精神疾病患者基数庞大……在社会转型期,诱发精神疾病的因素增多,例如生活节奏的加快导致社会普遍的心理紧张,价值观念混乱甚至解体造成普遍的无所适从感,社会严重分化造成的心理失衡,以及人的期望与实际的落差增加等,种种因素造成当前我国精神疾病患者人数不断攀升。中国疾病预防控制中心精神卫生中心2009年初公布的数据显示,我国各类精神疾病患者人数在1亿人以上……我国重性精神病患人数已超过1600万……专家指出,从一般心理障碍到严重精神疾患之间,还有一段距离。他们中的许多人,平常看起来和常人毫无二致,但这并不意味着完全健康。当其中一些人面临就业、婚姻、子女、养老等生存压力时,其无助和挫折都可能成为一触即发的'引信',瞬间点燃'炸药包'。"[2] 从统计学的角度看,如果中国的精神疾病患者有1亿人,总人数是14亿,则比例为1/14。诗人中的精神疾病患者远没有达到这个比例,把海子归于诗人中的精神疾病患者,是比较科学的。

海子的自杀,如同专家指出的那样,正是"生存压力"使平常看起来与常人无异但并不是"完全健康"的海子产生了强烈的无助感和挫折感。这些生存压力包括现实生活中爱情的失意,理想生活中"诗歌之王"这一理想的

〔1〕 文摘报编辑部:《数字新闻》,《文摘报》,2010年5月20日,第2版。
〔2〕 环球时报-环球网:《研究显示中国精神病患超1亿 重症人数逾1600万》,https://news.163.com/10/0529/03/67QQG3420001124J.html.

第二章 诗歌疗法的作品研究

破灭,还有身体的虚弱,思维的混乱……这些都如同"引信",点燃了"炸药包",让他可能出现"一念之差",轻率地走上了不归路。"荒谬产生于人的需要与世界无理的沉默之间的冲突。"[1]海子需要爱情,需要在诗坛成名,甚至想当"诗歌之王",但在现实中却得不到他期待的认可。"人的期望与实际的落差增加",荒谬自然产生,这种来自现实生活的强烈荒谬感加剧了挫折感,产生了焦虑,最后出现绝望感。这是当代很多自杀者,尤其是诗人自杀者的"通病"。

哲学家维特根斯坦有句名言:"想象一种语言就意味着想象一种生活形式。"[2]如果细读海子1989年1月13日写的《面朝大海,春暖花开》,不难发现他自杀的原因,他的死主要源于诗歌疗法强调的"焦虑"。这首诗正是他缓解自己"焦虑"的"求生之作"(劝世诗),而不是有的论者所言的"向死之作"(绝命诗),也是他检讨自己过去不健康的生活方式及不正确的生活理念的"反思之作"。可惜的是他的反思不彻底,只意识到"从明天起,做一个幸福的人",如果他意识到"从今天起,做一个幸福的人",按照他诗中所言的那些健康方式去生活,尤其是写完这首诗后就马上做诗中所说的那些事情:"喂马、劈柴,周游世界""关心粮食和蔬菜""和每一个亲人通信""给每一条河每一座山取一个温暖的名字",他一定会从做这些事情中获得生活的乐趣和生存的勇气,一定不会自杀。因为这些事情有的涉及凡夫俗子,如"喂马""劈柴""关心粮食和蔬菜""和每一个亲人通信",是世俗性事务,属诗歌疗法所讲的"低级情感";有的是文人墨客的"专利",如"周游世界"(读万卷书,行万里路),"给每一条河每一座山取一个温暖的名字"(写诗),是高雅性事务。这两件事情可以用近年"文艺青年"的流行语"诗与远方"来描述,前者是"有远方",后者是"有诗"。世俗生活与诗意生活结合才是真正的生活。《面朝大海,春暖花开》教会人们如何生活,当然能够成为诗歌疗法的特效药,何况它虽然有些"毒性",如"从明天起,做一个幸福的人"这样的诗句就有毒,海子的自杀行为更有毒,这些都可能会误导读者,但是如果使用得当,就能产生"以毒攻毒"的治疗特效。

如果把海子自杀归因于精神疾病,尤其是焦虑,《面朝大海,春暖花开》便

---

〔1〕[英]莱恩·多亚尔、伊恩·高夫:《人的需要理论》,汪淳波、张宝莹译,商务印书馆,2008年,第10页。

〔2〕[奥]维特根斯坦:《维特根斯坦全集8·哲学研究》,涂纪亮等译,河北教育出版社,2003年,第14页。

是他试图摆脱焦虑的作品。焦虑是很多忧郁症患者自杀的重要原因,正如弗洛伊德所言:"大多数神经症患者都抱怨焦虑,把它说成是自己的最大痛苦,而且焦虑事实上还可变本加厉,导致他们采取最疯狂的举动。"[1]"有一点是无可置疑的,即焦虑问题是一个重要的核心问题,我们若是弄清楚了这个问题,便可以明了我们的整个心理生活了。"[2]"多愁善感"甚至"神经过敏"是现代诗人情感生活的普遍特点,但在总体上说是健康的。"焦虑"常常是由突发事件引发的心理危机的具体症状,如果不及时进行心理危机干预,就可能导致自残甚至自杀等极端行为。"第三种形式的神经症焦虑令人迷惑不解,这里在焦虑和危险之间没有明显的关系。例如,焦虑可能出现于癔病之中作为癔病症候的伴随物;或者出现于某种偶然的刺激的条件之下,我们本来知道这种条件下会有某种情感的表现,但却没有想到是一种焦虑性情感;不仅我们难以理解,就是病人也同样莫名其妙。"[3]

海子正是因为"神经性焦虑"导致了连他自己都"莫名其妙"的"焦虑性情感",以为自己在遭受"最大的痛苦",夸大了现实的残酷和未来的可怕,否定了生活的乐趣和生存的意义,采取了"最疯狂的行动"。

《面朝大海,春暖花开》呈现的不是通常所说的浪漫性情感,而是焦虑性情感,诗中所说的"诗人"想做的那些事情正是"病人"想逃避焦虑的具体方法。这些方法与心理学家荷妮总结的逃避焦虑的四种方法有相似之处。她说:"在我们的文化中,逃避焦虑有四种方法:理性化,否认,麻痹,避免可能会产生焦虑思想、感受、冲动的情景。第一种方法——理性化——乃是避免责任的最佳解释方法。它包括将焦虑转化为理性的恐惧……逃避焦虑的第二种方式是否认它的存在……另一种麻痹焦虑的方法是沉溺于工作……逃避焦虑的第四种方法是最极端的方法:它包括躲避那些可能会产生焦虑的一切情景、念头或感觉。这可能是一种有意识的过程,就像害怕开车的人不去开车,害怕爬山的人不去爬山,都是这种方式的表现。"[4]可以把这首诗的诗句分别套入这四种逃避焦虑的方法中。"从明天起,做一个幸福的人""从明天起,关

〔1〕〔奥〕西格蒙德·弗洛伊德:《精神分析导论讲演》,周泉、严泽胜、赵强海译,国际文化出版公司,2007年,第330页。

〔2〕〔奥〕西格蒙德·弗洛伊德:《精神分析导论讲演》,周泉、严泽胜、赵强海译,国际文化出版公司,2007年,第330页。

〔3〕〔奥〕西格蒙德·弗洛伊德:《精神分析导论讲演》,周泉、严泽胜、赵强海译,国际文化出版公司,2007年,第336-337页。

〔4〕〔美〕卡伦·荷妮:《我们时代的病态人格》,陈收译,国际文化出版公司,2007年,第36页。

心粮食和蔬菜""从明天起,和每一个亲人通信""给每一条河每一座山取一个温暖的名字",说明海子已经"理性化",想"否定"过去那种自以为是"诗歌之王"的恃才傲世的独行侠式生活方式,从"象牙塔"回到"贫民窟",感受"大千世界"的多元生活,甚至想通过品味"芸芸众生"的世俗生活来"麻痹"自己。"喂马,劈柴,周游世界",这些行为也是为了"避免可能会产生焦虑思想、感受、冲动的情景"。"我有一所房子,面朝大海,春暖花开""我只愿面朝大海,春暖花开",这样的场景更不是"产生焦虑思想、感受、冲动的情景"。"陌生人,我也为你祝福 / 愿你有一个灿烂的前程 / 愿你有情人终成眷属 / 愿你在尘世获得幸福",这些行为更是自恋的诗人渴望有巨大改变的"心声",过去只关心诗歌和自己,现在想关心生活和他人。诗人想做的这些事情都说明他想通过沉溺于务实的现实工作来"麻痹焦虑"。

"神经症患者就对他自己和对他人的态度而言,其基本焦虑有特定的含义。它指的是情感孤立,当它与自己内心的软弱感一起出现时,这种情感孤立就更为难受。它意味着自我信任的基础变得脆弱了。焦虑越难以忍受,意味着越不得不彻底地保护自己。在我们的文化中有四种主要的方法,人们可用之保护自己消除焦虑,这就是:关爱、顺从、权力、逃避。第一,获得任何形式的关爱都可以用作对焦虑的强有力的防止。格言是:如果我爱你,你就会伤害我。第二,顺从可以按照是否关系到特定的个人或制度而加以粗略地区分。顺从有这样的一种特定的焦点,例如,对标准的传统观点顺从,或对某些宗教的仪式的顺从,或对某些有权势的人的要求顺从,在遵从这些规则或顺从这些要求时,是所有行为的决定性动机……其格言是:如果我放弃,我就不会受到伤害。"[1]以下诗句也可以呈现出海子保护自己消除焦虑的四种方法。"关爱":"关心粮食和蔬菜""和每一个亲人通信 / 告诉他们我的幸福""那幸福的闪电告诉我的 / 我将告诉每一个人""陌生人,我也为你祝福 / 愿你有一个灿烂的前程 / 愿你有情人终成眷属 / 愿你在尘世获得幸福"。诗人不仅要关心人赖以生存的"粮食"和"蔬菜",还要直接关爱人——"亲人"和"陌生人"。"顺从":"愿你有情人终成眷属 / 愿你在尘世获得幸福"。这句诗可能是海子对他过去恋人的祝福,说明他已经顺从爱神的命运安排。"权力":"我有一所房子,面朝大海,春暖花开"。这是一个凡人的理想,如今天很多人都想购买价格昂贵的"海景房";也是一个诗人,甚至是"诗歌王子"或"诗歌之王"的理

〔1〕〔美〕卡伦·荷妮:《我们时代的病态人格》,陈收译,国际文化出版公司,2007年,第64—65页。

想,这样的房子象征权力和实力。"逃避":"周游世界""我只愿面朝大海,春暖花开"。"周游世界"可以离开熟悉的环境,避免睹物思人,触景生情,是在心理危机干预中治疗失恋者常用的"改变行为"的有效方法。"面朝大海"而不是"背对大海"——"面朝大海"就是面对现实。而且海子想面朝的是"春暖花开"的美丽大海,不是风暴肆虐的大海。海子出生和成长在内陆,尽管在他求学和工作的时代,"小时候妈妈对我讲,大海就是我故乡"唱响神州,他却更多的是"山之子"而不是"海之子"。"山之子"常常会思考"山那边是海"的问题,总想越过大山走向大海。所以"面朝大海"这种生活中常见的世俗行为也有"逃避现状"的意义。

读这些诗句可以读出一个"悲情的海子",我甚至想用民间俗语"心比天高,命比纸薄"来描述凡人海子,描述写这首诗时海子的心境。他试图与命运对抗,与病魔及心魔对抗,但是写这首诗只是让他暂时摆脱了"焦虑"。在骨子里,他并没有想改变自己,所以才自信地喊出:"从明天起,做一个幸福的人。"此时的他对人的高级需要——自尊的需要,尤其是"自我实现"的需要——成为"诗歌之王"的重视,仍然远远超过这首诗中所谈的人的中级需要,如安全需要("房子""大海")、爱的需要("亲人""有情人")。"除了少数病态的人之外,社会上所有的人都有一种获得对自己的稳定的、牢固不变的、通常较高的评价的需要或欲望,即一种对于自尊、自重和来自他人的尊重的需要和欲望。这种需要可以分为两类:第一,对实力、成就、权能、优势、胜任以及面对世界时的自信、独立和自由等的欲望。第二,对名誉或威信(来自他人对自己的尊敬和尊重)的欲望,对地位、声望、荣誉、支配、公认、注意、重要性、高贵或赞赏等的欲望。自尊需要的满足导致一种自信的感情,使人觉得自己在这个世界上有价值、有力量、有能力、有位置、有用处和必不可少。然而这种需要一旦受到挫折,就会产生自卑、弱小以及无能的感觉。这些感觉又会使人丧失基本的信心,使人要求补偿或者产生神经症倾向。"[1]正是过分推崇自尊的需要,海子才"产生神经症倾向"。"即使所有这些需要都得到了满足,我们仍然可以(如果并非总是)预期:新的不满足和不安往往又将迅速地发展起来,除非个人正在从事着自己所适合干的事情。一位作曲家必须作曲,一位画家必须绘画,一位诗人必须写诗,否则他始终都无法安静。一个人能够成为什么,他就必须成为什么,他必须忠实于自己的本性。这一需要我们可以称之为

---

〔1〕〔美〕亚伯拉罕·马斯洛:《动机与人格》,许金声等译,中国人民大学出版社,2014年,第23—24页。

自我实现（self-actualization）的需要……它指的是人对于自我发挥和自我完成（self-fulfillment）的欲望，也就是一种使人的潜力得以实现的倾向……自我实现需要的共同之处在于，它们的明显的出现，通常要依赖于前面所说的生理、安全、爱和自尊需要的满足。"[1]由于生理、安全、爱和自尊需要无法得到满足，作为诗人又不能通过写诗使自己完全安静下来又没有必要的药物治疗，海子才出现"精神分裂"，最后"精神崩溃"。

随着时间的推移，他的诗越来越缺乏理性，有时自大，有时自卑，有时自信，显示出他有些"神经错乱"，精神状态越来越差，他想通过写诗来摆脱这些心灵状态的"混乱失序"。他于1989年1月13日写的《面朝大海，春暖花开》宣称："我有一所房子，面朝大海，春暖花开"。此时他的精神状态还比较好，第二天就变差了，他写了《酒杯》，否定了这是一间美丽舒适的房子。他在诗中自嘲说："看哪！你的房子小得像一只酒杯／你的房子小得像一把石头的伞"。他甚至还怀疑自己的真实存在："你找不到我，你就是找不到我，你怎么也找不到我"。他在1989年2月2日写的《黑夜的献诗——献给黑夜的女儿》更想遁世而去："你从远方来，我到远方去／遥远的路程经过这里／天空一无所有／为何给我安慰"。同一天写的《太平洋的献诗》又把自己写成了"超人"："眼泪的女儿，我的爱人／今天的太平洋不是往日的海洋／今天的太平洋只为我流淌　为着我闪闪发亮／我的太阳高悬上空照耀这广阔太平洋"。第二天写的《折梅》说："上帝带给我一封信／是她写给我的信／我坐在茫茫太平洋上折梅，写信"。2月22日，他在《黎明》中写道："我把天空和大地打扫干干净净／归还给一个陌不相识的人／我寂寞地等，我阴沉地等／二月的雪，二月的雨"。"永远是这样美丽负伤的麦子／吐着芳香，站在山冈上"。2月23日写的《四姐妹》再次提到"麦子"："这是绝望的麦子／请告诉四姐妹：这是绝望的麦子"。"负伤的麦子"和"绝望的麦子"均是诗人的夫子自道。2月24日写的《拂晓》说："谁是你谁是真正的你／谁又再一次是你／绝望的只是你／永不离开的你／不在天地间消失"。"跟我走吧，抛掷头颅，洒尽热血，黎明／新的一天正在来临"。3月14日凌晨3点到4点，他写出了《春天，十个海子》，此时他的悲观情绪恶化，思维混乱不堪，完全不能正确评价自己在现实生活中的"地位"。全诗如下："春天，十个海子全部复活／在光明的景色中／嘲笑这一个野蛮而悲伤的海子／你这么长久地沉睡究竟为了什么？//春天，十个海子

---

〔1〕〔美〕亚伯拉罕·马斯洛：《动机与人格》，许金声等译，中国人民大学出版社，2014年，第24–25页。

低低地怒吼／围着你和我跳舞,唱歌／扯乱你的黑头发,骑上你飞奔而去,尘土飞扬／你被劈开的疼痛在大地弥漫//在春天,野蛮而悲伤的海子／就剩下这一个,最后一个／这是一个黑夜的孩子,沉浸于冬天,倾心死亡／不能自拔,热爱着空虚而寒冷的乡村//那里的谷物高高堆起,遮住了窗户／它们把一半用于一家六口人的嘴,吃和胃／一半用于农业,他们自己的繁殖／大风从东刮到西,从北刮向南,无视黑夜和黎明／你所说的曙光究竟是什么意思"。这首诗堪称他的"绝笔之作"。尽管这首诗如他在《面朝大海,春暖花开》中所言要"关心粮食",但是"粮食"并没有带来希望:"那里的谷物高高堆起,遮住了窗户"。绝望的他在诗中直接写到了死亡:"这是一个黑夜的孩子,沉浸于冬天,倾心死亡／不能自拔,热爱着空虚而寒冷的乡村"。这是海子最绝望的诗句!

《春天,十个海子》提到的"谷物"与"窗户",和《面朝大海,春暖花开》提到的"粮食"与"房子",呈现出海子由希望到绝望的情绪变化,呈现出他的生命之路由宽变窄的轨迹。"谷物"只是粮食的一部分,"窗户"只是房子的一部分。海子一生都在关心粮食和乡村,前者以"麦子"为代表,后者以"村庄"为代表。但是在《春天,十个海子》中,他却以"谷物"和"乡村"取代了"麦子"和"村庄"。前者是希望的意象,是浪漫性情感的产物;后者是绝望的意象,是焦虑性情感的产物。以他写《面朝大海,春暖花开》之前的一些写"麦子"与"村庄"的诗为例。他1985年1月20日写了《熟了麦子》,虽然写了"羊皮筏子"等现实物相,却带有浪漫色彩。1985年兰州的黄河已经不再使用"羊皮筏子",全诗如下:"那一年／兰州一带的新麦／熟了//在水面上／混了三十多年的父亲／回家来／坐着羊皮筏子／回家来了//有人背着粮食／夜里推门进来//油灯下／认清是三叔//老哥俩／一宵无言//只有水烟锅／咕噜咕噜//谁的心思也是／半尺厚的黄土／熟了麦子呀!"1987年5月写的《五月的麦地》与其说是在写麦地,不如说是在写他想成为"诗歌之王"的理想,这首诗是他这一理想无法实现的无奈喟叹:"全世界的兄弟们／要在麦地里拥抱／东方,南方,北方和西方／麦地里的四兄弟,好兄弟／回顾往昔／背诵各自的诗歌／要在麦地里拥抱//有时我孤独一人坐下／在五月的麦地　梦想众兄弟／看到家乡的卵石滚满了河滩／黄昏常存弧形的天空／让大地上布满哀伤的村庄／有时我孤独一人坐在麦地为众兄弟背诵中国诗歌／没有了眼睛也没有了嘴唇"。

如同这首诗的诗句"有时我孤独一人坐下"所言,海子的一生都是"孤独"的,如同一个"自闭症"患者,他常常在诗中写"孤独"。他早在1986年就写了多首有关孤独的诗。1986年写了《村庄》:"村庄,在五谷丰盛的村庄,我安顿下来／我顺手摸到的东西越少越好！／珍惜黄昏的村庄，珍惜雨水的村庄／万里无云如同我永恒的悲伤"。"我顺手摸到的东西越少越好！"这种"孤独"的生存方式给他带来了"永恒的悲伤"。1986年写的《九首诗的村庄》说："大地在耕种／一语不发"。全诗如下："秋夜美丽／使我旧情难忘／我坐在微温的地上／陪伴粮食和水／九首过去的旧诗／像九座美丽的秋天下的村庄／使我旧情难忘／／大地在耕种／一语不发，住在家乡／像水滴、丰收或失败／住在我心上"。1986年他甚至还写到了绝望的爱情和孤独的生活会带来死亡，《七月不远——给青海湖，请熄灭我的爱情》就流露出海子的"自杀"念头，这首诗也表明情场失意是他产生孤独放弃生命的一大原因，这也是当代大学生自杀的最大原因。全诗如下："七月不远／性别的诞生不远／爱情不远——马鼻子下／湖泊含盐／／因此青海不远／湖畔一捆捆蜂箱／使我显得凄凄迷人：／青草开满鲜花／／青海湖上／我的孤独如天堂的马匹／（因此，天堂的马匹不远）／／我就是那个情种：诗中吟唱的野花／天堂的马肚子里唯一含毒的野花／（青海湖，请熄灭我的爱情！）／／野花青梗不远，医箱内古老姓氏不远／（其他的浪子，治好了疾病／已回原籍，我这就想去见你们）／／因此跋山涉水死亡不远／骨骼挂遍我身体／如同蓝色水上的树枝／／啊，青海湖，暮色苍茫的水面／一切如在眼前！／／只有五月生命的鸟群早已飞去／只有饮我宝石的头一只鸟早已飞去／只剩下青海湖，这宝石的尸体／暮色苍茫的水面"。海子在诗中公开承认自己是"情种""浪子"，却无奈地感叹说"青海湖，请熄灭我的爱情！"，没有爱情的"情种"自然会倍感孤独，他才会发出这样的哀叹："我的孤独如天堂的马匹"。

海子也曾想改变自己的生活方式。1987年写的《重建家园》意识到现实的残酷和现实生活的重要，甚至想到了向现实"妥协"："停止仰望长空""为了生存你要流下屈辱的泪水""放弃沉思和智慧"，但是仍然推崇孤独生活："保持缄默　和你那幽暗的本性"。全诗如下："在水上　放弃智慧／停止仰望长空／为了生存你要流下屈辱的泪水／来浇灌家园／／生存无须洞察／大地自己呈现／用幸福也用痛苦／来重建家乡的屋顶／／放弃沉思和智慧／如果不能带来麦粒／请对诚实的大地／保持缄默　和你那幽暗的本性／／风吹炊烟／果园就在我身旁静静叫喊／'双手劳动／慰藉心灵'"。1986年，他还专门写了自己在求学和工作的地方——北京昌平的"孤独"，是他生存境遇的真实描述。《在昌平的孤独》全诗如下："孤独是一只鱼筐／是鱼筐中的泉水／放在泉水中／／孤独是泉水中睡着的鹿王／梦见的猎鹿人／就是那用鱼筐提水的人

//以及其他的孤独／是柏木之舟中的两个儿子／和所有女儿,围着诗经桑麻沉湘木叶／在爱情中失败／他们是鱼筐中的火苗／沉到水底//拉到岸上还是一只鱼筐／孤独不可言说"。

"孤独不可言说",从诗歌意义,尤其从哲学意义上讲,海子得出的这个结论是对的,海子深受写哲理诗的荷尔德林影响,喜欢写"浪漫型哲理诗",常常把哲学上的孤独"诗化",赋予它浪漫主义者的"诗意"或"诗性"。但是从诗歌疗法的角度看,"孤独不可言说"是不科学的,它会导致"自闭",让心理不健康。海子写《面朝大海,春暖花开》时已经意识到这一点,所以这首诗倡导的那些为了获得"幸福生活"应该做的事情都远离了"孤独",说明他正遭受心理疾病的折磨,渴望摆脱"孤独","开放"自己,走进大自然,走近他人,拥抱世俗生活。

海子在生命的最后几个月,诗的产量特别高,有时一天写几首,不但写新的诗,还修改了旧作,如3月1日夜改写了1987年9月26日写的《黎明之二》,3月14日改写了1987年写的《桃花时节》。诗歌疗法的两大手段是写诗和读诗,改诗行为包含了读诗和写诗,说明他正是想通过"诗歌疗法"(写诗和读诗)使自己安静下来。他的实践也证明了诗歌疗法的存在价值。这些艺术性极强的诗不但满足了他的自我实现需要,也满足了他的审美需要。"在某些人身上,确有真正的基本的审美需要。丑会使他们致病(以特殊的方式),身临美的事物会使他们痊愈。他们积极地热望着,只有美才能满足他们的热望。"[1]《面朝大海,春暖花开》比《相信未来》更能够满足马斯洛所说的人的这种审美需要。在诗疗讲座中,我常常让受众闭上眼睛听这首诗的朗诵,让他们去想象"面朝大海,春暖花开"——想象自己站在大海边上,感受浪花扑面而来的场景。几乎每个人都能够真实地感受到美扑面而来,有声音、有温度、有色彩的美产生"通感",让画面感更加逼真。这种想象的美对人的刺激甚至超过眼见为实的真实的美,可以使人寄情于景,忘记烦忧,自然可以减缓生理的压力,驱赶心理的焦虑。即让患者体会和感受"面朝大海,春暖花开",可以达到将意象疗法、音乐疗法、绘画疗法等心理疗法融为一体、相得益彰的治疗效果,这是诗歌疗法的最高境界。

海子在这首诗中创造了多个如"面朝大海,春暖花开"这样的可以满足人的审美需要和浪漫情怀的诗意场景,即使是"喂马""劈柴"这样的凡夫俗子

---

〔1〕［美］马斯洛:《动机与人格》,许金声译,华夏出版社,1987年,第59页。

日常需要做的生活琐事，也如同"周游世界"一样富有诗意。这三者是当年的"文艺青年"海子向往的世俗生活中的"三大件"，成了今天"文艺青年"的"标配"。今天很多大学生都想当"文艺青年"，"诗意地栖居"成为校园最流行的语言。但是在实用主义和机会主义盛行的校园，很多人为了成为钱理群所讲的那种"精致的利己主义者"而"闭门造车"，还有一些大学生成了"手机控"和"游戏控"，足不出户，食堂、教室、图书馆三点一线的机械生活，使他们不可能去"喂马、劈柴，周游世界""关心粮食和蔬菜"，现在短信、微信、QQ等便捷的通讯方式还使"与每一个亲人通信"变成了奢望。世界卫生组织把人的健康的考核指标分为身体健康、心理健康和与社会协调能力三种，周游世界和与亲人通信都需要人与社会的协调能力，这种社会协调能力正是当今大学生最缺乏的。所以海子的这首诗是以诗歌手段提出了现代人的健康标准，不但有审美教育的意义，还有心理教育的意义，教会人们如何既现实又理想地生活，在琐碎甚至庸俗的生活中"诗意地栖居"。这首诗便成了一首包含生存智慧和呈现生存策略的诗，是名副其实的"生活的艺术"，在诗疗上具有极强的可操作性。

这首诗能够较好地满足人的审美需要，除场景设置外，还有"移情"作用。海子写这首诗的时代是20世纪80年代，正是神州大地充满诗意的浪漫年代，甚至是狂欢岁月。在大学校园，校园诗人和摇滚歌手被高度重视，他们让校园充满生机。海子的传奇经历和这首诗的创作背景与今日的受众，尤其是大学生受众都产生了时空"距离"，这首诗中所言的"喂马、劈柴，周游世界"也与受众的现实生活产生了"距离"，正是这些"距离"产生了美，美产生了情，甚至"改变"了情，产生了审美活动中的移情效果。"空间距离有利于审美态度的产生。时间距离的情形也是如此。年代久远常常使最寻常的物体也具有一种美……把'距离'一词应用于时间和空间，当然是在本义上的正当的用法，但这个词也可以用在比喻的意义上。可以说我们有可能在一物体和我们自己的实际利害关系之间插入一段距离……一个普通物体之所以变得美，都是由于插入一段距离而使人的眼光发生了变化，使某一现象或事件得以超出我们的个人需求和目的的范围，使我们能够客观而超然地看待它。"[1]这首诗具有的空间距离、时间距离和比喻距离不但赋予它艺术欣赏价值，还强化了它的心理治疗功能。

---

〔1〕 朱光潜：《悲剧心理学》，中华书局，2012年，第29—30页。

面朝大海，春暖花开

海 子

从明天起,做一个幸福的人

喂马、劈柴,周游世界

从明天起,关心粮食和蔬菜

我有一所房子,面朝大海,春暖花开

从明天起,和每一个亲人通信

告诉他们我的幸福

那幸福的闪电告诉我的

我将告诉每一个人

给每一条河每一座山取一个温暖的名字

陌生人,我也为你祝福

愿你有一个灿烂的前程

愿你有情人终成眷属

愿你在尘世获得幸福

我只愿面朝大海,春暖花开

第三节 《蛇》的诗疗解读

是否应该承认,甚至高度肯定低级情感对人的心理健康的重要性?换言之,是否应该肯定"情色诗",甚至是"色情诗"在诗疗中的独特作用?

答案当然是肯定的!因为诗疗强调的是"整体治疗",需要肯定低级情感,倡导高级情感,前者是让病人"宣泄"情感,后者是让病人"净化"情感。准确点说是允许人有七情六欲,允许人,特别是受到生理压抑的"病人"写情色诗。可以把"适度"的"情色写作"视为诗疗的一种重要治疗方式。有些人得精神病的原因就是出现了较严重的性压抑,如弗洛伊德所言的力比多过剩。像这样的病人就需要宣泄,让他通过写一些淫荡的诗来宣泄,从这个角度讲,色情诗就有存在的必要,应该允许诗人,特别是病人写作。我读大学时,校园诗人中流行这样的话："光棍才能写爱情诗。"我在没有恋爱前就写了那首著名的《吻》："正因为有吻／嘴唇才显得特别高贵"。我的诗中两次出现"力比多"这个词，都是在我身体特别压抑时不由自主地写的。第一次出现在1988年5月9日写的《咖啡》一诗的第一个诗节中："力比多如梦／喷涌时间时长时短／空气停止生命窒息／黑色的咖啡倒进／牛奶路上没有面包"。那时我在西南大学新诗研究所攻读硕士研究生，还没有恋人。第二次出现在我2000年10月18日写的《迷狂》的第一个诗节中："夏至之日力比多过剩／情山爆发飞花溅玉／悬泉逃离伦理之门／与爱情相生相伴／幻想的日子梦蝶／看见金黄色蝶粉／铺天盖地"。那时我在北京师范大学文学院攻读博士研究生，与妻子长年分居两地，远隔万水千山。那天写完《迷狂》，我马上写了《乱伦》，有这样的"真情流露"："在自由的天国人性的圣地／没有理性的神灵／只有欲望 欲望的肉身／／那双轻柔的手弹奏带电的肉体／驱逐多年的噩梦 树与藤／绞爱并非绞杀天真的精灵／在和平与战争中在狂与静中／寻觅真实中的实／人性中的性／爱情中的情／本能中的能／／一盏孤灯从东到西／自上而下投下希望的倒影／罩住为爱而死为欲而生的／男人女人"。

　　解读冯至的诗，却在这里"秀"我自己的诗，并非是"下笔千言离题万里"。目的既是想证明弗洛伊德的诗人写诗是因为力比多（libido）过剩理论的"合理性"，更是想证明我在诗疗讲座或文章中把冯至年轻时候写的《蛇》解读为"情色诗"的合法性，以规避来自所谓的"正人君子"的"道德审判"。其实我读博士期间的写诗经历颇能说明这点。我2007年10月应《敦煌诗刊》约稿写的关于校园诗歌的文章中有一段话说出了这种"身体写作"的"真相"和"心声"："由于校园生活，准确说是'学生生活'的特殊性，校园诗人的自恋性和自慰性写作确实有常人，特别是校园外的人无法理解的重要地位。我对此深有体会，我是工作了九年后才离家千里读博士的，在九年间，尽管我仍然是大学教师，生活在校园，但我的诗歌写作已经完全超越了'校园写作'以'自恋性和自慰性写作'为主要内容的常规概念。大学本科时，我们这些写诗的男生常常自嘲说自己是因为力比多（libido）过剩才写情诗的。重新当学生，情感宣泄又成了我写诗的主要功能。所以我把博士期间写的诗集取名为《无聊集》。2002年5月19日我在北京师范大学'宽容斋'写的诗集的前言可以真实地反映出校园诗人，特别是已是成人的硕士博士诗人的生存境遇及校园诗歌写作的一些特点。'离家三载，在京城攻'无聊'博士，精神身体，都十分压抑。诗的产量极低，每首诗都是'情动而言'。诗风也随之大变，由关注家事、国事、天下事,向内转为关注自己,特别是关注自己的'身体',自慰性快感写作取代了精神性哲理追寻,昔日'人类灵魂的工程师'完全'堕落'为渴望'人'一样活着的俗人。写诗、研究诗近20年的我,才真正领悟到现代诗人奥登对'现代诗精神'下的定义:'诗不比人性好,也不比人性坏;诗是深刻的,同时却又是浅薄的,饱经世故而又天真无邪,呆板而又俏皮,淫荡而又纯洁,时时变幻不同。'于是得出结论:诗不管高尚庸俗,只要能让人更好地'活着',就足矣。'在读博士期间,我才真正明白了'真实是诗人唯一的自救之道'这句话的含义。我写了多组《师道尊严》这样的'自由抒情'的赠友诗。尽管这些诗抒发的是人的真实情感,甚至是真实的'情欲',却不符合'思无邪''止乎礼义'的中国诗歌传统,更与已过而立之年,且在学界和诗界都小有名气的'教授'身份极不相称。但是我一直很珍爱这些诗作。每次读这些诗,都让我深深地感受到'校园诗歌写作'的'自由'和'真实',让我十分怀念我的'学生岁月'。"[1]这段话可以作为我对青年冯至写《蛇》这样的"身体写作"或"情色写作"的"辩护"文字。

特别需要指出的是,虽然弗洛伊德被后人称为人类历史上著名的"泛性论者",但他并不完全把本能归于身体或生理,他强调心灵和心理与身体和生理的融合,他从生物学观点思考精神生活后得出的结论是,本能正是处于精神和身体交界处的人的心理代表,是由于心灵与身体关联而向前者发出的一种工作要求,从有机体内部产生,最后达于心灵。所以我的诗歌疗法并不极端推崇本能情感,而是把低级情感与高级情感结合。因此常常在讲座中,尤其是在大学面对青年学生的讲座中出现这样的奇特现象:邀请我的校方开始时会担心我的诗疗承认人的低级情感会误导学生,影响学校的"政治思想工作",听完讲座后才发现我是以另一种方式在给他们的学生做"政治思想工作",因为我的诗歌疗法非常重视人的高级情感及道德愉快。每次讲座我都会采用北京医科大学精神病学教授许又新著的《心理治疗基础》的一些重要观点,如他认为低层次的心理对高层次的心理起不了调节作用,道德情感才是人类心理的最高层次,道德愉快实现了个人与社会之间矛盾的统一。许又新还认为弗洛伊德的人类只有一种罪感的结论是片面的,他发现一个权利意识和自尊心充分发展的人,往往同时也是尊重别人的人,可以为了维护别人的权利而不惜牺牲自己的人。社会生活中的很多"仁人志士"正是这样的有道德情感并在利

---

〔1〕 王珂:《新时期三十年新诗得失论》,上海三联书店,2012年,第251—252页。

他的生活中享受到道德愉快的人。

但是在诗疗讲座的第一个阶段，我总是非常强调承认低级情感在诗疗中的重要性，推崇诗抒发本能情感的常见功能。如2011年12月17日，我在福建省图书馆"东南周末"讲坛上公开宣称："我的诗歌疗法也重视诗歌的启蒙宣传功能，因为诗歌的启蒙宣传功能应对的是高级情感，人需要有高级情感才活得下去。如果我总是想在鼓浪屿浪来浪去，是活不下去的，我还需要精神上的东西，尽可能做一个高尚的人，一个纯粹的人，一个有道德的人，一个脱离了低级趣味的人。色情诗针对的是低级情感，一种必须宣泄的情感，比如说我对色情诗的观念是这样的：每个人都可以写色情诗，但是要有一个原则，不要去误导小孩子，写什么没有太大的限制，但是传播的时候需要有限制。而抒情功能就可以针对我们的低级情感。"[1]现代诗越来越重视人的普通生活和自然情感。英语现代主义诗人奥登也说："'诗不比人性好，也不比人性坏；诗是深刻的，同时却又浅薄，饱经世故而又天真无邪，呆板而又俏皮，淫荡而又纯洁，时时变幻不同。'这个定义对理解现代诗的功能非常重要。这就要我们反思过去的诗歌观念和现在的诗歌观念。我们要用多元的观点来理解诗，诗歌是丰富多彩的，诗歌功能是多元的。"[2]

我这样讲的目的，是为了纠正极端的"诗教"观念，从诗的功能学角度接受"诗疗"，尤其从心理学甚至医学角度，一定要承认七情六欲是人健康的基本保证。在一个"谈性色变"的国度，我不可能公开地谈性，所以我常以"诗疗师"甚至"医生"的身份举办诗疗讲座，借此身份来强调诗疗讲座的"医学性"，减少"文学性"。如2010年11月7日，在安徽农业大学举办诗疗讲座，我强调说："在治疗过程中强调六个方面：一、生理大于心理。它是对生理的一种干预。二、变态大于常态。它是一种在非常状态、特殊时期进行的心理危机干预。三、诗疗大于诗教。治疗的目的大于教育的目的。四、医学大于文学。把一首诗看成一味药，而不是一个文学作品。五、工具大于说教。诗是用来作为治疗的工具的，不是用来教育人的，'诗疗'与'诗教'有质的差别。当然也会有教育作用，甚至会产生道德教育的效果。六、治病大于防病。诗疗可以用来防病，起医疗保健作用，但更多是用来治病的，特别是用来对付突发性心理危机的。"[3]

〔1〕 王珂：《"治疗"是诗歌一大功能（下）》，《名作欣赏》，2017年第2期，第27—28页。
〔2〕 王珂：《"治疗"是诗歌一大功能（下）》，《名作欣赏》，2017年第2期，第29页。
〔3〕 王珂：《新时期三十年新诗得失论》，上海三联书店，2012年，第286页。

可以说食指的《相信未来》是"王珂诗疗讲座第一诗",是"励志诗"的代表作,偏向高级情感;海子的《面朝大海,春暖花开》堪称"王珂诗疗讲座第二诗",是"劝世诗"的代表作,偏重高中级情感,我把它们统称为"诗疗诗",都有明显的治疗功能。冯至的《蛇》堪称"王珂诗疗讲座第三诗",偏重低级情感,可以在讲座现场唤醒受众的"身体意识"。一场诗疗的讲座或一个诗疗的疗程通常分为两个阶段,第一阶段的治疗任务是唤醒"低级情感",第二阶段的治疗任务是培养"高级情感"。《蛇》是诗疗中的一味特效药,在诗疗的第一个阶段有特殊效果。但是我还是很有顾虑,不敢放开讲这一话题。所以几乎每次诗疗讲座我都要提及《蛇》,用它来说明一首诗可以满足人的多种需要,实际上这是一个"借口",本质上是想让受众接受这样的新观点:写情色诗和读情色诗,在某种意义上有利于人的身心健康。但是我只能"点到为止",如我在福建省图书馆的诗疗讲座中给大家朗诵了《蛇》后,这样总结说:"有人说这首诗是写思念家乡的诗,有人读出这是一首写爱情的诗,甚至还有人认为它是一首写色情的诗。三者都有道理。"[1]

在安徽农业大学的诗疗讲座中,我也谈及《蛇》,但我是"诗出侧面"地通过讲亲身经历来说出自己的观点:"我一直认为这是一首很美的爱情诗,巧妙地写出了一个人处于单相思的那种微妙感觉。但是在2006年1月,我期末考试监考的时候,突然发现这首诗是'色情诗'。我上的那门课是《诗歌作品导读》,是给福建师大文学院近300位大一学生上的必修课。我15岁时就读到这首诗,十分喜欢,一直认为是很纯洁的爱情诗,可是那天监考的时候,我将这首诗背诵了多遍,发现这首诗居然有'色情意味'。于是我决定,如果谁把这首诗歌分析成一首色情诗,并且说得有道理,我一定给满分。结果有一个写诗的女生,毫不犹豫地认为它是色情诗。还有一位男生在考卷上这样写道:'我刚读到这首诗时,就认为是一首色情诗,但是,当我知道那是著名的诗人冯至先生写的时候,我为我的想法感到惭愧。我解读错了。'为什么会出现这种误读? 同一首诗会出现不同的解读,原因是诗通常采用象征的语言方式,诗的语言是一种象征的语言。另外,这也说明同一首诗能够满足不同人的需要。但是就这首诗而言,如果你知道它的写作背景,你就绝对不会将它解读成为一首色情诗。"[2]

---

〔1〕 王珂:《"治疗"是诗歌一大功能(下)》,《名作欣赏》,2017年第2期,第31页。

〔2〕 王珂:《新时期三十年新诗得失论》,上海三联书店,2012年,第292页。

面对青年大学生，身为教授的我在讲座中表面上说它不是一首"色情诗"，心里想的却是："你仔细读，读不出色情味才怪！"

首先要声明的是并不是因为我要强调《蛇》在诗疗的"低级情感"疗程中的特殊作用，就"牵强附会"地把这首诗"先入为主"地解读为"色情诗"，并不是在夸大"英美新批评"的那些强调批评的个体权力的文本细读方法，如个人误见（personal heresy）、意图谬见（intentional fallacy）、传达谬见（fallacy of communication）、意释误说（heresy of paraphrase）、读者的感觉性（sensibility）。这首诗问世近百年来，一直有学者认为有"情色"意味。

何其芳在1959年6月25日写的《诗歌欣赏》一文中说："在《昨日之歌》和《北游》中，不少是歌咏爱情的抒情诗和叙事诗。这里举的两首是其中比较短小而又比较出色的。作者解放后编的《诗文选集》，没有多收过去写的爱情诗，这首《南方的夜》和《什么能够使你欢喜》《暮春的花园》等动人的作品都没有选。或者是怕受到有些读者和批评家的非难吧。其实渴望爱情和在爱情中感到痛苦正是'五四'以后一部分青年的'苦闷'的一个重要方面。如作者在《西郊集》的《后记》中所说，那时的青年们喜欢说这样一句话：'没有花，没有光，没有爱。'这种苦闷在当时是有典型性的。如果我们用历史主义的眼光来看，就不会非难当时的年轻的诗人们为什么写了那样一些爱情诗，而会承认那也是当时的时代精神的一个方面的表现了。《蛇》所表现的也就是对于爱情的渴望；然而却写得那样不落常套，那样有色彩。我想不应该把这首诗的长处仅仅归结为构思的巧妙（冯至的诗歌的特点并不是精致和巧妙），而是由于作者青年时期对于'寂寞'有深切的感受，因而就得到了一个奇异的比喻：它'冰冷地没有言语'，像一条蛇。整首诗就是从这样一个想象展开的。"[1]何其芳得出这个结论的年代是一个相对保守，甚至较"左"的年代，主流意识形态反对诗的抒情性，尤其反对写爱情，认为那是"小资产阶级情调"，所以何其芳只说这首诗写的是"寂寞"，却提到了"蛇"这个关键意象。

"诗的创造是一种非意识的冲动，几乎是生理上的需要……真的艺术家本了他的本性与外缘的总合，诚实地表现他的情思，自然地成为有价值的文艺，便是他的效用。"[2]"惠特曼宣布：'我是身体的诗人，我是灵魂的诗人。'作为'身体的诗人'，他大胆地让性进入诗的领域……这种进步冲击了大多数19

---

〔1〕 何其芳：《诗歌欣赏》//何其芳：《何其芳文集》（第五卷），人民文学出版社，1983年，第456页。

〔2〕 周作人：《自己的园地》，岳麓书社，1987年，第17—18页。

世纪的美国人,包括爱默生。"[1]如果按照弗洛伊德的"泛性论"观点,这种作者青年时期的"寂寞"在某种程度上正是因为"一条长蛇"造成的。这种长蛇既是一个虚幻的意象,也可以说是一种与人体相关的实物。如果这样理解,这首"情诗"便具有明显的"情色"甚至"色情"意味。即使退一步讲,按照强调人的社会性的弗罗姆的"象征"理论,也需要把"蛇"理解为虚实相生的意象。"象征语言是我们表达内在经验的语言,它似乎就是那种感官体验,是我们正在作的某物或物理世界对我们产生影响的某物,象征语言是这样一种语言,其中,外部世界是内在世界的象征,是我们灵魂和心灵的象征。"[2]"蛇"这个词既是一种"象征语言",更是一种"感官语言",甚至还是一种"感官体验"。弗罗姆的这段话是诗歌能够产生较好的治疗作用的理论基础,所以《蛇》这首诗具有独特的诗疗效果,可以唤醒肉体与心灵,让人的低级情感(生物性情感)和高级情感(心理性情感),甚至审美情感和哲理情感有机融合。所以这首诗既可以被视为"情色诗",又可以被读成"哲理诗"。

目前已有多位学者读出了《蛇》的"色情"意味。陆耀东的结论虽然强调"情",却也有"色"的因素:"冯至的诗到1925年趋于成熟,1926年写的这首《蛇》,便是诗人收获季节里的一颗硕果。这是一首爱情诗,新颖别致之至。一般人对蛇总是怀着厌恶、惧怕的心理,然而冯至笔下这'蛇'的形象,却使人感到亲切可爱。抒情主人公在当心爱的姑娘不在身边的时候,感到无比的寂寞;他将这寂寞比作一条长蛇,借蛇的游走、乡思、归来,抒发了'我'对姑娘的深沉的爱恋。这比喻,给人以奇美之感。第一节取蛇的修长和无言,形容寂寞,说它'冰冷地没有言语'。读者也仿佛有触到蛇身似的感觉。嘱咐姑娘如梦到它时,不要害怕,这一方面显现了'我'对姑娘的细心关怀,另一方面,也委婉地希望姑娘在梦中能与'我'的心接近。第二节取蛇的栖息草丛的生活习惯,用它暗示'我的寂寞'——忠诚的爱的化身产生的原因。从姑娘头上的浓郁的乌丝,想到'茂密的草原',这联想简直使人叫绝。第三节取蛇行走和它只能用口衔物的特点,表达了'我'的愿望,探悉姑娘的内心世界。至于'像一只绯红的花朵',既可以理解为姑娘的梦境,也可以理解为使'我'高兴的消息,或者正是'我'的美丽的希望。这些想象,真像天马行空,引人遐想。诗中所用的一系列比喻,喻体与被喻的事物,相近相似,却又不过实过死。寂寞与

---

〔1〕 Peter B High.An Outline of American Literature.New York:Longman Inc.,1986.pp.72~73.

〔2〕 [美]埃里希·弗罗姆:《被遗忘的语言——梦、童话和神话分析导论》,郭乙瑶、宋晓萍译,国际文化出版公司,2007年,第12页。

长蛇,草原与乌丝,梦境与花朵,都是如此。在诗中,比喻欠真,就失去比喻的作用;比喻过实,又显得呆滞。齐白石谈及绘画时说'妙在似与不似之间',诗亦如此。有了这个'之间',才便于读者在欣赏过程中驰骋想象。《蛇》的感情表达方式,是曲折的或者说是间接的,不是直接的宣泄式的。全诗没有一个爱字,主要是写'我'的寂寞——长蛇的活动,较为明显的地方,也只是说,它想着草原——姑娘的乌丝,但'我'对姑娘的深深思恋之情,可以说,已表达得恰到好处。诗人仿佛是一个导游,他将旅游者引到可以隐约窥见胜地之处,即让旅客自己去欣赏,去发现,去神会。《蛇》有点近似海涅早期作品和后来苏联伊萨柯夫斯基的诗,有情节线索贯穿全诗,每一节诗,都有一个情节。第一节告诉她,如果梦见这'蛇',不要害怕;第二节写'蛇'的乡思,说它想念的草原,就是她的乌丝;第三节写'蛇'悄悄地把她的梦境衔来。其中有小小的情节波澜,这小小的情节波澜,隐藏着浓郁的诗趣。《蛇》在艺术上兼具中外诗歌之长,它有中国古代诗歌的那种优美意境,而在表现方法上又创造性地融化了象征派诗的某些东西,例如重暗示,采用蛇、梦境、花朵这些近似象征性的形象等。由于这种择取是融化在作品之中,而不是模仿和生搬硬套,因而很难说某一部分是从哪里受到启迪和熏陶。"[1]

骆寒超明确表示这首诗与"色"甚至"性"有关:"这一阶段的现代主义追求者因而对性变态的心理作了隐喻表现,从而使新诗中的超现实抒情达到了相当高的层次,郭沫若在长诗《瓶》中的《春莺曲》就很动人地隐示着主体的性变态,不过在奇想联翩中那一道隐示的帷幕透明度还是大的。冯至的《蛇》可就透明度极有限了。'蛇'的冰凉、阴沉、无声的潜行,给予人的只能是恐惧而神秘的感觉联想,在冯至这首诗中,却竟然说'蛇'是'我'忠诚的侣伴!还'潜潜地'向'你'走去,把沉睡中'你'的'梦境衔了来',这些表现潜在地反映着《蛇》里没有正常人怀春的艳美,而是心灵严重受损者病态地阴郁的抒情。但问题还不是这么简单的。想把人郁积的心力发泄于适当的行动就是欲望;人心成为欲望同社会影响的激斗场,而当后者取得了胜利,就会造成欲望的压抑。为了摆脱这种压抑,欲望只得逃入隐意识里躲起来,但它又随时要想乔装一番,通过检查作用而闯到意识中去,以求得满足。可是又毕竟出不去,这时它只有通过求梦或白日梦——幻想来获得满足。于是,这些以具体的意象为标志的梦或白日梦,作为一种欲望的满足,以显相代表隐义,就出现了象征。

〔1〕 傅天虹:《汉语新诗90年名作选析》,银河出版社,2008年,第102—103页。

现在对《蛇》要进一步考察的，就是白日梦中一个蛇的显象意象究竟象征什么意义或者情绪。不妨注意一下诗人写'蛇'对'你'的示爱：'它在想那茂密的草原／你头上的，浓郁的乌丝。'还有：'它月光一般轻轻地／从你那儿潜潜走过。'如果承认该诗梦中的图像都是睡眠中器官状态的象征，梦中的'戏剧化'都是以具体的形象来表现抽象的欲望的话，那么《蛇》中这些图像和'戏剧化'表现就可以解释为某种白日梦中性行为的象征，而隐义则是追求超文化的动物本能之意这一主体怪异情结的泄露。"[1]"心态幻表象的心灵综合则来自于主体接受直觉刺激而对内在世界产生幻觉，其幻表象也就有更多心理性的恍惚。如冯至的《蛇》，是诗人看了毕亚兹莱的画《蛇》，直觉到与自己内心中敏感的触点：生活寂寞感、存在阴冷感正好相融，因而写成的。因为蛇是细长、冰冷和给人阴郁之感的。所以一开头诗就这样写：'我的寂寞是一条长蛇，／冰冷地没有言语——／姑娘，你万一梦到它时，／千万啊，不要悚惧。'把自己的寂寞视为一条冰冷而无言的长蛇，是对物理性感觉表象在心灵综合中的幻觉化，又说少女若梦到这样一条蛇时，也不要怕，是主体在神秘的想象恍恍惚惚展开中把内心那一缕寂寞的温柔寄寓在'蛇'身上了。"[2]骆寒超的这段解读与弗罗姆谈象征语言的那段话有异曲同工之处，尤其是他的"物理性感觉"与弗罗姆的"感官体验"十分相似。"蛇"这个意象正是诗人的物理性感觉与感官体验。

丹妤的结论涉及"性"："确实，冯至在《蛇》里表白的，正是'一己暗恋之情思'——'心里害着热烈的乡思'，年轻的生命萌动出正常的渴求，因此对心中美好的异性怀着亲近的愿望，然而'种族记忆'里的民族性格决定了诗人不可能将热烈的相思化作热烈的表白，这里面更有诗人怯懦的性格、节制的古典追求。于是，他只能'静静地没有言语'。"[3]但是在文章的结尾，作者写了一段意味深长的话："如果敢于用心，我当然可以发现冯至一章'草原'、'乌丝'的性意味——不就是女性性征吗？然而，我不敢推断。"[4]辛临川解读更大胆："该诗中'蛇'和'花朵'这些意象本身就是生殖器的象征；诗人创作该诗时，正处于性的苦闷时期，对性充满着渴望，但由于他内向而又懦弱的性格，他不敢勇敢地去追求异性，而只能通过文学曲折地表现他的性渴望；另外，比亚兹

〔1〕 骆寒超：《20世纪新诗综论》，学林出版社，2001年，第23-24页。
〔2〕 骆寒超：《中国诗学（第一部形式论）》，中国社会科学出版社，2009年，第98页。
〔3〕 丹妤：《行走的花朵——冯至、邵洵美诗〈蛇〉的读解》，《诗探索》，2004年Z2期，第36页。
〔4〕 丹妤：《行走的花朵——冯至、邵洵美诗〈蛇〉的读解》，《诗探索》，2004年Z2期，第41页。

莱的插画、瓦雷里的诗歌《一条蛇的草图》《年轻的命运女神》中的'蛇'也都是性的隐喻,这些对冯至创作也有影响。因此冯至的诗作《蛇》其实是诗人的性幻想的场景诗意呈示。"[1]涂丹妮的解读更是惊世骇俗:"冯至的《蛇》中的'蛇'隐喻着男性生殖器,'花朵'隐喻着女性生殖器,'蛇'衔来'一只绯红的花朵',也就隐喻着两性的结合。而诗人在潜意识里选择这两种意象作为文本中的主意象,暗含着诗人在虚构文本中所进行的性幻想。"[2]从诗疗的角度来看这些解读,我觉得相当合理,根本没有"石破天惊"的感觉,它的写作行为是一位年轻男子为了缓和性压抑的"书写表达",如果从心理分析角度来看这首诗,它正是年轻诗人"性幻想",甚至是"意淫"的结果,可以把它称为奥登所说的"淫荡的诗",在诗疗中,完全可以满足人的低级情感的需要。

但是它又是奥登所说的"纯洁"的诗,不仅有诗人的思想的纯洁,还有诗作的语言的纯洁,是一首具有强烈美感的诗,也是一首技巧性很强的诗,堪称百年新诗史上众多情色诗中的"极品"。所以这首诗一直被人"误读",很多学者都强调这首诗的"纯洁性"。如孙玉石在1994年说:"从二十年代到四十年代,冯至所写的诗,是这位非常值得我们尊敬的诗人纯洁而高尚的心灵的'自白'。冯至是中国现代诗国里的哲人。从哲理性的窗口进入冯至的诗歌创作,是探索这位诗人心灵世界和美学追求的最佳视角。"[3]"冯至的爱情诗有时引进一种带有恐怖性的意象,显然与他受到的西方现代冷峻的'以丑为美'的美学影响有关。这是他的一首著名的爱情诗《蛇》……诗人把热恋中的'我'的'寂寞'比做是'一条长蛇',冰冷无言,令人惊惧。这个大胆的意象本身,就有现代诗人的超前性。后面关于蛇衔来梦境像衔一只绯红的花朵的奇想,更冲去了浓重的感情色彩,具有明显的理智性的特征。这种美学追求的智性特点有着波特莱尔的影子。"[4]

正是把"色"写得很"美",这首诗才可以被"指驴为马"。1987年6月4日,冯至在联邦德国国际交流中心"文学艺术奖"颁奖仪式上更是强调这首诗

---

〔1〕 辛临川:《性隐喻的文本——冯至诗作〈蛇〉新解》,https://xinlinchuan.blogchina.com/119334.html.

〔2〕 涂丹妮:《超现实主义的爱欲流放——试论冯至〈蛇〉中性心理的病态书写》,《科教文汇》,2008年第10期,第170页。

〔3〕 孙玉石:《中国现代诗国里的哲人——论二十年代冯至诗作哲理性的构成》,《北京大学学报》,1994年第4期,第36页。

〔4〕 孙玉石:《中国现代诗国里的哲人——论二十年代冯至诗作哲理性的构成》,《北京大学学报》,1994年第4期,第43页。

是"哲理诗"："1926年，我见到一幅黑白线条的画（我不记得是比亚兹莱本人的作品呢，还是在他影响下另一个画家画的），画上是一条蛇，尾部盘在地上，身躯直立，头部上仰，口中衔着一朵花。蛇，无论在中国，或是在西方，都不是可爱的生物，在西方它诱惑夏娃吃了智果，在中国，除了白娘娘，不给人以任何美感。可是这条直挺挺、身上有黑白花纹的蛇，我看不出什么阴毒险狠，却觉得秀丽无邪。它那沉默的神情，像是青年人感到的寂寞，而那一朵花呢，有如一个少女的梦境。于是我写了一首题为《蛇》的短诗，写出后没有发表，后来收在1927年出版的第一部诗集《昨日之歌》里，自己也渐渐把它忘记了。事隔三十多年，1959年何其芳在《诗歌欣赏》里首次提到这首诗。近些年来，有不少诗的选本，都把《蛇》选入，有的还作了说明或分析。这里我认为有必要对于这首诗的形成作一个交待。"〔1〕冯至写《蛇》时是一位寂寂无名的青年，冯至说以上这段话时是名满天下的教授。当然，不可否认，冯至在这段话中说出了他创作此诗的"真相"——是看了一幅画后写的哲理诗。但是，谁能够否认这首诗的写作不是一种情色诗人常有的"潜意识写作"呢？正是这种"潜意识写作"让这首诗具有奇特的"潜意识阅读"效果，能够满足读者的各种级次的需要。

《蛇》在不同时期的版本变化也说明了这首诗具有"情色"意味。如顾迎新发表在《复旦大学学报》2006年第4期的《冯至诗集新老版本的重大歧异》的摘要所言："冯至在1949年以后编选自己的作品选时，对1949年之前的作品进行了修改。本文通过校对和比较，揭示了冯至诗集新老版本之间所存在的重大差异。这些差异不仅反映了作者思想的变化，同时也反映了1949年前后中国社会思想文化的变化，并且提示我们，必须重视现代文学中的文献学研究。"〔2〕"为了说明问题，现以《昨日之歌》《北游及其他》《十四行集》（1949.1，上海文化生活出版社）为底本，以《冯至诗文选集》《冯至诗选》《冯至选集》（1985.8，四川文艺出版社）《冯至全集》（1999.12，河北教育出版社）为校本，将原作和经过修改后的诗歌进行比较，归纳其差别为四类：一、经修改后，作品的题旨发生了根本性的变化……二、经修改后，作品原有的时代特色和个人特点受到不同程度的削弱，不但不能充分体现当时的时代风貌，有时甚至加以严重扭曲……三、经修改后，原作与上世纪50年代以降通行的政治

〔1〕 冯至：《联邦德国国际交流中心"文学艺术奖"颁发仪式上的答词》//张恬：《冯至全集》（第五卷），河北教育出版社，1999年，第197-198页。
〔2〕 顾迎新：《冯至诗集新老版本的重大歧异》，《复旦大学学报》，2006年第4期，第39页。

观念不一致的内容消失了。四、经修改后,诗歌中一些可能被极'左'观念指责为道德上不符合规范的描写被删去了。这种情况实在颇为可笑,因为冯至诗里本就没有什么色情的东西,但却不料还有需要避忌之处。"[1]顾迎新所说的第四点是前后矛盾的,正是因为冯至的诗,尤其是《蛇》有色情的东西,"在道德上不符合规范",这首诗才会有较大的修改。

改作与原作差异较大,"我的寂寞是一条长蛇,"改成了"我的寂寞是一条蛇,""冰冷地没有言语——"改成"静静地没有言语。";"姑娘,你万一梦到它时,"改成了"你万一梦到它时,";"从你那儿潜潜走过;"改成了"从你那儿轻轻走过;";"像一只绯红的花朵!"改成了"像一朵绯红的花朵。"。我仔细研究了两个版本后得出的结论是改作比原作纯洁得多。"改作不仅去掉了'姑娘'这一可以明确写作对象,告诉读者它是爱情诗的'情感符号'。还用句号取代了感叹号,弱化了抒情性。这样的改动可以使中学老师把它解读为含有爱情的思乡诗,甚至是与爱情没有关系的乡情诗或者哲理诗。破折号改为句号不仅改变了它在视觉上的'蛇'的直觉形象和身体器官的象征形象,也减少甚至结束了作者或读者的'胡思乱想',当时的破折号具有今天的省略号的意义。'一只绯红的花朵'改成'一朵绯红的花朵',在量词的使用上更准确,更合乎现代汉语的语法规则,却失去了'诗家语'的形象感和'朦胧性','只'比'朵'更容易让读者联想到真实的花朵以外的东西。原作比改作更有'色情'性,更'直抒胸臆',更'激情澎湃'。原作更多是天真的'青春期激情式写作',改作更多是世故的'中年期沉思式写作'。即《蛇》的修改及版本流传过程也是被纯洁化甚至伦理化的过程,解读者采用不同的版本,得出的写作主旨结论,特别情感性及色情味的多少明显不同。"[2]

四年前,我曾仔细研究过《蛇》的传播接受历史,得出了这样的结论:"冯至的《蛇》的文本和解读甚至解读者都有'面具'特征,解读生态奇特,被文本修改与作者言论伦理化和纯洁化,可以解读为色情诗、情色诗、爱情诗、思乡诗甚至哲理诗。在是否是'色情诗'上,专家学者与普通读者、官方与民间、纸质媒体与网络媒体差异较大。需要还原这首诗的真实面目,肯定原作比改作优秀,特别要肯定它的'色情'价值和它在'诗的心理精神治疗'中的作用。考察《蛇》的细读史,不难发现新诗细读是一个文学生产场,是文学传播中塑造经

---

〔1〕 顾迎新:《冯至诗集新老版本的重大歧异》,《复旦大学学报》,2006年第4期,第39页。

〔2〕 王珂:《冯至〈蛇〉细读历史的细读——新诗细读式批评反思》,《玉溪师范学院学报》,2015年第7期,第50页。

典的重要方式，受到知识、权力、伦理等政治文化因素影响，解读'场域'决定着解读者的言说方式、言说内容甚至言说效果。"〔1〕

我喜欢用"情诗""爱情诗""色情诗""情色诗""性诗"来指称这类抒写人的本能情感的诗作，五个称谓各有侧重，可以呈现这类诗作的五种层次，从前到后，后者依次比前者更重视"性"，写作及阅读的"快感"会递增，"美感"却可能会递减。"情诗"强调心理性情感，"性诗"强调生物性情感。"爱情诗"比"情诗"更偏重生物性情感，"爱"包括"情爱"与"性爱"。"色情诗"与"情色诗"更重视"性"。这类诗在中国古诗中通常被称为"艳情诗"，如美国汉学家Tony Barnstone近年与中国诗人周平合作编、选、译了《中国艳情诗》。中国古典文学博士、旅美女作家江岚说："这本小书的'艳情'主题的定位就是很好的例子。他的目的，是要用古典文学中的'性爱'的富丽与香艳，深挚与缠绵，针对西方读者对中国文学的偏见，向他们展现出属于古老中国的感性的柔肠百转、浓情万千。"〔2〕古代汉诗中的艳情诗的一大特点是写得很美，写得很含蓄，常常采用"诗出侧面"的手法，获得"无理而妙"的效果，如《西厢记》中的一些艳情诗，艳而不淫，糜而不烂。正是"意象"或"隐喻"可以保证诗，特别是"爱情诗"，尤其是"色情诗"写得"美"。现代汉诗中的艳情诗的一大风格便是"裸露"，完全不遵守古代汉诗的做诗原则："诗缘情而绮靡。"〔3〕

谈论冯至的名作《蛇》，甚至把它视为"诗疗诗"中"情色诗"的代表作，并不是想否定这首诗在新诗史上的"经典"地位，更不是想贬低冯至的"大诗人"地位，当年他就被鲁迅称为"中国最为杰出的抒情诗人"，那时的鲁迅还被"神化"，可以说是"道德楷模"，我想他赞扬的冯至一定是脱离了低级趣味的诗人。在20世纪80年代的新诗坛，还流行当时中国诗坛有"四大诗人"的说法，他们分别是艾青、臧克家、卞之琳和冯至，后两位是"文人诗人"的代表。我只是想以"一家言"的方式来尽可能还原《蛇》这首诗的"创作真相"，尽可能通过细读（close reading）和恰如其分的阅读（adequate reading）来还原这首诗的"文本真相"。这样的被学界称为"颠覆式"或"解构式"的解读，反而增加了我对这首诗的喜爱和对诗人的感激。我曾经感叹说如果没有食指的《相信未来》，我几乎没办法完成诗疗讲座；如果没有冯至的《蛇》，我既不能在诗疗讲

〔1〕 王珂：《冯至〈蛇〉细读历史的细读——新诗细读式批评反思》，《玉溪师范学院学报》，2015年第7期，第41页。

〔2〕 江岚：《烟攒锦帐凝还散：展读〈中国艳情诗〉》，《名作欣赏》，2015年第1期，第36页。

〔3〕 ［晋］陆机：《文赋》//郭绍虞：《中国历代文论选》（上册），中华书局，1962年，第138页。

座中讨论低级情感对人的身心健康的重要性,更不能借分析这首诗的意象写法,来证明我在诗疗研究中总结出的观点:诗比小说、散文能够产生更好的心理治疗效果的最重要原因,是诗的语言是"象征语言",如中国古代汉诗强调的"诗出侧面,无理而妙"。象征语言可以解放人的想象力,让理性思维让位于感性思维,让人获得真正意义上的"灵与肉"的解放。我更不能借此倡导我的"情色诗有必要存在但要写得很美"的新诗创作观。我一向主张诗要缘情而"绮靡",诗缘性更要"绮靡",甚至认为写情可以不美,写性必须要写得美。在一个谈性甚至谈情色变、情欲受到极度压抑的国度,生理物象及身体部位的称谓,很难直接入诗。诗人不得不采用比喻、暗示、象征、夸张、变形等方法间接入诗,结果是很多这类诗都写得晦涩难懂,如穆旦的《诗八首》中的意象都太复杂了。有的诗又走向了另一个极端——"裸露",如近年新诗坛的"下半身写作"和"垃圾派"的许多诗作。

近期细读稚夫主编的《中国性爱诗选》,该书2014年由澳大利亚原乡出版社出版,收录了昌耀、黄翔、杨炼、伊蕾、韩东、杨黎、伊沙、沈浩波、朵渔、尹丽川、巫昂、柏桦、阿坚、古河、梁雪波、董辑、郭力家等大陆诗人的诗作,还有中国台湾诗人陈克华、颜艾琳等诗人的诗作,一共64个诗人,131首(组)诗作。韩石山2013年12月11日写的序《终会上升到思想的层面——〈中国性爱诗歌〉序》强调情色诗的"思想性"及"启蒙功能"。他说:"古往今来,凡是不能上升到思想层面的性事,都可以放任,可以睁一只眼闭一只眼,凡是可能上升到思想层面上的性事,则必须严加批判与查禁……有一样东西,是可以上升到思想的层面的,那就是文学作品。而文学作品中,最能致此效应的,莫过于诗歌。诗歌中,最最能致此效应的,又莫过于性爱诗。"[1]我更强调"性爱诗"的治疗功能。我很赞同这本诗选的扉页上刊登的英国学者杰佛瑞·威克斯讨论性的那段话:"性是关于身体的,更是关于言语、想象、仪式和幻想的,对于性的思考决定我们怎样生活。写作性问题会是一件危险的事情,但同时又是一件有建设性意义的事情。我们这些写作性问题的作家通过语言意义这张网,以我们错综复杂的方式编织出来的不仅是信念和行为,而且性的确切定义也可以得到修正,并重新得到彻底的思考。性史并不是在真空中,在大自然中创造的。它是由我们创造的,在我们的日常生活中。我们大家都在创造历史。"[2]

---

〔1〕 韩石山:《终会上升到思想的层面——〈中国性爱诗歌〉序》//稚夫:《中国性爱诗选》,原乡出版社,2014年,第4页。

〔2〕 稚夫:《中国性爱诗选》,原乡出版社,2014年,扉页。

尽管这本堪称中国当代诗人的第一本"性爱诗选"中有很多优秀诗作,如昌耀写自慰的《淘空》,黄翔写性爱的《裸女》,还有杨炼写性爱的《我们做爱的小屋》和《艳诗》,甚至还有女诗人伊蕾的《我的肉体》,还有"性学家"方刚写的诗,他还写了三篇序文:《性爱之歌,颠覆之美——为稚夫主编的〈中国性爱诗选〉作序》《以性人权取代性道德》《性学的不性》。但是这本诗集中很多诗的诗句,甚至诗的题目都有些"不堪入目"。我仍然喜欢冯至的《蛇》这样含蓄而优美的诗,这样的诗可以有多种解读,甚至有截然不同的解读。尽管20世纪二三十年代的一些色情诗受到了批判,但是不可否认有的写得"很美",如徐志摩的《别拧我,疼》,全诗如下:

"别拧我,疼,"……
你说,微锁着眉心。

那"疼",一个精圆的半吐,
在舌尖上溜——转。

一双眼也在说话,
睛光里漾起
心泉的秘密。

梦
洒开了
轻纱的网。

"你在哪里?"
"让我们死,"你说。

　　还有邵洵美的《蛇》,全诗如下:

在宫殿的阶下,在庙宇的瓦上,
你垂下你最柔软的一段
好像是女人半松的裤带

在等待着男性的颤抖的勇敢。

我不懂你血红的叉分的舌尖
要刺痛我那一边的嘴唇?
他们都准备着了,准备着
在同一时辰里双倍的欢欣!

我忘不了你那捉不住的油滑
磨光了多少重叠的竹节:
我知道了舒服里有伤痛,
我更知道了冰冷还有火炽。

啊,但愿你再把你剩下的一段
来箍我箍不紧的身体,
当钟声偷进云房的纱帐,
温暖爬满了冷宫稀薄的绣被!

我的诗疗的一大特点是将传统的"诗教功能"与现代的"诗疗功能"有机结合,前者重视高级情感,后者偏向低级情感。《蛇》正是可以达到"诗疗"与"诗教"双重效果的诗作,是百年新诗史上少有的"奇作"。所以这首诗曾被解读为色情诗、情色诗、爱情诗、思乡诗甚至哲理诗。此时强调"诗教"功能,是因为我想起了《学灯》的新诗编辑宗白华在1922年大力倡导"恋爱诗"的名言:"我觉得中国社会上'憎力'太多,'爱力'太少了。没有爱力的社会没有魂灵,没有血肉而只是机械的。现在中国男女间的爱差不多也都是机械的物质的了。所以我们若要从民族底魂灵与人格上振作中国,不得不提倡纯洁的、真挚的、超物质的爱。"[1] 现代爱情诗应该包括抒写人的生物性情感的情色诗和人的心理性情感的情爱诗,可以把爱情诗分为"柏拉图式爱情的爱情诗"和"弗洛伊德式爱情的爱情诗",冯至的《蛇》两者兼备。

让我用冯至同样写于1926年的《什么能够使你欢喜》来结束这次"心灵与肉体的探险"——《蛇》的诗疗解读:

---

〔1〕 宗白华:《艺境》,北京大学出版社,1987年,第3页。

你怎么总不肯给我一点笑声，
到底是什么声音能够使你欢喜？
如果是雨啊，我的泪珠儿也流了许多；
如果是风呢，我也常秋风一般地叹气。
你可真像是那古代的骄傲的美女，
专爱听裂帛的声息——
啊，我的时光本也是有用的彩绸一匹，
我为着期待你，已把它扯成了千丝万缕！

你怎么总不肯给我一点笑声，
到底是什么东西能够使你欢喜？
如果是花啊，我的心也是花一般地开着；
如果是水呢，我的眼睛也不是一湾死水。
你可真像是那古代的骄傲的美女，
专爱看烽火的游戏——
啊，我心中的烽火早已高高地为你燃起，
燃得全身的血液奔腾，日夜都不得安息！

　　朱自清编选的《中国新文学大系·诗集》中的《蛇》是原作，和冯至在北新
书局1927年4月出版的诗集《昨日之歌》中的一致。

蛇

冯 至

我的寂寞是一条长蛇，
冰冷地没有言语——
姑娘，你万一梦到它时，
千万啊，莫要悚惧！

它是我忠诚的侣伴，
心里害着热烈的乡思：
它在想着那茂密的草原，——

你头上的，浓郁的乌丝，

它月光一般轻轻地，
从你那儿潜潜走过；
为我把你的梦境衔了来，
像一只绯红的花朵！

　　《冯至全集》及人社版的高中语文教材用的是修改后的诗，《冯至全集》注明："初收《昨日之歌》，编入《冯至诗文选集》时略做改动，后曾编入《冯至诗选》《冯至选集》，此据《冯至选集》编入。"[1]

蛇

冯　至

我的寂寞是一条蛇，
静静地没有言语。
你万一梦到它时，
千万啊，不要悚惧！

它是我忠诚的侣伴，
心里害着热烈的乡思：
它想那茂密的草原——
你头上的，浓郁的乌丝。

它月影一般轻轻地
从你那儿轻轻走过；
它把你的梦境衔了来
像一朵绯红的花朵。

1926年

---

〔1〕　冯至：《蛇》//刘福春：《冯至全集》(第一卷)，河北教育出版社，1999年，第77页。

第四节 《诗八首》的诗疗解读

如果说现代汉诗的两大重任是培养现代人和打造现代国家，穆旦的新诗写作可以称为真正意义上的现代汉诗写作。他通过现代汉诗写作使自己成为一个精神健康和人格健全的现代人，他的诗呈现出一个"现代人"及"现代诗人"的典型形象。启蒙功能、抒情功能和治疗功能是百年新诗的三大主要功能，穆旦的"爱国写作"和"苦难写作"具有较多启蒙功能和宣传价值，为现代汉诗打造现代国家作出了贡献。他的青春期写作中的"快感写作"和"肉感写作"，即"颓废写作"和"情色写作"具有较好的抒情功能和治疗价值。《春》是原欲冲动的非理性写作，具有浪漫主义诗歌的"强烈情感的自然流露"特点，具有明显的"裸露"风格。《诗八首》是既承认却又适度抑制原欲的理性写作，具有现代主义诗歌"逃避感情"的特点，具有明显的"隐藏"风格。两首诗都属于诗疗诗中的情色诗，尤其是《诗八首》如同由多味中药组合成的一剂中药，对当代青年，特别是失恋中的青年具有较好的诗疗效果。生态决定功能，功能决定文体。《诗八首》特殊的诗人生态及创作生态决定了它具有特殊的诗疗功能，也决定了它在写什么、怎么写和如何写好等方面的文体特征。

人天生就有焦虑感，在现代社会，尤其在残酷的战争年代，人的命运多舛，生死未卜，人们甚至相信生死由命，这就容易产生荒诞感。正是群体社会的荒诞感和个体生命的焦虑感造就了现代诗人的"病态"特色：他们抵触社会，人格分裂，心理不健康。马泰·卡林内斯库总结出现代性的五副面孔，分别是现代主义、先锋派、颓废、媚俗艺术和后现代主义。写诗是现代诗人治疗焦虑感与荒诞感融为一体导致的"现代孤独病"的重要方式。"通过披露和表达与个人重要经历有关的感受和想法，由此促进心理健康的心理干预方法统称为书写表达……研究结果显示，身体健康的个体参与书写表达可以长期有效地保持健康，降低焦虑和抑郁，提升自我调节能力和自我效能感。"[1]诗疗正是特殊的"书写表达"。恰当的书写表达可以让患者偏执的激情和狂躁的情绪冷静下来。诗疗书写表达的"恰当"主要指在三个方面的"恰当"：一是在写什么上要选择合适的题材。主要写自己的情绪、情感、愿望和冥想，恰当处理四者的比例，要重视自我，又不能放纵情感。二是在怎么写上要重视写作的伦理。

---

〔1〕 王永、王振宏：《书写表达促进身体健康》，《文摘报》，2010年4月8日，第4版。

"我们可以确定,一个幸福的人从不幻想,只有未得到满足的人才这样做。幻想的动力是未被满足的愿望,第一个单一的幻想都是愿望的满足,都是对令人不满意的现实的纠正。具有动力的愿望随幻想者的性别、性格和环境而发生变化,但是它们天然地分为两类,或者是富有野心的愿望,它们用来抬高主体的地位;或者是性的愿望。"[1]要将"自我中心与野心勃勃的愿望"与"性的愿望"有机"相伴",要有效地宣泄出自己的低级情感,满足七情六欲,还要用高级情感来升华低级情感,满足人的自我实现的需要。前者让患者敢于正视身体饥渴的现实,让自己成为一个正常的人;后者让作者敢于超越社会残酷的现实,让自己成为一个优秀的人。通过寻找生存的意义获得生存的勇气,通过寻找事物的本真甚至终极意义来重新认识与体验事物,这是一些爱情诗,特别是情色诗被写作成,或者被阅读成哲理诗的重要原因。三是在如何写好上要运用恰当的技巧。诗歌写作过程即诗疗过程,患者要寻找合适的语言形式来表情达意,尤其要寻找合适的意象和复杂的结构来表达本能情感,用"高级体裁"(贵族文体)来表达"低级题材"(平民素材),遵守社会"谈性色变"的伦理规范和汉语诗歌要写得美的写作规范。"诗歌艺术最根本的诀窍在于一种克服我们内心反感的技巧,这种反感无疑跟起于单一自我和其他自我之间的隔阂相关联。我们可以猜测到这个技巧所运用的两种方法。作家通过改变和伪装而软化了他的利己主义的白日梦的性质,他通过纯形式的——亦即美学的——乐趣取悦于我们,这种乐趣他在表达自己的幻想时提供给我们。我们称这种快乐为'额外刺激'(incentive bonus)或'前期快乐'(fore-pleasure)。向我们提供这种快乐是为了使产生于更深层精神源泉中的快乐的更大释放成为可能。"[2]使作品富有想象力是一种技巧,如何让丰富的想象力与复杂的诗歌形式相得益彰是更高明的技巧。患者在钻研写作技巧的过程中,不仅会产生由人(身体)到物(文字)的"移情作用",由"恋人"到"恋物",甚至"恋文",还能够满足人的审美需要。这一过程是自然情感向社会情感转化,低级情感向高级情感升华的过程。

最重要的是要根据患者的病情和写作能力选择写什么(内容)和确定怎么写(形式)以及如何写好(技巧),让诗的内容、形式和技巧的各自选择成为一次诗歌疗程中的三次具体治疗,尤其要遵守诗歌疗法的先驱、美国心理学

〔1〕[奥]西格蒙德·弗洛伊德:《论艺术与文学》,常宏、徐伟等译,国际文化出版社,2001年,第96页。

〔2〕[奥]西格蒙德·弗洛伊德:《论艺术与文学》,常宏、徐伟等译,国际文化出版社,2001年,第102页。

家、诗人阿瑟·勒内的诗歌是一种工具而不是一种说教的治疗原则。"勒内倾心于文学,特别是诗歌,这使他相信,人类最伟大的成就在于语言,而生活是一种'诗的解释'。"[1]不能因为中国诗歌具有强烈的"诗教"传统就过分强调诗的启蒙功能和诗人的写作伦理,过分追求写作的难度和思想的高度反而会加重患者的病情,病人眼高手低,写不出好诗,会更难受。

穆旦的《诗八首》是在诗的内容、形式和技巧上都颇有治疗效果的诗疗诗。华兹华斯和艾略特分别总结出浪漫主义诗歌的抒情方式:"诗是强烈情感的自然流露。它起源于在平静中回忆起来的情感。"[2]"诗人是以一个人的身份向人们讲话。他是一个人,比一般人具有更敏锐的感受性,具有更多的热忱和温情……能更敏捷地表达自己的思想和感情,特别是那样的一些思想和感情,它们的发生并非由于直接的外在刺激,而是出于他的选择,或者是他的心灵的构造。"[3]"诗歌不是感情的放纵,而是感情的脱离;诗歌不是个性的表现,而是个性的脱离。"[4]浪漫主义与现代主义的抒情方式都有利于诗疗,分别适合于不同的病人。病情较重和诗歌写作能力较差的病人适合采用浪漫主义的诗歌写作方式,现代主义的诗歌写作方式适合病情较轻的和诗歌写作能力较强的病人。"浪漫主义者更重视的是感情、想象,而不是古典主义的理智,感觉取代了理由……谁感觉对就对,决不否定自己的直觉。济慈在他的一封信中说,'我只忠实于自己的心灵感受和想象的真实,想象力获得的美就是真。'自然,浪漫主义不相信理性和科学。"[5]现代社会相信理性和科学。"在我们的文化中,逃避焦虑有四种方法:理性化,否认,麻痹,避免可能会产生焦虑思想、感受、冲动的情景。第一种方法——理性化——乃是避免责任的最佳解释方法。它包括将焦虑转化为理性的恐惧。"[6]在新诗史上,很少有诗人像穆旦这样用"组诗"方式写爱情,而且一组诗多达八首。有个成语是"一咏三叹",《诗八首》则是"一咏八叹"。每首诗都如一味中药,八首诗组合在一起,如同八味

〔1〕 https://www.hudong.com/wiki/%E9%98%BF%E7%91%9F%C2%B7%E5%8B%92%E5%86%85.

〔2〕 [英]华兹华斯:《抒情歌谣集》(1800年版序言)//伍蠡甫:《西方文论选》(下卷),上海译文出版社,1979年,第17页。

〔3〕 [英]华兹华斯:《抒情歌谣集》(1800年版序言)//伍蠡甫:《西方文论选》(下卷),上海译文出版社,1979年,第11-12页。

〔4〕 [英]托·斯·艾略特:《传统与个人才能》//托·斯·艾略特:《艾略特文学论文集》,李赋宁译,百花洲文艺出版社,1994年,第11页。

〔5〕 Charles.R.Hoffer.The Understanding of Music.California:Wadsworth Publishing Company,1985.pp.276-277.

〔6〕 [美]卡伦·荷妮:《我们时代的病态人格》,陈收译,国际文化出版公司,2007年,第32页。

中药组成了一个有效的药方。无论是《诗八首》的写作还是阅读,都能够让人达到逃避焦虑的诗歌治疗效果。"我们的文化体系包含极大的多样性和复杂性,这种多样性和复杂性在诗人精细的情感上起了作用,必然产生多样的和复杂的结果。诗人必须变得愈来愈无所不包,愈来愈隐晦,愈来愈间接,以便迫使语言就范,必要时甚至打乱语言的正常秩序来表达意义。"[1]多样性和复杂性也是现代文化的特点,导致了现代人情感的敏感性,从而导致了现代人比古代人有更强烈的焦虑感。现代文化的多样性和复杂性也为诗人创作出多样性和复杂性的现代诗创造了条件,诗歌语言的多样性和诗歌意象的复杂性也为诗疗提供了更多的治疗方案和手段。

《诗八首》有诗人青春期写作常有的浪漫主义情调,如对个性的重视,但采用的更多是现代主义诗歌的写作方式,尤其是对感情的逃避。现代主义诗人放弃了浪漫主义诗人直抒胸臆的写作方式,采用重视形象和思想的理性写作,甚至智性写作,来扩大诗的象征性,增加诗的含蓄性。尤其是在写生命甚至写身体时,在逃避情感的冷静抒情中获得了本能的审美需要,将写作中的肉感与美感"含混"成了美感,产生了语言的含混、意义的含混、情感的含混、美感的含混。肉感、美感和快感都既有身体上的,也有语言上的;既有现实的,也有想象的;既有自然性及情感性的,也有社会性及审美性的。"人类不仅是性生物,而且还有比性更高贵更高级的欲望冲动。然而,我们也可以补充说,由于受到有关这些高级冲动意识的浸染,人们常常想当然以为有权利思考荒唐之事而忽视事实。诸位很清楚,我们一开始指出人类的病态,是起因于本能生活的要求和人类本身所产生的反对本能生活的抵制之间的冲突,我们一刻都未忽略这种抵制的、反抗的、排斥的因素,我们认为,它是由自己种种特殊的力量即自我本能装配起来的,它和一般心理学中的自我相一致吻合。"[2]色情诗凭借诗的形象语言和理性思考升华为情色诗,通常意义中含有贬义的颓废写作在写作伦理上得到宽容,"颓废"在"现代主义文学"中成了中性词,在"诗疗"中成了褒义词。穆旦的《诗八首》正是这样的颇有哲理性的情色诗,是现代主义诗歌中杰出的诗疗作品,是穆旦青春期写作的代表作。诗人写作和读者阅读这首诗都可以获得肉感、美感和快感。

---

〔1〕［英］托·斯·艾略特:《玄学派诗人》(1921)//［英］托·斯·艾略特:《艾略特文学论文集》,李赋宁译,百花洲文艺出版社,1994年,第24-25页。

〔2〕［奥］西格蒙德·弗洛伊德:《精神分析导论讲演新篇》,程小平、王希勇译,国际文化出版公司,2007年,第330页。

在不同时代,都有一些诗人对日常世俗生活过度重视而导致"性诗""艳诗""色情诗""情色诗"等"低性写作"流行。他们过分关注个人的命运甚至自己的身体,缺乏对生存意义及人生价值的哲学思考,即过分重视诗疗中的低级情感,忽视高级情感。穆旦是百年新诗史上少有的能将两者处理得较好的诗人,他的青春期新诗写作与惠特曼年轻时的自由体诗写作有些异曲同工。"惠特曼宣布:'我是身体的诗人,我是灵魂的诗人。'作为'身体的诗人',他大胆地让性进入诗的领域……他坚信美国将在人类的未来中扮演特殊角色,尽管他经常指责美国社会,但是他肯定美国民主的成功是人类未来幸福的钥匙。"[1]惠特曼的诗歌写作既是"个人化写作",也是"社会化写作",既有"生命意识",也有"使命意识",既关注个人的身体问题,更关心国家的发展问题。近年美国人高度肯定了惠特曼诗歌的两大功能:一是"诗教"功能——启蒙或宣传功能;二是"诗疗"功能——治疗心理精神性疾病的功能。

今天也应该肯定穆旦的诗的启蒙和治疗功能,尤其是适度淡化前者强化后者。穆旦也公开以《我歌颂肉体》为题写过诗,诗的结尾是:"我歌颂肉体,因为光明要从黑暗出来 / 你沉默而丰富的刹那,美丽的真实,我的肉体。"他也很喜欢惠特曼。香港《大公报·综合》1940年3月3日刊发了他给艾青诗集《他死在第二次》写的序《他死在第二次》,他提到了惠特曼:"读着艾青的诗有和读着惠特曼的诗一样的愉快。他的诗里充满着辽阔的阳光和温暖,和生命的诱惑。如同惠特曼歌颂着新兴的美国一样,他在歌颂新生的中国。这里自然有一些不愉快的渣滓,但这些渣滓不过如无边的阳光下躲藏着的阴影,在强烈光线的鞭击下不久就会消失的。所以我们只要斗争下去,而诗人艾青所有的热情就正趋归于这一个方向上。这里,我们可以窥见那是怎样一种博大深厚的感情,怎样一颗火热的心在消溶着牺牲和痛苦的经验,而维系着诗人的向上的力量。也就在这里,我们可以毫不客气地说,比着惠特曼那种中产阶级的盲目自足的情绪,诗人艾青是更进步更深沉的。"[2]

穆旦在新诗现代性建设上的贡献主要在"现代主义"和"颓废"这两副面孔上。在1972年,1949年迁居香港的新诗理论家林以亮选编了《美国诗选》,这部诗选由张爱玲、余光中、林以亮、邢光祖四人翻译,译介了美国17位现代诗人的诗作。所选诗作颇能显示出美国现代诗及世界现代诗的特色,让中国

---

〔1〕 Peter B. High. An Outline of American Literature. New York: Longman Inc., 1986. pp.72–73.

〔2〕 穆旦:《他死在第二次》// 李怡:《穆旦作品新编》,人民文学出版社,2011年,第286–287页。

的现代诗有小巫见大巫之感,所以林以亮作序说:"中国旧诗词在形式上限制虽然很严,可是对题材的选择却很宽:赠答、应制、唱和、咏物、送别,甚至讽刺和议论都可以入诗。如果从19世纪的浪漫派的眼光看来,这种诗当然是无聊、内容空洞和言之无物,应该在打倒之列。可是现代诗早已扬弃和推翻了19世纪诗的传统而走上了一条康庄大道。"[1]穆旦深受奥登的影响,穆旦的青春期诗作是新诗史上少有的具有奥登所说的"现代诗的精神"的诗作,尤其是他的《诗八首》《春》等诗作,是奥登所言的"淫荡而又纯洁"的诗,含有较多的"颓废"与"情色"。这些抒写情欲、思考爱情的青春诗摆脱了林以亮所说的新诗的"高度严肃性",从流行的启蒙功能甚至宣传功能中挣脱出来,具有特殊的抒情功能及治疗功能。在某种意义上,他把中国古代汉诗的"诗教"改为了中国现代汉诗的"诗疗",因此才受到生活在和平时代的青年读者的喜爱。穆旦的青春期"快感"及"肉感"写作,与"颓废"写作及"情色"写作,才构成一位诗人的真实写作。正是因为诗人高度重视身体及生命,他写的"爱国"和"苦难"题材的现代诗,尤其"战争诗",才既真实又深刻。

在百年新诗史上,有两位诗人曾获得同时代伟人的极高评价。一位是冯至,他因为20世纪20年代写的诗具有高度的浪漫性,被鲁迅称为"中国最为杰出的抒情诗人"。冯至被称为现代主义诗人,源于他30年代去德国留学受到里尔克等诗人的影响,诗风才由浪漫主义的青春期写作向现代主义的中年写作转变。另一位是穆旦,他因为40年代初期创作的诗具有一定的现代性,在西南联大成为闻一多、冯至等著名诗人的"高足"。他俩在年轻时代都写出了自己一生中的代表作,冯至的《蛇》写于1926年,他生于1905年,写这首诗时21岁。朱自清编选的《中国新文学大系·诗集》收录了《蛇》,诗的文字与冯至在北新书局1927年4月出版的诗集《昨日之歌》完全一致。穆旦的《诗八首》写于1942年,他生于1918年,写这首诗时24岁。"《诗八首》是诗人穆旦(1918—1977)的一篇很有名的经典性的作品,写于1942年2月。这时,他是24岁。刚刚毕业不久的著名的西南联大'校园诗人'。"[2]《诗八首》可以视为中国现代的《秋兴八首》。不同的是,杜甫的《秋兴八首》是各自独立而又关联地抒发秋之情怀的,而穆旦的《诗八首》是作为一首诗连续在一起写爱情的。这一组诗是不可分割的整体。它以十分严密的结构,用初恋、热恋、宁静、赞歌

〔1〕 林以亮:《序》//林以亮:《美国诗选》,今日世界社,1972年,第4页。
〔2〕 孙玉石:《解读穆旦〈诗八首〉》,《诗探索》,1996年第4期,第48页。

这样四个乐章（每个乐章两首诗），完整地抒写和礼赞了人类生命的爱情，也包括他自己的爱情的复杂而又丰富的历程，礼赞了它的美、力量和永恒。《诗八首》是一篇爱情的启示录，也是一首生命的赞美诗。它超越时间与空间的限制，产生了永恒的艺术魅力。闻一多先生大约很欣赏这首诗，早在1945年就收入他所编的《现代诗抄》一书中，这本身就是对这首诗的无言的赞誉。"[1]

不可否认，鲁迅与闻一多的鉴赏力都是超强的，都是慧眼识珠的伯乐，《蛇》与《诗八首》分别出自21岁和24岁男子之手，确实显示出了两位青年诗人的早慧与才气。但是因为后来两位作者都成了新诗史上的著名学者型诗人，这两首诗又被收入大中学教材，中学语文教材及大学文学教材又重视教书育人，中国诗歌长期存在的"诗教"传统受到高度重视，一些诗作的"思想性"被拔高，一些抒情诗，尤其是一些为了"诗疗"目的写作的"情色诗"被极端拔高为"哲理诗"。这两首完全可以被称为"青春期写作"的诗便被"圣洁化"了，甚至被"道德化"和"意识形态化"。为尊者讳，为亲者讳，为贤者讳，这些著名诗人或学者的研究者往往是他们的朋友或学生，即使两者都不是，也是诗歌界的同道，绝不可能否定甚至"妖魔化"他们的前辈。加上百年新诗一直具有高度的严肃性，导致在革命、战争、运动此起彼伏的20世纪中国，不管是把文学视为"人学"还是"美学"，不管是主张"为人生而艺术"还是"为艺术而艺术"，作家、诗人都有强烈的功利性。如梁启超的《论小说与群治之关系》认为："欲新一国之民，不可不先新一国之小说。故欲新道德，必新小说；欲新宗教，必新小说；欲新政治，必新小说；欲新风俗，必新小说；欲新学艺，必新小说；乃至欲新人心，必新小说，何以故？小说有不可思议之支配人道故。"[2]"故今日欲改良群治，必自小说界革命始；欲新民，必自新小说始。"[3]呼应"小说界革命"的"诗界革命"及"白话诗运动"产生的汉语诗歌中的独特文体"白话诗"及"新诗"，也在相当一段时间内与"新小说"一起承担起了改造旧国民和打造新中国的启蒙重任。宗白华在1941年11月10日《时事新报》发表的题为《欢欣的回忆和祝贺》作出结论说："白话诗运动不只是代表一个文学技术上的改变，实是象征着一个新世界观，新生命情调，新生活意识寻找它的新的表

---

〔1〕 孙玉石：《解读穆旦〈诗八首〉》，《诗探索》，1996年第4期，第57-58页。

〔2〕 梁启超：《译印政治小说序》//郭绍虞、罗根泽：《中国近代文论选》（上册），人民文学出版社，1959年，第151页。

〔3〕 梁启超：《译印政治小说序》//郭绍虞、罗根泽：《中国近代文论选》（上册），人民文学出版社，1959年，第155页。

现方式……白话诗是新文学运动中最大胆、最冒险、最缺乏凭藉、最艰难的工作。"[1]美国历史学家格里德甚至认为文学革命是彻底的反传统运动。"最初，这场革命仅是一场反对古旧书面语言形式即'文言'的运动……这种书面语言，与其他任何制度一样，维护了传统中国中统治者和被统治者之间的等级界限。甚至在旧的政治制度于1911年崩溃之后，古文言的遗存不仅确保了传统文化的存留，而且保证了传统社会态度的永久延续性。所以这场文学革命的目标就远远超出了对一种文学风格的破坏。这场革命的反对者所保护的是一完整的社会价值体系。而反对文言之僵死古风与旧文学之陈词滥调的文学革命的拥护者，所抛弃的也是一个完整的文化与社会遗产。"[2]

无独有偶，这两首分别由21岁和24岁的年轻男子写的抒情诗在百年新诗史上都颇有争议，甚至都被视为情色诗，两首诗的已有评论文章都采用了涉及人的本能欲望的词汇。百年新诗史上，在著名诗人的经典诗作中，也只有冯至和穆旦的诗作被诗论家视为"欲望写作"。冯至的代表性作品是《蛇》，是否是色情诗至今还在学界有争议。穆旦的《诗八首》及《春》在20世纪40年代和今天，都有诗论家强调是"身体写作"，认为是情色诗。

著名诗论家骆寒超分析《蛇》时采用了"欲望"甚至"性变态"等与身体相关的词汇。"这一阶段的现代主义追求者因而对性变态的心理作了隐喻表现，从而使新诗中的超现实抒情达到了相当高的层次，郭沫若在长诗《瓶》中的《春莺曲》就很动人地隐示着主体的性变态，不过在奇想联翩中那一道隐示的帷幕透明度还是大的。冯至的《蛇》可就透明度极有限了……现在对《蛇》要进一步考察的，就是白日梦中一个蛇的显象意象究竟象征什么意义或者情绪。不妨注意一下诗人写'蛇'对'你'的示爱：'它在想那茂密的草原／你头上的，浓郁的乌丝。'还有：'它月光一般轻轻地／从你那儿潜潜走过。'如果承认该诗梦中的图像都是睡眠中器官状态的象征，梦中的'戏剧化'都是以具体的形象来表现抽象的欲望的话，那么《蛇》中这些图像和'戏剧化'表现就可以解释为某种白日梦中性行为的象征，而隐义则是追求超文化的动物本能之意这一主体怪异情结的泄露。"[3]

穆旦的好友、著名诗论家袁可嘉评价穆旦、郑敏等"九叶诗人"时石破天

〔1〕宗白华：《艺境》，北京大学出版社，1987年，第142-143页。

〔2〕［美］格里德：《胡适与中国的文艺复兴——中国革命中的自由主义（1917—1937）》，鲁奇译，江苏人民出版社，1996年，第84-85页。

〔3〕骆寒超：《20世纪新诗综论》，学林出版社，2001年，第23-24页。

惊地用了"肉感"一词。"穆旦的《诗八首》是一组情诗,用严格的唯物主义态度来对待多少世纪以来被无数诗人浪漫化了的爱情,其冷静的、自嘲的口吻在新诗史上是少见的……肉感中有思辨,抽象中有具体。在穆旦那些最佳诗行里,形象与思想密不可分,比喻是大跨度的,富于暗示性,语言则锋利有力。"[1]"充分发挥形象的力量,并把肉感的形象和抽象的观念、激昂的情绪密切结合在一起,成为一个孪生体(即所谓'思想知觉化'的艺术方法)是这批诗人努力从西方现代诗里学来的、颇有成效的一种手段。"[2]

穆旦的另一位好友、著名诗史家王佐良用了与"肉感"同义的"肉体化"一词来总结穆旦1941年2月写了《诗八首》后写的同样题材的诗《春》。"当然,他还有别的境界,别的形式。《春》(一九四二)是一例……不止是所谓虚实结合,而是出现了新的思辨,新的形象,总的效果则是感性化,肉体化,这才出现了'我们二十岁的紧闭的肉体'和'呵,光,影,声,色都已经赤裸,/痛苦着,等待伸入新的组合'那样的名句——绝难在中国过去的诗里找到的名句,从而使《春》截然不同于千百首一般伤春咏怀之作。它要强烈得多,真实得多,同时形式上又是那样完整。"[3]

当代诗评家吴投文在2016年解读《春》时也采用了"情欲"一词。"春天作为自然季候实际上也是精神季候的幻影。从这样的角度来看穆旦(1918—1977)的《春》,春天的景深就不是由一连串板结的表意性符号粘贴而成的呆滞面孔,而是生命被禁锢的悲哀中,获得力之美的深度照亮,而显得峻拔的一幅剪影。这就是《春》所展开的纵深领域,春在一首12行的短诗中,被穆旦不动声色地转换到生命的幽暗之中,但又显得透明、纯净和含混,如深山中的一片湖泊静止在内部的凝固之中,而天光云影又来折射湖泊内部的骚动。此诗的起首两句铺排在春天的热烈与奢华上,'绿色的火焰在草上摇曳,/他渴求着拥抱你,花朵。'春草如绿色的火焰燃烧,鲜花繁茂,大地一片生机,呈现出一种令人恍惚的动态之美,但在一派繁花盛景中,又透露紧张的情绪。这来源于诗中由整体情境所形成的暗示,是诗人内心受压抑情绪的流露或折射。"[4]《春》的旨意是逐步打开诗人心中的镣铐的,诗人的苦闷有迹可循,都

〔1〕 袁可嘉:《西方现代派与九叶诗人》,《文艺研究》,1983年第4期,第38页。
〔2〕 袁可嘉:《〈九叶集〉序》,《读书》,1980年第7期,第534-6页。
〔3〕 王佐良:《论穆旦的诗》,《读书》,1995年第4期,第139-140页。
〔4〕 吴投文:《在生命的限制中对自由的张望——穆旦诗歌〈春〉导读及相关问题》,《北方论丛》,2016年第6期,第37页。

落实到意象的巧妙铺排上,而又把苦闷的抑制,化解在对自由的渴求中。因此,诗中峻急的情感是两极对抗的结果。烦恼与欢乐、现实与幻影、理性与情欲、紧闭的肉体与赤裸的自然,都是充满矛盾和悖论的两极,在诗中相互冲突与胶结,构成青春的阵痛和对自由的热烈趋附。"[1]另一位诗评家陈超在他著的《20世纪中国探索诗鉴赏》(河北人民出版社1999年版)中把《春》视为穆旦的代表作,分析这首诗时采用了"原欲"一词。

诗疗既重视人的七情六欲般的低级情感,这些低级情感源自马斯洛所讲的人的低级需要,包括食物的需要、性的需要;也重视高级情感,如马斯洛所讲的自我实现的需要;更重视将低级情感与高级情感合为一体的综合情感,如灵与肉融合的爱的需要、人的本能需要和社会的教化合为一体的审美的需要。穆旦的《诗八首》这样的采用现代主义手法写的新诗更应该称为"现代汉诗",抒写的是现代情感和现代生活,呈现的是现代精神和现代意识,反映的是现代人的生存境遇,思考的是现代人面临的生存问题,揭示了现代人的伟大与渺小。这种时而豪情满怀时而垂头丧气,正是生活在动乱时代的青年男子的生活常态,乱世可以出英雄,乱世也会让人成为苟且偷生的狗熊。郭沫若说蒋光慈公开宣称:"我自己便是浪漫派,凡是革命家也都是浪漫派,不浪漫谁个来革命呢? ……有理想,有热情,不满足现状而企图创造出些更好的什么的,这种情况便是浪漫主义。具有这种精神的便是浪漫派。"[2]拜伦写了《她走在美的光泽中》,还写了《堂璜》。雪莱写了《爱的哲学》,还写了《西风颂》。雪莱《诗辩》一文中的两段话可以恰当地用来描述新诗诗人的写作生态。一方面,他们是忧郁的诗人。"一首诗则是生命的真正的形象,用永恒的真理表现了出来……诗人是一只夜莺,栖息在黑暗中,用美妙的声音唱歌,以安慰自己的寂寞。"[3]另一方面,他们是社会的改革者。"一个伟大的民族觉醒起来,要对思想和制度进行一番有益的改革,而诗便是最为可靠的先驱、伙伴和追随者。"[4]

尽管穆旦在西南联大接受的不完全是浪漫主义诗歌教育,严格地说他不是一位浪漫主义诗人,他也采用了一些浪漫主义的写诗方式和生活方式,仍

---

〔1〕 吴投文:《在生命的限制中对自由的张望——穆旦诗歌〈春〉导读及相关问题》,《北方论丛》,2016年第6期,第37页。

〔2〕 郭沫若:《学生时代》,人民文学出版社,1979年,第244页。

〔3〕 [英]雪莱:《诗辩》//伍蠡甫:《西方文论选》(下卷),上海译文出版社,1979年,第53页。

〔4〕 [英]雪莱:《诗辩》//伍蠡甫:《西方文论选》(下卷),上海译文出版社,1979年,第56页。

然受到了浪漫主义诗潮影响，同时也受中国文人特有的"兼济天下""经世济民"的生存方式影响。加上他处在豪情壮志容易油然而生的青春时代，又有战争磨难的经历，这使他更容易接受古代汉诗的"诗言志"及"诗教"传统，承认新诗的启蒙功能。有两件大事影响了穆旦的世界观、生存观及创作观。一件是1937年7月他参与了西南联大的千里徒步迁校，先随清华大学迁入长沙，又徒步到昆明。二是1942年5月他参与了中国远征军的缅甸大撤退，徒步数月的行军后死里逃生。第一次远行影响了《诗八首》的创作，让他体会到生活的艰难和生命的顽强，体验到用诗记录生活的"以笔为枪"式的成就感，这种成就感就是马斯洛所讲的"自我实现的需要"及"高峰体验"，并从中获得了诗疗倡导的"高级情感"及"道德愉快"。1938年2月19日至4月28日，清华大学、北京大学和南开大学"三校200余名师生组成'湘黔滇步行团'，在闻一多、曾昭抡、李继桐等教授的带领下，步行3500华里，历时68天，跨越湘、黔、滇三省而抵达昆明。查良铮以'11级清华学号2720（外）'编入12级学生为主的第二大队一中队一分队，亲历此次'世界教育史上艰辛而具有伟大意义的长征'。途中，写下组诗《三千里步行》（1940年10月分别发表于重庆《大公报》）……"[1]刘兆吉等大学生沿途搜集民歌，编辑成《西南采风录》，很多民歌都是直抒胸臆的情歌，有的还带有色情意味，所以闻一多在序言中说："你说这是原始，是野蛮。对了，如今我们需要的正是它。我们文明得太久了。"[2]闻一多的文化多元观念，特别是对富有生命冲动的原始文明的赞美，为抒写原始情欲的西南民歌的辩护，很容易引起穆旦、杜运燮等在战争的苦难中挣扎的年轻诗人的共鸣，为他们写作具有颓废意味的情色诗提供了理论依据。

穆旦的《诗八首》被闻一多选入《现代诗抄》，说明这首诗具有"现代"品格。这与穆旦在大学期间接受的更多是现代主义诗歌教育有关。《诗八首》的写作明显受到现代主义诗潮影响，具有现代主义诗歌的特点。"诗是感到压力和起来反叛的最后文化媒介之一。1912年一些不满的年轻诗人聚集在芝加哥和纽约的格林威治村开始了反叛之举。在他们的眼中，过去的都是死的，诗的生命力在于自发（spontaneity）、自我表现（self-expression）和

---

〔1〕 李方：《穆旦（查良铮）年谱》//李方：《穆旦诗文集》（第2集），人民文学出版社，2014年，第372页。

〔2〕 洪长泰：《到民间去——1918～1937年的中国知识分子与民间文学运动》，董晓萍译，上海文艺出版社，1993年，第287页。

改革(innovation)。"[1]《诗八首》呈现的正是这样的"诗的生命力",具有"自发""自我表现"和"改革"的特点。"穆旦和他的朋友们不是通过书本受到了西方现代派的影响。他们的老师当中,就有现代派,例如冯至和卞之琳。还有一位从英国来的威廉·燕卜荪,更是直接为他们开课讲授英国当代诗歌。燕卜荪(一九〇六——九八四)是'超前式'的诗人和新锐的批评家。他来中国的时候刚过三十岁,风华正茂,跟着临时大学(后来的西南联合大学)到长沙、南岳、蒙自、昆明,同中国师生打成一片,彼此极为相得,当时写了一首题名《南岳之秋》的长诗,其中说:'我交了一批好朋友。'在他的影响下,一群诗人和一整代英国文学学者成长起来了。中国新诗也恰好到了一个转折点。西南联大的青年诗人们不满足于'新月派'那样的缺乏灵魂上大起大落的后浪漫主义;如今他们跟着燕卜荪读艾略特的《普鲁弗洛克》,读奥登的《西班牙》和写于中国战场的十四行,又读狄仑·托玛斯的'神启式'诗,他们的眼睛打开了——原来可以有这样的新题材和新写法! 其结果是,他们开始有了'当代的敏感',只不过它是结合着强烈的中国现实感而来,因为战局在逆转,物价在飞涨,生活是越来越困难了。他们写的,离不开这些——尽管是用了新写法。与中国现实的密切结合,正是四十年代昆明现代派的一大特色。就穆旦而论,他从现代主义学到的首要一点是:把事物看得深些,复杂些。他的《诗八首》(一九四二)就是复杂、多层次的情诗。"[2]

在抗战时期,梁实秋主张诗人写的应该是诗而不是宣传口号,却被主流媒体认为他宣扬文学"与抗战无关论"受到大批判。20年代主张新诗应该走"纯诗"道路的穆木天和当时很多诗人一样,写起了口号式的"抗战诗"。穆木天在1938年6月30日写的《诗歌创作上的表现形式的问题》中总结说:"诗,是要凭藉语言的形象和声音,去表达它的内容的。诗的语言中的音响的考察,是一个诗歌工作者所要注意的……譬如,魏尔林在他的《秋之歌》里边,用好多的鼻音以传达和唤起秋日的哀愁,就是一例。"[3]他的抗战诗完全没有注意到这些。当时整个中国大地,唯有西南联大诗人群在强调诗的艺术性及现代性。如叶维廉所说:"四十年代是一个动荡的社会,到街上去,街上有太多的社会事物等待诗人去写,战争、流血,和'逻辑病者的春天'。但四十年代的诗人并

---

〔1〕 Roderick Nash.The Call of the Wild(1900–1916).New York:George Braziller,Inc.,1970.p.141.

〔2〕 王佐良:《论穆旦的诗》,《读书》1995年第4期,第141–142页。

〔3〕 陈惇、刘象愚:《穆木天文学评论选集》,北京师范大学出版社,2000年,第218页。

没有排斥语言艺术世界所提供出来的语言的策略……"[1]叶维廉指的是昆明"西南联大诗人群"。西南联大除有外国教师讲现代诗外，还有大量外国诗被译介，由西南联大文聚社出版，1942年2月16日创刊的《文聚》发表了冯至译的《里尔克诗十二首》和《尼采诗七首》，杨周翰译的《叶慈的诗》，闻家驷译的《魏伦的诗》和卞之琳译的《里尔克的诗》。1870年，法国诗人兰波就宣布法国诗歌"应该绝对地现代"[2]。西南联大诗人群中的诗人普遍认为中国新诗也应该现代，他们反感20世纪20年代新诗草创期的写实主义，认为那种诗"说教"太多，更反对30年代的浪漫主义，认为那种诗"感伤"太重。"九叶诗人虽各有其艺术个性，但在反对诗歌的说教和感伤，追求'客观'和'间接'，自觉推进新诗'现代化'方面却比较一致。于是，穆旦作为这些追求的最前驱的体现者也就常常为他的诗友们所论及。默弓（陈敬容）论及过他'剥皮见血的笔法'，唐湜论及过其中的'丰富的痛苦'，袁可嘉更是把他当作为'新诗现代化'走向的典型……"[3]穆旦先是学生后是教师，1940年8月毕业后留校任助教。"从1938年到1942年，穆旦在西南联大学习和工作的四年中，创作和发表了大量的诗作，这些作品以冷峻目光审视现实，以深邃的思考叩击人生，初步显示出诗人极具个性的艺术追求。《还原作用》《五月》《摇篮歌》《控诉》《赞美》《诗八首》等重要诗篇就出自这一时期。"[4]

　　尽管袁可嘉受时代的意识形态限制，在发表于《读书》1980年第7期的《〈九叶集〉序》中把穆旦定性为"爱国诗人""人民诗人"，强调他的写作有现实主义的成分，甚至还认为他的写作具有"中国特色"，特别是认为他的诗与"颓废"无关。"在四十年代初期，这九个作者大多还是二三十岁的年轻人，有的在读书，有的参加进步的文化活动……他们的基调是重视现实生活，重视真情实感，重视艺术创新。从他们作品的思想倾向看，他们是很注意抒写四十年代祖国的斗争和渴望光明的心情的。请听他们当中的一个，穆旦（查良铮），这位在诗歌创作和翻译上都做出了成绩的、在'四人帮'横行时身心遭受严重摧残不幸在一九七七年逝世的诗人，在四十年代初，以何等深沉的感情，赞美'一个民族已经起来'……他看到在田野中劳作的农民，想到多少朝代在他身边升起又降下，把希望和失望压在他身上，如今这个农民在抗日宣传的鼓动下

---

〔1〕　叶维廉：《中国诗学》，生活·读书·新知三联书店，1992年，第236页。
〔2〕　［美］R. S. 弗内斯：《表现主义》，艾晓明译，昆仑出版社，1989年，第90页。
〔3〕　李怡：《穆旦研究综述》，《诗探索》1996年第4期，第61-62页。
〔4〕　李怡：《前言》//李怡：《穆旦作品新编》，人民文学出版社，2011年，第1-2页。

投入了军队,'溶进了大众的爱','看着自己溶进死亡里',因为战争总是有伤亡的,诗人沉痛地说,'他(农民)是不能够流泪的。他没有流泪,因为一个民族已经起来。'穆旦痛感到自己没有力量给这样的农民创造幸福,只能为他的死难痛哭,但人民暂时的死难终将带来民族的复兴,因此说,'痛哭吧,让我们在他身上痛哭吧。因为一个民族已经起来'。这种悲痛、幸福与自责交织在一起的复杂心情使穆旦的诗显出深度和厚度。他对祖国的赞歌伴随着深沉的痛苦和严厉的自责,是'带血'的歌。"[1]但是,穆旦到了晚年也仍然坚持中国诗歌应该"现代"。他在1975年6月28日给杜运燮写信说:"你提到我该多看看旧诗,这一点我接受。的确我在这方面缺少接触,可是马上拿些旧诗来读,却又觉得吸收不了什么。总的说来,我写的东西,自己觉得不够诗意。即传统的诗意很少,这在自己心中有时产生了怀疑。有时觉得抽象而枯燥。有时又觉得这正是我所要的:要排除传统的陈词滥调和模糊不清的浪漫诗意,给诗以 hard and clear front,这些话也是老话,不说你也知道了。不过最近考虑诗的问题,又想一遍罢了。"[2]杜运燮在20世纪90年代说西南联大诗人群受到了奥登的影响:"我在西南联大时期即喜欢奥登等'粉红色的30年代'诗人的诗。主要是奥登……奥登只比我早生11年,当时还年轻,较接近我们一代,有一种我喜欢的明朗、机智、朝气和锐气。"[3]穆旦是西南联大诗人群中受奥登影响最大的诗人,《诗八首》明显有奥登的"机智"。周珏良在《穆旦的诗和译诗》中回忆说:"在清华大学和西南联大我们都在外国语文系,首先接触到的是英国浪漫诗人,然后在西南联大受到燕卜逊先生的教导,接触到现代派的诗人如叶芝、艾略特、奥登乃至更年轻的狄兰·托马斯等人的作品和近代西方的文论。"[4]"联大的屋顶是低的……在战争初期,图书馆比后来的更小,然而仅有的几本书,尤其是从外国刚运来的珍宝似的新书,是用着一种无礼貌的饥饿吞下的……但是这些联大的年轻诗人们并没有白读了他们的艾略特和奥登……这些年轻作家迫切地热烈地讨论着技术的细节,高声的辩论有时深入夜晚。"[5]穆旦1976年12月9日给杜运燮的信中还提到奥登:"你说近日无写

〔1〕 袁可嘉:《〈九叶集〉序》//《读书》,1980年第7期,第54—55页。

〔2〕 穆旦:《致杜运燮》//李怡:《穆旦作品新编》,人民文学出版社,2011年,第326页。

〔3〕 杜运燮:《杜运燮60年诗选》,人民文学出版社,2000年,第374—375页。

〔4〕 李方:《穆旦(查良铮)年谱》//李方:《穆旦诗文集》(第2集),人民文学出版社,2014年,第371页。

〔5〕 王佐良:《一个中国诗人》//李方:《穆旦诗文集》(第2集),人民文学出版社,2014年,第373页。

诗的劲头,除了陷入'现在'而外,还有一原因,大概是树立不出一个对现实的看法,诗是来自看法的新颖,没有这新颖处,你就不会有劲头。有话不得不说,才写。这是一类诗,像Auden的即是。但这类诗也有过时之日,时过境迁,人家就不爱看它了。因此我想,要是写写生活哲理,也是一法。它和现实没有什么密切关联,十年后看也可以,现在看也可以,这是否如此,请你议议。因此我写了冬秋之类的季节诗。也是自娱。"[1]

从诗疗的视角看,诗人拥抱革命是人的高级情感及道德情感在发生作用,是诗疗中的高级需要;诗人拥抱爱情是人的低级情感及本能情感在发生作用,是诗疗中的低级需要。正是两种情感和两种需要才能确保人的心理健康和人格健全。所以如果从诗疗角度看,不难理解为何一位诗人既写革命诗,又写爱情诗,甚至还写情色诗。如果从这个视角来理解穆旦在1940年左右的"青春期写作",就不难理解这一时期他的诗的题材的极端性、思想的复杂性、生活方式的多样性,甚至生存理念的矛盾性。他既写了爱国主义题材及抗战题材的诗,也写了个人主义题材及身体题材的诗。穆旦的这种写作现象在那个时代具有普遍性。"在现代性中有一个共同的指涉物,也就是,共有的生活经验以及对这些经验的共同元素的描述与反思——我们通常称为'社会现实'。"[2]这种"社会现实"导致现代诗关注世俗生活,使个人化写作甚至私人化写作成为可能,在这样的"社会现实"中,才可能出现《诗八首》这样的现代性诗作——诗人现实性的爱情与想象性爱情、生物性情感与心理性情绪、日常生活性愿望和精神哲学性冥想有机结合,如同将弗洛伊德的"本我""自我"与"超我"结合,《诗八首》呈现的诗人穆旦的爱情成了读者的爱情,他的私人性生活经验成为现代人"共有的生活经验",这是它成为百年新诗史上爱情诗经典的主要原因,也是它具有较好的诗疗功能的重要原因。

王佐良1989年11月28日给李方的信这样描述当年的穆旦:"我们是同班。从南方去的我,注意到这位瘦瘦的北方青年——其实他的祖籍是浙江海宁——在写诗,雪莱式的浪漫派的诗,有着强烈的抒情气质,但也发泄着对现实的不满。"[3]当时很多诗人,尤其是成名诗人都在写雪莱式的浪漫诗,既是想呈现自己改革现实的英雄梦,也是想宣泄生活的重压。当时既流行英国浪漫

---

〔1〕 穆旦:《致杜运燮》//李怡:《穆旦作品新编》,人民文学出版社,2011年,第326页。

〔2〕 [匈]阿格尼丝·赫勒:《现代性理论》,李瑞华译,商务印书馆,2005年,第1页。

〔3〕 李方:《穆旦(查良铮)年谱》//李方:《穆旦诗文集》(第2集),人民文学出版社,2014年,第371页。

主义诗人雪莱的诗人是在黑暗中唱歌安慰自己寂寞的夜莺的诗,也流行日本文论家厨川白村的生命力受了压抑而生的苦闷懊恼乃是文艺的根柢的诗,所以当时在都市青年中颓废艺术流行,青年诗人更是"忧郁的青年"。尤其是都市现代诗人抒写的更多是消极情绪而不是积极情感。在写《诗八首》前两年,穆旦的诗大多在"发泄着对现实的不满",具有浓郁的"忧郁"情调和颓废意味,这是现代诗人的"通病"。现代人的健康分为身体健康、精神健康与社会协调能力,对社会产生强烈不满情绪,甚至产生人格分裂、抵触社会行为的人应该归入社会协调能力较差的不健康的人之列。当然不能否认社会本身就是病态的,是病态社会造就了病态人格。诗人通过写诗来宣泄不满是一种稀释忧郁、摆脱焦虑的治疗行为。

穆旦在写《诗八首》前就写了多首"忧郁诗"或"颓废诗"。"郁闷""焦虑"是他1940年现代诗创作的主要基调。"作诗《蛇的诱惑》(2月)、《玫瑰之歌》(3月,载《今日评论》第3卷第14期,1940.4.7)《漫漫长夜》(4月,载《大公报》香港版,1940.7.22)、《写在郁闷的时候》(4月,载《今日评论》第3卷第24期,1940.6.16)……"[1]正是这样的写作行为及治疗行为,为穆旦最后写《诗八首》打下了基础,可以把《诗八首》的写作视为穆旦青春期诗歌写作的终结,更可以视为他长达两年的诗歌疗程的最后一次"大手术"。

穆旦1940年2月写的《蛇的诱惑——小资产阶级的手势之一》中有一段散文诗式的引言:"创世以后,人住在伊甸乐园里,而撒旦变成了一条蛇来对人说,上帝岂是真说,不许你们吃园当中那棵树上的果子么?人受了蛇的诱惑,吃了那棵树上的果子,就被放逐到地上来。无数年来,我们还是住在这块地上。可是在我们人群中,为什么有些人不见了呢?在惊异中,我就觉出了第二次蛇的出现。这条蛇诱惑我们。有些人就要被放逐到这贫苦的土地以外去了。"全诗格调低沉,有多个悲伤的诗句:"夜晚是烧尽的烟头,/带一阵疲乏,燃过污秽的小巷,/细长的小巷像是一支洞箫,/当黑暗伏在巷口,缓缓吹完了/它的曲子:家家门前关着死寂。""而我只是冬日的飞蛾,凄迷无处。""寂寞,/囚禁每个人。生命树被剑守住了,/人们远远离开它,绕着圈子走。/而感情和思想,枯落的空壳,/播种在日用品上,也开了花。/我是活着吗?我活着吗?我活着/为什么?"1940年3月写的《梦幻之歌》也有

---

〔1〕 李方:《穆旦(查良铮)年谱》//李方:《穆旦诗文集》(第2集),人民文学出版社,2014年增订版,第375页。

大量忧伤的诗句："我已经疲倦了，我要去寻找异方的梦。""什么都显然褪色了，一切是病怏而虚空"，"然而我是期待着野性的呼喊，我蜷伏在无尽的乡愁里过活"。这首诗中还出现了"颓废"一词："播种的季节——观念的突进——然而我们的爱情是太古老了，／一次颓废列车，沿着细碎之死的温柔，无限生之尝试的苦恼。"1940年4月写的《漫漫长夜》情绪更低落，也有大量忧郁性诗句："我是一个老人。我默默地守着／这迷漫一切的，昏乱的黑夜。""我默默地躺在床上。黑夜／摇我的心使我不能入梦，／因为在一些可怕的幻影里，／我总念着我孩子们未来的命运。／想着又想着，荒芜的精力／折磨我，黑暗的浪潮拍打我，／蚀去了我的欢乐，什么时候／我可以搬开那块沉沉的碑石，／孤立在墓草边上的／死的诅咒和生的朦胧？／在那底下隐藏着许多老人的青春。"1940年8月写的《在旷野上》虽然一开始就宣布："我从我心的旷野里呼喊，／为了我窥见的美丽的真理，／而不幸，彷徨的日子将不再有了，／当我缢死了我的错误的童年，／（那些深情的执拗和偏见！）"但是彷徨的日子并没有真正离去，诗人仍然很悲观："谁知道暖风和花草飘向何方，／残酷的春天使它们伸展又伸展，／用了碧洁的泉水和崇高的阳光，／挽来绝望的彩色和无助的夭亡。／／然而我的沉重、幽暗的岩层，／我久已深埋的光热的源泉，／却不断地迸裂，翻转，燃烧，／当旷野上掠过了诱惑的歌声，／O，仁慈的死神呵，给我宁静。"在诗的结尾，穆旦居然祈盼死神给他宁静。如果按照诗疗原理对写此诗时的穆旦进行心理健康测试，可以得出他可能有"自杀倾向"。1940年11月写的《还原作用》说："污泥里的猪梦见生了翅膀／从天降生的渴望着飞扬／当他醒来时悲痛地叫喊。""八小时工作，挖成一颗空壳，／落在尘网里，害怕把丝弄断，／蜘蛛嗅过了，知道没有用处。"1940年11月写的《我》说："从子宫割裂，失去了温暖，／是残缺的部分渴望着救援，／永远是自己，锁在荒野里"，"幻化的形象，是更深的绝望，／永远是自己，锁在荒野里，／仇恨着母亲给分出了梦境"。

　　1941年是他从个人情感中挣扎出来的一年，他更关注社会生活，更关心祖国和人民的命运，但是仍然有较浓郁的悲观情绪。3月写的《中国在哪里》说："希望，系住我们。希望／在没有希望，没有怀疑／的力量里。"6月写的《神魔之争》中说："谁知道生命多么长久？／一半是醒着，一半是梦。／我们活着是死，死着是生，／呵，没有人过得更为聪明。"11月写的《控诉》说："无声。／在这样的背景前，冷风吹进了今天和明天，／冷风吹散了我们长住的／永久的家乡和暂时的旅店。"这些诗写颓废却没有极端的消极，很多诗都有一定的追求。如《梦幻之歌》出现了"颓废"一词,还出现了"同志"一词:"虽然我还没有为饥寒,残酷,绝望,鞭打出过信仰来,/没有热烈地喊过同志,没有流过同情泪,没有闻过血腥,/然而我有过多的无法表现的情感,一颗充满着熔岩的心/期待深沉明晰的固定。一颗冬日的种子期待着新生。""颓废"和"同志"呈现的生存方式几乎是相对的,前者指消极的人生,后者指积极的人生,前者更多用来指称"小资产阶级知识分子",后者更多用来指称"革命者"。由此可见,如同现代文化有多样性和复杂性,一个人既可以做凡夫俗子,也可以当英雄豪杰,一个人在一生中,甚至在人生中的某个阶段的生存理念也有多样性和复杂性,就像人既需要低级情感也需要高级情感,这正是心理及精神健康的标志。

尽管有些悲天悯人,有强烈的焦虑感,1940年也是穆旦踌躇满志的一年,在诗坛的小有名气,给了他更多的自信和使命感,他甚至写起了新诗评论,提出了相当"革命"的诗观。1940年4月28日香港《大公报·综合》刊发了他的《慰劳信集——从〈鱼目集〉说起》,是他在1940年3月23日为卞之琳诗集《慰劳信集》写的序。"为了表现社会或个人在历史一定发展下普遍地朝着光明面的转进,为了使诗和这时代成为一个感情的大谐和,我们需要'新的抒情'。这新的抒情应该是,有理性地鼓舞着人们去争取那个光明的一种东西。"[1]"'新的抒情',当我说这样的话时,我想到了诗人艾青。《吹号者》是我所谓'新的抒情'在现在所可找到的较好代表,在这首诗里我们可以觉出情绪和意象的健美的糅合。从这首诗中我们知道,自然风景仍然是可以写的,只要把它化进战士生活的背景里,离开了唯美主义以及多愁善感的观点,这时候自然风景也就会以它的清新和丰满激起我们朝向生命和斗争的热望来。所以,'新的抒情'应该遵守的,不是几个意象的范围,而是诗人生活所给的范围。"[2]"就是这些人们,这些艰苦的战士,这些坚强地走向解放之路上去的,他们需要一种快乐,洪大的脉搏在诗里和他们共鸣。他们需要'新的抒情'!现在,这种抒情的欢唱是比七七抗战以前容易获得了,因为我们这时代现在正开放了美好的精神的花朵,它对于诗,不再抑制、摧残,而正为它开辟了一块肥沃的土壤。无论是走在大街、田野或者小镇上,我们不都会听到了群众的洪大

〔1〕 穆旦:《慰劳信集——从〈鱼目集〉说起》//李怡:《穆旦作品新编》,人民文学出版社,2011年,第293页。

〔2〕 穆旦:《慰劳信集——从〈鱼目集〉说起》//李怡:《穆旦作品新编》,人民文学出版社,2011年,第294页。

的欢唱么？这正是我们的时代。那么，在《慰劳信集》里，'新的抒情'是比较太贫乏了。我希望这对于诗人卞之琳只是一个过渡的集子。因为过去他是写着暗哑沉郁的诗行的，而摆脱开这种气质并不是短时期所易做到的事。自然，也就是在《慰劳信集》里，我们可以看出他是正在摆脱，只不过当新的生活完全地消化进诗人的气质以前，还需要一个过渡时期而已。"[1]后代学者对穆旦的这些具有革命情怀和家国情怀的诗评文章评价很高，这些积极甚至激进的诗论是他后来被称为"爱国诗人""人民诗人"的重要依据。"抗日战争进入40年代的相持阶段时，青年诗人穆旦在他发表的对于前辈诗人卞之琳和艾青创作的评论中，就表现了这种紧密把握现实的'人民本位'的意识。"[2]"穆旦的批评意识里，无论是潜在的和显在的层面上，都含着从'人民本位'出发的紧密把握现实斗争生活，密切关注民族生死存亡命运的深刻的现实主义精神。"[3]但是在1940年，穆旦的理论与创作有较大的"错位"，他的一些诗并没有离开"唯美主义以及多愁善感"，少有"深刻的现实主义精神"。

穆旦1941年的创作多了很多阳刚之气，他的生活方式也积极了很多，有了很多志同道合的"同志"，社会化写作取代了个人化写作，不再沉湎于个人的"小资"情感，甚至成了"苦难诗人"和"爱国诗人"。特别是在当年12月，穆旦写了具有极强的启蒙宣传功能的《赞美》，发出了"一个民族已经起来"的声音。这个声音有些慷慨激昂，也十分悲壮，但是诗的整体情绪如同他1940年的写作，仍然有"阴郁"特色，也没有采用明亮的语言，有很多低沉的诗句："接连在原是荒凉的亚洲的土地上，/在野草的茫茫中呼啸着干燥的风，/在低压的暗云下唱着单调的东流的水，/在忧郁的森林里有无数埋藏的年代。""翻起同样的泥土溶解过他祖先的，/是同样的受难的形象凝固在路旁。/在大路上多少次愉快的歌声流过去了，/多少次跟来的是临到他的忧患；""一个老妇期待着孩子，许多孩子期待着/饥饿，而又在饥饿里忍耐，/在路旁仍是那聚集着黑暗的茅屋，/一样的是不可知的恐惧，一样的是/大自然中那侵蚀着生活的泥土，/而他走去了从不回头诅咒。"这首诗的情调在最后才有些"高昂"。"原先在清华园的时候，他写雪莱式的抒情诗，但是已经常用'野兽'、'旋转的白骨'、'紫色的血'之类的形象，基调是苦涩的。等到抗战爆发，他的

〔1〕 穆旦：《慰劳信集——从〈鱼目集〉说起》//李怡：《穆旦作品新编》，人民文学出版社，2011年，第297页。

〔2〕 孙玉石：《中国现代主义思潮论》，北京大学出版社，1999年，第334页。

〔3〕 孙玉石：《中国现代主义思潮论》，北京大学出版社，1999年，第335页。

情绪高昂了,但由于他在流亡途中看到内地农民受苦的样子,又是常有忧郁的反思的。在《赞美》(一九四一)一诗里,他这样写他们:一个农夫,他粗糙的身躯移动在田野中,/他是一个女人的孩子,许多孩子的父亲,/多少朝代在他的身边升起又降落了,/而把希望和失望压在他身上,/而他永远无言的跟在犁后旋转……/在大路上人们演说,叫嚣,欢快,/然而他没有,他只放下了古代的锄头,/再一次相信名词,溶进了大众的爱,/坚定的,他看着自己溶进死亡里,/而这样的路是无限的悠长的,/而他是不能够流泪的,/他没有流泪,因为一个民族已经起来。这是对战争的直接感应,然而没有叫喊,只有一种静静的叙述,着眼的是落到农民头上的忧患,到末了才随着'一个民族已经起来'的断言而变得高昂。"[1]

"人是一种不断需求的动物,除短暂的时间外,极少达到完全满足的状态。一个欲望满足后,另一个迅速出现并取代它的位置。当这个被满足了,又会有一个站到突出位置上来。人总是在希望着什么,这是贯穿他整个一生的特点。"[2]也许是穆旦在1940年写的多首宣泄对现实不满足的"生活抒情诗"无法满足人的低级需要,尤其是不能平息躁动的青春情感;1941年写的宣传抗战的"政治抒情诗"也无法满足人的高级需要,尤其是不能尽情地实现自己的英雄梦。两种写作都无法让诗人真正摆脱痛苦和焦虑。尤其是"大我抒情写作"常常因为诗人的情绪不可能长期处在激昂状态而持续下去。何况《赞美》的情绪并非真正的激昂,它的作者并非真正的"革命者"。以学生和助教身份生活在西南联大校园中,穆旦的生活如同卞之琳自述的大学时代书斋式的"汉园生活",并非现实的革命生活。"当时由于方向不明,小处敏感,大处茫然,面对历史事件、时代风云,我总不知要表达或如何表达自己的悲喜反应。"[3]尽管身在校园的穆旦曾有千里迁校深入民间的校外生活,比卞之琳当年更了解社会,对民众的灾难和国家的危亡更敏感。"正是在这一次中国教育史上非凡的'长征'中,穆旦真切地目睹了中国偏远的西南部那些挣扎于生死线上的底层的苦难,对于一个一直生活于中国都市与静谧校园的文学青年而言,其震惊不亚于一场精神世界的地震,它引导诗人开始重新发现周遭的生存真相。"[4]

1940年他写迁校生活的诗《原野上走路——三千里步行之一》和《原野

〔1〕 王佐良:《论穆旦的诗》,《读书》,1995年第4期,第138-139页。

〔2〕 [美]马斯洛:《动机与人格》,许金声等译,中国人民大学出版社,2014年,第7页。

〔3〕 卞之琳:《自序》//卞之琳:《雕虫纪历》,人民文学出版社,1979年,第3页。

〔4〕 李怡:《前言》//李怡:《穆旦作品新编》,人民文学出版社,2011年,第1页。

上走路——三千里步行之二》都用了"中国"一词，可以显示出他渴望有开阔的诗歌视野。"我们的宿营地里住着广大的中国的人民／在一个节日里，他们流汗还挣扎，繁殖！""这不可测知的希望多么固执而悠久，／中国的道路又是多么自由而辽远啊……"但是在西南联大身为青年学生和青年教师的穆旦，校园生活使他的诗歌不可能非常开阔，不可能老让"中国"甚至"亚洲"出现在诗中，像艾青那样深情地写出："雪落在中国的土地上，寒冷在封锁着中国呀！"他无法持续地写黄钟大吕般的"大我"抒情诗，单调的校园生活和年轻的心更需要"小我"抒情来抚慰。所以他1941年12月写的《黄昏》感叹说："我们的周身已是现实的倾覆。"或者是因为又年长了一两岁，身体需要及爱情需要更加迫切。也有可能是因为时局更加动乱，前途更加难测，如当时中国的抗战进入了持久战阶段，让诗人对社会更加绝望。或有可能是诗人遇到了一段爱情，也有可能是受到了某种宗教的影响……总之，穆旦需要更多和更猛的诗疗，来满足人的身体及性爱的需要，来摆脱因为诗人的敏感天性带来的比凡人更多的焦虑和痛苦。1942年初，他的诗风发生变化，由关注社会生活，尤其是战争，转向关注人和自然，诗人的使命意识让位于生命意识。1月写了《春底降临》，2月写了《春》和《诗八章》。这些诗将浪漫主义的"情感自由"（主情的诗——纯洁）与现代主义的"肉感颓废"（主性的诗——淫荡）有机结合，是青年穆旦热爱生活的诗化象征，说明诗人追求情色却不沉沦其中，思考爱情却能自拔。

《春底降临》和《春》既可以读成写大自然季节变换的诗，也可以读成写诗人"春心荡漾"的诗。《春底降临》的第一个诗节写"物"："现在野花从心底荒原里生长，／坟墓里再不是牢固的梦乡，／因为沉默和恐惧底季节已经过去，／所有凝固的岁月已经飘扬"。但这首诗更多的是在写"人"："过去底回忆已是悲哀底遗忘，／而金盅里装满了燕子底呢喃，／／而和平底幻象重又在人间聚拢，／经过醉饮的爱人在树林底边缘，／他们只相会于较高的自己，／在该幻灭的地方痛楚地分离，／但是初生的爱情更浓于理想，／再一次相会他们怎能不奇异，／人性里的野兽已不能把我们吞食，／只要一跃，那里连续着梦神底足迹"，"在她底心里是一个懒散的世界：／因为日，夜，将要溶进堇色的光里／永不停歇；而她底男女的仙子倦于／享受，和平底美德和适宜的欢欣。""金盅里装满了燕子底呢喃"可以理解为原欲骚动，"金盅"的意象方式如同冯至《蛇》中的"茂密的草原"，可以理解为与性爱相关的身体意象。"燕子底呢喃"可以理解为有情人情到深处的窃窃私语。灵与肉有机结合的快感让诗人发现"初生的爱情更浓于理想",所以"人性里的野兽已不能把我们吞食,/只要一跃,那里连续着梦神底足迹"。这里的"梦"可能是"春梦",准确点说是"性梦",是弗洛伊德所言的"力比多"过剩的"欲望的满足",也是荣格所言的自然人与社会人对抗的结果。这首诗既可以看成"歌颂春天"的诗,也可以解读成"歌颂肉体"的诗。《春》全诗仅十二行:"绿色的火焰在草上摇曳,/他渴求着拥抱你,花朵。/反抗着土地,花朵伸出来,/当暖风吹来烦恼,或者欢乐。/如果你是醒了,推开窗子,/看这满园的欲望多么美丽。//蓝天下,为永远的谜迷惑着/是我们二十岁的紧闭的肉体,/一如那泥土做成的鸟的歌,/你们被点燃,却无处归依。/呵,光,影,声,色,都已经赤裸,/痛苦着,等待伸入新的组合。"诗中有多个诗句在"裸露"欲望,"肉体"一词直接入诗:"他渴求着拥抱你","看这满园的欲望多么美丽","蓝天下,为永远的谜迷惑着/是我们二十岁的紧闭的肉体","呵,光,影,声,色,都已经赤裸,/痛苦着,等待伸入新的组合"。值得玩味的是,《春》发表于1942年5月26日的《贵州日报·革命军诗刊》,是给"革命军"读的。穆旦的《春》和冯至的《蛇》都被收入今天的中学语文教材,说明《春》与《蛇》一样可以有写低级情感和写高级情感两种解读,都是可以对中学生进行诗疗的好诗。

原载于1942年6月10日《文聚》第1卷第3期的《诗八首》与《春》异曲同工,对爱的描写更真实,诗人在歌颂肉体;对爱的思考更深刻,诗人在反思爱情。前者让人读出它是一首情色诗,后者让人读出它是一首哲理诗。"穆旦的《诗八首》是以爱情为一本,为八诗之骨干,而以此一本,发为爱情的终极原因、过程、时间、方法、生死,种种矛盾痛苦。小至某人某次的爱情经历,大至所有爱情的演绎。其实还远不止于此,爱情的燃烧不过是生命的一种最蓬勃最有活力的表现,所以,《诗八首》大至对全部文化文明,生命宇宙,从第一推动到最终归宿的思考,而此百感万端之中,明写暗点,处处扣合于爱情。它写爱情,但又远不止于爱情。最终,一切的哭泣和欢欣,变应和新生,拥抱与游离,相同和差别,无论是最初的还是最终的,西方的或东方的,都将在合一处归根化为平静。"[1]"《诗八首》是属于中国传统中的'无题'一类的爱情诗。但是,在这里,我们看不到一般爱情诗的感情的缠绵与热烈,也没有太多的顾恋与相思的描写。他以特有的超越生活层面以上清醒的智性,使他对于自身的,也是人类的恋爱的情感及其整体过程,作了充满理性成分的分析和很大强度的客

---

〔1〕 王毅:《细读穆旦〈诗八首〉》,《名作欣赏》,1998年第2期,第24页。

观化的处理。整首诗,从头到尾显得很深,也很冷峻。"[1]

全诗的结构更复杂,在写什么、怎么写和如何写好上,都颇有成就,三方面的完美处理使这首诗的肉感、美感和快感有机地融为一体,三者之间还可以互相转化,能够充分满足作者和读者的多种需要。肉感、快感和美感在八首诗中被合理"分配",各有侧重,如采用了音乐复调与音乐和弦。最有"肉感"的是第三首,抒发的是"生物性情感"而不是"心理性情感",让人获得肉感与快感:"你底年龄里的小小野兽,／它和青草一样地呼吸,／它带来你底颜色,芳香,丰满,／它要你疯狂在温暖的黑暗里。//我越过你大理石的智慧底殿堂,／而为它埋藏的生命珍惜;／你我底手底接触是一片草场。／那里有它底固执,我底惊喜。""在写爱情产生的起因上,此章与第二章相同。不同的是,本章采取了自然世俗的人之本性(饮食男女)的角度,而前面第二章则是超自然的神性角度。此章因此不但承接了第二章,也承接着第一章中的'那燃烧着的不过是成熟的年代'。'年代'在此章中被具体点明为'年龄':'你底年龄里的小小野兽'。既然从自然的生理本能处写爱情的起因,此章中大量运用了与自然相关的词语:年龄、野兽、颜色、芳香、丰满、春草、草场。前四行显然是写人的生理本能,性本能。人性中有兽性的一面,所以诗人得以把性本能贴切地喻为野兽,不过这种喻法不算稀奇。诗人用字的功夫体现在'小小'二字上。它之所以必然是'小小'的,是因为要它可爱。它可以让人联想起小小宠物,不过宠物似乎也太大了。诗人再把它弱化为春草。这里的'春'于是不仅仅只是季节时令上的春了,它同时可以暗含着性的意味。这个字在此处有极妙的含混效果:它可以同时容纳从最纯洁高尚到最低下卑俗的联想。"[2]"第二首,内容是讲,随着时间的发展,'你''我'的爱也在逐渐变得成熟起来,由摆脱理性的控制而开始进入热烈的阶段……第三首,是写已经达到'丰富而且危险'的境界,'你我'完全超越了理性的自我控制之后,爱情热恋的时刻到来,'你我'之间,才真正获得了爱的狂热与惊喜。'你的年龄里的小小的野兽,／它和青草一样的呼吸',这时的'小小的野兽',是暗示'你'的爱中萌生的狂热之情,或者说是潜意识中产生的一种爱的冲动,'和青草一样的呼吸',是说这种狂热与冲动之情的发展的表现。'青草'的'呼吸',也有青春,蔓延,生机勃勃,不可遏止的生长等意思包含在内,同时也是女性表示爱的一种方式的

〔1〕 孙玉石:《解读穆旦〈诗八首〉》,《诗探索》,1996年第4期,第48页。

〔2〕 王毅:《细读穆旦〈诗八首〉》,《名作欣赏》,1998年第2期,第12页。

象征……'它带来你底颜色,芳香丰满,／它要你疯狂在温暖的黑暗里。'这是讲,'你'摆脱了理性的制约,理解了真正的爱之欢乐之后,所表现出来的年青人的热烈与"疯狂"。穆旦在另一首诗中,曾这样写道:'因为青草和花朵还在你心里,／开放着人间仅有的春天,'(《一个战士需要温柔的时候》),意思相近,抄在这里,可帮助我们的理解。下半首的四行诗,是进一步在分析'我'此时候爱的表现与感觉。这里诗人是在说,'我'终于越过了你那'大理石'般的'理智的殿堂',且为这'理智的殿堂'中所'埋藏的生命',感到一种格外的爱的'珍惜'。'大理石'是一个给人以非常冷静感觉的意象。用在这里来形容"理智的殿堂'就更强化了这个'理智'的印象。两个人的耳鬓厮磨,拥抱接吻,作者没有直接地写出来,而是使用了一个'远取譬'的比喻:'你我底手底接触是一片草场'。这样,既与前面的'青草'相呼应,而本身又给读者一种蓬勃生机,辽阔无边,情意绵绵的感觉和想象。这句诗写得是非常之漂亮的。最后一句,'那里有它底固执,我底惊喜。'这里的'它'仍然指的'小小的野兽'。可以想象的是,在爱的接触中,女的仍有她的羞怯,婉拒和执着,这里用一个抽象的'固执'的词来暗示这些复杂的感情。但是,在这场恋爱中,'我'一开始就是主动的,而对方并没有完全理解,甚至感到惊惧,所以,当双方都超越一种界线而进入热恋的时候,作为'我'所感觉到的,当然会是一种爱的获得者所应有的态度:'我的惊喜'。第四首,是进一步讲,两个人进入真正的热恋之后,在一片宁静的爱的氛围中,所产生的种种复杂的情感的表现。这是爱的'沉迷',也是爱的深化。"[1]

第四首让肉感向美感转化:"静静地,我们拥抱在／用言语所能照明的世界里,／而那未形成的黑暗是可怕的,／那可能的和不可能的使我们沉迷。//那窒息我们的／是甜蜜的未生即死的言语,／它底幽灵笼罩,使我们游离,／游进混乱的爱底自由和美丽。"第五、六、七、八首的美感越来越多,诗人越写越理性,思考越来越深入。第五首中出现了"美"字。"那形成了树木的岩石的／将使我此时的渴望永存;／一切在它底过程中流露的美／教我爱你的方法,教我变更。"

"对潜意识的压制是绝对必要的,因为,若让潜意识中的观念自由发展,那么它一定会引起一种本来属于快乐的情感,但在'压抑'过程发生之后却变得痛苦。压制的目的和结果,就是阻止这个痛苦的释放。因为痛苦的释放始于

---

〔1〕 孙玉石:《解读穆旦〈诗八首〉》,《诗探索》,1996年第4期,第49—51页。

潜意识内容,所以压制便扩展到潜意识的观念内容。这就要求对情感产生的性质提出一个很特殊的假设,这种假设把情感当成是运动功能或分泌功能,其神经传导的关键是潜意识观念。由于前意识所发挥的控制作用,这些观念便无法发出可以产生情感的冲动。因为如果来自前意识的精力贯注暂停的话,就可能引发一种危机,即(作为已发生了的压抑作用的结果),潜意识兴奋释放出一种只会被体验为和焦虑一样痛苦的情感。"[1]弗洛伊德的这段话有利于理解穆旦为何在《诗八首》中采用理性甚至智性的方式来写本能的爱情。他一方面迷恋自我,强调自我意识,另一方面又在逃避感情,用冷静的叙事和高明的议论来产生有节制的抒情。这是现代主义诗歌比浪漫主义诗歌更有治疗效果的重要原因。

根据中国国情及新诗实情,应该把新诗的现代性分为"七副面孔":现实主义、浪漫主义、现代主义、后现代主义、先锋派、颓废和媚俗艺术。"任何价值系统都形成一种意识形态,很明显,一种意识形态只能存在于通过转移而被重新构建的境况之中。"[2]七大类型各自独立,又相互依存,还可以相互转化。由于中国官方过分强调现实主义,中国民间过分推崇浪漫主义,导致现代主义诗歌发育不良。"波德莱尔,尤其是从1850年代晚期起,就清楚地意识到了现代化各个较为阴暗的方面,它的各种社会代价和美学上的冲击力。"[3]"'在法国,现代被理解为一种特定的现代性'……波德莱尔首次使用的现代仅仅指法国传统中的审美现代主义,剩下来的还有西班牙的用法。事实上,是尼加拉瓜诗人卢本·达里奥(Ruben Dario)在1888年首次传播了'现代'(modernismo)这个术语,显然,这个词非常清楚地是代表某种风格的同义词,这种风格有时候也被称作'象征主义'或者'青春艺术'。"[4]

2014年10月1日,在北京香山饭店召开了"如何现代,怎样新诗——中国诗歌现代性问题学术研讨会",会议主办单位是首都师范大学中国诗歌研究中心、首都师范大学文学院和北京大学中国新诗研究所。在法国生活了数十年的诗评家钟文在大会发言中指出:现代诗的创始人波德莱尔的阳光还没有

〔1〕 [奥]弗洛伊德:《梦的解析》,周艳红、胡惠君译,上海三联书店,2014年,第304页。

〔2〕 Judith Williams.Decoding Advertisements.London:Robert Maclehose and Company Limited,1978. p.43.

〔3〕 [美]罗伯特·皮平:《作为哲学问题的现代主义——论对欧洲高雅文化的不满》,阎嘉译,商务印书馆,2007年,第63页。

〔4〕 [美]詹姆逊:《詹姆逊现代性的四个基本原则》,王亚丽译//王逢振:《詹姆逊文集》(第4卷),中国人民大学出版社,2004年,第82—83页。

普照到中国新诗的大地上。确实中国既缺乏"法国式现代",更缺乏"西班牙式现代"。《诗八首》的"现代"跟后者有些相似,是"象征主义'或者'青春艺术"。现在不管是为了启蒙功能还是治疗功能,都有必要重视新诗的现代性建设,尤其是重视中国新诗中的现代主义通常存在于现实主义和浪漫主义的"现代性转移"而被"重新建构"的现实境况,如同《诗八首》将怎么写、写什么和如何写好结合,将肉感、快感和美感有机结合,把现代主义、现实主义和浪漫主义结合,建设富有中国特色的现代诗疗诗。

诗八首

穆旦

一

你底眼睛看见这一场火灾,
你看不见我,虽然我为你点燃,
哎,那烧着的不过是成熟的年代,
你底,我底。我们相隔如重山!
从这自然底蜕变程序里,
我却爱了一个暂时的你。
即使我哭泣,变灰,变灰又新生,
姑娘,那只是上帝玩弄他自己。

二

水流山石间沉淀下你我,
而我们成长,在死底子宫里。
在无数的可能里一个变形的生命
永远不能完成他自己。
我和你谈话,相信你,爱你,
这时候就听见我的主暗笑,
不断地添来另外的你我
使我们丰富而且危险。

三

你底年龄里的小小野兽，
它和青草一样地呼吸，
它带来你底颜色，芳香丰满，
它要你疯狂在温暖的黑暗里。
我越过你大理石的智慧底殿堂，
而为它埋藏的生命珍惜；
你我底手底接触是一片草场。
那里有它底固执，我底惊喜。

四

静静地，我们拥抱在
用言语所能照明的世界里，
而那未形成的黑暗是可怕的，
那可能的和不可能的使我们沉迷。
那窒息我们的
是甜蜜的未生即死的言语，
它底幽灵笼罩，使我们游离，
游进混乱的爱底自由和美丽。

五

夕阳西下，一阵微风吹拂着田野，
是多么久的原因在这里积累。
那移动了景物的移动我底心，
从最古老的开端流向你，安睡。
那形成了树木和屹立的岩石的，
将使我此时的渴望永存，
一切在它底过程中流露的美，
教我爱你的方法，教我变更。

六

相同和相同溶为疲倦，
在差别间又凝固着陌生；
是一条多么危险的窄路里，
我驱使自己在那上面旅行。
他存在，听我底使唤，
他保护，而把我留在孤独里，
他底痛苦是不断的寻求
你底秩序，求得了又必须背离。

七

风暴，远路，寂寞的夜晚，
丢失，记忆，永续的时间，
所有科学不能祛除的恐惧
让我在你底怀里得到安憩——
呵，在你底不能自主的心上，
你底随有随无的美丽形象，
那里，我看见你孤独的爱情
笔立着，和我底平行着生长！

八

再没有更近的接近，
所有的偶然在我们间定型；
只有阳光透过缤纷的枝叶
分在两片情愿的心上，相同。
等季候一到就要各自飘落，
而赐生我们的巨树永青，
它对我们不仁的嘲弄
（和哭泣）在合一的老根里化为平静。

第五节 《内陆高迥》的诗疗解读

如果说食指的《相信未来》是"'王珂诗疗'讲座中的第一诗",昌耀的《内陆高迥》就是"'王珂诗疗'研究中的第一诗"。这首诗也可以称为"诗言志"与"诗缘情"有机结合的诗疗佳作。古代汉诗的功能巨变是从"诗言志"到"诗缘情",前者占主导地位,因此汉语诗歌形成了源远流长的"诗教传统"。"诗缘情而绮靡。"[1]"诗言志"也涉及情感,但必须是"思无邪""止乎礼义"的情感,才能达到"诗教"目的。虽然古代汉诗的"诗缘情"降低了入诗情感的伦理性,却不是现代汉诗推崇的普通人的日常情感甚至情欲。"诗疗有效果主要是因为诗歌的三功能与心理危机干预的三方法相似。第一,诗的'言志'功能有利于改变人的观念。言志的诗可以催人上进,热爱生活,珍惜生命。第二,诗的'缘情'功能有利于改变人的体验。缘情的诗可以宣泄人的压抑情感,稀释孤独。第三,诗的'宣传'功能可以改变人的行为。集体诵读诗是很好的'团体疗法',容易产生'共鸣',可以形成'场'。"[2]诗歌疗法最重要的名言是棱罗的"人类无疑是有力量有意识地提高自己生命质量的"。《内陆高迥》是昌耀因为孤独出现焦虑时,有意识地提高自己的生命质量,给自己生存勇气的"自疗"之作,是一首有利于心理平衡和精神健康的"诗疗诗"。

在2008年夏天解读这首诗的无意之间,我播下了后来从事诗歌疗法研究的种子,那是我第一次"自发"地对一首诗进行较全面的"诗疗解读"。在2008年5月12日发生的"汶川大地震"期间发生的两件事情,催生了这粒种子。一是我每天一边看电视的地震直播节目,一边掉悲伤和感动的眼泪,写了《献给五·一二汶川大地震中遇难的学生》等宣泄压抑情感的诗作,这让我强烈地感受到写诗可以治疗创伤性心理情感,是可以有效地进行心理危机干预的一种手段。2008年5月15日晚7时,青年诗人古河在博客上发表的《地震之后,都是杜甫》一诗,真实地记录了震灾诗的盛况。"五·一二汶川地震之后,/在汶川,在成都,在北京/在电视上,在网上,在报纸上,/眼前所见无一个不是好人。/甚至在千里之外的广州,/这几天,/大街上,/抢劫骂人的也好像少了许多。//一场地震,/好像全民族都喝饱了泸州老窖,/一个个都是

---

〔1〕［晋］陆机:《文赋》//郭绍虞:《中国历代文论选》(上册),中华书局,1962年,第138页。
〔2〕王珂:《"治疗"是诗歌一大功能(下)》,《名作欣赏》,2017年第2期,第30页。

李白和杜甫……"年近古稀的诗论家吕进的《寻找》说出了诗人们不由自主地写震灾诗的主要原因:"……当时间寻找着时间／当生命寻找着生命／我的无力的诗句也在寻找／我的寻找啊跑遍残垣断壁／一半属于期待,一半属于悲伤……"后来我研究"震灾诗",更发现治疗功能才是地震期间诗人们疯狂写诗的重要原因,而不是主流媒体所称是诗的宣传功能在起作用。"诗者,志之所之也,在心为志,发言为诗。情动于中而形于言,言之不足故嗟叹之,嗟叹之不足故永歌之,永歌之不足,不知手之舞之,足之蹈之也。"[1]我的研究结论是:"各个国家、各个地区、各行各业的华人都拿起诗笔,抒发被压抑的情感,描写被感动的心情,记录和歌颂救灾大行动中涌现出来的好人好事。"[2]地震期间的诗歌写作大多如同心理危机干预中常用的"书写表达",诗的诗疗功能远远大于诗教功能,这"颠覆"了很多诗人和诗论家的诗歌观。二是接到装甲兵工程学院心理学教授王利群的电话,请我为她选适合地震灾区中学生朗诵的诗篇。"5·12"汶川大地震发生后,她是中国人民解放军心理援助队副队长,主要负责对北川中学的受难师生进行心理危机干预。她让学生集体朗诵臧克家的《烙印》、北岛的《一切》、梁小斌的《中国,我的钥匙丢了》、舒婷的《这也是一切——答一位青年朋友的〈一切〉》、食指的《相信未来》和海子的《面朝大海,春暖花开》。这种"诗疗"尝试取得了意想不到的奇妙效果。我才发现其实自己很早就在从事"诗疗"工作,完全可以从早年的写诗和研究诗的经历中寻找到踪迹。

在从迷信"诗教"到推崇"诗疗"的诗功能"大觉醒"历史中,我还有一段"奇特经历"。1986年10月6日,西南师范大学中国新诗研究所在重庆北碚举办了"新时期新诗研讨会",有七十多位来自全国各地的诗人和诗评家参加。我利用自己是会务组组长之便,请诗人们在我的诗练习本上写留言。那时正是改革开放的高潮期,诗人们的留言都强调诗人的"使命意识"和"启蒙功能",甚至有诗人主张"文章千古事,铁肩担道义"。但是当时有中国"轻派诗人"之称的《诗刊》副主编刘湛秋的留言与众不同:"诗既要歌唱欢乐,也要记录忧伤!"那时我在西南师范大学外语系上大三,刚好二十岁,正处在歌德所讲的"哪个少年不多情"的浪漫时代。最喜欢读的小说是歌德的《少年维特之烦恼》,最喜欢吟诵的诗是戴望舒的《烦忧》。全诗是:"说是寂寞的秋的清

---

〔1〕《毛诗·序》//郭绍虞:《中国历代文论选》(上册),上海古籍出版社,1979年,第30页。

〔2〕 王珂:《新时期三十年新诗得失论》,上海三联书店,2012年,第145页。

愁，/说是辽远的海的相思。/假如有人问我的烦忧，/我不敢说出你的名字。//我不敢说出你的名字，/假如有人问我的烦忧。/说是辽远的海的相思，/说是寂寞的秋的清愁。"最喜欢的"诗人定义"是雪莱的"诗人是夜莺"说。我在抒情诗写作中最喜欢用的意象是"僵尸"与"破旗"。所以刘湛秋先生的"忧伤诗观"让我产生强烈的"共鸣"，视其为"知音"，感叹终于有著名诗人告诉我说诗可以写"忧伤"，有如释重负之感。我出生于书香世家，父母都是老师，家教极严。从小当班长的我"根正苗红"，政治表现很好，立志为中华之崛起而读书，小学老师给我的毕业留言是"社会主义的好苗苗"，初中老师给我的毕业留言是"共产主义优秀的接班人"，高中毕业时还因为是"重庆市优秀学生干部"高考加了二十分，我这样的"好孩子"居然认为自己如同"僵尸"，总觉得"郁闷"，有时甚至还想"自杀"！小学二年级时就有此念头。成天沉湎于个人情感，热衷于儿女情长，写消极颓唐的诗，有一种强烈的"犯罪感"和"负罪感"。前者针对迷信"不想当元帅的士兵不是好士兵"的自己，后者针对推崇"大学生是天之骄子"的别人。在20世纪80年代那个思想大解放的时代，启蒙思潮汹涌，没有新诗理论家承认诗的"治疗功能"，绝大多数继承的是古代汉诗的"诗教"功能，强调"诗言志"，只有少数人主张"诗缘情"，但必须是"止乎礼义"的"无邪"情感。只有少数理论家有一些变通，如我的硕士生导师吕进教授在1984年冬天提出诗人要将"生命意识"与"使命意识"结合，他在西南师范大学专门做了一场题为"如何成为大诗人"的讲座。1982年8月在他的成名作《新诗创作与鉴赏》（当时在十多本新诗创作"指南"性书籍中此书最受欢迎）中给诗下的定义是："诗是歌唱生活的最高语言艺术，它通常是诗人感情的直写。"[1]当时吕进先生是我的大学老师，给我们外语系大一学生讲授"中国现代文学作品选"课程，被我们这些诗歌爱好者"顶礼膜拜"，但是我很反感他这个诗的定义。原因是我从初中一年级开始写诗，到大学一年级，我没有写过一首"歌唱生活"的诗，用当时文学批评界流行的术语说，我写的都不是"歌德"的诗，而是"缺德"的诗。作为改革开放第一批重点中学和重点大学的学生，又是在大学读的最"洋气"的专业"外语系"，接受最早的一批"外国教师"的教育，按一位政治老师的话说是"我们这批校园诗人真是身在福中不知福"，如当时社会上流行的一句话是"端起碗来骂娘"。"80年代初，77、78级的大学生都有过一段既贫困又奢侈的思想生活……这代人对思想的

---

〔1〕 吕进：《新诗的创作与鉴赏》，重庆出版社，1982年，第20页。

强烈渴求,恐怕超过了建国后的任何一代人。"[1]我是1983级的大学生,虽然也过了一段"贫困又奢侈的思想生活",我们的中小学教育却远比"77、78级"的大学生正规,我们是从校园到校园,他们大多是从社会到校园。所以我们没有"对思想的强烈渴求",而是有"对美的强烈追求";他们推崇惠特曼,我们推崇波德莱尔。对美的过分追求就生出了一种叫作"颓废"的"病"。1984年夏天,我在学校书店买了卞之琳的诗集《雕虫纪历》,原因是他在《自序》中描述的那时"汉园诗人"的生态几乎与几十年后我这位"校园诗人"的生态惊人地相似。"当时由于方向不明,小处敏感、大处茫然,面对历史事件、时代风云,我总不知要表达或如何表达自己的悲喜反应。"[2]正因为小处敏感大处茫然,我才讨厌当时流行的"政治抒情诗",尤其是所谓的"朦胧诗",喜欢写"个体抒情诗"。这也是以校园诗人为主体的"第三代诗人"喊出"PASS北岛,PASS舒婷"的重要原因。到1984年,"大学生诗人"喊出了"生命意识",但是"大学老师诗论家"普遍抱住"使命意识"不放。刘湛秋先生"可以写忧伤"的诗的观点极大地影响了我,我在新诗创作中更推崇"生命意识";这也影响了我的新诗研究,常常在解读诗作时不由自主地寻找诗人的"生命意识",重视诗的抒情功能,轻视诗人的使命意识及启蒙功能。2008年我解读《内陆高迥》时,因为要考虑刊发文章的《名作欣赏》的读者主要是大中学生,此诗又被视为"新时期三十年新诗"的代表作,要重点推出,所以偏向"使命意识",但是在潜意识中,"生命意识""阴魂不散"。

2009年5月,福建医科大学邀请在福建师范大学文学院任新诗教授的我作讲座,建议讲座的内容将诗歌与医学结合,我马上想到了从功能文体学角度做一个跨学科研究,利用诗的抒情甚至宣泄功能来治疗人的心理疾病。我已经研究新诗文体学二十多年,新诗功能研究是重要内容,重视的是诗的启蒙功能,最多注意到诗的抒情功能,还没有清晰地意识到诗的治疗功能。2009年6月2日,我在福建医科大学作了第一场诗疗讲座,提出了"诗歌疗法"的具体概念和操作方法,认为普通人在日常生活中的压力主要是生理压力而不是心理压力,主要是文化压力而不是政治压力,写诗的主要目的是为了自我安慰及自我治疗。诗是诗人唯一的自救之道,写诗是诗人自我减压的生存方式。为了个体生命生活得更幸福,群体社会运作得更和谐,应该倡导人人都可以成为诗

---

〔1〕 程光炜:《我们这代人的忧虑》//汪剑钊:《中国当代先锋诗人随笔选》,中国社会科学出版社,1998年,第330页。

〔2〕 卞之琳:《自序》//卞之琳:《雕虫纪历》,人民文学出版社,1979年,第3页。

人，人人都有权通过写诗和读诗来安慰生活和调节情绪。2011年11月7日，我在安徽农业大学作"新诗欣赏与诗歌疗法"讲座时，这样回答一位女大学生的"您认为新诗有何用"的问题："我认为诗歌的第一个作用是抒情的作用，诗可以获得情感的宣泄。第二个作用是审美的作用，诗歌可以获得美的享受。第三个作用是治疗的作用，青春期更需要诗歌来帮助我们渡过这个人生的危险时期。因此大家要多读诗、诵诗和写诗。建议大家读泰戈尔的诗。最要读的是他的《情人的礼物》。他的情感很细腻。第二是读冰心的诗，大家要读柔情的诗、柔美的诗，尤其是男生。"[1]抒情作用和审美作用都具有治疗作用。2011年12月17日，我在福建省图书馆"东南周末"讲坛上讲诗歌疗法时，把诗的功能细分为五大功能："抒情、叙事、宣泄、言志、哲理。"[2]认为五种功能都具有诗疗效果，其中最重要的是宣泄功能、抒情功能和言志功能。2015年9月8日，在北京香山饭店召开的"如何现代，怎样新诗——中国诗歌现代性问题学术研讨会"上，我即席发表了《新诗向何处去》的讲演，坦率地讲了一段话："因为我是位时时宣称愿意'衣带渐宽终不悔，为诗消得人憔悴'的人。最近几天，我总是不由自主地思考这样的问题：'王珂向何处去？新诗向何处去？中国向何处去？'……此时，我想起了加缪的那句话：'荒谬产生于人的需要与世界无理的沉默之间的冲突。'但是，我还有一点生存的信心，因为我还想到了卡西尔的那句话：'政治生活并不就是公共的人类存在的唯一形式。'在此，我想说这样一句话：'写诗是诗人向社会索取权力，既安慰又对抗生活的艺术生存方式。'"[3]这段话是我对五年前在福建医科大学诗疗讲座中新诗功能观的补充。近年我研究新诗的功能，越来越意识到在当下及未来相当一段时期内，新诗的最大功能就是培养现代中国人和打造现代中国，心理健康和人格健全是现代中国人的两大重要"指标"。所以我2017年报的国家社科基金课题的题目是"新诗现实功能及现代性建设研究"，重点研究新诗的"诗疗"功能和"诗教"功能既对抗又和解的复杂关系，获得了立项。这在某种意义上也证明了"诗疗"研究的重要性。

　　以上可见我的诗歌功能观，尤其是新诗功能观越来越偏爱诗的治疗功能。这种巨大转变与2008年7月细读被视为昌耀代表作的《内陆高迥》有关。我确实读出了很多与众不同的东西，甚至有些结论让我自己都"不知所措"，怀

---

〔1〕　王珂:《新时期三十年新诗得失论》，上海三联书店，2012年，第296页。

〔2〕　王珂:《"治疗"是诗歌一大功能(下)》，《名作欣赏》，2017年第2期，第29页。

〔3〕　王珂:《新诗现代性建设研究》，东南大学出版社，2015年，第435-436页。

第二章　诗歌疗法的作品研究

疑是否是自己的细读方法出了问题,是否出现了"英美新批评"所言的个人误见,是否太重视读者的感觉性。近日采用诗疗方法细读此诗,更有这样的自我质疑。

《名作欣赏》2008年第11期刊发了我写的《在人心灵显示出伤口并渗出血滴——昌耀〈内陆高迥〉解读》,当时是著名诗论家罗振亚教授电话约我写的。2008年7月11日我又收到了《名作欣赏》编辑吕晓东的邮件:"王老师:您好!感谢您对本刊的关注,因为有您及一大批专家和学者的支持,我们刊物才坚持到今天,我们对您深表谢意,也希望您能一如既往地关注、支持我们的刊物。我们刊物准备做的文学三十年诗歌专题,在您和多位学界权威的共谋中篇目基本确定,为了把这个专题做得更好,为了让这些经典篇目能更好地体现三十年的风采,我们特邀您就昌耀的《内陆高迥》写一篇赏析或评论文章,有您的参与,我们的刊物会得到更多人的关注。希望得到您的支持。三十年诗歌赏析文章要求:1.三百字以内的推荐理由。2.三千字以内的评论文章。"

我的"推荐理由"是:"在当代中国新诗史上,昌耀有极好的诗人声誉。中国诗歌学会将1998—1999年度诗人奖授给了昌耀,其中的一段评价经受住了无情时间的洗礼:'昌耀是不可替代的,如青铜般凝重而朴拙的生命化石,如神话般高邈而深邃的天空,我们深深地感谢他,留给诗坛一个博大而神奇的认知空间。'清人徐增在《而庵诗话》里说:'诗乃人之行略,人高则诗亦高,人俗则诗亦俗,一字不可掩饰。见其诗如见其人。'《内陆高迥》是颇能体现昌耀的人品与诗品的优秀作品,呈现出一位敢与命运抗争有浩然之气却又真实可感的生活强者和有艺术创造力的诗人。它完成了作者'诗言志'和'诗缘情'的写作目的,通过'艺术的真实'再现了'生活的真实',在诗的文体创造及写作技法上颇具特色。"[1]

从"推荐语"不难看出,尽管我提出了"生活的真实",仍然是从"诗教"而非"诗疗"角度在解读《内陆高迥》,因此特地引用了清人徐增的那段话,那是中国古代文人评价诗作的通用标准:诗品与人品要高度统一。"人高则诗亦高,人俗则诗亦俗",推崇的是"文如其人",只有"高人"才能写出"杰作"。从这个"推荐语"中可以读出诗评家王珂认为昌耀应该荣获中国文艺界流行的"德艺双馨的艺术家"称号。

---

〔1〕 王珂:《在人心灵显示出伤口并渗出血滴——昌耀〈内陆高迥〉解读》,《名作欣赏》,2008年第11期,第10页。

但是文章的第一段就露出了"诗疗"解读的蛛丝马迹："昌耀的代表作《内陆高迥》创作于1988年12月12日。写诗是昌耀的一种生存方式,是他能够使自己像'一个人'一样地活下去的生存手段,既是'苦闷的象征',也是'希望的象征',不仅让他的苦闷得到宣泄,而且使他的灵魂得到升华。写诗是他让自己'生活艺术化''现实理想化'和'精神自由化''人格高尚化'的重要方式……《内陆高迥》正是这样的'殉道者的宗教'和'使我们直悟生存现状的诗',颇具阳刚之美,也是命运多舛的诗人的深沉的人生喟叹,呈现出他的既有无奈更有希望的生存境遇和既脆弱更坚韧的生存方式,也呈现出当时他的人生观和诗歌观。"[1]这段话用了"希望的象征",但把"苦闷的象征"放在了前面。今天完全用诗疗方法解读,我却读不出这首诗有多少"希望的象征"。

文中的这段文字更像我今天采用"诗疗"解读方式得出的结论："诗人非常成功地设计了两种'旅行者'的形象,两者之间形成对抗,并把自己设计成第三者,既是旁观者,又是对两种旅行方式及人生观的评判者。前一种实质上是诗人的化身,是诗人的理想人格的再现。所以诗人感叹道:'我直觉他的饥渴也是我的饥渴。我直觉组成他的肉体的一部分也曾是组成我的肉体的一部分。使他苦闷的原因也是使我同样苦闷的原因。'因为诗人曾经有过同样的炼狱生活,完全可以把'一个蓬头垢面的旅行者西行在旷远的公路'替换成'受尽磨难的昌耀西行在荒原式的人生路'。看到这样的旅行者,诗人很自然地会回忆起自己的坎坷经历,自然容易与他产生共鸣。尽管诗人又感觉到自己与'蓬头垢面的旅行者'保持了一定的距离:'而我感受到的欢乐却未必是他的欢乐。'敢与命运抗争的诗人自然会很欣赏这种旅行者的比'探险'更艰难,更神圣的'殉道'行为,所以他给出了极高的评价:'一个挑战的旅行者步行在上帝的沙盘'。这句话既有对旅行者的勇敢行为的赞扬,上帝掌控的是'沙盘',而不是牢不可破的'铁打的营盘',打过仗的诗人知道'沙盘'虽然是指挥者用来指挥作战用的,却是'虚拟的',并不能完全决定胜负,所以敢于挑战的旅行者也可以掌握自己的命运。'沙盘'让人想到缺乏水,想到'渴',第二诗节已经写出了旅行者的'渴',也写出了他的能够忍受'渴'的耐力和毅力,再'步行在上帝的沙盘'也无所畏惧。这些都呈现出诗人敢于正视现实接受命运挑战的'乐观主义'精神和'英雄主义'气质。但是这些文字也隐含着

─────────

〔1〕 王珂:《在人心灵显示出伤口并渗出血滴——昌耀〈内陆高迥〉解读》,《名作欣赏》,2008年第11期,第10页。

'悲观主义'的情绪,'上帝的沙盘'会让人想到形影无常的'流沙',具有以柔克刚的魔力,可能比'上帝的铁打的营盘'还要可怕。何况第二诗节所写的旅行者在'旷远的公路'旅行就已经处在极端的'渴'中,再去'步行在上帝的沙盘',如同一位渴得要命的旅行者进入大沙漠,最恐惧的是'沙'。昌耀长期在大西北生活,对'沙'、对'旅行者'(旅行者的饥渴、孤独、绝望)、对'水'(河源)的体会是十分深刻的,他更深知生命在自然面前的渺小,更感受过弱小的生命对抗残酷的大自然的'悲壮',他也有在山清水秀的环境中出生的南方诗人的柔弱情感。所以他不会一味地当堂·吉诃德,做着'人定胜天'的美梦,不会一味地歌唱壮美人生,抒发壮美情感,他既写人生的顽强,更写人生的无奈。他在诗中两次发出这样的喟叹:'谁与我同享暮色的金黄然后一起退入月亮宝石?'"[1]这段话仍然用了"乐观主义"和"英雄主义"来强化诗人的"西部硬汉子"甚至男人中的"伟丈夫"形象。正是这句"谁与我同享暮色的金黄然后一起退入月亮宝石?"让我感受到悲观及悲壮,用了"悲观主义"一词。今天刚过知天命之年的我联想到昌耀的爱情生活,尤其是细读他的"单相思"的"情诗"和"情书",品味这句他在知天命之年的无奈感叹,我几乎"泪奔",为他的无常命运和无奈生活感慨不已。不仅明白了他为什么要在52岁时写《内陆高迥》,甚至还"有点"明白了他为何才活了64岁。新诗研究界的通行结论是昌耀不堪肺癌的折磨而自杀,但是如果他的人生经历,尤其是生活条件好一点,他就可能不会那么年轻就患重病;如果他的情感生活正常一点,他的孤独感和焦虑感就会少一点,他也不会如此轻易地放弃天才的生命。

在文章的结尾,我更强调昌耀的"凡人性"和《内陆高迥》的"诗疗性":"'内陆'可以指自然的内陆,也可以象征人的内陆、社会的内陆、灵魂的内陆和道德的内陆,'高迥内陆'形象地象征道德高地、人类净土和生存境界。'内陆高迥'实质上是'夫子自道','内陆高迥'象征着'诗人形象'及'生存方式'。不仅是诗人的理想形象和理想的生存方式,也是诗人的现实形象和当时的生存方式,也是他过去数十年坚持的生存方式。"[2]

这段话中最能体现"诗疗"解读精华的是:"'孤独的内陆',可以把'内陆'替换成'诗人','孤独的内陆'便是'孤独的诗人',甚至可以换成'孤独

---

〔1〕 王珂:《在人心灵显示出伤口并渗出血滴——昌耀〈内陆高迥〉解读》,《名作欣赏》,2008年第11期,第12-13页。

〔2〕 王珂:《在人心灵显示出伤口并渗出血滴——昌耀〈内陆高迥〉解读》,《名作欣赏》,2008年第11期,第13页。

的昌耀'。"这是我当时读这首诗刻骨铭心的真情实感。我真想拟一个直接性标题——《孤独的内陆　孤独的昌耀》，但是觉得这样会有损已被公认为"大诗人昌耀"，甚至"诗之圣徒昌耀"的"伟大形象"，会冒天下之大不韪，"犯"新诗研究界同行们的"众怒"。他们真不愿意出现《皇帝的新衣》中的小孩子，更不愿意让同行把自己的偶像打碎，把这些神像拉下诗的圣坛。莱蒙托夫在《我俩分离了，但你的姿容》中说："正像一座冷落的殿堂总归是庙，／一尊推倒了的圣像依然是神！"不管我多么"非议"昌耀，在我心目中，他还是新诗界的"庙"和"神"。何况通过"诗疗"解读来揭示他的真实生态，指出他的孤独甚至软弱，肯定他的诗是他所追求的"直悟生存现状的诗"，并不会矮化诗人。但是在2008年，我既没有这样的勇气，更没有这样的觉悟。那个时候，我还没有开始做"诗歌疗法"研究。十年磨一剑，此次《名作欣赏》副总编傅书华教授约我开"诗歌疗法"专栏时，我就一直想重新解读这首昌耀的名作，以此呈现从"诗教"角度和"诗疗"角度解读同一首诗的异同。尽管十年前我也意识到这首诗有与"诗疗功能"相似的"宣泄功能"，所以在题目中用了有些惊心动魄的语言——"在人心灵显示出伤口并渗出血滴"，在文中也多次提到这首诗是诗人安慰自己生活的"夫子自道"。但是仍然受到"诗教"功能的巨大压力不敢畅所欲言，以致原文写了三万字，实际只刊出了六千字。

我那种做学问的荒谬感如同昌耀写《内陆高迥》的荒诞感，产生的原因如同加缪的总结："荒谬产生于人的需要与世界无理的沉默之间的冲突。"[1] 渴望真爱的昌耀在世界最大的内陆高地发出"悲鸣"："谁与我同享暮色的金黄然后一起退入月亮宝石？"有谁响应这深切而真情的"呼唤"？难怪他1993年在《自审》中感叹自己无法适应社会："游戏啊，都是游戏。只有游戏。但是生命却未免太认真了，即便不堪一击，却本性刚烈，不告饶，不妥协，自视为君子。"[2] 1994年4月在甘肃酒泉，当时与昌耀齐名的西部诗人林染告诉我一件趣事，他俩一起参加一个重要的新诗研讨会，不知是出于故意还是天真，在旅游时，昌耀上了专门为领导准备的小车。这件小事说明昌耀"不谙世事"。难怪他1995年会在《百年焦虑》中喟叹："独语变成山中石头／飞鸟展望在凝固的蛋白。"[3] 甚至不难理解他为何在1995年8月1日会写《淘空》："淘空，以亲

〔1〕［英］莱恩·多亚尔、伊恩·高夫：《人的需要理论》，汪淳波、张宝莹译，商务印书馆，2008年，第10页。

〔2〕昌耀：《昌耀诗选》，人民文学出版社，1998年，第261页。

〔3〕昌耀：《昌耀诗选》，人民文学出版社，1998年，第298页。

善的名义,/以自我放纵的幻灭感,而无时不有。/骨脉在洗白、流淌,被吸尽每一神经附着:/淘空是击碎头壳后的饱食。/处在淘空之中你不辨痛苦或淫乐。/当目击了精神与事实的荒原才惊悚于淘空的意义。"[1]《淘空》因被视为写身体的自慰行为,收入了稚夫选编的《中国性爱诗选》(原乡出版社2014年版)。这部堪称当代新诗第一部性爱诗选的扉页上所印的英国学者杰佛瑞·威克斯的那段话,有助于探讨《淘空》甚至《内陆高迥》的写作动因:"性是关于身体的,更是关于言语、想象、仪式和幻想的,对于性的思考决定我们怎样生活。写作性问题会是一件危险的事情,但同时又是一件有建设性意义的事情。我们这些写作性问题的作家通过语言意义这张网,以我们错综复杂的方式编织出来的不仅是信念和行为,而且性的确切定义也可以得到修正,并重新得到彻底的思考。性史并不是在真空中,在大自然中创造的。它是由我们创造的,在我们的日常生活中。我们大家都在创造历史。"[2]

　　读《淘空》让我不由自主地吟诵昌耀1962年9月14日写的《良宵》中的悲伤诗句:"放逐的诗人啊/这良宵是属于你的吗?/这新嫁娘的柔情蜜意的夜是属于你的吗?/这在山岳、涛声和午夜钟楼流动的夜/是属于你的吗?这使月光下的花苞/如小天鹅徐徐展翅的夜是属于你的吗?/不,今夜没有月光,没有花朵,也没有天鹅。"[3]不由自主地想起他在1992年9月25日晨5时的悲观结论:"诗人,这个社会的怪物、孤儿浪子、单恋的情人,/总是梦想着温情脉脉的纱幕净化一切污秽,/因自作多情的感动常常流下滚烫的泪水。"[4]不由自主地想起他1993年8月4日写的《意义空白》中的绝望诗句:"有一天你发现自己不复分辩梦与非梦的界限。/有一天你发现生死与否自己同样活着。/有一天你发现所有的论辩都在捉着一个迷藏。/有一天你发现语言一经说出无异于自设陷阱。/有一天你发现道德箴言成了嵌银描金的玩具。/有一天你发现你的呐喊阒寂无声空作姿态。/有一天你发现你的担忧不幸言中万劫不复。/有一天你发现苦乐众生只证明一种精神存在。/有一天你发现千古人物原在一个平面演示一台共时的戏剧。"[5]

　　这些都能呈现昌耀写《内陆高迥》时的生存状态和写作生态。他的"人的

〔1〕 昌耀:《昌耀诗选》,人民文学出版社,1998年,第301页。
〔2〕 稚夫:《中国性爱诗选》,原乡出版社,2014年,扉页。
〔3〕 昌耀:《昌耀诗选》,人民文学出版社,1998年,第19页。
〔4〕 昌耀:《昌耀诗选》,人民文学出版社,1998年,第248页。
〔5〕 昌耀:《昌耀诗选》,人民文学出版社,1998年,第264页。

需要"（爱的需要、自我实现的需要、美的需要）与"世界无理的沉默"之间发生了巨大冲突，他的生存的荒谬感自然产生，他有巨大的荒诞感和深刻的孤寂感，与之俱来的是如他的诗题《百年焦虑》所言的焦虑。诗疗的最大目的就是摆脱焦虑，诗人摆脱焦虑的最佳方式就是"书写表达"——写诗，写"奇思妙想"的诗，写"自以为是"的诗，写"自作多情"的诗，写"七情六欲"的诗……这样的诗就是《内陆高迥》！

　　在昌耀自己选编的《昌耀诗选》（人民文学出版社1998年版）中，写于1988年12月12日的《内陆高迥》前面一首诗，是写于1988年11月30日的组诗《燔祭》，题记用的是曹植的《野田黄雀行》的诗句："高树多悲风，海水扬其波。"第一首是《空位的悲哀》，诗人哀叹："创伤在夜色不会再多一份安全感。""壮士壮士，/踩牢自己锈迹斑斑的影子，/碎玻璃已自斜面哗响在速逝的幽蓝。"[1]第二首是《孤愤》，诗人仍在哀叹："天堂墙壁/独舞者拳击/靶孔/如雪片飞扬/孤愤。""大自然悲鸣。/冰风自背后袭来。"[2]第六首是《箫》，诗人的情绪仍然消沉："为善令人怠倦/情已物化，黄金也不给人逍遥。/失落感是与生俱来的惆怅。/人世是困蝇面对囚镜，/总是无望的夺路，总有无底的谜。/理智何能？图象尸解，语言溃不成军。/死有何难？只需一声呜咽便泪下如雨，/蠕动的口型顿时成为遗言的牢狱。"[3]读这一组诗，我似乎明白了昌耀为何要在11天后写宣泄孤独感的《内陆高迥》。"死有何难？"那时他就有"轻生"的念头，他写《内陆高迥》是在为自己找活下去的理由。此刻想起当年我失恋后想自杀，现在还活得好好的，原因就是写诗写得自己都不想自杀了！写"缘情诗"宣泄了我的创伤性情感；写"言志诗"增加了我屡败屡战的英雄感；写"唯美诗"给了我语言写作的快感和纯形式的美感。

　　《内陆高迥》正是这样的诗作，它在诗疗方面的最大效果是释放了诗人的孤独感，驱逐了焦虑。诗中的很多词语都与孤独有关，如"饥渴""苦闷""寂寞""空瓶""碎片"。很多诗句都是在写孤独，如"谁与我同享暮色的金黄然后一起退入月亮宝石？""而愈益沉重的却只是灵魂的寂寞。""不见村庄。不见田垄。不见井垣。"以"青海人民出版社"名义写的《昌耀诗文总集》的"出版说明"也承认了昌耀的诗具有"悲剧精神"和"苦难意识"。"他的诗中所葆有的理想主义与浪漫气质、悲剧精神和苦难意识，是与整个人类精神传统相

---

〔1〕　昌耀：《昌耀诗选》，人民文学出版社，1998年，第178页。

〔2〕　昌耀：《昌耀诗选》，人民文学出版社，1998年，第179页。

〔3〕　昌耀：《昌耀诗选》，人民文学出版社，1998年，第264页。

接的；他在诗歌中的冒险历程和由此创造的天籁般的意境、独特的意象群落、极富个性的象征系统坚持并拓展了诗歌史的疆域，显示出了巨匠品格；又由于他在语言的矿山和熔炉里炼取了真正的精金美玉，古语新用，旧词重铸，使他在汉语言的遗产面前成为了当之无愧的继承人和创造者。"〔1〕洪子诚和刘登翰著的《中国当代新诗史》也承认昌耀的诗有与众不同的"孤独感"和"悲剧性"。"个人坎坷的人生体验，融入一个民族的历史生活之中，使他很快将自己诗中的历史意识，从对某一历史过程的简单评判中解脱出来，而倾心于贯穿各个历史时代的古老然而新鲜的命题：对爱和生命的审视和吟咏……与体现伟力和'内在质感'的诗质相伴随的，是昌耀诗中强烈的悲剧性的因素……在昌耀的诗中，有一种如邵燕祥所说的来自'心灵深处'形而上的孤独感。这种'孤独感'，在80年代后期到他去世的这十余年中，越发扩大、加深，而达到可以说是'刻骨'的悲剧境地……'烘烤'是这些扮演'孤儿浪子'、'单恋情人'的诗人的现代处境，和他在这个时代所承受的'酷刑'……"〔2〕这段结论非常准确，尤其是"孤儿浪子"和"单恋情人"是昌耀晚年生活的真实描述，这样的社会身份和爱情角色自然比一般人有深刻的孤独感。《内陆高迥》呈现出的诗人形象正是"孤儿浪子"和"单恋情人"。

　　昌耀的非常态生活造就了诗人独特的创作生态，极大地影响了文体形态及创作风格。这些都在《内陆高迥》中得到了明显的体现。呈现昌耀不正常的生活生态的关键词是"孤独"或"孤独感"，呈现不正常的诗人的创作生态的关键词是"内陆"或"内陆高迥"。后两个词实质上呈现的也是"孤独"，甚至"孤独"与"内陆"两个词可以互换。昌耀长期生活在大西北的西宁，大西北是中国的内陆，单是地理环境，就很容易使生活在那块内陆腹地的人产生强烈的孤独感。我曾于1990年到1996年在兰州西北师范大学任教，前三年在中国西部文学研究所专业从事西部新诗的研究工作，昌耀正好是我的研究对象，对西部诗人的生活生态和创作生态都有切身的体会。兰州的海拔远没有西宁高，气候条件也比西宁好，当时是比西宁更现代化的城市，但我仍然强烈地感受到孤独与寂寞，西北高原的那种地理环境真会让人的孤独感油然而生。尽管从重庆西南师范大学中国新诗研究所硕士研究生毕业去兰州工作前，已经做好忍受孤独的心理准备，如1989年12月5日在重庆写的给自己"壮行"

〔1〕　昌耀：《昌耀诗文总集》，青海人民出版社，2000年，出版说明。
〔2〕　洪子诚、刘登翰：《中国当代新诗史》，北京大学出版社，2005年，第183页。

诗《走进沙漠》就豪迈地宣称："走进沙漠／再不奢盼有水有草有树……／你愿意在大漠野旷／顽强地生或孤独地死／孤独地死或顽强地生……"但是从1990年7月13日一到兰州，便产生了前所未有的孤独感。为了减弱这种孤独感，我也像昌耀那样，通过写诗来自我安慰、自我治疗，尤其是写了大量自我鞭策、自我激励的"励志诗"，很多诗都如同《内陆高迥》，"悲情万分"又"豪情万丈"。如1990年9月11日，我在《高原情绪》中感叹："多情躲在一隅／扮演冷美人""情感／黯淡无光／狼狈撤离""一只雄鹰／高原／悲壮地死／孤独地生"。我还多次孤独地唱着费翔的歌《故乡的云》在黄河畔漫步，泪流满面。孤独造就诗人，这也是唐代边塞诗和当代西部诗繁荣的重要原因。所以每次我读到"葡萄美酒夜光杯，欲饮琵琶马上催。醉卧沙场君莫笑，古来征战几人回"等边塞诗时，感受到的根本不是"豪放"，而是"孤独""悲壮""无奈"。所以我在1991年就以《西部诗歌的柔情倾向》为题否认西部诗是"阳刚诗"的流行结论。1992年，我甚至尖锐地提出三个问题："从超人到凡人，是否是西部诗人乃至整个新诗坛诗人的归宿？西部诗坛乃至中国诗坛是否会像苏联诗坛出现'响'派诗与'轻'派诗的轮回现象？抒情内形式的平民化和抒情外形式的贵族化是否会成为中国诗人的追求？"[1]我的这段大西北生活经历、创作经历和研究经历使我更能理解昌耀写作《内陆高迥》的创作生态和写作目的，更愿意把它读成一首"诗疗诗"。

呈现昌耀独特文体形态的关键词是"自由"，呈现昌耀独特创作风格的关键词是"审美"。"自由"和"审美"也与"孤独"和"内陆"有明显的"对应"关系，正是因为诗人的"孤独"，才在心理上更渴求"美"和"自由"，才有更多的闲暇时间来完成文体创造运动和诗美构建活动，才能如语言炼金术士般去寻找象征语言。写诗和读诗对人的精神心理疾病有疗效的主要原因是诗可以满足人的两大极端需要，一是低级需要——生理需要，二是高级需要——审美需要。由于中国是一个"谈性色变"的国度，汉语诗歌又强调内容上的"诗言志"，甚至推崇"人高则诗亦高"；在写法上强调"诗出侧面，无理而妙"，甚至推崇朦胧感和晦涩美，导致诗人为满足生理需要和审美需要这两大本能需要而写作时，不得不选用象征语言。象征语言的模糊性又给诗人和读者带来了更多的解读自由，真正出现"诗无达诂"现象，甚至出现过度诠释，以致很多意象，尤其是自然物象都可以被"泛性化"，很多写自然的诗都可以读成"色情

〔1〕 王珂：《诗歌文体学导论——诗的原理和诗的创造》，北方文艺出版社，2001年，第676页。

诗"。一些诗作的写作确实与诗人潜意识中的"性"休戚相关,都是为了满足本能需要的"身体写作"。

"象征语言是我们表达内在经验的语言,它似乎就是那种感官体验,是我们正在做的某物或物理世界对我们产生影响的某物,象征语言是这样一种语言,其中,外部世界是内在世界的象征,是我们灵魂和心灵的象征。"[1]很多诗人正是为了获得这种感官体验而读诗或写诗,是为解决人的生存问题,要解决这一问题的重要方式是通过写诗来获得人的生理需要和审美需要。周作人在《诗的效用》中也说:"诗的创造是一种非意识的冲动,几乎是生理上的需要……真的艺术家本了他的本性与外缘的总合,诚实的表现他的情思,自然的成为有价值的文艺,便是他的效用。"[2]"在某些人身上,确有真正的基本的审美需要。"[3]现代诗要关注现代人的生物性情感、心理性情感和审美性情感,要承认情感宣泄式情感写作和纯形式美感写作,特别是身体本能写作和审美快感写作。

《内陆高迥》正是这样的写作。它打破了诗与散文的文体界限,诗体上的自由与抒情内容上的自由让诗人压抑的情感得到了充分的宣泄,对字词句的"推敲"及"意象"的"挑选",不但产生了"移情作用",还满足了诗人的审美需要。如弗洛伊德认为移情是深层互动性心理分析过程的主要媒介,人们可以因此领悟象征的起源,赋予事情巨大的意义。《内陆高迥》中的一些意象语言,甚至长短句的形式变化,几乎可以让人联想到身体写作。如"内陆高迥"是典型的象征语言,"内陆"可以理解为人有骨气或文人的操守,当代很多文人都将徐悲鸿的"人不可有傲气,却不可无傲骨"作为座右铭,都渴望自己有陶潜的"不为五斗米折腰"和李白的"安能摧眉折腰事权贵"的独立人格。也可以理解为是"感官体验"的结果,象征生命的冲动,是"欲望语言"。《内陆高迥》最短的句子只有两个字,最长的句子竟然有163个字。句式剧烈的长短变化既可以象征诗人命运的大起大伏,也可以"隐喻"出诗人身体器官的功能的变化,让人猜测诗人在潜意识隐性写作中抒发的是生物性情感而非心理性情感。"诗在完成它的任务之中所用的特殊手段有如下几种。1.首先是诗所特有的一些单词和称谓语。它们是用来提高风格或是达到喜剧性的降低或夸张

〔1〕[美]埃里希·弗罗姆:《被遗忘的语言——梦、童话和神话分析导论》,郭乙瑶、宋晓萍译,国际文化出版公司,2007年,第12页。

〔2〕 周作人:《自己的园地》,岳麓书社,1987年,第17—18页。

〔3〕 [美]马斯洛:《动机与人格》,许金声译,华夏出版社,1987年,第59页。

的，这也适用于不同的词的组合和语形变化之类……2.其次是词的安排，属于这一类的有所谓词藻，也就是语言的装饰……3.第三还要提一下复合长句的结构。它把其它语言因素都包括在内，它用或简或繁的衔接，动荡的回旋曲折，或是静静地流动，忽而一泻直下，波澜壮阔，所以最适宜于描述各种情境，表现各种情感和情欲。在这一切方面，内在的（心灵方面的）东西都须通过外在的语言表现反映出来，而且决定着这种语言表现的性质。"[1]昌耀采用了黑格尔所说的复合长句，来描述特殊的场景和表现复杂的情感，甚至用来表达"情欲"。

弗洛伊德在《论艺术与文学》中说："诗歌艺术最根本的诀窍在于一种克服我们内心反感的技巧，这种反感无疑跟起于单一自我和其他自我之间的隔阂相关联。"[2]《内陆高迥》提供给读者的正是这种技巧。1986年12月3日，昌耀在《诗的礼赞（三则）》中说："诗是崇高的追求，因之艰难的人生历程也得而显其壮美、典雅、神圣、宏阔的夺目光彩。就此意义说，诗，可为殉道者的宗教。诗是不易获取的，惟因不易获取，更需要有殉道者般的虔诚。而之所以不易获取，惟在于'歌吟的灵魂'总是难于达到更高的审美层次。而愈是使我们感到亲切并觉日臻完美的诗却又是使我们直悟生存现状的诗。"[3]在写这首诗时，昌耀获得了这种宗教。

昌耀是当代诗人中少有的格外追求"美学快乐"的诗人，这保证了他的诗作的精致性。他在1992年2月写的《请将诗艺看作一种素质》呼吁诗坛："请将诗艺看作一种素质，一种生活质量，一种人文功底。我愿意说：请将诗当作一种生活方式，而不要当作一种谋生的职业或求闻达的工具。"[4]"面对精神产品的商业化、粗鄙化……我倒以为部分诗人'曲高和寡'的诗作、以'高雅'自命的艺术探索，倒不失为在特定条件下的一种文人精神的反拨、坚守与修炼。较之于社会的种种不洁，清贫的诗人偏安一隅，作一点对于社会并无害处的'纯诗'倒应是可予理解的行为。如果精神家园的全面崩溃不幸而言中，诗，很可能是最后一块失地。"[5]燎原是新诗研究界最优秀的昌耀研究者，他把昌

〔1〕［德］黑格尔：《美学》（第三卷，下册），朱光潜译，商务印书馆，1981年，第68—69页。

〔2〕［奥］西格蒙德·弗洛伊德：《论艺术与文学》，常宏、徐伟等译，国际文化出版社，2001年，第102页。

〔3〕昌耀：《诗的礼赞（三则）》//昌耀：《昌耀诗文总集》，青海人民出版社，2000年，第392—393页。

〔4〕昌耀：《请将诗艺看作一种素质》//昌耀：《昌耀诗文总集》，青海人民出版社，2000年，第765页。

〔5〕昌耀：《请将诗艺看作一种素质》//昌耀：《昌耀诗文总集》，青海人民出版社，2000年，第764—765页。

耀的这种诗美追求总结为"雕虫之功"。"他那无论是十行左右的短章,还是长达数百行的巨制,大都是用这种层层堆垒起来的。"[1]

《内陆高迥》颇能显示昌耀"雕虫之功"的博大精深。全诗如同一部声色并茂的交响乐章,诗的词藻具有强烈的视觉感和听觉感,产生了鲜明的视觉美和听觉美。前者如"垂立的身影""暮色的金黄""月亮宝石""蓬头垢面的旅行者""蓬头的旅行者""燎黑了的铝制饭锅""兔毛似的灰白有如霉变""巨型动物骨架""鲜绿的蛙皮""一地碎片如同鳞甲";后者如"喘息""退入""穿行""高迥""将空瓶猛力抛掷"。

1999年6月29日,昌耀在《沙漏之下留驻的乐章美甚》中说:"博尔赫斯在其86岁那年一篇'访谈录'里援引了一位叫切斯特顿的英国诗人的诗句——'银子像固体的月光''金子仿佛凝固的火',随之证明道:'这两个形象在情理上是不能接受的,但是读者的想象力可以接受和领会。'我当然同意他的观点。但我的用意并不限于此。其实我是要据此证实在中外诗人的写作中'通感'之运用与理解原是有如此这般的具有着一致性、普遍性。多么生动'月光的银子''金子的焰火',还有包括杜运燮名句在内的'成熟的鸽哨',都以其光辉耀眼的可视性交混于读者的想象力。"[2]《内陆高迥》正是"以其光辉耀眼的可视性交混于读者的想象力"的佳作。昌耀非常重视诗的音乐性及音乐美,在新诗创作中采用音乐手法。1997年7月10日,他给青海诗人马丁的诗集作序,十分赞赏马丁的《生命的颂辞与挽歌》采用了西洋复调曲式音乐技法:"我相信这是一件有类于西洋复调曲式音乐(对位法)技法运用的大型作品,它的复式结构与在同一向度同步展开的生死两大主题无论在横与纵的对应关系上都有着甚好的交融,唯如此不足以展示其大。换言之,唯有如此丰满的内容需要才成就了其首尾整合如一的曲式构成。关键正在于此。阅读效应是耐于思味并美妙的,诗中的死亡与新生都是如此同等地隆重、金碧辉煌。"[3]《内陆高迥》的音乐设计匠心独具,值得称道。有多重声部、多种色彩、多种旋律、多种体裁甚至多种主题,容量极大,结构复杂。采用了诗句、诗行和诗节的长短多变和有声音感的语言或有动感的词语等多种方式来精心打造旋律节奏。富有

---

〔1〕 燎原:《高地上的奴隶与圣者(代序)》//昌耀:《昌耀诗文总集》,青海人民出版社,2000年,第15页。

〔2〕 昌耀:《沙漏之下留驻的乐章美甚》//昌耀:《昌耀诗文总集》,青海人民出版社,2000年,第794页。

〔3〕 昌耀:《与马丁书》//昌耀:《昌耀诗文总集》,青海人民出版社,2000年,第788页。

声音感和动作感的语言有"轰动""崩毁""步行""伫立望天豪饮""将空瓶猛力抛掷"等。

因为长期受到政治压迫和情感压迫，昌耀的文体自觉性远远小于文体独创性。在新诗创作上，昌耀采用的是"抓小（语体）放大（诗体）"的文体策略，他非常重视"语体"，特别重视语言的推敲之功，却轻视诗体规范和文体限制。他的那种崇尚革命的"左"的"政治情结"与新诗文体自身具有的"政治潜能"合为一体。所以他反对细分文体，甚至反对诗要分行，他说："我是一个大'诗歌观'的主张者与实行者。我曾写道：'我并不强调诗的分行……也不认为诗定要分行，没有诗性的文字即便分行也终难称作诗。相反，某些有意味的文字即便不分行也未尝不配称作诗。诗之与否，我以心性去体味而不以貌取……我并不贬斥分行，只是想留予分行以更多珍惜与真实感。就是说，务使压缩的文字更具情韵与诗的张力。随着岁月的递增，对世事的洞明、了悟，激情每会呈沉潜趋势，写作也会变得理由不足——固然内质涵容并不一定变得更单薄。在这种情况下，写作'不分行'的文字会是诗人更为方便、乐意的选择。"[1]这段话写于1998年6月16日。此时的昌耀早已过知天命之年，仍然"渴望激情"，重视"激情写作"，反对"智性写作"，严格地说是在写作内容上重视可以给诗人提供更多生命力和创造力的"激情写作"，但是在写作形式及技法上，却偏爱"智性写作"，追求精雕细琢。十年前他写《内陆高迥》时更重视写作的"激情"，也重视诗的形式，特别是重视诗的色彩及旋律，更重视诗的文体创新，特别是诗体的创新。从这段话可以看出，昌耀对诗的"分行"有独特的见解，在百年新诗史上只有他主张诗不要分行。这个见解实质上涉及诗与散文诗的两种文体。如果要对《内陆高迥》进行文体或诗体分类，既可以说它是散文诗，因为第三个诗节的前部分"不分行排列"，在视觉形式上完全是一段"散文"，又可以说它是诗，因为除这部分外，其他部分，特别是第一、第二和第四个诗节都是"分行排列"。《内陆高迥》中的一个诗行多达一百六十三个字，很难界定这是一行诗还是一段散文。在1999年6月29日，他还坚持他的"广义的诗学理念"："我相信诗思、文思或哲思必应有着在美的节律下向着众多实施方式的转移、扩散。诗，应属于广义的诗学理念。"[2]《内陆高迥》正是这种广义的诗学理念的创作实践，确实是"诗思、文思或哲思必应有着在美的节律下向着众

〔1〕 昌耀：《昌耀的诗·后记》//昌耀：《昌耀的诗》，人民文学出版社，1998年，第423页。
〔2〕 昌耀：《沙漏之下留驻的乐章美甚》//昌耀：《昌耀诗文总集》，青海人民出版社，2000年，第793页。

多实施方式的转移、扩散"的结果。在写《内陆高迥》前的一个多月,即在1988年11月2日,他写了《纪伯伦的小鸟——为〈散文诗报〉创刊两周年而作》,发表了独特见解:"……这就是我所认识的一种'散文诗',其震撼力足以在人心灵显示出伤口并渗出血滴……何必为'诗的散文化'辩说?何必拘谨于'散文化的诗'?"[1]在写《内陆高迥》三个多月后,1989年3月26日,他在给《中国诗人》主编黎焕颐的信中也反对把诗与散文诗分类:"我理解的诗是一个比较宽泛的概念,即:除包容分行排列的那种文字外,也认可那一类意味隽永、有人生价值、雅而庄重有致、无分行定则的千字左右的文字。不一定就是'散文诗'……说实话我理解的以文字形式凝结的诗其概念还要宽泛。诗人的生存空间或活动天地本来就非常广大,诗人对于自己之所能本无需以'雕虫小技'自解,诗人可以有大襟怀或大抱负。诗的视野不仅在题材内容也需在形式形态上给予拓展……我意可将短诗按篇首分栏排出,然后以通栏接排不分行的诸篇文字,版式肯定会比单栏接排大方美观。"[2]

从这三段话不难看出,昌耀反对把诗和散文诗进行清楚的文体分类,认为"诗意"高于一切,一件文字作品首先应该追求的是"诗意"。"诗意"主要源自诗人对"自由"的追求,在当代新诗史上,受过政治迫害的诗人,尤其是"右派"诗人,普遍推崇"美是自由",强调"新诗就是自由诗"。如牛汉不愿意写格律诗,只写自由诗的重要原因就是他十分追求做人的自由。《内陆高迥》正是昌耀的这种文体观,即诗歌观或散文诗观的创作实践,是"自由的象征"之作。中国现代散文诗在数十年的发展中,形成了重抒情哲理偏重于诗和重叙事描写偏重于散文两种风格。前者以鲁迅和柯蓝为代表,后者以周作人和郭风为代表。《内陆高迥》克服了两者的弱点,吸纳了两者的优点,所以在文体形式上,既可以把它视为"散文诗",也可以把它视为"诗",但是在写作方法上,更多是采用了复杂的诗的技法,如丰富奇特的想象力、繁复高深的意象、复调式的旋律、精心设计的结构、睿智的洞察力、悲天悯人的情怀……2000年2月,昌耀答记者问说:"我写作不仅仅是为了当诗人,而是我要写出对世界的许多问题的个人见解、我的社会理想,写出我对美的感受。我曾经有一个比方,我就像是'一部发声器',就像一个组合音响,它很自然地发出声音来。"[3]尽管

〔1〕 昌耀:《纪伯伦的小鸟——为〈散文诗报〉创刊两周年而作》//昌耀:《昌耀诗文总集》,青海人民出版社,2000年,第433—434页。

〔2〕 昌耀:《致黎焕颐1封》//昌耀:《昌耀诗文总集》,青海人民出版社,2000年,第890页。

〔3〕 昌耀:《答记者张晓颖问》//昌耀:《昌耀诗文总集》,青海人民出版社,2000年,第783页。

强调自然发出声音,他追求的却是复杂"组合音响"产生的复杂声音。《内陆高迥》发出的正是这样的声音,"自由地发出声音来"也可以替换为"本能地发出声音来"——本能地抒情,本能地审美。

  1990年11月25日,他给李成庆的信中说:"下面我以笔记体式从手边杂志摘录一些现成章句,借以点明我在艺术的形式语言探索方面心有同嗜焉……符号形态充分暗示符号内容。视觉流程设计比心理流程设计更有成效。新的视觉语言的审美效应:抽象的分解与变形,色块的组合构成,空间的组织与编排。多层次的、开放型的、网络式的反馈:刺激——参与——反馈——参与……把现实变化成主观感受,虚化融合,使之与环境合成,产生出视幻效果。诗的'语义场'是诗语的多义性和多解性的生存空间。词语的组合构成一个在许多方面绵延开去的整体意义……节奏:有规律的反复,具有单纯性、明确性、一定的机械性。富有理性的形式意味。韵律使节奏的构成形式深化,有极为丰富的情感特性。"[1]《内陆高迥》就采用了"有规律的反复""虚化结合"等手法,精心于"心理流程设计"与"视觉流程设计",产生了"新的视觉语言的审美效应"和"富有理性的形式意味",形成了诗的"语义场"。

  在文学研究,特别是诗歌研究中,"知人论世"的研究方法并不一定可靠,特别是针对那些不重视"诗言志"和"诗缘情",追求为艺术而艺术的现代诗人,更不重要,但是对昌耀这样的诗人,特别是对《内陆高迥》这样的诗作,却是非常必要的。很多诗人、诗论家都认为昌耀"诗如其人"。如诗人潞潞认为昌耀的诗是由他的命运所铸成:"很多人读过昌耀的诗后,都被昌耀诗的悲壮、苍凉震慑,岂不知这些诗正是昌耀独特的命运所铸成。生活给予昌耀的并不是一项诗人的桂冠,而是诗人的荆冠。"[2]韩作荣称昌耀为"诗人中的诗人":"读昌耀的诗,你会发现真实的人生之旅,被放逐的游子寻找家园的渴意以及灵魂的力量。现实精神、理性的烛照、经验与超验,有如'空谷足音',充满了魅惑。那独有的声音既是坚实,也是虚幻……昌耀就是昌耀,他不是任何艺术观念的追随者,他以虔诚、苛刻的我行我素完成了自己……读昌耀的近作,我钦服于他对诗的敏感与发现,对一首诗总体的诗性把握。对于诗人而言,有'有句无篇'者,有'有篇无句'者,但如昌耀这样,每一句都是诗,且通篇又能创造出沁人心脾的情境和氛围的诗人,确是少之又少了。当俗常的日子将诗

  〔1〕 昌耀:《致李万庆4封》//昌耀:《昌耀诗文总集》,青海人民出版社,2000年,第877–878页。
  〔2〕 潞潞:《独特而坚定的创造者》,《太原日报》,2000年4月10日,第5版。

意埋葬,人的颅骨内已生出厚茧,昌耀正用锄头一样古老的汉字,敲醒未曾泯灭的诗心。"[1]昌耀的创作高峰主要在上世纪80年代后期,《内陆高迥》是这一时期的代表作,具有这两段话,特别是后一段话所说的优点和特点。

正是坎坷的命运成就了一位优秀的诗人。昌耀1936年6月27日出生于湖南省常德市,1950年4月考入38军114师文工团,1953年6月在朝鲜前线负伤。1955年申请赴青海参加西北开发,1957年因为在《青海湖》1957年第8期发表了《林中试笛》被打成右派。"此后仅得以一'赎罪者'身份辗转于青海西部荒原从事农垦,至1979年春全国贯彻落实中央'54号'文件精神始得解放。"[2]但是他晚年又深受病魔的折磨,2003年3月23日,他在治疗肺癌时从医院三楼跳下。2002年2月他答记者问时总结说自己一生都在与命运抗争。"我觉得我的生命的整个历程已经贯穿在跟命运做斗争这样一个自始至终的过程。我是一个不大合时宜的人,在50年代我是一个'右派',到现在这个时期,好像我又不合潮流,这就是我的命运的必要结果。但是我对自己的追求从来没有后悔过,我在诗里毫不讳言地说过:一个诗人应该有自己的精神追求……我的命运是自己选择的,我是主动的,可以说,通过我的诗,我实现了对命运的嘲弄。"[3]尽管昌耀想当强者,并且总是以坚韧不拔的强者方式度过了劫难重重的一生,他仍然有人的软弱,特别是有文人的"脆弱"情感。在写《内陆高迥》的8个月前,他在1988年2月1日写成、4月20日删定的《酒杯——致卢文丽女士》中说:"我似已因既久的磨炼反而是变得神情脆弱了:我比以往任何时候更惧怕感受'深沉'。"[4]"我是世间一个疲惫了的游猎者,我也渴望黄昏后的调理……或按摩。但我尚不能。"[5]他在1990年3月27日写给友人张玞的信中说:"一般说来我不善'虚构',又太看重'袒露',太'实在',太纠缠于道义责任,我的出路也就极为有限了……我离开农场已10年了。10年里我的梦境始终留在农场不曾摆脱,是一种情感非常压抑的梦,梦醒之后犹感余悸,感到活得很累……我是忧郁的。我总想着哭。"[6]昌耀的"忧郁性格"与童年生活相关,他从小缺乏父爱。1999年他在《我是风雨雷电合乎逻辑的选择——

---

〔1〕 韩作荣:《诗人中的诗人》//昌耀:《昌耀的诗》,人民文学出版社,1998年,第2-3页。

〔2〕 昌耀:《昌耀的诗·后记》//昌耀:《昌耀的诗》,人民文学出版社,1998年,第421页。

〔3〕 昌耀:《答记者张晓颖问》//昌耀:《昌耀诗文总集》,青海人民出版社,2000年,第779页。

〔4〕 昌耀:《酒杯——致卢文丽女士》//昌耀:《昌耀诗文总集》,青海人民出版社,2000年,第429页。

〔5〕 昌耀:《酒杯——致卢文丽女士》//昌耀:《昌耀诗文总集》,青海人民出版社,2000年,第430页。

〔6〕 昌耀:《致张玞2封》//昌耀:《昌耀诗文总集》,青海人民出版社,2000年,第860页。

昌耀自叙》中说："1940年我的大弟王昌煜出生以前我是这个家庭的独生子，由母亲和一位远房本家姑姑（我称之为二姑儿）带大。我记得在此期间的一个时期，我是一个比较爱哭的孩子，无论恐吓或哄逗作用都不大。"[1]他初稿于1988年，改于1996年9月的《顾八荒》中说："有的人自许聪敏绝世。有的人自甘沦为终生笨伯。较之前者，我自忖少一点狂傲。较之后者，我自忖多一点豁达自信。人啊，人是一种什么样的动物呢？……智人的头颅已千疮百孔，而道路并不尽是柳暗花明。环顾八荒，墓茔如堵，仍见三五忧患之士寥落于途。"[2]

　　这篇文章与《内陆高迥》写于同一年，主题颇为相似，反映出相似的悲观的人生观。当时的诗坛，特别是西部诗歌流行由"积极的浪漫主义"和"革命的英雄主义"催生的"神性写作"，导致假、大、空的诗风流行。诗人大多狂妄自大，视自己为"超人"，很少有西部诗人像昌耀那样，承认人性的弱点和人生的艰难，承认自己是"忧郁的""总想着哭"，只有阿信提出"在西部，活着是首要的"。更没有人像昌耀如此"真实地"写作——"太看重'袒露'，太'实在'"。因此从《内陆高迥》可以看出昌耀具有西部诗人少有的细致入微的观察力。在诗的内容上，昌耀不擅长理性的，尤其是智性的"虚构"，但他善于非理性的"幻想"或"臆想"，这让他有丰富又奇特的想象力，所以《内陆高迥》场景丰富，画面感极强，很多场景都是"幻想"或"臆想"的结果，如同弗洛伊德所言的"白日梦"之作。这种幻想给了诗人真实的英雄感，自欺欺人般地带给自己虚假的幸福感，如同一种"精神胜利法"，有利于人的心理健康和人格健全。自信是人格健全的核心，诗人写诗如同做白日梦，有利于减少焦虑增加自信。"一个蓬头垢面的旅行者"会让诗人觉得自己生活得比他更好。"我们可以确定，一个幸福的人从不幻想，只有未得到满足的人才这样做。幻想的动力是未被满足的愿望，第一个单一的幻想都是愿望的满足，都是对令人不满意的现实的纠正。具有动力的愿望随幻想者的性别、性格和环境而发生变化，但是它们天然地分为两类，或者是富有野心的愿望，它们用来抬高主体的地位；或者是性的愿望。在年轻女人身上，性的愿望占有几乎排除其他的优势地位，因为她们的野心通常被性的倾向所同化。在年轻男人身上，自我中心与野心勃勃的

　　〔1〕 昌耀：《我是风雨雷电合乎逻辑的选择——昌耀自叙》//昌耀：《昌耀诗文总集》，青海人民出版社，2000年，第751页。
　　〔2〕 昌耀：《顾八荒》//昌耀：《昌耀诗文总集》，青海人民出版社，2000年，第673页。

愿望与性的愿望相伴随,这一点极其明显。"[1]这段话非常有利于理解《内陆高迴》的场景及物象,有的物象是为了"抬高主体的地位",通过与他人生存境遇的对比显示出自己的优越感,如"高迴的内陆"显示出诗人作为男人的阳刚,抒发的是"自我中心与野心勃勃的愿望与性的愿望"。有的物象及事件显示出诗人具有女性的柔美甚至软弱。第一个诗节的第二个诗行与第三个诗节的最后一个诗行完全一样,是渴望爱与性的深切呼唤:"谁与我同享暮色的金黄然后一起退入月亮宝石?"人类面临的三个问题是职业类问题、社会类问题和性类问题。精神健康的人是有能力与世界建立友爱联系的人,心理健康的重要标志是有与人相处,尤其是与异性相处的能力——施爱与被爱的能力。昌耀的这个呼唤是"人性的呼唤",是渴求心理健康和精神健康的人的呼唤。

如同一位剑胆琴心的英雄,昌耀既有刚毅壮美的一面,也有柔弱秀美的一面,所以他的新诗写作既有"神性"的一面,也有"人性"的一面。"青海的大自然,青海壮美的山河,也给我的诗注入了一种阳刚之气,这对我的诗的风格的形成,都是至关重要的。我的中期、后期作品追求的阳刚之美比较多。"[2]《内陆高迴》是他的中期代表作,既有阳刚之美,更有阴柔之美。无论是在生活情感追求还是艺术诗歌追求上,昌耀都是一个完美主义者,追求有品位、有质量的生活和写作,一直坚持"宁缺毋滥"的原则,尤其是在他成名后,在艺术上对自己十分苛刻。2002年2月昌耀评价自己的创作:"我的创作基本上分两大块:一个是在艺术上的有益探索,这方面比较偏重一些;另一个是抒写我的内心世界,谋求与更多的读者沟通。"[3]《内陆高迴》是将两者有机地融合的作品,既是言志抒情之作,又是文体创新之作。表面上看他的写作动力源于他把自己视为一个诗人,实质上是把自己视为一个"病人",尤其是在1988年12月写《内陆高迴》时,昌耀在诗坛并不是非常有名,这首诗的写作更带有"凡人性"甚至"病人性",完全可以把它视为"诗疗诗"中的代表作,把它的写作视为"诗疗式写作",是"生命意识"与"审美精神""生理需要"与"审美需要"融合得很好的优秀诗作。

〔1〕 [奥]西格蒙德·弗洛伊德:《论艺术与文学》,常宏、徐伟等译,国际文化出版社,2001年,第96页。
〔2〕 昌耀:《答记者张晓颖问》//昌耀:《昌耀诗文总集》,青海人民出版社,2000年,第783页。
〔3〕 昌耀:《答记者张晓颖问》//昌耀:《昌耀诗文总集》,青海人民出版社,2000年,第777页。

内陆高迥

昌 耀

内陆。一则垂立的身影。在河源。
谁与我同享暮色的金黄然后一起退入月亮宝石？

孤独的内陆高迥沉寂空旷恒大
使一切可能的轰动自肇始就将潮解而失去弹性。
而永远渺小。
孤独的内陆。
无声的火曜。
无声的崩毁。

一个蓬头垢面的旅行者西行在旷远的公路，一只燎黑了的
　　铝制饭锅倒扣在他的背囊，一根充作手杖的棍棒横抱在
　　腰际。他的鬓角扎起。兔毛似的灰白有如霉变。他的颈
　　弯前翘如牛负轭。他睁大的瞳仁也似因窒息而在喘息。
　　我直觉他的饥渴也是我的饥渴。我直觉组成他的肉体的
　　一部分也曾是组成我的肉体的一部分。使他苦闷的原因
　　也是使我同样苦闷的原因，而我感受到的欢乐却未必是
　　他的欢乐。
而愈益沉重的却只是灵魂的寂寞。
谁与我同享暮色的金黄然后一起退入月亮宝石？
一个蓬头的旅行者背负行囊穿行在高迥内陆。
不见村庄。不见田垄。不见井垣。
远山粗陋如同防水布绷紧在巨型动物骨架。
沼泽散布如同鲜绿的蛙皮。
一个挑战的旅行者步行在上帝的沙盘。

河源
一群旅行者手执酒瓶伫立望天豪饮，随后
将空瓶猛力抛掷在脚底高迥的路。

一次准宗教祭仪。

一地碎片如同鳞甲而令男儿动容。

内陆漂起。

1988.12.12

第六节 《回答》的诗疗解读

　　诗通常是个体的抒情艺术,不管如何强化政治诗歌的公共性和现代性,诗的写作的个人性和民间性始终存在,公共性的政治学(诗教)上的"政治书写"常常融入个人性的医学(诗疗)上的"书写表达"。北岛在20世纪70年代写的《回答》是具有启蒙现代性的作品,唤醒了中国人的现代意识,也有鲜明的个人化写作和民间写作的特点。这首诗有意识形态性也有诗性,有启蒙功能也有治疗功能,具有现实主义的"真实"和现代主义的"颓废"。今天应该从诗疗角度肯定这首诗的虚无主义色彩,确定"颓废"的现代性价值。它是北岛成为"现代诗人"的标志性作品,也是他在"政治抒情诗"这一诗题方面对新诗现代性建设的一大贡献。但是更应该肯定这首诗在作者的写作和读者的接受两方面都具有诗疗意义,承认它在过去是一首影响深远的"政治诗",在今天是一首疗效极佳的"诗疗诗"。

　　"人的心理有一种追求平衡的倾向。国外医学界新兴起的'整体医学观',把健康看成是生理、心理、自然、社会等多种因素综合的结果。这种医学观认为:人的机体内存在着两个平衡(生理平衡和心理平衡);外部也有两个平衡(自然生态平衡和社会生态平衡)。因此彼此交叉作用……外部的自然生态和社会生态不平衡,往往会导致人的生理和心理不平衡。"[1]"诗歌所以能成为一种'情感的体操',起到宣泄的作用,就在于诗人在写作过程中创造了一个虚拟的境界,在这里扬弃了审美主体与客观现实之间的具体的利害关系,此时的主体已经超越了粗陋的利害之感与庸俗的功能之思,而以审美的眼光来观

---

〔1〕 吴思敬:《心理平衡的追求》//吴思敬:《吴思敬论新诗》,中国社会科学出版社,2013年,第164页。

照诗的境界,人世间的种种苦难被净化了。"[1]在现实主义流行的时代,真实是诗人唯一的自救之道。正是因为追求真实,诗人才能通过诗笔呈现自己的忧郁气质,发泄自己的颓废情绪,来获得心理的平衡与精神的健康。早在1986年,谢冕就认为:"北岛的诗确有令人注目的忧郁,他几乎总是以耽于思虑的忧郁症感染我们。他以冷峻的基本色调表现不能如愿的人生、幻想的破灭、寻求的遗憾。他用诡奇的断续的辞语,缝缀着一张破旧的风帆。他的确给人留下了悲观的影子。"[2]"北岛以他人不可替代的心灵的碎片,最细密也最充分地'拼凑'了一代人的心史。总是那样的纷繁与落寞,总是那样的追寻而不能如愿。一方面,他表现了心灵与世界的断裂,个人与群体的冲突,同时,他又与批判的对象认同,承认自身'并非在无辜','早已和镜子中的历史成为同谋'。这样,他的批判也理所当然地包括了自身。"[3]

北岛写《回答》这样的诗,如同今日心理学界采用"书写表达"来治疗"忧郁症"患者,是为了宣泄被压抑的情感和释放被压制的思想。新诗的诗疗功能主要通过"诗歌疗法"来呈现。"诗歌疗法"全称为"诗歌心理精神疗法",指通过诗歌创作(写诗)和诗歌欣赏(读诗),预防和治疗心理精神疾病。诗歌是采用象征语言的意象写作,是一种可以产生听觉和视觉刺激的抒情艺术,能够产生低级、中级和高级情感,满足人的低级、中级和高级需要。传统的"诗教"可以让人获得知识和能力,现代的"诗疗"注重人的人格和心理。诗教和诗疗相结合,才能造就一个真正的"人"。如同雪莱所言:"诗人是一只夜莺,栖息在黑暗中,用美妙的声音唱歌,以安慰自己的寂寞。"[4]当代人通过写诗这种"书写表达",可以进行自我的心理治疗,尤其用诗来安慰自己的生活,减少日常生活中的焦虑,增加生存的信心。这也是普通民众"日常生活审美化"的一种手段。《回答》正是这样的能够将"诗疗"与"诗教"合为一体的"诗疗诗",它的创作与接受都具有"日常生活审美化"特征。

我在《名作欣赏》2017年第10期、第11期和第12期的"诗歌欣赏与诗歌疗法"专栏刊发的是穆旦的《诗八首》的"诗疗解读",题目是《肉感与美感含

〔1〕 吴思敬:《心理平衡的追求》//吴思敬:《吴思敬论新诗》,中国社会科学出版社,2013年,第170页。

〔2〕 谢冕:《北方的岛和他的岸——论北岛》//谢冕:《中国现代诗人论》,重庆出版社,1986年,第304页。

〔3〕 谢冕:《北方的岛和他的岸——论北岛》//谢冕:《中国现代诗人论》,重庆出版社,1986年,第304页。

〔4〕 [英]雪莱:《诗辩》//伍蠡甫:《西方文论选》(下卷),上海译文出版社,1979年,第53页。

混成快感》。开始写这篇文章时,我就想好了北岛《回答》的"诗疗解读"的题目——"治疗功能与审美功能交融成启蒙功能"。这个题目与《肉感与美感含混成快感》句式相同,可以前后呼应,能够直接而准确地表达出这首诗的功能。诗疗解读《诗八首》重视的是"身体"甚至"肉感",突出的是诗疗的"低级情感"。按照诗疗承认低级情感,推崇高级情感的原理,紧接着应该谈诗疗的"高级情感"。在2017年的"诗疗"专栏介绍"诗疗诗"时也采用了这样的原则,《相信未来》(第3期)后是《面朝大海,春暖花开》(第4期和第5期),然后是《蛇》(第6期和第7期),然后是《内陆高迥》(第8期和第9期),然后是《诗八首》(第10期、第11期和第12期)。在当代新诗史,甚至当代思想史上具有强大"启蒙功能"的《回答》是最恰当的"高级情感样本"(文本)。

把《回答》放在2018年的头两期(第1期和第2期),可以显示出我对这首诗的高度重视。为了写好《回答》的"诗疗解读",我做了一年准备,2017年8月,大改了2016年6月参加"北岛诗歌创作研讨会"的论文《政治性诗歌的"现代性"与"民间性"——北岛〈回答〉〈一切〉的生态功能考察》,此文长达三万字,近期更是全力以赴。灵感需要"逼发",还需要"梦发",日有所思,夜有所梦,由于成天想着如何"诗疗解读"这首在当代新诗史上"已成定论"的经典之作,随着对这首诗"诗疗解读"的深入,一个更有弹性的,更有诗意的,甚至可以说更"形象又准确"的题目,在深秋某天清晨的梦醒时分突然闪现:"时间的玫瑰而非时代的月季"。我于是赶快起床,用笔记录下这个题目再上床做梦。

"时间的玫瑰"一词可能是受到北岛的随笔集《时间的玫瑰》的影响。这本书2009年在江苏文艺出版社出版,北岛在书中介绍了西方20世纪的一些大诗人及诗作,这些文章相当于读后感。在介绍这些诗人及诗作时,北岛的"身份"更多是"学者"而非"思想家",与当时流行的"公共知识分子"也相差甚远。他格外重视艺术性而非思想性,颇能显示出他深厚的学养和谦逊(文质彬彬)的涵养。他确实是把那些优秀诗作当成了"时间的玫瑰",如玫瑰一般的美丽诗作经受得住时间的考验。当时读他品味那些"时间的玫瑰"的文字时,我想:"名噪一时的北岛有多少诗篇可以成为'时间的玫瑰'?"我想到了北岛的代表作《回答》和《一切》,如果说这些极大地改变了中国的诗篇可以被视为"玫瑰",那么它们也只能是"带刺的玫瑰",它们的思想性可能远远大于艺术性,这样的争当"诗意的先锋"而不是"诗艺的先锋"的诗作可能是经不起时间的无情检验的。这些"时势造就的诗歌英雄"自然很快就会被历史淘汰。

《回答》等诗在改革开放初期充当了一代青年的"心灵钙片",北岛、舒婷、顾城等诗人也成了"诗歌明星"。多年以后，北岛回忆起当时"诗歌粉丝们"的"追星"疯狂，还会令今日歌星的粉丝们自叹不如。"八四年秋天，《星星》诗刊在成都举办'星星诗歌节'。我领教了四川人的疯狂。诗歌节还没开始，两千张票一抢而光。开幕那天，有工人纠察队维持秩序。没票的照样破窗而入，秩序大乱。听众冲上舞台，要求签名，钢笔戳在诗人身上，生疼。我和顾城夫妇躲进更衣室，关灯，缩在桌子下。脚步咚咚，人潮冲来涌去。有人推门问，'顾城北岛他们呢?'我们一指，'从后门溜了。'写政治讽刺诗的叶文福，受到民族英雄式的欢迎。他用革命读法吼叫时，有人高呼:'叶文福万岁!'我琢磨，他若一声召唤，听众绝对会跟他上街，冲锋陷阵。"[1]北岛还介绍了这首诗一发表就出现"洛阳纸贵"的盛况。"第一期《今天》出版后，我送给邵燕祥一本，他很喜欢《回答》，还有舒婷的《致橡树》，问我能不能把它们发在《诗刊》上，我说当然可以，他就在1979年《诗刊》三月号发表了《回答》，四月号发表了《致橡树》。《诗刊》当时的发行量上百万份，这两首诗借此广为流传，造成全国性影响……在1979年《今天》第一次朗诵会上，陈凯歌朗诵的就是这首诗，当时很多人喜欢这首诗，在我看来是表达一种反叛精神，与时代的转折有关，我理解人们的这种阅读期待，但我并不认为这首诗是我的代表作。"[2]这样的诗人明星效应时代一去不复返了。但是应该反思那个时代留下了多少朵"时间的玫瑰"和多少朵"时代的月季"，近三十年后的今天，应该客观地鉴定哪些诗是"玫瑰"，哪些诗是"月季"，哪些诗是"小草"，哪些诗什么都不是。

给东南大学中文系的研究生上"诗歌文体学"课程，我仔细讲解了《回答》的诗歌功能——启蒙功能、治疗功能和审美功能，还用第一个题目"治疗功能与审美功能交融成启蒙功能"来概括《回答》的功能及价值。我让大家比较两个题目，让大家结合自己的《回答》接受史，甚至"诗疗史"，为《名作欣赏》的诗疗专栏挑选最合适的题目。研究生们都觉得间接性、象征性标题比直接性、科学性标题更"意味深长"，更"美丽动人"，甚至更能"见血封喉"。理由是"时间的玫瑰而非时代的月季"这个标题虽然也承认《回答》有"政治抒情诗"的启蒙功能甚至宣传功能，但是并不极端强调这种功能。"时间"和"时代"两个词的微妙差异是，前者是中性的，不需要做出价值判断，尤其是不需要从伦理学上做"是与非"的判断;后者有强烈的倾向性，需要做道德判断，如通常所说

〔1〕 北岛:《朗诵记》,https://www.douban.com/group/topic/2759089/.
〔2〕 田志凌、北岛:《今天的故事》//北岛:《古老的敌意》,Hong Kong:Oxford University Press(China)Limited,2012.p.100.

的政治词语"时代意识""时代精神"中的"时代",含有明显的"新"的意义。最重要的是"玫瑰"与"月季"在植物学上的明显差异是"刺",一个有"大刺",另一个有"小刺"。两者都是同属蔷薇科的蔷薇植物,月季花茎上的刺少,刺比较大,每节大致有三四个,玫瑰花茎上的刺多,但是较小,刺伤力有限。两者都有"刺",因此两种花指称的诗作都会对公众社会产生影响,甚至可以说都有"意识形态性",都会"刺痛"一些人,特别是"政治家"的"敏感的神经"。但是"小刺"的玫瑰比"大刺"的月季更"温柔敦厚"些,政治性甚至斗争性更"软弱"一些。甚至还可以联想到"玫瑰"是小资产阶级的"花",有那个时代所说的"小资产阶级情调",有点类似今日所说的"唯美情调",更有"诗意"或"艺术性",更能够满足人的本能的审美需要。"月季"是那个时代所说的"无产阶级"的"花",有点类似于今天的"屌丝情调",具有平民性,但是也有"野性"甚至"革命性(造反性)"。

我采用这个题目也源自两者在文化学上的明显差异,一个属于"西方",一个属于"东方"。如前几年"民间立场写作"的诗人嘲笑"知识分子写作"的诗人让"玫瑰入诗",上纲上线到"卖国行为",他们认为中国只有月季没有玫瑰。实际上现代植物学考证说玫瑰的原产地也是中国。在英语中,虽然月季和玫瑰的英语、法语和拉丁语都是rose,西班牙语和意大利语是rosa,但是月季的完整名字叫Rosa chinensis,英语是Chinese rose,都可以译成"中国玫瑰",玫瑰的完整名字叫Rosa rugosa。也许是因为玫瑰是英国的国花,英国诗人罗伯特·彭斯(Robert Burns,1759—1796)的名诗《我的爱人像朵红红的玫瑰》又风靡世界,今日过"情人节"必送"玫瑰","情人节"又是"西方人"过的"洋节",所以当代一些中国诗人才不愿意让"外国花"——玫瑰进入"中国新诗",他们有些"敝帚自珍",过分迷恋"本土的"月季或蔷薇(Rosa multiflora)。此番考证也可以暗示出我选用此标题的"良苦用心"。

在本文标题上的"深思熟虑"也源自《回答》在我数十年的新诗研究经历和数年的诗疗推广经历中的颇有些顾虑的反思。在多年的专业新诗研究中,我越来越发现有的诗人和有的诗作被"误读",被"神化"或者被"妖魔化了"。诗人如海子、顾城、穆旦、张枣……诗作如海子的《面朝大海,春暖花开》、顾城的《一代人》、穆旦的《诗八首》、张枣的《镜中》……如张枣《镜中》的最后一句诗:"望着窗外,只要想起一生中后悔的事 / 梅花便落满了南山"。诗人写作时的"南山"极有可能是重庆有名的旅游胜地南山,当时张枣在四川外国语学院上研究生,住的地方离南山不远。但是被今天的很多理论家过度阐释为中国古代文化及古代汉语中"悠然见南山"的"南山","南山"是中国隐逸文化的代表性符号。因此推断出张枣深受中国传统文化影响，甚至是国学功底深厚的诗人。这首诗的前四句是："只要想起一生中后悔的事 / 梅花便落了下来 / 比如看她游泳到河的另一岸 / 比如登上一株松木梯子"。一些理论家们也认为这四句诗的"语感"非常好。其实两次使用"比如"一词，与诗人毕业于外语系有关，英语中常用such as(比如)。张枣的很多诗句都有大量的连词，实际上是欧化句式。如同李金发和穆旦，因为是学习外语出身，导致汉语的不纯粹，反而写出了"无理而妙"的"诗家语"，"陌生化语言"使诗意出现了巨大的弹性及张力。英语和德语的节奏感及音乐性也比汉语强，也没有像中国出现古代汉语与现代汉语、雅语与俗语的极端对抗，这些对学外语出身的诗人颇有好处。但不能说这三位诗人有写"诗家语"的天赋，作出结论说他们有比同时代的其他优秀诗人更好的"语言智能"。

同理，这也可以用来评价1973年写《回答》和1978年改《回答》时的北岛，他当时就是一位中学毕业的"诗歌青年"，完全不是一位"诗艺娴熟""语言智能超群"的大诗人，更不是一个"大处敏感"的思想家。尽管他出生于中高层干部家庭，上的又是干部子弟众多的"红色中学"，和当时所有京城的中学生一样，曾经积极地，甚至盲目地参加了"文革"初期的政治活动，这些狂热的政治活动也使北岛过早地迷惘，甚至带给了他心灵的创伤。如北岛所言："在七十年代，个人命运与国家甚至世界的命运连在一起了，胸怀祖国放眼世界，绝不仅仅是一句口号，而是我们当时面对的现实。"[1] "我们开始写诗，多少有一种'前无古人后无来者'的悲凉感。是青春和社会高压给予我们可贵的能量。如果把《今天》的历史放在一个大背景中看，首先要看到它与中国文化传统之间的重大偏离，文化革命成了推进这一偏离的动力。《今天》的重要成员几乎都是青年工人，有人半开玩笑地说，《今天》是工人教育知识分子的运动。'而知识分子作为群体当时在精神上已被彻底打垮，无力载道，正是一群没受过多少正规教育的青年人敢领风气之先，在历史的转折时刻闯出条新路。"[2] 但是政治的动荡更容易让青年人产生幻灭感。查建英曾问北岛："你曾经在一次访谈中说：'自青少年时代起，我就生活在迷失中：信仰的迷失，个人

〔1〕 陈炯、北岛：《用"昨天"与"今天"对话》// 北岛：《古老的敌意》，Hong Kong：Oxford University Press(China)Limited，2012.p.66.

〔2〕 田志凌、北岛：《今天的故事》// 北岛：《古老的敌意》，Hong Kong：Oxford University Press(China)Limited，2012.p.102，

感情的迷失，语言的迷失，等等。'那么，你曾经有过一个虔诚的信仰期吗？是什么经历触发了这种迷失感呢？请谈谈你的少年时代。"[1] "我曾很深地卷入'文化革命'的派系冲突中，这恐怕和我上的学校有关。我在'文化大革命'前一年考上北京四中，'文革'开始时我上高一。北京四中是一所高干子弟最集中的学校。我刚进校就感到气氛不对，那是'四清'运动后不久，正提倡阶级路线，校内不少干部子弟开始张狂，自以为高人一等。'文化大革命'一开始，批判资产阶级教育路线的公开信就是四中的几个高干子弟写的，后来四中一度成为'联动'（'联合行动委员会'的简称，一个极端的老红卫兵组织）的大本营。我们也组织起来，和这些代表特权利益的高干子弟对着干。"[2] "除了阶级路线的压力外，由于我数理化不好，'文革'对我是一种解放——我再也不用上学了。那简直是一种狂喜，和革命的热情混在一起了。'虔诚的信仰期'其实是革命理想、青春骚动和对社会不公正的反抗的混合体。由于派系冲突越来越激烈，毛主席先后派军宣队、工宣队进驻学校控制局势。最后他老人家干脆把所有学生都送到乡下去。这一决定，最终改变了一代人——中国底层的现实远比任何宣传都有说服力。我们的迷失是从那时候开始的。"[3]

北岛"迷失"以后的生活使他当时的诗歌生态有点像卞之琳所言的年轻时在大学校园的诗歌生态。"当时由于方向不明，小处敏感，大处茫然，面对历史事件、时代风云，我总不知要表达或如何表达自己的悲喜反应。"[4]加上也受到"文革"时代的"革命"潮流的"胁迫"，所以在《回答》一诗中采用了对时代社会"全盘否定"的极端方式，采用的言说方式也是"文革"话语。

但是在三十年前，我在大学外语系第一次接触到北岛的《回答》的感受与我后来在文学史读到的结论大相径庭。当时的当代文学史把北岛定位为"政治抒情诗人"，得出结论说《回答》是"宣言书"式的"政治抒情诗"。今天网络上的"百度百科"在解释《回答》时，还受到当年文学史教科书观点的影响："《回答》创作于1976年清明前后，初刊于《今天》。后作为第一首公开发表的朦胧诗，刊载于《诗刊》1979年第3期。此时的诗人在地下进行着诗歌创作，

〔1〕 查建英、北岛：《八十年代采访录》//北岛：《古老的敌意》，Hong Kong：Oxford University Press（China）Limited，2012.p.71，

〔2〕 查建英、北岛：《八十年代采访录》//北岛：《古老的敌意》，Hong Kong：Oxford University Press（China）Limited，2012.p.71.

〔3〕 查建英、北岛：《八十年代采访录》//北岛：《古老的敌意》，Hong Kong：Oxford University Press（China）Limited，2012.p.72.

〔4〕 卞之琳：《自序》//卞之琳：《雕虫纪历》，人民文学出版社，1979年，第3页。

和一些朋友一起自费编辑出版诗刊《今天》。《回答》是对诗人所经历的'文化大革命'那个荒谬、罪恶现实社会进行披露、怀疑和挑战……《回答》反映了整整一代青年觉醒的心声，是与已逝的一个历史时代彻底告别的'宣言书'。"[1] 我收到的2016年4月20日发出的《北岛诗歌创作研讨会正式邀请函》对北岛的评价是近年最恰当的评价："在中国当代诗歌发展史上，北岛是位有重要影响的诗人。他的直面现实的勇气、独立的人格力量和觉醒者的先驱意识，他诗中凝结的一代人的痛苦经历与思考，使他理所当然地成为朦胧诗派的代表人物。作为新时期现代主义诗风的开启者，北岛为中国新诗的现代转型起了重要的推动作用，他的作品构成了当代中国的一种重要的文化现象。"[2]

尽管这个评价不仅超越了过去的习惯性结论：北岛的诗以思想取胜，是新时期最重要的启蒙诗人，肯定了北岛在当代新诗的启蒙现代性上作出的贡献，还肯定了他在审美现代性上的成绩，认为他是"新时期现代主义诗风的开启者"。这个结论堪称北岛诗歌研究的"重大进展"。但是这个结论仍然过分强调北岛诗歌的"政治性"，忽视"审美性"；过分重视新诗的"启蒙功能"，轻视"抒情功能"甚至"治病功能"；过分重视新诗的"公共性"，轻视新诗的"个体性"；过分重视新诗的"严肃性"，轻视新诗的"日常性"。

在我的《回答》的个人接受史中，我读出的却是一位抒情诗人的个体抒情诗，当时让我这个十七岁大一学生产生了强烈的"情感共鸣"而不是"思想升华"，甚至"我不相信"与"随你的便"成了我的"口头禅"。

"80年代初，77、78级的大学生都有过一段既贫困又奢侈的思想生活……这代人对思想的强烈渴求，恐怕超过了建国后的任何一代人。"[3] "北岛当时在青年、特别是在大学生中有点'偶像式'的影响……一首诗可以此起彼伏形成浩瀚的心灵的风波……"[4] "北岛在70年代末、80年代初的诗，大体上也是那样一种抒情'骨架'，但确有较多新的诗歌质素和方法。要是不避生硬简单，对北岛的诗可归纳出一个'关键词'的话，那可以用否定的'不'来概括。舒

〔1〕 百度百科：《回答》，https://baike.baidu.com/item/%E5%9B%9E%E7%AD%94/5948321? fr=aladdin.

〔2〕 中国当代文学研究会、廊坊师范学院文学院、首都师范大学中国诗歌研究中心：《北岛诗歌创作研讨会正式邀请函》，未刊稿。

〔3〕 程光炜：《我们这代人的忧虑》//汪剑钊：《中国当代先锋诗人随笔选》，中国社会科学出版社，1998年，第330页。

〔4〕 洪子诚：《一首诗可以从什么地方读起——读北岛的诗》//洪子诚：《学习对诗说话》，北京大学出版社，2010年，第92页。

婷呢,或许可以用'也许'、'如果'这样的词?"[1]这是北岛成为那一代渴求"思想"的青年人的"精神领袖"的重要原因。

我1983年进的西南师范大学外语系英语专业,在日常生活中喜欢用英语说As you like(随你的便)。两句"口头禅",尤其是"我不相信"可以增加我的自信,培养了我的怀疑精神。受这句话的影响,在做业务时,我还提出了另一句口号"我不狂谁狂"。"我不狂谁狂"后来还成了"王珂老师语录"的三句话之一,我会在上第一节课时送给我的每一届学生。另两句话是:"做王珂弟子,不能砸了王珂牌子。""吾爱吾师,吾更爱真理。"从1990年当大学老师到现在,由这三句话组成的"王珂老师语录"尽管受到了同行的嘲笑,却给我的学生带来了很多的自信。我从来只告诉学生们这句"王珂名言"受到了当时外语系的"外国老师"的影响,他告诉我们英语中有句话是If you can, I can! 其实也是受到了北岛的"我不相信"的影响。

在诗歌疗法讲座或课程教学中,我更会要求"受众"记住"我不狂谁狂"这句话。原因是十年前开始从事诗歌疗法研究,受心理学界人格研究最新成果的影响,我研究出诗歌疗法的最大目的是"驱逐焦虑重建自信"。如加登纳所言:"人们是能够辨别出每一个正常个体身上这两方面发展的主要特征的——一面是,对别人的关注及对社会角色的把握;另一面是,对自我的关注及对一个人自己人格生活的把握。重点可有不同,但一个人是个统一的个体——他仍须在社会环境中成长(是个有情感与努力目标的个体),必须依靠别人来达到自己的目标、判断自己的成绩——这样一个事实则是人类条件中不可避免的方面,它是牢固植根于我们物种之中的。"[2]但是诗人的写作却具有个人性甚至私人性。"抒情诗人的任务在于始终不离个人,叙说自己和自己的私人感受,同时又使这些感受成为对社会有意义的东西……一个抒情诗人,如果他显然没有把任何私人的激情贯注到他的抒情诗里面,他的笔下就可能枯涩呆滞。"[3]《回答》正是这样的抒情诗,"一面是,对别人的关注及对社会角色的把握;另一面是,对自我的关注及对一个人自己人格生活的把握"。所以才会得出"我不相信"的结论,诗人对社会的不相信,换来的是对自己的相信,对社会的极端否定带来了对自我的极端肯定,从而产生了强大的"自信"。哪

〔1〕洪子诚:《一首诗可以从什么地方读起——读北岛的诗》//洪子诚:《学习对诗说话》,北京大学出版社,2010年,第101页。

〔2〕[美]H.加登纳:《智能的结构》,兰金仁译,光明日报出版社,1990年,第294页。

〔3〕[俄]卢那察尔斯基:《论文学》,蒋路译,人民文学出版社,1978年,第154-155页。

怕这种"自信"中含有"自卑",甚至有些"外强中干",对一位青年的成长也是非常有帮助的,这也是"我不相信"这句诗成了一代青年的"独立宣言"及"口头禅"的重要原因。

《回答》所呈现的强烈的诗人的"主体性"及当时北岛的人格特征如荣格所言:"每个具有创造力的人都是合二为一的,甚至是异质同构的复合体。他既是有个体生活的人,又是非个人的、创造的程序(creative process)。因为作为一个人,他可能是健康的或病态的,所以必须关注他心理的构成,从而发现他人格的决定因素……他的艺术性格承受了过多的反对个人性的集体心理生活。艺术具有一种抓住人并将人作为它的工具的天生驱动力。艺术家并不是一个生来就把追求自由意志(free will)作为最终目标的人,而是一个让艺术通过他来实现自身目的的人。作为一个人,他可能有自己的情绪、意志与目标,但是作为一位艺术家,他是一个具有更高意义的人——一个集体人(collective man)。他承担和呈现着人类的无意识的心理生活。为了履行好这艰巨的责任,有时他不得不牺牲个人的幸福欢乐甚至普通人生活中值得生活的任何事物。"[1]

1973年3月15日北岛写《回答》(题目是《告诉你吧,世界》)时只能算一个"诗歌爱好者",如同今天所说的"文艺青年",但是从这首诗的写作中就可以看出北岛具有今日"文艺青年"缺乏的"使命感"——"他承担和呈现着人类的无意识的心理生活。为了履行好这艰巨的责任,有时他不得不牺牲个人的幸福欢乐甚至普通人生活中值得生活的任何事物。"这种使命感及责任感正是成为一位大诗人的必备条件。

具有这种强烈使命感的人正是人格健全的人,自信是人格健全的基本标志。"在西方心理学研究中,对应自信的概念分别是自信(self-confidence)、自我概念(self-concept)、自我效能感(self-efficacy)。其中的自信主要是应用在临床领域,表达的含义与自我效能感相同;自我效能感主要表达的是能力信念,是任务情境中个人对于自己的能力与任务对象关系的积极认知;而自我概念关注准确地认识评价自己,与自己的真实情况相符(这与行为金融学中过分自信研究的出发点相同)。"[2]"在20世纪80年代的研究中,自信是作为自

---

〔1〕 C. G. Jung.Psychology and Literature: 20th Century Literary Criticism.London: Longman Group Limited,1972.pp.185-187.

〔2〕 毕重增、黄希庭:《自信心理研究中的几个问题》,《西南大学学报(社会科学版)》,2010年第1期,第1页。

我意识的一个成分存在的。其后,随着自我效能概念的引进,自信研究遇到了话语困难,甚至被去概念化。健全人格理论的出现为自我研究提供了新方向,该理论是一个心理健康的理论,也是一个人格理论。把自信看成是人格健全的核心要素之一,指明了自信研究的意义和价值。"[1]

正是因为人格系统是从属于社会系统的组成部分,所以世界卫生组织才把人的健康的三大标准总结为:身体健康、心理健康和有良好的社会协调能力。只有自信才能保证顺畅地与人交往,让人成为优秀的"社会人",自信也是人成为优秀的"自然人"的基本要素。"自信的结构主要涉及自信的内容、自信的心理成分及其关系;而自信的功能则涉及自信在整个自我、人格结构中的地位,自信对认知、情感和自我调节系统的影响,以及由此产生的个人自我和谐与社会适应。目前关于自信结构的研究主要围绕内容展开,关于自信的功能研究则主要涉及健康、成就动机等方面。从内容角度,自信的结构研究已发现了社交自信、学业自信、身体自信、才智自信等领域自信。对于自信心理构成成分,则很少有实证研究涉及。在一个没有发表的研究报告中,我们曾经尝试将自信确定为四个成分:目标价值、能力素质、行为倾向和自我悦纳。其中目标价值指相信自己所作所为是对的、有价值的,相信自己的选择;能力素质指肯定自己达到目的的条件,包括素质能力和各种策略;行为倾向是达到目标的方式以及出现困难挫折时的应对偏好;自我悦纳指目标达到的知觉

---

[1] 这种自信源自对社会的正确认知和对自我的准确判断。从系统论的角度看,人格是一个开放的动力系统。所谓系统是指由相互作用和相互依赖的若干部分而组成的、具有特定功能的有机整体;而系统本身又是它所属的一个更大系统的组成部分。神经系统是从属于有机体系统的组成部分,人格系统是从属于社会系统的组成部分。人格这个开放的动力系统具有以下四个基本特性:(1)系统的整体性,虽然我们可以从多个维度对人格进行分析研究,例如分析出气质、性格、能力、动机、自我、价值观等来加以研究,但人格始终是一个有机的整体;系统的整体大于部分之和,因此对人格进行研究时不能只关注其个别成分,而应着重于整体的研究;(2)系统的等级结构性,人格具有多层次的亚系统或因素结构;各个亚系统或因素之间有不同的层次,形成双向或多向的交互作用;(3)系统的动力性,人格的特征性行为是由动机亚系统驱使的,同时人格中气质、性格、能力、动机、自我、价值观等彼此交织相互联系,其中一部分的变化都会对其他部分产生影响;(4)系统的环境适应性,人格总是不断地与环境(即其他系统)交互作用,以适应外部环境,获得生存和发展的。这是开放系统的特点。总之,无论是人格内各亚系统或因素之间的影响或是人格外与其他系统(如家庭、教育、文化等)之间的影响都不是单向的,而是双向的,都是交互作用的。正因为如此,人格便成了一个有许多学科交叉协同研究的领域。如遗传学、神经科学、生理学、医学、生态学、文化学以及政治、经济、教育、哲学、伦理学、美学、法学等诸多学科的学者都从不同的角度在研究人格——一个现实的人。毕重增、黄希庭:《自信心理研究中的几个问题》,《西南大学学报(社会科学版)》,2010年第1期,第1页。

和对自己行为的肯定性情感。"[1]如果采用以上的人格理论及自信理论来解读《回答》，就能较好地理解这首诗的"诗疗"功能，把这首诗由"政治抒情诗"解读为"诗疗诗"。

我思考寻找这篇诗疗解读文章的最佳标题的过程，正好可以回答诗为何有心理精神治疗效果。国际诗歌治疗协会主席、美国心理学家、诗人阿瑟·勒内发现诗采用"隐喻和明喻"，形成了不能"确指"的非科学语言，能够更清晰地呈现人类的行为，与人的心理结构有"同构"关系。"勒内倾心于文学，特别是诗歌，这使他相信，人类最伟大的成就在于语言，而生活是一种'诗的解释'。为了阐明这一主题，他写了《韵律、无韵律、领会、起点》一书。勒内将所有的文学样式都看作是理解人类行为的主要来源，他认为一个人的认知和无意识理解是由影响人的成长和发展的语言、符号、隐喻和明喻构成的。他还将诗歌用于治疗和咨询的实践，认为'诗歌在治疗过程中是一种工具而不是一种说教'，从而创立了诗歌疗法。这方面的代表作有《诗歌在治疗过程中的运用》。"[2]

诗具有治疗功能的重要原因是诗通常用的是"象征语言"。《回答》有口号式的直接语言，更有比喻性的间接语言。"象征语言是这样一种语言，其中，外部世界是内在世界的象征，是我们灵魂和心灵的象征。"[3]诗的语言的音乐性强化了语言的象征性及暗示性。如"时间的玫瑰而非时代的月季"这个句子，本身就具有较强的音乐性，这种音乐性如同《回答》一诗中具有古代汉诗的"诗眼"性质的句子——"我——不——相——信!"这个句子虽然只有四个字，由于破折号和感叹号四个标点符号的大胆运用，诗人的主体性及自信心极大增强，尤其是在朗诵中，很容易成为"口号"，它高亢有力，节奏感极强，这个口号式句子的音乐性极大地增加了这个句子乃至这首诗的"煽动性"及宣传性。朗格认为："音乐中，时间过程借助纯粹的音响因素成为可听的。这些因素单为耳朵存在。在延续的音乐意象中，所有音乐对我们实际时间感觉的帮助，均被音调感受所排除和取代。但是，文学的要素则不是这种声音。即使在诗歌中，文字也绝非仅仅为了听，它们已经成为一种符号，即'规定'符号，

〔1〕 毕重增、黄希庭:《自信心理研究中的几个问题》,《西南大学学报(社会科学版)》,2010年第1期,第4页。

〔2〕 https://www.hudong.com/wiki/%E9%98%BF%E7%91%9F%C2%B7%E5%8B%92%E5%86%85.

〔3〕 [美]埃里希·弗罗姆:《被遗忘的语言——梦、童话和神话分析导论》,郭乙瑶、宋晓萍译,国际文化出版公司,2007年,第12页。

而不是像形状、音调那样一些可以当作'自然'符号形式的纯粹感觉对象。用文字的方式产生的艺术幻象不是声音的不安宁的形式结构，而是一种全然不同的幻象。所以尽管默读现象发生在两种艺术上，各自却具有不同的意义。"[1]默读这首诗，也会被诗人外在节奏和内在节奏合成的音乐性影响，让人精神振奋，情绪高涨。

"我——不——相——信！"这样的口号式句子增加了《回答》的节奏感及音乐性，这种直抒胸臆式的表白方式特别适合朗诵，可以迅速通过"语言暴力"来"震撼"听众的心灵，通过相当于集体诵读的"声音场"和"意义场"，产生"立竿见影"的诗疗效果，让听众在对诗人的"顶礼膜拜"中"思想得到升华"，"精神上得到解放"，"情感得到宣泄"，从而获得"自信"。后面的一个句式相同的排比句更强化了"语言暴力"："我不相信天是蓝的，／我不相信雷的回声；／我不相信梦是假的，／我不相信死无报应。"几个"我不相信"让听众感觉到诗人是真理的持有者和思想的启迪者，产生一种"集体崇拜"。这种"集体崇拜"可以让受众产生强烈的"精神共鸣"，因为它可以满足普通人的"英雄梦"，唤醒人的"英雄情结"，让人产生"崇高感"。听众的"天下兴亡匹夫有责"的责任感和诗人或朗诵者的"诗人们是世界上未经公认的立法者"的使命感"水乳交融"，产生强强联合的壮美情感。

《回答》能够在当时的青年，特别是大学生中"此起彼伏形成浩瀚的心灵的风波"，并不完全是因为意识形态的原因，不只是因为新诗的启蒙功能，而是因为诗的治疗功能发生了奇效。这首诗写出了那代青年思想上的迷惘、情感上的软弱和心理上的焦虑，也写出了那代青年思想上的成熟、情感上的坚强和心理上的自信。"诗的功能有二重作用：一重功用是给知识、力量、快乐创造新的资料；另一重功用是给心灵产生一种愿望，要去再度产生这些资料，并依照所谓美和善的某种节奏和秩序，来安排这些资料。"[2]《回答》之所以是一首优秀的"诗疗诗"，不仅是因为它的写作与阅读都可以达到诗疗的最大目的——增加自信，更是因为它可以唤醒和培养诗疗的两大情感之一——高级情感。这首诗也可以刺激人的低级情感，正是因为生活受到压抑，思想受到禁锢，才喊出"我——不——相——信！"，但是激情过后人往往会有更深的失落感。

---

〔1〕［美］苏珊·朗格：《情感与形式》，刘大基、傅志强、周发祥译，中国社会科学出版社，1986年，第155页。

〔2〕［英］雪莱：《诗辩》//伍蠡甫：《西方文论选》（下卷），上海译文出版社，1979年，第57页。

诗歌疗法承认人的低级情感,更强调人的高级情感;低级情感让人成为"健康的人",高级情感让人成为"优秀的人",尤其是会让人的生活变得更有意义。诗歌疗法强调"诗疗"大于"诗教",诗疗诗的"治疗功能"应该多于"启蒙功能",并不排除"诗教"及"启蒙",甚至"宣传"功能。主要原因是诗疗的最终目的不只是解决人的现实的健康问题,而是为了造就优秀的人,只有优秀的人才能更健康,一个满足了"自我实现"的需要的人一定比只能满足"生理需要"的人更幸福,生活更有质量、情趣和意义。在诗疗中对高级情感的重视说明现代汉诗的"诗教"与古代汉诗的"诗教"有异曲同工之处,都推崇诗的"教化"作用。前者强调对思想、情感、人格、心理的全面治疗,强调通过诗疗促进人的全面发展,尤其是促进人的创新能力的开发和批判精神的培养。《回答》非常有利于人的创新能力的开发和批判精神的培养,它可以将现代汉诗的"诗教"与古代汉诗的"诗教""异质同构"成新的"诗教"。这种"诗教"的一大特点是能够利用"现代性的动力"。"现代性的动力首先是在一个拥有传统和固定信念的世界里开始动摇传统和信念的。它们在催生一种现代社会格局上是有帮助的。"[1]将新诗的启蒙功能(传统的"诗教")和治疗功能(现代的"诗疗")有机结合,让新诗大可以"爱国",小可以"治病",两者相得益彰。《回答》正是这样的诗作,从现实意义上看,它堪称"时间的玫瑰"。

把《回答》用作"诗疗诗"的另一大原因是,它是一首具有一定的审美功能的诗。尽管这首诗是"诗歌青年"北岛写的,带有那个时代的痕迹。如那个时代流行的"口号式"的语言、简单的意象、单一的结构,甚至还有当时的诗歌青年常用的意象,如《回答》与《相信未来》写了"人们的眼睛"。《回答》的诗句是:"那是五千年的象形文字,/那是未来人们凝视的眼睛。"《相信未来》的诗句是:"我之所以坚定地相信未来,是我相信未来人们的眼睛——/她有拨开历史风尘的睫毛,/她有看透岁月篇章的瞳孔。"当时人们相信眼睛是"心灵的窗户",甚至还流行一种带有政治话语性质的说法:"群众的眼睛是雪亮的。"北岛回忆过食指对他的影响:"那大约是1970年春,我和两个好朋友史康成、曹一凡(也是我的中学同学,我们被人称为'三剑客')在颐和园后湖划船。记得史康成站在船头,突然背诵起几首诗,对我震撼极大。我这才知道郭路生的名字。我们当时几乎都在写离愁赠别的旧体诗,表达的东西有限。而郭路生诗中的迷惘深深地打动了我,让我萌动了写新诗的念头。他虽然受到了贺

〔1〕[匈]阿格尼丝·赫勒:《现代性理论》,李瑞华译,商务印书馆,2005年,第65页。

敬之、郭小川的革命诗歌的影响，但本质完全不同——他把个人的声音重新带回到诗歌中。"[1]食指对北岛的最大影响是"他把个人的声音重新带回到诗歌中"，《回答》这首诗，尤其是诗中的"我不相信"这样的句子是那个时代少有的"个人的声音"，所以才能够产生巨大的社会效应。

因为《回答》是诗，北岛是以诗人的身份在发声，所以这种诗的"个人的声音"并不是现实的"真实的声音"。这种陈述是"假陈述"，这种真实是"诗化的真实"，这种虚假是"诗化的虚假"，即艺术的真实并非现实的真实。所以读者读到"我不相信"，或听众在朗诵会上听到"我不相信"，受众与发声者会出现"角色互换"，自己也仿佛成了诗人或朗诵者那样"自命不凡""恃才傲世"的英雄。弗洛伊德在《论艺术与文学》中说："在我看来，所有作家向我们提供的美学快乐都具有前期快乐的特征。富有想象力的作品给予我们的实际享受来自于我们精神紧张的消除。甚至有可能是这样，这个效果的不小的一部分归功于作家使我们开始能够享受自己的白日梦而不必自我责备或感到难为情。"[2]朗诵者"慷慨激昂"地甚至有些"歇斯底里"地喊出"我——不——相——信！"会让被压抑或被压制的听众的英雄梦"蠢蠢欲动"，"使我们开始能够享受自己的白日梦而不必自我责备或感到难为情"。这是这首诗能够让朗诵会场出现"众神狂欢""群情激动"的重要原因。

瑞恰兹说："诗人从事的是这样的工作，如同我们已经看到的，是借助具有自身的骨架和结构的词语的表演，赋予一段感受经验以秩序（order）、凝结（coherence）和自由（freedom）。这样的骨架和结构由能够使感受经验聚合的冲动产生，可以有很多不同的方式通过词语来达到目的，把人的感受经验用诗表现出来的难题是语言心理学上的，而不是哲学上的。"[3]"尽管诗具有做出陈述的倾向，这也是诗人重要的事情，但是诗人的任务并不是做出科学的陈述，这正是科学家不能读诗的重要原因之一，他们发现诗人的假说都是虚假的。"[4]这种"诗化的真实"和"诗化的虚假"是诗具有治疗效果的重要原因。

---

〔1〕 查建英、北岛：《八十年代采访录》//北岛：《古老的敌意》，Hong Kong：Oxford University Press（China）Limited，2012.p.75.

〔2〕 ［奥］西格蒙德·弗洛伊德：《论艺术与文学》，常宏、徐伟等译，国际文化出版社，2001年，第102页。

〔3〕 I. A. Richards. Poetry and Beliefs. // K. M. Newton. Twentieth-Century Literary Theory：A Reader. London：Macmillan Education Ltd.，1988.pp.40-41.

〔4〕 I. A. Richards. Poetry and Beliefs. // K. M. Newton. Twentieth-Century Literary Theory：A Reader. London：Macmillan Education Ltd.，1988.p.40.

《回答》很好地利用了语言思维和图像思维的长处来形成"诗化的真实"和"诗化的虚假"。语言思维擅长下结论，让诗人以"哲人"甚至"教师爷"自居，如同柏拉图所讲的"代神说话的人"，还如同《皇帝的新衣》中那位童言无忌的小孩子。诗人一开始就大胆立论："卑鄙是卑鄙者的通行证，／高尚是高尚者的墓志铭。"这两句后来果然成为流行一时的"名言警句"。哲学家用"三段论"说话，诗人用"形象"说话。北岛通过语言思维采用哲学家的说话方式后，马上采用了图像思维和诗人说话方式："看吧，在那镀金的天空中，飘满了死者弯曲的倒影。／冰川纪过去了，／为什么到处都是冰凌？／好望角发现了，／为什么死海里千帆相竞？"诗的语言呈现的场景转换迅速，让人目不暇接。诗人在诗的结尾也以哲人甚至"殉道者"自居，这种大胆结论也与诗的开头呼应。"如果海洋注定要决堤，／就让所有的苦水都注入我心中；／如果陆地注定要上升，／就让人类重新选择生存的峰顶。"议论后马上出现描写："新的转机和闪闪的星斗，正在缀满没有遮拦的天空，／那是五千年的象形文字，／那是未来人们凝视的眼睛。"议论偏向语言思维，描写偏向图像思维。读者或听众在接受这首诗时也处在两种思维的不停转换中，这是对身体及思维的解放，实质上是在对身体进行治疗。

英美"新批评"在强调细致的阅读（close reading）的同时，也强调要求有准确的阅读（adequate reading），反对在阅读中出现个人误见（personal heresy）、意图谬见（intentional fallacy）、传达谬见（fallacy of communication）、意释误说（heresy of paraphrase），重视诗人的私设象征（private symbol）和读者的感觉性（sensibility）。尽管诗疗阅读更多是从心理治疗的实用性角度解读某个作品，需要先入为主地把诗人的写作当成心理治疗上的"书写表达"，但是诗疗解读与审美阅读，甚至意识形态阅读仍有共通之处，有时仍然脱离不了中国式的"解诗"方式——"知人论世"的方式。因为阅读的重点是探讨与还原诗人的写诗行为，把这种行为最终归结为宣泄低级情感和升华高级情感的特殊的"书写表达"。这种阅读与温加德主张的阅读方式有些异曲同工。他认为一次完整的文学阅读活动由四个方面相互作用完成，这四个方面是：文本（the text），文学的整套功能（literary repertoire）；读者（the reader），文学经历（literary experience）；文化关系（culture context），意识形态（ideology）；

生活经历(life experience),意识形态(ideology)。[1]北岛名诗《回答》的诗疗解读更应该采用温加德的阅读方式,重视"文学的整套功能"和"意识形态"。"诗疗解读"几乎被"符号化"了的"政治诗人"北岛和被"经典化"的"政治抒情诗"《回答》,是一次具有"颠覆"性质的"解读",很有必要让读者知道以下几段北岛接受记者采访时说的话。

2008年,北岛在接受《南方都市报》记者田志凌的采访时说出了"历史真相"。这段采访录如下:"问:你在创办《今天》之前就写《回答》了吗?答:对,史保嘉有一篇回忆录《诗的往事》,收入了《持灯的使者》一书,由牛津大学出版社出版。她在文章中引用了这首诗的最初版本,写于1973年,我自己都没有留底稿。1973年就写了。问:为什么说《回答》的写作与'四五运动'有关呢?答:我最后一次修改是1978年,为了《今天》创刊号,也就是人们现在看到的版本。后来在《诗刊》发表时,为了安全起见加上'1976年',故人们认为与'四五运动'有关。问:定稿与初稿差别大吗?答:差别不小,初稿虽说比较个人化,但无疑问与当时社会的高压有关,更愤怒也更绝望。"[2]

《南方人物周刊》2009年第46期以《此刻离故土最近》为题,发表了该刊记者刘子超对北岛的采访录。"您怎么评价自己早年的诗作,包括它们和当时的政治之间的紧张关系?"[3]"我没有保留最初的诗稿,但我还能记得第一首诗叫《因为我们还年轻》,在当时高度的政治化的压力下,我们这代人存在着虚无颓废的倾向,那首诗针对的是这一倾向,带有明显的道德说教意味。当时就有个朋友指出了这一点。这是我早期写作中一直在克服的问题。其实《回答》也是有道德说教的影响,只不过在反抗的姿态中似乎被掩盖了。《回答》最初写于1973年,1976年首先发表在《今天》创刊号上,第二年春天被《诗刊》转载。由于过于鲜明的政治反抗色彩,为安全起见,发表时标的创作时间是1976年。"[4]"六十年代后期,即红卫兵运动的高峰期就有人开始写诗了,比如食指。六十年代末,'上山下乡'运动把大家一下抛到了社会底层,生活的动

〔1〕 Joel Wingard.Literature: Reading and Responding to Fiction, Poetry, Drama, and the Essay.New York: Harper Collins College Publishers,1996.p.34.

〔2〕 田志凌、北岛:《今天的故事》//北岛:《古老的敌意》,Hong Kong: Oxford University Press(China)Limited,2012.pp.99-100.

〔3〕 刘子超、北岛:《一个四海为家的人》//北岛:《古老的敌意》,Hong Kong: Oxford University Press(China)Limited,2012.p.8.

〔4〕 刘子超、北岛:《一个四海为家的人》//北岛:《古老的敌意》,Hong Kong: Oxford University Press(China)Limited,2012.p.8.

荡加青春的苦闷,使年轻一代从书本和写作中寻找精神的出路。"[1] "在《今天》出现之前我们其实很消沉,看不到什么希望。"[2] "是什么帮您度过了最艰难的时刻?"[3] "第一是写作,写作首先是与自己对话,相当于心理治疗。在写作中,你才会不断重新定位,确定生存的意义。第二是对家人、朋友的责任,首先是对父母、对女儿的责任。第三就是喝酒。"[4]

发表于2011年10月13日《南方周末》的《野兽怎么活,诗人就该怎么活》是王寅采访北岛的访谈录。北岛再次承认了诗歌的治疗功能:"其实在某种意义上,诗人(或者说每个人)都是病人,写作就是一种心理治疗。"[5]

《诗探索》2003年第3～4辑以《我一直在写作中寻找方向》为题发表了唐晓渡与北岛的对话。"让我们抓住你所说的(新诗)传统的'动力和缺憾'问题。在我看来它极为重要。你能不能扼要从正面谈一谈你的个人看法?"[6] "马查多认为,诗歌是忧郁的载体。也许这就是我所说的'动力与缺憾'的问题所在,即在中国新诗的传统中,要么缺少真正的忧郁,要么缺少其载体。这样说似乎有点儿耸人听闻,但细想想是有道理的。你看看,如果一个诗人不是被悲哀打倒的人,他能写些什么呢?而那些被悲哀打倒的人,往往又找不到形式的载体。回顾近一百年的中国新诗历史,是值得我们好好反省的。我想这和我们民族总体上缺乏信仰、注重功利、及时行乐有关。"[7]

北岛以上的几段话,不仅可以帮助我们区分关键词"时间的玫瑰"与"时代的月季",更可以帮助我们理解关键词"诗歌疗法"。

〔1〕 田志凌、北岛:《今天的故事》//北岛:《古老的敌意》,Hong Kong:Oxford University Press(China)Limited,2012.p.85.

〔2〕 刘子超、北岛:《一个四海为家的人》//北岛:《古老的敌意》,Hong Kong:Oxford University Press(China)Limited,2012.p.10.

〔3〕 刘子超、北岛:《一个四海为家的人》//北岛:《古老的敌意》,Hong Kong:Oxford University Press(China)Limited,2012.p.17

〔4〕 刘子超、北岛:《一个四海为家的人》//北岛:《古老的敌意》,Hong Kong:Oxford University Press(China)Limited,2012.p.17.

〔5〕 王寅、北岛:《野兽怎么活,诗人就该怎么活》//北岛:《古老的敌意》,Hong Kong:Oxford University Press(China)Limited,2012.p.19.

〔6〕 唐晓渡、北岛:《我一直在写作中寻找方向》//北岛:《古老的敌意》,Hong Kong:Oxford University Press(China)Limited,2012.p.124.

〔7〕 唐晓渡、北岛:《我一直在写作中寻找方向》//北岛:《古老的敌意》,Hong Kong:Oxford University Press(China)Limited,2012.p.124.

回 答

北 岛

卑鄙是卑鄙者的通行证，
高尚是高尚者的墓志铭，
看吧，在那镀金的天空中，
飘满了死者弯曲的倒影。

冰川纪过去了，
为什么到处都是冰凌？
好望角发现了，
为什么死海里千帆相竞？

我来到这个世界上，
只带着纸、绳索和身影，
为了在审判之前，
宣读那些被判决的声音。

告诉你吧，世界
我——不——相——信！
纵使你脚下有一千名挑战者，
那就把我算作第一千零一名。

我不相信天是蓝的，
我不相信雷的回声，
我不相信梦是假的，
我不相信死无报应。

如果海洋注定要决堤，
就让所有的苦水都注入我心中，
如果陆地注定要上升，

就让人类重新选择生存的峰顶。

新的转机和闪闪星斗，
正在缀满没有遮拦的天空。
那是五千年的象形文字，
那是未来人们凝视的眼睛。

第七节 《祖国啊，我亲爱的祖国》的诗疗解读

如果说食指的《相信未来》是王珂诗疗讲座的"第一诗"，是偏向培养高级情感的"励志诗"的代表作，海子的《面朝大海，春暖花开》是"第二诗"，是偏重培养高中级情感的"劝世诗"的代表作，冯至的《蛇》是"第三诗"，是偏重培养低级情感，唤醒受众"身体意识"的"情色诗"的代表作，那么舒婷的《祖国啊，我亲爱的祖国》就是"第四诗"，是偏重培养特殊的高级情感——爱国主义情感的"政治诗"的代表作，甚至是"王中王"般的"诗中诗"——诗疗诗中的诗疗诗。如果说新诗现代性建设的两大任务是培养现代中国人和打造现代中国，这首诗问世后的接受史证明，它在20世纪80年代初当之无愧地为完成这两大任务作出了贡献。不管是在当时，还是在今天，它对于作者（诗人），尤其是对于读者（受众），都有较大的诗疗价值。今天把它作为诗疗诗，更有特殊的时代意义及现实价值。与其说它是一首"政治诗"，不如说是"政治抒情诗"，更确切说是"抒情政治诗"。如果把作者写这首诗和读者读这首诗的两大过程视为诗疗过程，它的抒情性大于政治性，治疗功能多于宣传功能。在宣传启蒙意义上，它是一首"人之诗"，更是"公民之诗"；在治疗抒情意义上，它是一首通过培养道德情感让人获得道德愉快，给人幸福生活的诗。写它和读它，都可以给人自尊、自由和自信，让人获得正确的身份感、社会感和自我感，让人心理健康、人格健全、情感丰富、精神饱满、生活充实。不管是单独从诗疗意义上和诗教意义上看，还是把两者合二为一看，它的终极意义都是培养现代中国人。

近年我诗疗教学与讲座的实践也证明它是一首优秀的诗疗诗。2014年春天，我在东南大学为全校本科生开设了"通识课"——"诗歌欣赏与诗歌疗法"，在第六讲"诗歌治疗的分体方案"的第一节"人类情感治疗"中，我分

为三部分教学："亲情"部分采用冰心的《纸船——寄母亲》；"友情"部分采用英语歌曲《友谊地久天长》（Auld Lang Syne）；"爱情"部分采用英语诗人罗伯特·彭斯的《一朵红红的玫瑰》（A Red Red Rose）和叶芝的《当你老了》（When You Are Old）；"道德情感"部分用的是舒婷的《祖国啊，我亲爱的祖国》。2018年面向全国大学生开设的在线网络课程"诗歌欣赏与诗歌疗法"中，我第十讲的题目是"《祖国啊，我亲爱的祖国》的诗疗解读"，这一讲分三节：一、《祖国啊，我亲爱的祖国》的相关信息，二、《祖国啊，我亲爱的祖国》的内容诗疗，三、《祖国啊，我亲爱的祖国》的形式诗疗。由此可以看出我对这首诗的诗疗价值多么推崇。甚至我可以说这首诗在20世纪的"政治诗"价值已经基本失去，在21世纪的"诗疗诗"价值将越来越会受到重视。现在应该用诗疗功能取代诗教功能，让它在"新时代""重出江湖""重放光明"。

这首诗更是我在诗疗讲座中必用的诗疗诗，我的通常以"诗歌欣赏和诗歌治疗"为题的公众性讲座的三大目的是：推广诗歌疗法、普及现代汉诗和倡导现代人的新观念。如2011年12月17日福建省图书馆的"王珂教授诗疗讲座介绍"所言："本讲座从理论与实践上探讨了诗歌的欣赏和创作与心理干预和精神疗法的关系，讲座的过程就是对听众进行'诗疗'的过程，有较好的'治疗'作用，还可以欣赏到优美的诗歌，知道一些诗歌知识，使听众获得诗歌欣赏和诗歌教育的机会，增加人文艺术修养，还会介绍一些具体的'诗疗'方法，为听众提供职业性的'心理危机干预和精神治疗'的方法。'诗疗'倡导高尚情感，讲座过程也是对听众，特别是青年学生进行'思想品德教育'的过程。"

我给领导干部做诗疗讲座，强调既承认人的低级情感，更要重视人的高级情感，特别是道德情感，在对干部们进行心理治疗的同时进行"爱岗敬业"教育。我总是用舒婷的《祖国啊，我亲爱的祖国》作为"高级情感体验"阶段的诗作，激发他们的爱国情感。如给"2012年第1期福建省妇女干部（处级）培训班"学员所做的讲座题目是"传统文化（诗教）与科学精神（诗疗）——做幸福完美的现代女干部"。我告诉在座的六十多名女干部，女人的完美是由两个方面决定的：第一是对爱情的追求，要大胆地说出我需要爱；第二是对知识的追求。女人在对爱与知的追求中获得完美，事业爱情双丰收才叫幸福。我归纳出女干部幸福完美的四大标志：知识渊博，能力全面，人格健全，心理健康。知识、能力、人格、心理，四者都必须具备。我提出现代女干部的五大素养是：一、现代情感，重视自然情感与社会情感的和谐；二、现代意识，重视个人意识与群体意识的融合；三、现代思维，重视语言思维与图像思维的综合；四、现代文化,强调保守主义与激进主义的共处;五、现代政治,追求宽松自由与节制法则的和解。我还号召在座的女干部们不但要为福建的经济建设和政治改革作贡献,还要为中国及整个人类的妇女解放作贡献。福建女诗人舒婷写的《祖国啊,我亲爱的祖国》在此次讲座中的效果极好,这首诗的情感和思想都深受福建女干部的喜欢。那次讲座,让我真实地感受到这首已问世30多年的诗作完全没有被时光淘汰,在新世纪还有新价值。

在20世纪80年代的新诗研究中,流行"小我写作","大我写作","生命意识"与"使命意识"等术语;世纪之交流行"个人化写作"与"社会化写作"及"个人性"与"公共性"等术语。我近年倡导的"诗疗",更多与"小我写作""生命意识""个人性"有关;"诗教"更多指涉"大我写作""使命意识""公共性"。因为人既是"自然人"又是"社会人",既是"个体人"又是"集体人",所以以上两组"术语"并不"矛盾"。我主张诗疗培养的现代中国人应该是以下四种人:可以将生命意识与使命意识结合得很好的"自信的人",能够正确处理压力和压力感的"勇敢的人",会用亲密感对付孤独感的"宽容的人",懂得"生活的艺术"的"幽默的人"。将四种合为一体的人绝对是"乐观主义者"而不是"悲观主义者",是人格健全和心理健康的人。因此我的诗疗的特色是:既重视"爱欲",又强调"文明";既重视"人",又强调"社会";既重视"动机""人的需要",又关心"人格""健全的社会";既探讨产生"我们时代的病态人格"的原因,又寻找建设"健全的社会"的方法。《祖国啊,我亲爱的祖国》正是这样的诗疗诗,可以帮助我们完成诗疗的重要任务——让中国人没有"我们时代的病态人格",让中国成为一个"健全的社会"。

北京医科大学精神病学教授许又新在心理治疗的权威著作《心理治疗基础》一书中指出:"低层次的心理对高层次的心理起不了调节作用,这就是为什么物质生活的享乐填补不了精神上的空虚。同一层次的心理活动之间的代偿,其调节作用是有限的,例如,用虚荣心代偿个人耻感,往往使人争强好胜而又输不起,到头来有可能陷于心理冲突之中而难以自拔。只有高层次心理活动对低层次心理活动的调节才是最有效的和健康的。但是,我们必须记住,高层次的心理只有在低层次的需要得到满足之后才能发展起来。问题的关键在于,低层次需要必须在童年得到满足,少年以至青年期较高层次的需要才会出现。全心全意为人民服务,大多数人都认为是理所应该,但是,究竟有多少人为人民服务已经成了他们真正的需要,那就很难说了。神经症病人把'应该'当作他们的需要,是一种根本性的自我歪曲……道德情感是人类心理的最高层次。"[1]他还认为道德愉快是社会性肯定评价的个人化和体验化,是社会性奖励的内在化,是最高层次的自我肯定。甚至认为道德愉快是手段目的化的最高形式,成了利他行为的目的。所以他说凡是坚信所有人都自私自利的人,不仅自己没有体验过真正的道德愉快,也不能投情地体验别人的道德愉快。

受许又新的影响,我在诗疗中选的诗也尽可能有利于体现精神健康的"两全行为",是追求法则与自由、群体与个体、社会要求与满足自我的和解而非对抗的诗。诗疗承认低级情感,并不是要把人教坏,纵容人的低级趣味。所以在一个诗疗的最后疗程中,具体为诗疗讲座的最后阶段,我都会落实到高级情感的培养上。有的大学请我做诗疗讲座,有的领导担心我会"误导"学生,如强调在诗疗中承认人的低级情感,具体为承认情色诗写作及阅读的合理性;主张为了心理治疗的私人性写作,患者可以写想写的任何东西,只要求写了情色诗不要对外公开发表。一场完整的诗疗讲座一般分为低级情感治疗、中级情感治疗和高级情感治疗三个疗程。每当我在讲座开始时的低级情感治疗环节,朗诵我的《多想在鼓浪屿浪来浪去》时,有的领导就"神情不安"。尤其是朗诵完后,我再用"煽动"的口气说:"王珂教授为了抗击'过劳死',敢写《多想在鼓浪屿浪来浪去》,王珂大学时代有一首诗的题目是《青年》,只有一个诗句:'自信与希望是青年的特权!'在座的大学生为何不敢放开写诗呢?"领导的神情就更紧张了,"如临大敌"。但是一旦播放《祖国啊,我亲爱的祖国》的诗歌朗诵,领导马上"喜形于色"。一听到"祖国"二字,他们便得出结论:"这是一首有'正能量'的好诗!"尤其是中年领导大多知道诗人舒婷和这首"爱国主义名诗",当年他们都听过这首诗的朗诵。这首诗保证了诗疗讲座的"政治正确",成了我讲低级情感的"护身诗"。有时候我想:如果没有冯至的《蛇》,我如何讲"低级情感"?没有舒婷的《祖国啊,我亲爱的祖国》,我如何讲"高级情感"?没有食指的《相信未来》和海子的《面朝大海,春暖花开》,我如何采用"团体疗法",让全体受众起立朗诵其中的一首诗,来结束诗疗讲座?来引发我的"珍惜生命"的倡议?但是事实上,五年来,我从来没有故意为了证明诗疗讲座的"政治正确"而使用《祖国啊,我亲爱的祖国》,使用它是因为它确实是一首包治"多"病、效果奇佳的"诗疗诗"。它不仅可以带来高级情感,还可以带来中级情感甚至低级情感,它不仅具有政治启蒙功能,还具有艺术审美功能和心理治疗功能,它能够满足人从低级到中级再到高级的多种需要。在具

---

〔1〕 许又新:《心理治疗基础》,贵州教育出版社,1999年,第95页。

体操作时,它可以达到诗歌疗法、音乐疗法和意象疗法等多种疗法混合使用的治疗效果。

把这首诗作为诗疗诗的重要原因是它在内容题材上具有诗疗效果。首先把它视为一首可以给人带来"正能量"的政治抒情诗,这首诗的启蒙宣传功能有利于培养道德情感。"我们承担着介入到世界之中的政治责任,而这种介入不是通过沉默,而是通过真正地说出我们的生活经验,所以我们必须成为艺术家,成为歌唱我们生活和我们世界的艺术家。"[1]在当代中国,"歌德"式颂歌及赞歌很多,具有高度的严肃性和抒情性的政治抒情诗在共和国成立初期和新时期改革开放初期,都受到诗人的高度重视和读者的广泛关注,是新诗中非常重要的一种抒情诗类型,涌现出了胡风、田间、郭小川、贺敬之、李瑛、雷抒雁、叶文福、绿原、牛汉、孙静轩、邵燕祥、张志民、徐迟、公刘等政治抒情诗诗人,贺敬之的《雷锋之歌》、郭小川的《向困难进军》、雷抒雁的《小草在歌唱》、叶文福的《将军不能这样做》等在社会生活中产生了巨大影响的诗作。特别是在20世纪80年代,"政治抒情诗"十分流行,吕进在1982年给诗下的定义是:"诗是歌唱生活的最高语言艺术,它通常是诗人感情的直写。"我在1982年还是高中学生,给自己取的第一个笔名竟然是"高颂今"。可见新诗的"歌唱"甚至"歌功颂德"功能是那个时代的"主旋律",多么地"深入人心"。但是尽管几乎一直生活在"颂歌时代",在近年的诗疗讲座或教学中,尤其是在"高级情绪体验"及"高级情感唤醒"疗程中,我却很难找到一首恰当的"政治抒情诗",来达到培养受众的"道德情感",让受众享受"道德愉快"的诗疗目的。只有舒婷的这首诗一枝独秀,恰到好处。

在中国当代诗坛,如果说北岛的诗不管是在"官方",还是在"民间",都还有一些"争议"甚至"异议",舒婷的诗获得的"非议"却极少。虽然她很早就不怎么写诗了,但是她在公众生活中的影响仍然巨大,仍然是当下很受欢迎的诗歌名人。2013年6月9日晚,我应邀以新诗评论家身份参加了在南京举办的"'翠屏两岸诗会'——著名诗人读者见面会暨百年经典诗歌朗诵会",见到数百名"舒粉"挤满了会场,绝大多数是中年人。同样人到中年的我知道,我们这一代人都是在舒婷的诗歌中"长大"的,她的诗教我们这代人"如何恋爱",代表作是《致橡树》和《神女峰》;还教我们这代人"如何爱国",代表作就是《祖国啊,我亲爱的祖国》。这首诗把"恋爱"与"爱国"融为了一体,所以它

---

〔1〕〔美〕丹尼尔·托马斯·普里莫兹克:《梅洛-庞蒂》,关群德译,中华书局,2003年,第89页。

可以成为今天"年轻一代"的"诗疗诗"。

严格地说，舒婷在诗坛掀起旋风的时间只有短短几年，却得到了诗界，尤其是权威诗评家的一致赞扬。吴思敬在不同时代的评价可见一斑。他在1993年5月27日说："新潮诗论家与朦胧诗人一样，呼唤人道主义精神和个性解放，舒婷说：'我愿意尽可能地用诗来表现我对'人'的一种关切。'孙绍振认为新的美学原则与传统美学原则的分歧，'集中体现为人的价值标准问题'。舒婷和孙绍振的声音在朦胧诗人和新潮诗论家中是有代表性的。"[1]舒婷的话出自她在《诗刊》1980年第10期发表的《诗三首小序》，孙绍振的话出自他在《诗刊》1981年第3期发表的《新的美学原则在崛起》。吴思敬还在《文艺争鸣》2000年第1期发表了《舒婷：呼唤女性诗歌的春天》，高度评价舒婷："1979年到1980年之交，舒婷的出现，像一只燕子，预示着女性诗歌春天的到来。由于女性的生理特征和多年来在以男性为中心的社会中形成的女性角色意识，女性诗歌有着不同于男性诗歌的独特风貌。男性诗人一般情况下不存在对性别的特殊强调。但女性诗人则不然，在男性中心的社会中，女性对自己的地位、处境、生存方式等最为敏感，因而女性诗歌在新时期首先以女性意识的强化的面貌而出现是自然的。作为一位真诚而本色的女诗人，舒婷自然而然地显示了女性立场，她的诗歌也渗透着一种鲜明的女性意识。"[2]吴思敬还认为《祖国啊，我亲爱的祖国》是"一代人"的心声："舒婷的《祖国啊，我亲爱的祖国》《风暴过去之后》等作品在浪漫主义的抒情话语中融有丰富的社会性内涵，可称之为'一代人'的心声。"[3]

如吴思敬所言，《祖国啊，我亲爱的祖国》确实是"一代人"的心声，培养了舒婷那一代人（1950年代出生的人），以及稍后的我这一代人（1960年代出生的人）的爱国情感。在1980年前后的中国，改革进入攻坚期，经济改革推动了政治改革，很多诗人都热衷于抒写政治，诗人写诗不是源于情感的冲动而是思想的躁动，因此写出的诗不是抒情诗而是政治诗，很多生活抒情诗也被视为政治抒情诗。"朦胧诗"几乎被等同于"政治诗"甚至"反叛诗"，所以那时"先锋"及"先锋诗"等术语受到诗人青睐，"先锋性""现代"等术语受到诗评家高度推崇。徐敬亚的《崛起的诗群》的副题是"评我国诗歌的现代倾向"，没有使用"先锋"一词，但是"现代"一词可以与"先锋"互换。此文一针见血地指

〔1〕吴思敬：《1980–1992:新诗诗论鸟瞰》//《诗学沉思录》，辽宁人民出版社，2001年，第231页。

〔2〕吴思敬：《舒婷：呼唤女性诗歌的春天》//《走向哲学的诗》，学苑出版社，2002年，第225页。

〔3〕吴思敬：《舒婷：呼唤女性诗歌的春天》//《走向哲学的诗》，学苑出版社，2002年，第225页。

出:"中国的诗人们不仅开始对诗进行政治观念上的思考,也开始对诗的自身规律进行认真的回想。"[1]尽管他认为朦胧诗具有文体的先锋性,他列举的《回答》《致橡树》《这也是一切——答一位青年朋友的〈一切〉》《祖国啊,我亲爱的祖国》《不满》大多是追求思想先锋的诗作。80年代中期,主要由大学校园诗人组成的第三代诗人喊出"PASS北岛、PASS舒婷"的口号,正是不想让新诗再当"政治的传声筒",第三代诗人更想当"诗艺的先锋"而不是"诗意的先锋",更不是"思想的先锋"。

从1983年到1987年,我在西南师范大学外语系读本科,是大学生诗社"五月诗社"理事,校学生通讯社副社长,热衷于参加校园诗歌活动,对这段历史比较了解。我们确实接受了前一代朦胧诗诗人的影响,尤其是在写什么—("爱国")和怎么写—("朦胧")上,影响巨大。但是很快发现他们的"爱国"有些"自以为是"甚至"虚张声势",他们的"朦胧"有些"名不副实"甚至"徒有虚名"。1985年春天,我读到卞之琳在诗集《雕虫纪历》的序言中描述他当年在大学校园写作的一段话:"当时由于方向不明,小处敏感,大处茫然,面对历史事件、时代风云,我总不知要表达或如何表达自己的悲喜反应。"[2]觉得他的校园写作生态及校园诗人的心态正是我们这代大学生应该学习的。从此"小处敏感,大处茫然"八个字被我牢记。1991年11月14日,已是大学教师的我为西北师范大学的大学生诗刊《我们》第15期写评论文章,题目就是《大处茫然,小处敏感——为校园诗人一辩》,我还坚持这个观点:"校园是一个小地方大世界,这里有不可思议的幻想,有的是企图超越一切的激情,有的是被压抑和奔放的情感,有的是对缪斯顶礼膜拜的才子佳人……在校园,情感和幻想四处弥散,和各种炫奇的色彩对抗,诗作为幻想和情感白热化的产物自然在对抗中生存。在校园,诗神尽情飘临,尽情造就梦谷,在浪荡中迷惘在迷惘中浪荡的校园诗人,纷纷自告奋勇,充当梦谷主人。"[3]"自信和希望是青年的特权……把缪斯挽留在校园吧!不要让她四处流浪!!在这个世界上,上帝死了,校园诗人还活着!!!"[4]"用不着掩饰力的骚动、青春的骚动、爱的骚动、岁月的骚动……只在自己个性的摇篮中采撷初漾的、深沉的心曲。也许一切都

---

〔1〕徐敬亚:《崛起的诗群——评我国诗歌的现代倾向》//杨匡汉、刘福春:《中国现代诗论》(下编),花城出版社,1986年,第432页。

〔2〕卞之琳:《自序》//卞之琳:《雕虫纪历》,人民文学出版社,1979年,第3页。

〔3〕王珂:《大处茫然,小处敏感——为校园诗人一辩》,《我们》,第15期,第58页。

〔4〕王珂:《大处茫然,小处敏感——为校园诗人一辩》,《我们》,第15期,第59页。

第二章　诗歌疗法的作品研究

是可笑的,但是既然是心曲,必然是心的萌动,灵魂的震撼。"[1]

我的大学校园诗歌经历可以说明北岛的《回答》、叶文福的《将军,你不能这样做》、雷抒雁的《小草在歌唱》、骆耕野的《不满》、杨牧的《青年》、纪宇的《风流歌》等"名噪一时"的"政治抒情诗"为何很快退出诗坛。这些诗因为朗诵被广为传播,如《风流歌》写于1980年4月28日,发表于《人民日报》,很快被中央人民广播电台配乐朗诵,并作为交换节目与各省市广播电台交流,出现"举国传播"的盛况。其中丁建华的朗诵最受欢迎。那是一个朗诵诗的时代,很多诗的成名都是因为朗诵,当时除广播电台外,还有各种朗诵会。为了方便朗诵,诗人在创作时有意识地突出了"内容"上的"政治鼓动性""形式上"的"语言通俗性"和"结构旋律性"。《祖国啊,我亲爱的祖国》也有这些特点,但是没有走极端,这是这首诗及它的作者多年以后"硕果仅存"的重要原因。

很多新诗理论家也看重朦胧诗的思想性甚至政治性。1996年,陈仲义为朦胧诗辩护时也强调它的启蒙功能:"以《今天》为发端的朦胧诗潮,酿成了新诗史上令人瞩目的一次诗运……它完全是土生土长的,属于文革痛定思痛的产物,而绝不是全盘西化的'舶来品'。正是这一群早熟的觉醒者,对文化专制残余的抗争,对外来文化的大胆吸纳,才能于满目疮痍的废墟上,迅速冒出令人震颤的'井喷'。"[2]"朦胧诗诗人"几乎被民众,尤其是青年们看成为"民"代言,特别是为他们那"一代人"代言的政治领袖。顾城一首只有两个诗句的诗的题目就是《一代人》,全诗是:"黑夜给了我黑色的眼睛 / 我却用它寻找光明"。这首诗被称为"一代人的反叛宣言"。北岛的《回答》被视为"启蒙者的政治宣言",舒婷的爱情诗《致橡树》也被称为"女性人格独立的宣言"。2006年3月,最早为朦胧诗诗人写赞扬性评论的吴思敬还写了一篇文章,题目是《女性人格独立的宣言——读舒婷的〈致橡树〉》,他客观地"还原"了"历史":"《致橡树》是舒婷的名篇,写于1977年3月。1979年4月在《诗刊》发表后,便以其鲜明的女性意识、崇高的人格精神和对爱情的热烈呼唤,引起了广大读者的强烈共鸣,被多种诗歌选本选入,并成为朗诵会的保留篇目。"[3]

在《今天》创刊30周年时,北岛回答了《经济观察报》记者提出问题:为何《今天》是一个纯文学杂志,但很多人会把它跟政治联到一起? 他的回答有

〔1〕王珂:《大处茫然,小处敏感——为校园诗人一辩》,《我们》,第15期,第61页。

〔2〕陈仲义:《中国朦胧诗人论》,江苏文艺出版社,1996年,第1页。

〔3〕吴思敬:《女性人格独立的宣言——读舒婷的〈致橡树〉》//吴思敬:《中国当代诗人论》,社会科学出版社,2015年,第373页。

助于今天的人们理解那时的诗为何被政治"泛化"。"所谓'纯文学'只在当时的语境中有意义,那是政治压倒一切的时代,在那样的语境中,提出'纯文学'就是一种对政治的反抗……当时《诗刊》的副主编邵燕祥是我的朋友,他把《今天》创刊号上的《回答》和舒婷的《致橡树》,分别发在《诗刊》1979年的第三期和第四期上。《诗刊》当时发行量很大,超过上百万份……那是一个非常特殊的历史转折期,诗歌承担了过于沉重的负担。诗人甚至一度扮演了类似如今歌星的角色,那也是反常的现象。"[1]

北岛的这段话也解密了舒婷成名的一段历史,发行量超过上百万份的《诗刊》发表了《致橡树》,让舒婷一举成名天下知。当时如果一首诗既被《诗刊》或《人民日报》发表,又能够进入北京的大型朗诵会,再被广播电台"配乐诗朗诵",便有"举国传播"的效果,很快就会风行全国。《回答》和《致橡树》就是这样被传播开来的。《诗刊》被称为"国刊",由中国作家协会主办,它的"官方身份"及"政治地位"在当时非常明确和重要,一些老诗人在《诗刊》上发表诗作,有向外界宣布诗人在政治上被"平反昭雪"、重新获得"政治地位"的"表明身份"的特殊含义,如艾青、木斧等诗人在《诗刊》上发表诗作,就向外界表明了他们的"复出"。他们被称为"归来的诗人",归来的标志就是在重要报刊公开发表诗作。青年诗人在《诗刊》发表诗作,不仅表明在"艺术上"得到了官方的认可,更表明在"政治上"获得了官方的信任。官方甚至为了政治宣传目的,会有意识地以《诗刊》"组稿"的名义,向成名诗人,采用"主题先行"的形式"约稿"。因此一些过去写生活抒情诗的诗人,甚至写爱情诗的诗人,也会因为身份的转变,尤其是"政治地位"的提高而改弦易辙。很多诗人因为写诗成名后职业、职称、职位也发生了巨变,有的由普通体力劳动者变成了专业写作者,如重庆的傅天琳从"果园"调到了"出版社",福建的舒婷由灯泡厂女工变成了作家协会的专业作家。

诗歌生态决定诗歌功能,诗歌功能决定诗歌文体,一些诗人的写作心态由独善其身者不由自主地转变为兼济天下者,写作风格由"小我写作"转向"大我写作",社会角色由"小诗人"转变为"大诗人"。这种诗风巨变不仅仅是社会政治生活的需要,也是人的个体健康的需要,如马斯洛所讲的"自我实现"的需要。写政治抒情诗是当时大诗人及诗歌明星的"标志"或"标配"。诗坛

---

[1] 北岛:《靠"强硬的文学精神"突破重围》,读书·凤凰网站,https://book.ifeng.com/psl/zjdt/200901/0119_3552_976072.shtml.

就形成了一种"恶性循环"甚至"恶性竞争",导致政治抒情诗流行甚至泛滥。

当时诗歌朗诵会盛行,也助长了政治抒情诗。政治抒情诗在创作上的繁荣也促进了诗歌朗诵会的繁荣,诗人在诗歌朗诵会上受到的热烈欢迎,不仅让诗人获得了"自尊的需要"及"自我实现的需要",还可以满足甚至提升诗人的虚荣心。北岛回忆1986年"星星诗歌节"的盛况:"《星星》诗刊在成都举办'星星诗歌节'。我领教了四川人的疯狂。诗歌节还没开始,两千张票一抢而光。开幕那天,有工人纠察队维持秩序。没票的照样破窗而入,秩序大乱。听众冲上舞台,要求签名,钢笔戳在诗人身上,生疼。我和顾城夫妇躲进更衣室,关灯,缩在桌子下。脚步咚咚,人潮冲来涌去。有人推门问,'顾城北岛他们呢?'我们一指,'从后门溜了。'写政治讽刺诗的叶文福,受到民族英雄式的欢迎。他用革命读法吼叫时,有人高呼:'叶文福万岁!'我琢磨,他若一声召唤,听众绝对会跟他上街,冲锋陷阵。"[1]

在20世纪80年代,才出现了百年新诗史上的奇观,有人专门写政治诗,有人专门写讽刺诗。一些诗人争相为"社会事件"写诗,如1979年11月25日"渤海二号沉船事故"发生后,多位诗人写诗批判"官僚主义"。"1978年8月号的《诗刊》同时推出了两首在全国读者那里引起心灵地震的诗篇,一首是叶文福的《将军,不能这样做》,另一首就是雷抒雁的《小草在歌唱》……其实,张志新遇害的悲剧披露后,几乎引起了全国所有民众,也包括诗人的强烈愤慨。归来者艾青写了《听,有一个声音》,归来者公刘写了《唉,大森林》,朦胧诗人舒婷写了《遗产》。雷抒雁的《小草在歌唱》影响最大,一经问世,就在全国卷起了汹涌澎湃的诗潮,真是'潮似连山喷雪来',到处在传阅,到处在朗诵,到处在转载,一时洛阳纸贵。"[2]

三十年过去了,当年名噪一时的政治抒情诗人和诗作大都烟消云散,当然与一些诗人的"投机性写作"有关,这类写作更多是为了满足一时一景的政治需要。但是一些既为了呼应时代的呼唤甚至党的号召,为了宣传目的,又满足个人健康的需要(本能的抒情需要和审美需要)的诗作,即将启蒙、抒情和治疗三种功能有机地融合的诗作,却经受住了岁月的考验。《祖国啊,我亲爱的祖国》就是这样的优秀诗作。

在中外诗歌史上,存在诗人诗风随着诗歌生态与功能的不同而变化的现

---

〔1〕 北岛:《朗诵记》,https://www.douban.com/group/topic/2759089/.

〔2〕 吕进:《论中国新时期诗歌与"新来者"(代序)》//吕进:《中国新时期诗歌"新来者"诗选》,西南师范大学出版社,2014年,第7页。

象,特别是诗人的人生经历及生存境遇改变后,诗歌创作观念也会发生相应的变化,甚至出现巨变。如戴望舒早期写了政治性较弱、艺术性极强的《雨巷》,在国难当头的抗日战争时期却写了《狱中题壁》《我用残损的手掌》等爱国主义诗篇。在中国现代诗歌史上,很多诗人,如何其芳、艾青、卞之琳等,都曾因为时局的变化由"小我"的抒情诗人变成了"大我"的抒情诗人,诗的功能由宣泄个体的苦闷情感向抒发人民大众的乐观情感转变,诗的体裁由个人的生活抒情诗向大众的政治抒情诗转变,诗的形式由重技巧的唯美精致向重实用的通俗易懂转变。受革命风潮的影响,俄国诗人莱蒙托夫的诗歌创作也有由写个人的生活抒情诗转向写大众的政治抒情诗的诗风大转变,写出了《不要相信自己》《祖国》等非个人化诗篇。

舒婷也有这样的诗风转变,从阅读和研究直觉上,我总觉得舒婷的诗风转变与莱蒙托夫有惊人的相似,觉得她的《祖国啊,我亲爱的祖国》受到了莱蒙托夫《祖国》的影响。为了保证诗疗解读诗作的解读者的主观性和细读具体诗歌文本的客观性,我一般不直接采访作者来验证我的作者当年是否是"诗疗写作"的判断。舒婷那代诗人受外国翻译诗的影响很大,尤其是舒婷因为家就在有"钢琴岛"之称的厦门鼓浪屿,岛上住了很多有文化的华侨,她通过华侨的藏书读到了大量外国诗歌。虽然她只是初中毕业生,接受的诗歌教育却好于很多大学生,这是她能够在那个时代脱颖而出甚至超凡脱俗的重要原因。

蔡其矫认为《祖国啊,我亲爱的祖国》受到了苏联诗人沃兹涅先斯基的影响:"这首诗,在句法上借鉴了苏联诗人沃兹涅先斯基《戈雅》的圆周句式:'我是戈雅!⋯⋯我是痛苦。我是战争的声音⋯⋯我是饥饿!⋯⋯我是⋯⋯被吊死的女人的喉咙⋯⋯我是戈雅。'沃兹涅先斯基写的是我和战争的关系,用圆周句式强化对战争的悲伤和愤怒。舒婷写的是我和祖国的关系,也用了这种句式,增加痛苦和挚爱的深度,但又有创造性的发展。"[1]

蔡其矫是舒婷诗歌创作道路上的重要引路人。2006年北岛回忆说:"当时我通过蔡其矫认识舒婷,一直保持通信联系。我也选了蔡其矫和舒婷的诗。舒婷其中一首诗的原题为《橡树》,根据上下文,我觉得加上'致'字效果会更

〔1〕 百度百科:《祖国啊,我亲爱的祖国》,https://baike.sogou.com/v7562611.htm? fromTitle=祖国啊%2C我亲爱的祖国。

好,于是改成了《致橡树》,都没跟她商量。"[1]

2016年5月20日下午3点,在北京首都师范大学图书馆前,我与北岛、吴思敬、沈奇等诗人和诗论家二十余人,乘坐首都师范大学中国诗歌研究中心的专车去河北廊坊师范学院参加"北岛诗歌研讨会"。此次研讨会的主办单位是中国当代文学研究会、首都师范大学中国诗歌研究中心和廊坊师范文学院。我在与北岛的交流中,特别问了舒婷的《这也是一切——答一位青年朋友的〈一切〉》的写作时间,他告诉我说:"这首诗写于1977年,是她回复我的一封信中写的。"由此可见,北岛的《一切》和舒婷的《这也是一切——答一位青年朋友的〈一切〉》的写作与传播都具有"民间性""个人性",它们是两位青年诗人之间的"书信往来",采用的是很"个人化",甚至可以说是很"私人化"的写作与传播方式,发出的更多是个人的真实声音。两个人是在"以诗会友""以诗劝友"。这种以诗相赠的"唱和诗"传统在汉语诗歌中源远流长,在民间生活中尤其盛行。后来这两首诗因为时代的原因,个人化写作的诗成了公共性写作的诗,甚至成了代表两种青年人生观的政治抒情诗,被老师用来教育学生。2013年3月6日,刘志在"知乎"网站发帖说:"尽管当时文学理论课上,违心地被老师要求写舒婷的《这也是一切》比北岛的《一切》如何好的小论文,但是至今而言我还是觉得北岛写的无论是在意境还是在文字上都可以甩舒婷一条街!舒婷的诗,主要胜在思想乐观、上进,没有北岛的诗歌的颓废、悲观,但是多读几遍舒婷的诗,你会发现,没有任何感觉,完全就是大街上的口号,而北岛的诗显然不是这样。诗歌追求的是语言的'陌生化'(口语诗可以例外),也就是说我们写诗歌的时候,如果只能写人人都随口能说的句子,那样的诗歌,或许会让读诗的人兴趣索然,而北岛的诗在语言的'陌生化'方面则做得很好。北岛的这首诗最大的问题就是诞生于中国这样的似病态追求幸福感的国度,他的诗歌所体现的现实主义风格当然也不怎么被主流文学接受。"[2]这段话中对舒婷诗的艺术性的评价并不公正,但是对两个人的诗歌主题的区分比较准确:"舒婷的诗,主要胜在思想乐观、上进,没有北岛的诗歌的颓废、悲观……"[3]这段话也说出了"历史的真相",在当时,《一切》是"落后青年"的"颓废诗",《这也是一切——答一位青年朋友的〈一切〉》是"先进青年"的"励

---

〔1〕 田志凌、北岛:《今天的故事》//北岛:《古老的敌意》,Hong Kong:Oxford University Press(China)Limited,2012.p.87.

〔2〕 刘志:知乎网帖,https://www.zhihu.com/question/20605734#answer-1651018.

〔3〕 刘志:知乎网帖,https://www.zhihu.com/question/20605734#answer-1651018.

志诗"。

在近年的诗疗教学或讲座中,我常常把两首诗连接在一起运用,常用朗诵方式,取得了较好的诗疗效果,有利于诗疗中低级情感的宣泄与高级情感的培养,更有利于两种情感的融合。但是我决不对两首诗做道德评判,我告诉受众:如果作为诗疗诗,两首诗都是有价值的,完全不存在两位作者的"先进"与"落后"、两首诗的"好"与"坏"之分。在2008年"5·12"四川汶川大地震的心理援助活动中,解放军心理救援队副队长、北京装甲兵工程学院心理学教授王利群在北川中学使用诗疗的读诗疗法及团体疗法,较好地解决了学生的心理危机问题。她根据受众的心理危机情况,引导学生集体朗诵了一组六首诗,按先后顺序是:臧克家《烙印》、北岛《一切》、梁小斌《中国,我的钥匙丢了》、舒婷《这也是一切——答一位青年朋友的〈一切〉》、食指《相信未来》和海子《面朝大海,春暖花开》。北岛和舒婷的诗如两味中药,配合使用产生了意想不到的诗疗效果。

事实上,舒婷1977年3月27日写的个人爱情诗《致橡树》也成了1979年中国"思想解放运动"的"政治诗"。尽管是"无心插柳柳成荫",一举成名后的舒婷也成了官方与民间都期待的"国家的诗人""人民的诗人""时代的诗人",她被赋予了更多的"时代使命",她也获得了更多的"政治情感"和"道德情感"。诗风也有了大的变化,有时不想再以"普通人"的身份写"安慰自己的诗"。当时理论界经常批判"小资产阶级知识分子"写作,罪名是"沉湎于个人情感,不投入火热的战斗生活"。诗评家常用的批判语言是:"你个人的痛苦与别人无关,更与社会和时代无关!"舒婷在1979年4月创作了"关心祖国"的《祖国啊,我亲爱的祖国》,同月,舒婷写了"关心友人"的《这也是一切——答一位青年朋友的〈一切〉》。两首诗都是写"身外之物",关心"祖国的命运"与"诗友的前途",也是在关心自己的现实处境与未来发展,是"主观为他人,客观为自己"。这种"助人为乐"获得的"道德情感"及"道德愉快"有利于诗人的身心健康,是一种比较好的诗疗方式。

《这也是一切——答一位青年朋友的〈一切〉》全诗如下:"不是一切大树/都被暴风折断,/不是一切种子,/都找不到生根的土壤;/不是一切真情/都流失在人心的沙漠里;/不是一切梦想/都甘愿被折掉翅膀。/不,不是一切/都像你说的那样!/不是一切火焰,/都只燃烧自己/而不把别人照亮;/不是一切星星,/都仅指示黑夜/而不报告曙光;/不是一切歌声,/都只掠过耳旁/而不留在心上。/不,不是一切/都像你说的那样!/不是一切呼吁都没有回响；／不是一切损失都无法补偿；／不是一切深渊都是灭亡；／不是一切灭亡都覆盖在弱者头上；／不是一切心灵／都可以踩在脚下，烂在泥里；／不是一切后果／都是眼泪血印，而不展现欢容。／一切的现在都孕育着未来，／未来的一切都生长于它的昨天。／希望，而且为它斗争，／请把这一切放在你的肩上。"舒婷写于同一时期的两首诗异曲同工，都强调青年的"责任"与"担当"。如诗的最后两句所言："希望，而且为它斗争，／请把这一切放在你的肩上。""希望"一词同样出现在《祖国啊，我亲爱的祖国》，前面却加上了"痛苦"做定语，后面用了感叹词"啊"，整个诗句为："——祖国啊？／我是贫困／我是悲哀／我是你祖祖辈辈／痛苦的希望啊"，诗中还出现了多个抒写悲哀情绪的诗句："我是你河边上破旧的老水车"，"我是干瘪的稻穗，是失修的路基；／是淤滩上的驳船"，诗中甚至还出现了"迷惘的我"。同一时期写的两首诗有同样的主题，都可以称为"励志诗"，一首是为"别人打气"，一首是给"自己加油"。在"共情"作用下，劝别人振作是劝自己不消沉的重要方式，自己更应该斗志昂扬，精神振奋，所以《这也是一切——答一位青年朋友的〈一切〉》有些"激进"，甚至有些"左"倾。劝自己振作可以更遵从内心感受，没必要当堂·吉诃德式英雄，所以可以在诗中出现"迷惘的我"。

这句诗在当时有特殊的"政治背景""政治意义"，大胆承认并公开讲出也有利于那代青年的"创伤自疗"。如果把它与1980年发生的"潘晓事件"联系起来，就不难理解《祖国啊，我亲爱的祖国》在当时产生的"政治启蒙价值"和"精神治疗价值"。纪宇"慷慨激昂"的《风流歌》也是在1980年"举国传播"，影响了很多青年。1980年5月，发行量超过200万册的团中央机关刊物《中国青年》刊发了一封署名"潘晓"的长信，写出了那一时代青年的"困惑"及"迷惘"，提出"主观为自己，客观为别人"的伦理命题，最后感叹："人生的路啊，怎么越走越窄？"引发了长达半年的全国范围内大讨论，题目是"潘晓讨论——人为什么活着"，《中国青年》编辑部收到了六万多封来信，写信的绝大部分是有同样人生困惑的青年，如同《祖国啊，我亲爱的祖国》中的"迷惘的我"。一个有追求的时代也往往是一代人容易迷惘的时代，如1980年前后几年是中国颇具活力的黄金时代，是一代人，尤其是青年一代精神振奋，斗志昂扬，为实现四个现代化作贡献的创业时代。从各省团委办的刊物名称中就可以看出那个时代青年人的精神风貌，如《新青年》《时代青年》《风流一代》。

在心理治疗中，"示弱"常常比"逞强"更有治疗效果，如同俗语所言：男儿有泪不轻弹，只是未到伤心处。男子汉伤心时流泪是正常的，有利于心理健康。有迷惘并敢于说出迷惘的人才是心理健康甚至人格健全的人。一个有追求的人往往更会产生迷惘，"胸无大志"的人过的往往是庸庸碌碌的生活，麻木而没有困惑。我在上大学时是公认的事业心超强的好学生，信奉的名言是"不想当元帅的士兵不是好士兵"。一进校就决定要考研究生，立志要当大诗人或大学者，高强度的学习生活导致了精神生活的不稳定，时而亢奋，时而低沉。"郁闷""困惑""迷惘"几乎是"常态"，甚至有自杀的念头，但是最后都振作起来。从大一开始，每学期写一本日记诗，先写的是《追求集》，然后写的是《困惑集》，再后来依次写的是《浪荡集》《幻灭之春》《希望之春》。这些诗集的名称就可以呈现出波动颇大的心理状态。六百多首诗完整地记录了爱的萌发、爱的朦胧、爱的欣喜、爱的迷狂、爱的绝望等爱的历程，记录了一个男孩（17岁到21岁）在追求中困惑，困惑后浪荡，浪荡后幻灭，幻灭后新生的"奋斗"历程——在爱与知的追求中成长，在追求与迷惘中成熟。写诗并没有影响我的学习，幻灭也没有让我真正灭亡。本科毕业时我跨专业考上了中文专业的研究生，还成了一位坚韧不拔、乐观向上的"男子汉"。当时在大学校园，很多有志青年都有我这样的心路历程和情感经历。而且我在诗中最喜欢用的意象是"僵尸"，绝大部分诗都很消沉，正是唱着"忧伤又美丽"的歌安慰了我的"寂寞"，驱逐了我的"迷惘"。我写诗从来不发表，纯粹是为了抚慰自己的心灵写作。那种写作如同我现在研究的诗歌疗法中的"书写表达"——通过写诗使自己的心理更健康。我的写诗经历可以用来理解《祖国啊，我亲爱的祖国》中的消极词语或阴沉意象，它们可能比流行的爱国诗采用的积极词语和明快意象，更能引起人的情感共鸣，更有诗疗效果。由此可以更好地理解蔡其矫的结论："沃兹涅先斯基写的是我和战争的关系，用圆周句式强化对战争的悲伤和愤怒。舒婷写的是我和祖国的关系，也用了这种句式，增加痛苦和挚爱的深度，但又有创造性的发展。圆周句式大多出现在抒发强烈情绪的作品中，悲伤痛苦的情调最宜用它来渲染。"[1]诗人写悲伤痛苦并不能说明诗人的"软弱"，诗的"悲伤痛苦情调"更不能说明会削弱诗的"宣传鼓动力量"，而是有"以柔克刚"的效果。诗人这样写既是为了更好地抒写出自己的真情实感，以自己的情感来打动读者，也是一种避实（政治）击虚（情感）的写作策略。

读《祖国啊，我亲爱的祖国》可以轻易读出北岛《一切》中的"悲观"情绪，

---

〔1〕 百度百科：《祖国啊，我亲爱的祖国》，https://baike.sogou.com/v7562611.htm？fromTitle=祖国啊%2C我亲爱的祖国。

只是北岛的《一切》呈现的情绪更"绝望"。《一切》全诗如下:"一切都是命运 / 一切都是烟云 / 一切都是没有结局的开始 / 一切都是稍纵即逝的追寻 / 一切欢乐都没有微笑 / 一切苦难都没有泪痕 / 一切语言都是重复 / 一切交往都是初逢 / 一切爱情都在心里 / 一切往事都在梦中 / 一切希望都带着注释 / 一切信仰都带着呻吟 / 一切爆发都有片刻的宁静 / 一切死亡都有冗长的回声。"

我比较在同一个月(1979年4月)舒婷写的两首诗,尤其是把两首诗与北岛的《一切》比较,试图还原两首诗的创作生态,产生一个大胆的"假设":从作者的写作目的上看,是作者的"书写表达"而非"政治诉求",两首诗并非"政治诗"而是"诗疗诗",都是作者为了安慰自己,抒发甚至宣泄自己被压抑的情感的诗疗诗。情感既有个体情感,也有社会情感及政治情感。不可否认的是,政治情感与政治热情使他们的以诗疗为目的的"抒情诗写作",在一定程度上变味成以诗教为目的(启蒙甚至宣传目的)的"政治诗写作"。或者说,诗教目的是"显性目的",诗疗目的是"隐性目的"。舒婷在写这两首诗时,尤其是在写《祖国啊,我亲爱的祖国》时,两种目的"纠缠不清",导致这首诗有多种功能。

"一个伟大的民族觉醒起来,要对思想和制度进行一番有益的改革,而诗便是最为可靠的先驱、伙伴和追随者……诗人们是世界上未经公认的立法者。"[1]北岛、舒婷那一代诗人更愿意接受这个激进的浪漫主义诗观,争当雪莱所言的"立法者",为中国的改革开放"鸣锣开道"。多年以后,北岛回忆了那一代人,尤其是青年诗人的诗歌生态及政治生态:"在七十年代,个人命运与国家甚至世界的命运连在一起了,胸怀祖国放眼世界,绝不仅仅是一句口号,而是我们当时面对的现实。"[2]"我们开始写诗,多少有一种'前后古人后无来者'的悲凉感。是青春和社会高压给予我们可贵的能量。如果把《今天》的历史放在一个大背景中看,首先要看到它与中国文化传统之间的重大偏离,文化革命成了推进这一偏离的动力。《今天》的重要成员几乎都是青年工人,有人半开玩笑地说,'《今天》是工人教育知识分子的运动。'而知识分子作为群体当时在精神上已被彻底打垮,无力载道,正是一群没受过多少正规教育的青年

---

〔1〕 〔英〕雪莱:《诗辩》//伍蠡甫:《西方文论选》(下卷),上海译文出版社,1979年,第56~57页。
〔2〕 陈炯、北岛:《用"昨天"与"今天"对话》//北岛:《古老的敌意》,Hong Kong:Oxford University Press(China)Limited,2012.p.66.

人敢领风气之先,在历史的转折时刻闯出条新路。"[1]

正因为有"胸怀祖国,放眼世界"的"鸿鹄大志",才会常常处在心理学上所说的"亢奋状态"甚至"躁狂状态",极端的希望也会带来极端的绝望,也容易出现"郁闷""消沉""困惑""迷惘",因此舒婷的《祖国啊,我亲爱的祖国》大胆承认"迷惘的我",这句诗真实地呈现出那个时期青年人的心理状况。它的含义及表述方式如同北岛的《回答》所说的"我不相信",也如北岛的《一切》所说的"一切都是烟云""一切信仰都带着呻吟"。

查建英曾问北岛:"你曾经在一次访谈中说:'自青少年时代起,我就生活在迷失中:信仰的迷失,个人感情的迷失,语言的迷失,等等。'那么,你曾经有过一个虔诚的信仰期吗?是什么经历触发了这种迷失感呢?请谈谈你的少年时代。"[2]北岛回答说:"除了阶级路线的压力外,由于我数理化不好,'文革'对我是一种解放——我再也不用上学了。那简直是一种狂喜,和革命的热情混在一起了。'虔诚的信仰期'其实是革命理想、青春骚动和对社会不公正的反抗的混合体。由于派系冲突越来越激烈,毛主席先后派军宣队、工宣队进驻学校控制局势。最后他老人家干脆把所有学生都送到乡下去。这一决定,最终改变了一代人——中国底层的现实远比任何宣传都有说服力。我们的迷失是从那时候开始的。"[3]舒婷不像北岛生活在中国政治漩涡的中心——北京,但是仍然如那一代所有青年一样,受到了政治的冲击,仍然有政治热情与政治敏感。

两首诗采用的是诗疗诗中的一种特殊诗体——唱和诗。《这也是一切——答一位青年朋友的〈一切〉》是与诗友北岛的"唱和",是与别人的"对话",作者在对话中获得了友情与自尊,给别人鼓劲也是在为自己加油,可以获得自信。《祖国啊,我亲爱的祖国》也是一种"对话",作者与"祖国"的对话实质上是与自己对话,是一种自言自语式的"唱和"方式,甚至可以说是一种"内心独白",比与别人对话更自由,诗中也出现了"自由"一词,更能够自由地宣泄自己被压抑的情感和思想。《祖国啊,我亲爱的祖国》更像是舒婷应该给北岛的

〔1〕 田志凌、北岛:《今天的故事》//北岛:《古老的敌意》,Hong Kong:Oxford University Press(China)Limited,2012.p.102.

〔2〕 查建英、北岛:《八十年代采访录》//北岛:《古老的敌意》,Hong Kong:Oxford University Press(China)Limited,2012.p.71.

〔3〕 查建英、北岛:《八十年代采访录》//北岛:《古老的敌意》,Hong Kong:Oxford University Press(China)Limited,2012.p.72.

《一切》写的"劝世诗",既是当时舒婷的"心里话""真心话",更是那一代青年人的"心声"。《这也是一切——答一位青年朋友的〈一切〉》中有一些"假大空"的诗句,当时的舒婷绝无诗中呈现的作者那般"自以为真理在手"的自信,那么"理直气壮"。到1979年,改革开放政策已经实行了一年多,青年人爱国的热情和参与改革的激情已经被激发起来,觉醒后学会了思考,便有了更多的迷惘,很多有志青年都成了"迷惘的我",同时也是"希望的我"。1980年张枚同在《词刊》发表了《八十年代新一辈》,谷建芬很快为歌词谱曲,以《年轻的朋友来相会》为歌名,这首歌成为年轻人十分喜爱的流行歌曲,激励了一代人,堪称那个年代最励志的"爱国歌曲"。这首歌少了《祖国啊,我亲爱的祖国》的"迷惘",原因是那一代人的"迷惘",可能是经过1979年北岛、舒婷等诗人作品的"暴露"性治疗,1979年的"迷惘的我"成长为1980年的"希望的我"。随着改革开放的深入,"希望"越来越多,1981年元旦前夕,陈晓光把他自己作词、施光南作曲的《在希望的田野上》送到了中央电视台,由杨淑清领唱,1982年彭丽媛带着这首歌参加中央电视台第一届"春节联欢晚会"。这首歌很快唱响全国。以上三首诗和两首歌可以呈现出那一代人的成长轨迹,甚至可以呈现出那一代青年的思想历程,反映出那几年的思想生态及政治形势。

"唱和诗的治疗作用"是我的"诗歌欣赏与诗歌疗法"课程中的专门章节,我总结说:"古代汉诗具有特别的唱和功能,和诗是文人群体的诗疗方式,'唱和'过程即心理治疗过程:1.写诗宣泄了情感。2.写诗过程对文字、格律的追求转移了注意力,化解了悲伤。3.把诗传出去等待友人回信,也转移了注意力,化解了悲伤。4.读友人回诗既重视情感又重视语言艺术技巧,化解了悲伤。5.友人的诗增加了生存的信心。"这是我结合个人写唱和诗的经历与感受,在研究诗疗时得出的重要结论。它有助于理解《祖国啊,我亲爱的祖国》的诗疗功能,1979年4月舒婷处在写"唱和诗"的创作生态中,可以把她写的两首诗都视为诗疗诗中的"唱和诗",通过两首诗的写作,她获得了友情与爱国之情,获得了自尊与自信,获得了自由与幸福。

文艺理论家黄药眠于1982年7月16日写的《关于朦胧诗及其他》,有助于理解1979年北岛的"绝望"与舒婷的"迷惘"。他说:"现在再想谈一下这些朦胧诗理论的思想根源。为什么全国解放以来都没有这类诗出现,而现在却出现这些诗和歌颂这些诗的理论?这里肯定有它的社会根源……我认为它的主要思想根源,是由于对于目前形势主流认识不清,对于造成目前形势的历史原因,既不认识也不理解。他们只看见缺点,只看见困难,只感到忧郁和苦恼……他们这里所写的自然界的大灾祸,实际上只具有象征的意义,他所指的明显地是属于人世间的动乱,所以他们要站着愤怒,站着思考,站着迷惘!……茫茫然丢失了希望,只好彷徨于黄昏的郊野而无所归宿。自然在这些人眼中,一切都只好朦胧了。"[1]但是他并不像当时很多老人那样极端否定朦胧诗:"有人问我:'你看朦胧诗可以写吗?'我说:为什么不可以写?没有任何人要限制作家以什么风格什么手法写诗的。而且就中国的艺术文学传统来说,从来没有人说要反对朦胧诗,反而有人赞成写诗在某种情况下,要有点朦胧的意境……但我并不主张只有朦胧诗才是好诗,更不赞成一个诗人只会写朦胧诗而不会写别的风格的诗。"[2]"在刊物上发表的诗,只要情绪健康,读了以后能令人奋发,令人深思,令人有新的感触,那就是好诗,应加以提倡。即使有点朦胧意味的诗也还可以,但对于那些思想意义不明、情绪灰暗、词语不通、令人费解的诗,那就只好对不起,送回原作者去自我欣赏了。"[3]

从黄药眠在当时极富有代表性的批判性话语中,也不难看出朦胧诗诗人的政治反叛性和诗学独创性,更可以理解《祖国啊,我亲爱的祖国》给人的思想解放带来的诗疗价值。1981年,舒婷写的《神女峰》中出现了"新的背叛"一词,全诗如下:"在向你挥舞的各色手帕中/是谁的手突然收回/紧紧捂住了自己的眼睛/当人们四散离去,谁/还站在船尾/衣裙漫飞,如翻涌不息的云/江涛/高一声/低一声/美丽的梦留下美丽的忧伤/人间天上,代代相传/是,心/真能变成石头吗/为眺望远天的杳鹤/错过无数次春江月明/沿着江岸/金光菊和女贞子的洪流/正煽动新的背叛/与其在悬崖上展览千年/不如在爱人肩头痛哭一晚"。这首诗纠正了四年前写的《致橡树》的极端爱情观,受到了世俗男女的热烈欢迎。"与其在悬崖上展览千年/不如在爱人肩头痛哭一晚",成为舒婷最有名的诗句,至今还在青年中广为流传。

1979年《祖国啊,我亲爱的祖国》问世后,也像《致橡树》一样成为"朗诵会的保留篇目"。《致橡树》成为"朗诵会的保留篇目"更多是因为人们尤其是女性的自发性喜欢,很多女青年还在酒场饭局等友人聚会的私人场所主动朗

　〔1〕黄药眠:《关于朦胧诗及其他》//陈学虎、黄大地:《黄药眠美学文艺学论集》,北京师范大学出版社,2003年,第650页。

　〔2〕黄药眠:《关于朦胧诗及其他》//陈学虎、黄大地:《黄药眠美学文艺学论集》,北京师范大学出版社,2003年,第641页。

　〔3〕黄药眠:《关于朦胧诗及其他》//陈学虎、黄大地:《黄药眠美学文艺学论集》,北京师范大学出版社,2003年,第652页。

诵这首诗,它甚至是女青年谈恋爱时向男朋友"表白"的最佳诗作。几十年过去了,我还遇到多位中年女性在饭局中朗诵这首诗。《祖国啊,我亲爱的祖国》更受到官方的支持,成为"主旋律"诗作的代表作,还获得了1980年全国中青年优秀诗歌作品奖。这是当时非常重要的官方诗歌大奖。在公众场合的朗诵会,尤其是由团委、工会、学生会等官方主办的朗诵会上,这首诗必定是用来对听众进行爱国主义教育的"灵丹妙药"。如果是妇联举办的朗诵活动,《致橡树》可以用来强化女性的"独立意识";《祖国啊,我亲爱的祖国》可以用来唤醒女性的"爱国情感"。即使进入了新世纪,它仍有"爱国主义第一朗诵诗篇"的地位。2004年湖南文艺出版社出版的《节日朗诵诗选》的"七月一日十月一日唱给党和祖国"栏目中,这首诗雄居首位,第二首是郭沫若的《太阳礼赞》,第三首是闻一多的《祈祷》,全栏目共18首。它的后面加了一段"朗诵提示",配了由著名语言表演艺术家乔榛和丁建华的"朗诵示范"录音光盘。在封面上标明是"影视院校考生必备书"。这本书是《诗刊》副主编、女诗人李小雨编选的,"朗诵提示"的作者是路英。《祖国啊,我亲爱的祖国》在这本书中的重要位置和"朗诵提示"都说明这首诗具有强烈的启蒙甚至宣传功能,这一功能并未"时过境迁"。在同一时代也有一些例外,如诗人杨建民做总筹划的中央电视台2007年的"新年新诗会"的"祖国之恋"栏目中没有出现这首诗,甚至整场朗诵会都没有出现舒婷的诗作,包括《致橡树》与《神女峰》。在东南大学"诗歌欣赏与诗歌疗法"通识课上,在各地做的诗疗讲座中,我使用这首诗时,采用的方式是让受众听著名女朗诵家丁建华的朗诵,或者让听众集体朗诵,我明显发现受众不仅因此获得了爱国主义教育,思想受到启迪,甚至灵魂受到震撼,还获得了美的(词藻的美、意象的美、朗诵声音的美等)享受,也获得了审美快感、心理快感,甚至生理快感。

读《祖国啊,我亲爱的祖国》,明显发现作者的身份感几乎由独善其身的"穷者"变成了兼济天下的"达者"。这首诗虽然写到了苦难,却有当时的"伤痕文学"少有的亮色,它的写作根本不是怨天尤人的"怨妇写作"。因此弄清它的写作时间十分重要,2018年1月23日,我在写本文的过程中特地发短信向舒婷的丈夫、诗评家陈仲义求证:"陈老师,我正在为《名作欣赏》诗疗专栏写解读舒婷的《祖国啊,我亲爱的祖国》的文章,急需这首诗的创作时间,是写于1976年,发表于1979年吗? 王珂"。陈老师的短信回复是:"写于1979年4月,发于1979年《诗刊》第7期。"

他的回答证实了我的"此诗应该写于1978年或者1979年"的判断,这个判断来自我的阅读直觉和我将这首诗称为"诗疗诗"进行群体传播的经验。中国1977年开始改革开放,1979年是思想大解放年,不仅中国想通过改革开放在世界上获得"身份感",每一个中国人都想获得"身份感"——"中国公民"及"现代中国人"的"身份感"。当时每个中国人都想获得幸福,人的幸福的两个基本要素是"自尊"与"自由"。这些正是这首诗的写作动力,也是它在今天被人喜欢,即使在诗疗中作为爱国教育的诗作,也不会被强调个性解放的大学生抵制的重要原因。在诗疗教学或讲座中,我使用《祖国啊,我亲爱的祖国》的目的很明确,就是用来培养高级情感,具体为培养受众的爱国主义情感,受众却能"寓教于乐""寓教于疗",在诗疗中完成诗教,没有对我这位"革命的'左'派老师"产生抵触感。这种"歪打正着"的教学效果令很多"德育老师"羡慕。我的通识课是东南大学2017年立项的十门在线课程之一,2018年录制好后放在网上,推向全国的大学生和社会受众,受到欢迎。

《祖国啊,我亲爱的祖国》在内容上产生诗疗效果,主要原因是它可以让人获得身份感及自我意识。尤其是诗中"我"的运用,说明诗人对身份感的渴望,证明诗人是一个有能力"说'我'的"现代人。"人可以被定义为一种能说'我'的动物,能够意识到作为一个独立存在的自身……他必须有能力作为他的行动的主体来感受自我。与关联性、根源性和超越性的需要在一起,这种身份感的需要是如此重要和紧迫,试想,如果一个人无法确定自己的身份的话,他一定会发疯……'我怎么知道我就是我'这是一个以一种哲学的方式表达出来的问题是由笛卡尔提出来的,他是这样回答了这一身份感的问题的。他说:'我疑故我思;我思故我在'。"[1]"身份感的问题,并不像人们通常所理解的那样,仅仅是一个哲学的问题,或者是一个与我们的头脑和思维有关的问题。了解身份感的需要源于人类存在的状况。而且,这种需要也正是人尽力奋斗、追求的源泉。由于没有'自我'感就无法保持人格健全,因此,我便尽一切努力来获得自我感。这种需要驱使着人们竭尽全力去争取社会地位,求得与社会协调一致。有时,这种需要比肉体生存的需要还要来得强烈。"[2]

人有身份感才能有自我意识,才能获得自由感。"自有诗歌以来,诗人和诗论家就给诗歌开列了数不清的功能,诸如美感功能、认识功能、教育功能、武器功能、陶冶心灵的功能、提高艺术修养的功能、交际功能、医疗功能等等。就

〔1〕〔美〕埃里希·弗罗姆:《健全的社会》,王大庆、许旭虹、李延文、蒋重跃译,国际文化出版公司,2007年,第58页。

〔2〕〔美〕E.弗罗姆:《健全的社会》,孙恺祥译,上海译文出版社,2007年,第57-58页。

假定这一切功能都是诗所具备的,那么也不是诗歌自身能直接取得的,而只有通过影响读者的自我意识才能得以实现。因而,发现自我,进而达到自我与世界的融合,使心灵获得空前的自由感,这才是诗歌最根本的心理效应。"[1] "认识自我不是被看成一种单纯的理论兴趣;它不仅仅是好奇心或思辨的问题了,而是被宣称为人的基本职责。"[2] "每个具有创造力的人都是合二为一的,甚至是异质同构的复合体。他既是有个体生活的人,又是非个人的、创造的程序(creative process)……他是一个具有更高意义的人——一个集体人(collective man)。他承担和呈现着人类的无意识的心理生活。"[3] 由于人的集体人特性,社会生活给予个体的人的自由是相对的,人必须生活在自由与法则的对抗与和解中。社会人或集体人的自由空间是有限的,特别是在现实生活中,人的自由总是被社会的法则制约着,使人不得不压抑着狂欢的天性,过着被他律和自律双重限制的生活。"不仅在哲学的语言里,而且在政治学的语言里,自由都是一个最为含糊不清的术语……即不管是在个人生活里还是在政治生活里,自由经常是被看作一种负担而不是一种特权。"[4]

"人的自主意识随着社会生活的发展而发展。"[5]《祖国啊,我亲爱的祖国》有助于人正确理解"自我"和"自由"在现代社会的含义。它的作者或读者都可以获得"指点江山,激扬文字""天下英雄,舍我其谁"的"社会精英"身份,这种身份感可以给人自由和自信。诗疗的最大目的正是培养自信,有身份感的人是自尊的需要得到满足的人,也是有社会感的人,这种人在社会生活中有较好的社会角色意识和社会协调能力,可以更好地保持心理平衡,适应复杂的社会生活。身体健康、心理健康和社会协调能力是世界卫生组织确立健康的三大指标,后者是前两者的基础和保证。

人的身份指的是人在社会中的地位,表现为职称或职务的高低、年龄的大小等,本质是人在社会团体中受尊重的程度,即重要性。所以可以把由自然与社会都存在的秩序感决定的身份感与社会感相提并论,把身份感视为社会感

〔1〕 吴思敬:《诗歌鉴赏的心理效应》//《诗学沉思录》,辽宁人民出版社、辽海出版社,2001年,第177页。

〔2〕 [德]恩斯特·卡西尔:《人论》,甘阳译,上海译文出版社,1985年,第6页。

〔3〕 C.G.Jung.Psychology and Literature: 20th Century Literary Criticism.London: Longman Group Limited,1972.pp.185-187.

〔4〕 [德]恩斯特·卡西尔:《国家的神话》,范进、杨君游、柯锦华译,华夏出版社,1990年,第337-338页

〔5〕 Denys Thompson.The Uses of Poetry.London: Cambridge University Press,1974.p.3.

的重要内容,也有必要弄清两者的差异。"个体心理学发现,一切人类问题均可主要归为三类:职业类、社会类和性类。"[1]如果采用阿德勒所说的个体心理学的观点,把一切人类问题分为职业类、社会类和性类三类问题,具体为现代人必须有一个职业,是某个企业或团体中的一员;必须参与社会生活,是社会生活中的一员;必须有一个家,是家庭生活中的一员。那么良好的身份感及社会感有利于解决这三类问题。如中国古代的"三纲五常"就是解决这三类问题的具体方式,目的是确立"封建社会"中个体的人在社会生活和家庭生活中的身份地位。福柯这样描述任何社会运作系统的存在方式:"起源于三个宽阔的领域:控制事物的关系,对他者产生作用的关系,与自己的关系。这并不意味着三者中的任何一组对其他都是完全无关的……但是我们有三个特殊的轴心:知识轴心、权力轴心和伦理轴心,有必要分析它们之间相互作用的关系。"[2]伦理轴心与权力轴心异曲同工,在社会生活中都可以确定人的身份,通过确定人的身份感来对人进行道德规范甚至规训。如福柯总结说这种社会道德规训与惩罚行为有可能导致人患上精神病,成为"疯人",被关进"疯人院"。这与弗洛伊德研究出的人类病态的起因相似:"精神分析开始于对关系到心灵一切内容的东西的研究……人类不仅是性生物,而且还有比性更高贵更高级的欲望冲动……人类的病态,是起因于本能生活的要求和人类本身所产生的反对本能生活的抵制之间的冲突……"[3]弗洛伊德还提出了自我、本我和超我理论。《祖国啊,我亲爱的祖国》可以呈现出人的自我、本我与超我的复杂关系,呈现出三种情感方式和处事方式。

阿德勒更明确地总结出精神病的病因是缺乏社会感及生命意义:"社会感在此,我们可以发现所有错误的'生命意义'的共同之点和所有正确的'生命意义'的共同之点。所有失败者——神经病患者、精神病患者——之所以失败,就是因为他们缺少同类感和社会兴趣。他们在处理工作、友谊和性生活中的问题时,都不相信这些问题能通过相互合作得到解决。他们所赋予生命的意义是一种个人所有的意义。那就是:任何人都不能从个人成就中获益。这种人成功的目标实际上仅仅是谋求一种虚假的个人优越感,而他们的成功

〔1〕[奥]阿尔弗雷德·阿德勒:《生命对你意味着什么》,周朗译,国际文化出版公司,2007年,第11-12页。

〔2〕John McGowan.Postmodernism and Critics.New York:Cornell University Press,1991.p.134.

〔3〕[奥]西格蒙德·弗洛伊德:《精神分析导论讲演新篇》,程小平、王希勇译,国际文化出版公司,2007年,第55-56页。

也只对他们自己有意义。"[1]阿德勒所言的"社会感""生命意义"与许又新的"道德情感""道德愉快"有相似之处,我在诗疗中强调"高级情感""诗教",正是受到了他们的影响。把《祖国啊,我亲爱的祖国》作为培养高级情感最重要的诗疗诗,正是看到了这首诗的写作和阅读,都可以让人获得"社会感"及"道德情感",让生命更有意义,既获得一种"个人优越感"(身份感),又获得"社会优越感"(社会感)。

积极心理学最关注的是自尊与自由,给人自尊与自由才能给人自信。由泰勒·本-沙哈尔(Tal Ben Shalar)主讲的哈佛大学"幸福课"(Positive Psychology)认为幸福感是衡量人生的唯一标准,幸福感最重要的要素是自尊,总结出自尊的六大支柱是:有意识的生活、自我接受、自我负责、自我保护、有目的的生活和个人诚实。《祖国啊,我亲爱的祖国》与这六大支柱都有关系。说出自己的弱点,如承认"迷惘的我"对应"自我接受"和"个人诚实";"那就从我的血肉之躯上 / 去取得 / 你的富饶、你的荣光、你的自由 / ——祖国啊,/ 我亲爱的祖国",对应"有目的的生活""有意识的生活""自我负责"和"自我保护"。

《祖国啊,我亲爱的祖国》的写作行为和阅读行为都可以视为一种社会学上的"认同"行为,尤其是族群认同,这种认同与文化心理有关,认同的目的也是确立身份感及社会感。"认同是指一个人在特定情境下,认为自己属于一个社会群体……尤其是'历史'作为一种社会集体记忆(collective memory),它可以被选择、失忆与重构。实际上,族群实体是不断被发明和想象的,关键在于这一认同是如何被建构和操控的,有时会体现出认同研究的心理分析倾向。"[2]写作或阅读《祖国啊,我亲爱的祖国》,都是在"发明和想象""族群实体",通过诗歌重新塑造了"祖国(中国)"的形象,确定了爱国情感的特质,甚至可以说在教会人们,尤其是当时的"迷惘的一代",如何振作起来"爱我中华"。

《祖国啊,我亲爱的祖国》提出的爱国策略具有"强烈的心理或情感成分",与当时的爱国诗篇迥异。当时诗人的爱国方式有"歌德"式(歌颂)与"缺德"式(暴露),前者可以称为"政治抒情诗",后者可以称为"政治讽刺诗"。两者在通常情况下并不细分,在当时的新诗研究界,把两者统称为"政治抒情

〔1〕［奥］阿尔弗雷德·阿德勒:《生命对你意味着什么》,周朗译,国际文化出版公司,2007年,第12-13页。

〔2〕庄孔韶:《人类学概论》,中国人民大学出版社,2006年,第312页。

诗"。从中华人民共和国建立起就流行歌功颂德的诗作,连胡风、徐迟、艾青等人也写了"颂歌",尽管已经进入改革开放时代,一些诗人,尤其是中老年诗人因为习惯了"歌德"式写作,仍然"不知有汉,无论魏晋"地"天真歌唱",引起了部分青年诗人的反感和反叛,有些"偏执"地采用了当时被"歌德派"骂为"缺德派"的针砭时弊的暴露式写作,产生了一批在民众中有影响力的作品,如北岛的《一切》、骆耕野的《不满》,最有影响力的是叶文福的《将军你不能这样做》。新诗诗人,尤其是朦胧诗诗人被推到了"风口浪尖"上,所以当时的"朦胧诗论争"也几乎由"艺术之争"变味为"政治之争"。在这种复杂的诗歌生态及政治生态下,诗人不得不通过"站队"或"表态"的方式来获得自己在诗坛,或在社会生活尤其是政治生活中的"身份感",甚至身不由己地写"政治诗"——政治抒情诗和政治讽刺诗。其实写两种诗都有利于诗人的心理健康,那时的诗人很容易"激动"甚至"激愤",很多诗人还迷信"愤怒出诗人"的说法,因此写歌颂的诗与写批判的诗都常常是"情动于中而形于言",都可以说是宣泄压力的心理治疗行为,都"无可厚非"。

舒婷是当时最有影响力的女诗人,生存境遇的巨变让她的抒情视野及政治视野扩大了很多,写作的目的和生存的意义也变得"伟大"起来,使她有了新的写作压力和写作动力。习惯并擅长"诗缘情"的她想当"诗言志"的"大诗人",当时从官方到学界提出的"大诗人"的"标志"都是"为祖国而歌","为人民而歌",那时大学中文系使用的文艺理论教材是以群主编的《文学的基本原理》,其中一节专门讲"文学的党性原则",强调文学为政治服务,甚至主张文学是政治的"传声筒",是"宣传工具"。虽然舒婷没有上过大学,没有接受过这样的文学理论教育,但是她在1977年成名后已经受到了作家协会的重视,受到了作家协会的"教育",自然会受到"主旋律"写作观念的影响。但是当时的作家协会,尤其是她所在的福建省作家协会比较开放,"三崛起"之一的孙绍振正在福建师范大学任教,福建省的主要领导项南也是著名的"改革派"。爱国主义题材是政治上的"左派"和"右派"都喜欢的"主旋律"题材。所以舒婷由"诗缘情"的"爱情诗人"向"诗言志"的"爱国诗人"的诗风转变并不奇怪,转变不彻底更无可厚非。正是这种转变的不彻底,让我们获得了一首当代新诗史上难得一见的"抒情政治诗"而不是"政治抒情诗",更不是"政治讽刺诗"。

这种"抒情政治诗"的写作目的和阅读目的首先是"抒情",然后才是"政治";先是"诗疗",然后才是"诗教";先是"启蒙",再是"宣传"。"诗歌的三个功能与心理危机的三种干预方式很相似。"[1]不同类型的诗产生了不同的功能，有的一首诗具有多种功能，为诗疗创造了条件。《祖国啊，我亲爱的祖国》就是一首具有多种功能，可以产生多种治疗效果的诗。

受时局影响，舒婷确实也想完成由"个人化写作"向"社会化写作"，由官方意义上的"小诗人"向"大诗人"的"华丽转身"，尤其是完成由业余的诗歌爱好者向专业诗人的"职业转变"，但是她很快发现写宏大题材，写当时流行的那种"主旋律"的政治诗或哲理诗不是自己的强项。她写于1980年2月的《一代人的呼声》"踌躇满志"地宣布："我决不申诉／我个人的遭遇""为了百年后的天真的孩子／不用面对我们留下的历史猜谜；为了祖国的这份空白，／为了民族的这段崎岖，／为了天空的纯洁／和道路的正直／我要求真理！"她发表于《福建文学》1981年第2期的《生活、书籍与诗》一文"无可奈何"地承认："我成不了思想家，哪怕我多么愿意，我宁愿听从感情的引领而不大信任思想的加减乘除。"[2]但是这种转变还是在以后的诗作中留下了痕迹，如1981年写的《神女峰》几乎是将两者结合的"爱情哲理诗"，寻找出爱情的"真理"："与其在悬崖上展览千年／不如在爱人肩头痛哭一晚。"

舒婷由抒情诗诗人向政治诗诗人的转变不成功的原因是她本质上是一位纯粹的抒情女诗人。尽管舒婷在20世纪70年代末期发表于《今天》的《中秋夜》中有这样的诗句："要使血不这样奔流／凭二十四岁的骄傲显然不够……""生命应当完全献出去／留多少给自己／就有多少忧愁"。但是当时的《福建文学》围绕舒婷的诗展开了"争鸣"，一些评论家指责她的诗"思想格调低沉"，甚至还有人认为她的诗作"缺乏时代精神"。得出这样的结论不仅是因为评论家的思想僵化，更是因为舒婷在诗作中不由自主地流露出"女人意识"。如徐敬亚在1981年8月写的《她的诗，请你默默读——舒婷〈心歌集〉的艺术构成》所言："像每个当代青年一样，舒婷，这个以表现感情的细腻微妙见长的年轻诗人，也与我们一起分担生活所给予的情绪、偏见和误会，以自己的人格的力量来承担这个时代深深的烙印……她诗中蕴藏着的女性的真挚、柔美和凄楚动人，为30年来的诗坛所绝无仅有。"[3]徐敬亚对以舒婷为代表的朦胧诗中的爱情诗也不太满意，认为社会性太多个人性太少，太重视心

〔1〕 王珂：《新时期三十年新诗得失论》，上海三联书店，2012年，第289页。

〔2〕 陈仲义：《中国朦胧诗人论》，江苏文艺出版社，1996年，第69页。

〔3〕 徐敬亚：《她的诗，请你默默读——舒婷〈心歌集〉的艺术构成》//徐敬亚：《崛起的诗群》，同济大学出版社，1989年，第214-215页。

理性情感,忽视生物性情感。他在1986年11月说:"今天看来,朦胧诗人们,其实是十分可爱的善男信女……他们饱满而充满质感的自我和鲜明的社会批判意识,使他们鄙视和忽略了性的体验。他们的爱情诗压缩了人的生物本质因素,没有生动真切和强烈的性感受。多是对人类普遍情感的暖调歌颂,基本上没有超过人伦道德的范围。在当时'爱'与外部世界毫不相容的情况下,他们无暇体味爱的内部微妙,或者说,还有点放不下社会批判者的勇士风度,无法性恋起来。"[1]

舒婷1977年写了《致橡树》,1979年写了《祖国啊,我亲爱的祖国》,1981年写了《神女峰》。三首诗都被认为是她的代表作,都产生了较大影响,在新诗史上都占有重要地位。比较三首诗的写作风格,不难发现她为什么最后没有成为北岛那样的"政治抒情诗人",事实上,百年新诗史没有出现一个真正意义上的女性政治抒情诗人。但是三首诗都带有一定的政治性,所以都被视为"宣言书",如《致橡树》与《神女峰》被吴思敬、吕进等权威评论家视为"女性人格独立宣言"。直到今天,我也赞成我的两位老师的观点。但是从诗疗写作角度,即把舒婷写这些诗的目的还原到她是为了心理治疗而写作,来探讨三首诗的写作动力,我发现舒婷的一大写诗特点:她把爱情诗当政治诗,结果把爱情诗写成了"宣言";把政治诗当爱情诗写,结果把政治诗写成了爱情诗。此处用"特点"更多是指代"优点"而非"缺点"。所以有人认为《致橡树》不是爱情诗。关于这首诗主题的多样性和接受者解读的复杂性,可以从1999年吕进的这段言论中看到。"不少人认为《致橡树》是一首情诗。在八十年代的朦胧诗争鸣中,还有不少论者将'根,紧握在地下/叶,相融在云里'说成是性事描写。其实,诗的本文并非如此。但诗歌鉴赏是一种复杂的诗美创造活动,一些读者要把它当成情诗来读,甚至乐意在婚礼上朗诵,这是读者的权利。对女性独立人格的追求,是舒婷诗歌的常见主题。"[2]

与北岛、江河等朦胧诗诗人相比,舒婷的精神气质和思维方式与顾城更接近,这也许是他俩能够一起出诗集的重要原因。她尤其没有北岛的那种非此即彼、一分为二的"偏执"思维,这是她把抒情诗甚至爱情诗,与哲理诗甚至政治诗在文体上混淆不清的原因。生活在相对开放和现代的福建,尤其是堪称中外文化交流的"活化石"的厦门鼓浪屿,让她更有现代意识,比生活在政治

---

〔1〕 徐敬亚:《禁地的沉沦与超越——现代诗中的性意识》//徐敬亚:《崛起的诗群》,同济大学出版社,1989年,第320页。

〔2〕 吕进:《女性诗歌的三种文本》,《诗探索》,1999年第4期,第143页。

中心北京的北岛更像现代人。她又喜欢采用颇能体现现代人的民主意识与思维方式的"对话"方式，和最能体现女性气质和女性行为的"倾诉"方式来写诗。两种方式都可以给读者带来"平等感"和"亲切感"，可以"寓教于情""以情动人"。所以可以产生更多的诗疗效果和更好的诗教效果。《致橡树》与《祖国啊，我亲爱的祖国》都采用的是"我"与"你"（个体的恋人）的对话，《祖国啊，我亲爱的祖国》采用的是"我"与"祖国"（群体的国家）的对话。"你"与"祖国"甚至可以互换，"我"与"你"的关系类似"我"与"祖国"的关系，"我"会自强不息，与"你"（"祖国"）一起变得强大，甚至愿意为对方（"你"或"国家"）奉献"我"。作者虽然站在道德高地上却不指手划脚，不是像当时"诲人不倦"的"马列太太"，而是像今日善解人意的"邻家小妹"。这样写出来的诗当然能够引起不同时代读者的情感共鸣和思想共振。

洪子诚2010年的总结十分准确："北岛在70年代末、80年代初的诗，大体上也是那样一种抒情'骨架'，但确有较多新的诗歌质素和方法。要是不避生硬简单，对北岛的诗可归纳出一个'关键词'的话，那可以用否定的'不'来概括。舒婷呢，或许可以用'也许''如果'这样的词?"[1] "也许""如果"呈现的正是商量、对话的口气。采用"对话"方式写的诗歌，有点类似心理治疗中的"对话疗法"。无论是写这样的诗，还是读这样的诗，都可以产生"对话疗法"的效果。舒婷用"也许""如果"这样的可供选择的词语，既证明了她的女性气质，更呈现出她比男诗人北岛有更多的"民主意识"，这两者是"现代女人"和"现代国人"都较缺乏的。这种语言上的民主带给读者思想的民主，产生于作者与读者对话的形式，形成了人与人难得的平等交流，让读者获得了更多的尊重和自由，带给读者更多的自信。这实际上是一种"语言治疗"。这种"对话意识""民主意识""平等意识"也是现代中国人应该有的"公民意识"，也是获得现代人的三大健康标准之一——"社会协调能力"的具体操作方法。

舒婷在"亲爱的祖国"前用"我"而不是用"我们"，也让这首诗产生了更好的诗疗效果。原因是舒婷在将社会划分为"我们"与"他们"类别，甚至"我"与"我们"类别的时候，有浓郁的情感性。情感性在很大程度上由作者的性别和所用的文体决定，作者是女性，女性习惯说"我女儿""我老公""我儿子"，女性不像男性习惯用"我们"，在男权文化环境中生存的男性不但用"我们"

---

〔1〕 洪子诚:《一首诗可以从什么地方读起——读北岛的诗》//洪子诚:《学习对诗说话》，北京大学出版社，2010年，第101页。

表示集体意义上的"我们"，还用来表示个体意义上的"我"，来强调男性在社会生活中的"权威"。这样写也与中国社会长期形成的"女主内，男主外"的社会分工休戚相关。女性是情感的动物，相对于男性更感性、更柔美与秀美，并不推崇壮美与崇高。所以人类现存的最早的诗便是爱情诗，而且是女性写的。抒情性是诗的最重要的文体特征，女性写诗比男性在抒情方面更有"文体自觉性"。诗人首先是女人，然后才是诗人，诗人写的首先是抒情诗，然后才是政治诗，因此舒婷的女性性别和抒情诗的文体决定了这首诗是"抒情政治诗"，而不是当时流行的"政治抒情诗"，更不是"政治口号诗"。不可否认，"抒情政治诗""政治抒情诗"和"政治口号诗"都有诗疗功能，但是最好的诗疗诗应该是"抒情政治诗"。它将"诗言志"与"诗缘情"有机结合，在"缘情"的基础上"言志"，在"小我抒情"的基础上完成"大我抒情"甚至"大我言志"，在"抒情功能"的基础上完成"启蒙功能"甚至"宣传功能"。

好的诗疗过程是：先承认人的本能情感甚至低级情感，再倡导人的道德情感甚至高级情感，让人获得道德愉快。写作和阅读"抒情政治诗"一般会经历这三个阶段，这三个阶段也可以视为一次完整的诗疗的三个治疗阶段或者一组诗疗的三个疗程。具体为先让人完成"情感的宣泄"，再获得"美的享受"，最后获得"思想的启迪"。情感不管是生物性情感还是心理性情感，不管是人的自然情感还是人的社会情感，不管是人的文化情感还是政治情感，都可能处在压抑的状态，所以需要通过写诗释放压抑与郁闷，获得心理精神治疗。《祖国啊，我亲爱的祖国》即是这样的诗疗诗，可以给作者和读者"情感的宣泄""美的享受"和"思想的启迪"。

在80年代，呈现朦胧诗的反叛性、先锋性的重要标志是"诗中有'我'"。在此前的很多当代诗，尤其是政治抒情诗中只有"我们"二字。北岛的"我不相信"中的"我"与"祖国啊，我亲爱的祖国"中的"我"异曲同工，是那个时代青年人的"独立宣言"和"独立口号"中最重要的词语。"我"与"崛起"都是当时诗坛的关键词，前者被诗人使用，后者被诗评家使用，有力地保证了诗坛的"先锋性"。同一时期，谢冕在北京、孙绍振在福州、徐敬亚在长春写文章为朦胧诗辩护，不约而同地在文章题目中用了"崛起"一词，三人因此在当代诗坛获得"三崛起"的美名。徐敬亚写于1980年末到1981年初，发表于《当代文艺思潮》1983年第1期的《崛起的诗群》说："自由化，是新诗走向现代化的必然脚步……这种自由式当然更适于各种复杂情绪。"[1]孙绍振写于1980年10月21日至1981年1月21日,发表于《诗刊》1981年第3期的《新的美学原则在崛起》说:"在历次思想解放运动和艺术革新潮流中,首先遭到挑战的总是权威和传统的神圣性,受到冲击的还有群众的习惯的信念……没有对权威和传统挑战甚至亵渎的勇气,思想解放就是一句奢侈的空话。"[2]谢冕发表于《光明日报》1980年5月7日的《在新的崛起面前》说:"的确,有的诗写得很朦胧,有的诗有过多的哀愁(不仅是淡淡的),有的诗有不无偏颇的激愤,有的诗则让人不懂。"[3]这些结论都说明朦胧诗的"先锋性"及"现代性"。《祖国啊,我亲爱的祖国》具有这样的"现代性"。"现代""朦胧"和"哀愁""爱国"是理解这首诗的诗疗及诗教价值的关键词。

谢冕和孙绍振当时是大学教师,徐敬亚是本科学生。在不同地区从事不同职业的他们都用了"崛起"一词,这与"为中华之崛起而读书"这句名言家喻户晓有关,用"崛起"一词鲜明地表明他们的"雄心":中国诗坛的崛起可以引发中华的崛起。"崛起的诗群"象征的是"崛起的中华",不言而喻的是"中华之崛起",所以新诗理论界应该像诗坛的朦胧诗群的"崛起"那样"标新立异"。所以后来发生的本来应该是"诗歌之争""学术之争"的"朦胧诗论争"很自然地变味成了"意识形态之争",政治上的"保守派"反对朦胧诗,政治上的"激进派"支持朦胧诗。

"三崛起"强调的正是北岛、舒婷、顾城等青年诗人在诗中以"我"的名义,在思想政治上的"反思"甚至"反叛"。孙绍振的文章题目是《新的美学原则在崛起》,崛起的岂止是"新的美学原则",还是"新的政治思想"及"爱国理念"。徐敬亚的文章题目是《崛起的诗群》,崛起的岂止只有"诗群",还有"族(国)群""人(青年)群"。当时可以唤醒一代青年,甚至整个中国民众参与改革开放,推动了中国民主进程的"诗句",准确点说是"诗口号",不只有北岛《回答》中的那句"我不相信"。这首诗是那时的诗歌朗诵会的必读诗,每当"我不相信"的声音出现时,如一声惊雷炸响在会场,然后回荡在中国的大地

---

〔1〕 徐敬亚:《崛起的诗群——评1980年中国诗的现代倾向》//徐敬亚:《崛起的诗群》,同济大学出版社,1989年,第88—89页。

〔2〕孙绍振:《新的美学原则在崛起》//《诗刊》社:《中国新时期争鸣诗精选》,时代文艺出版社,1996年,第470页。

〔3〕 谢冕:《在新的崛起面前》//杨匡汉、刘福春:《中国现代诗论》(下编),花城出版社,1985年,第254—255页。

上。还有三句诗也有同样的启蒙宣传效果,带给人们,尤其是青年人的心灵震撼也是巨大的。一句是顾城《一代人》中的诗句:"黑夜给了我黑色的眼睛,我却用它寻找光明。"还有一句是梁小斌的《中国,我的钥匙丢了》的题目及诗句"中国,我的钥匙丢了"。这句诗把个人丢了钥匙的小事,与"中国"相提并论,实在是"胆大包天"。更让人有"于无声处听惊雷"之感的诗句正是舒婷的"祖国啊,我亲爱的祖国"。

"我们"(全国人民)的祖国竟然变成了"我"(舒婷)的祖国,当时到处响彻的是"歌唱我们伟大的祖国"的歌声。在当时的时代背景下,这句歌词的三个关键词被简单理解为:一是"歌唱"(颂歌),二是"我们"(集体主义),三是"伟大"(祖国只有优点,即使有缺点,也"儿不嫌母丑",不能指出,更不能批评)。尽管"亲爱的祖国"在当时流行的歌曲《歌唱祖国》中多次出现,但用的是"我们亲爱的祖国",如:"五星红旗迎风飘扬,胜利歌声多么嘹亮/歌唱我们亲爱的祖国,从今走向繁荣富强/……越过高山,越过平原,跨过奔腾的黄河长江/宽广美丽的土地,是我们亲爱的家乡。"但是歌唱者随着爱国热情的高涨,在前面加上"我们","亲爱的祖国"便神圣为"敬爱的祖国"。这首歌传播的方式是集体大合唱,又常常是在广场集会上,是"广场歌曲"及"集体歌曲",它可以增加人的民族自豪感及国家认同感,也可以产生诗歌疗法采用的集体诗歌朗诵的"团体疗法",给人以道德情感和道德愉快,却因为受"场"的控制,更是受到"我们"一词的限制,"我们亲爱的祖国"便与当时流行的"敬爱的祖国"并无多大差别。因此唱这首歌的人的主体性及情感性并不强,获得更多的自尊和自由。

可以肯定,舒婷这首诗受到了《歌唱祖国》这首爱国歌曲的影响,这首诗中"亲爱的祖国"也源自这首歌中的"亲爱的祖国"。但是由于诗与歌在文体上的不同,由于公共空间与私人空间的语境差异,同样的语言对人,尤其是个体的人的情感影响绝不相同。"我"与"我们"两个词更强化了这种差异。在此需要特别指出的是,在强调尊重个性及个人幸福的今天,《歌唱祖国》这首歌是我最喜欢唱和听的爱国歌曲,也是我接触到的青年学生最喜欢唱的爱国歌曲。我把它与《毕业歌》《年轻的朋友来相会》视为诗疗教学或讲座的"三大金曲",用于高级情感培养疗程。我会在诗疗讲座中情不自禁地唱《毕业歌》,最喜欢其中的歌词:"同学们大家起来,担负起天下的兴亡!"

我的成长,尤其是思想上的成熟,与20世纪80年代的很多青少年一样,受到了朦胧诗,准确点说是当时流行称谓的"政治抒情诗"的巨大影响。如果说北岛的"我不相信"教给我"反叛",顾城的"黑夜给了我黑色的眼睛,我却用它寻找光明"教给了我"反思",梁小斌的"中国,我的钥匙丢了"教给我"反省"。我在"三反"中获得了"自由",甚至让我学会了"恨"(抱怨),对社会(中国)产生了更多的"不满",通过读这样的诗人"发牢骚"的诗来宣泄被压抑的青春活力(政治活力和政治潜能)。那么,舒婷的"祖国啊,我亲爱的祖国"给了我"自尊",尤其是让我学会了"爱"——爱自己也爱祖国。这首诗的声音"回荡在中国大地上"的时候,正是我的人生观形成的关键期,它在培养诗疗所讲的"道德情感"和"道德愉快"方面,对我产生了较大的影响,让我一生都把国家利益看得很重。在某种意义上,我不得不承认《祖国啊,我亲爱的祖国》给了我"正能量",这种"正能量"就是"道德情感"和"道德愉快",它们是我心理健康和人格健全的重要保证。

我1979年上初中,1981年上高中,1983年进大学。第一次听到"中国,我的钥匙丢了",就惊叹这位诗作者太狂妄了。第一次听到"祖国啊,我亲爱的祖国"就想到了当时流行的"祖国啊母亲""敬爱的祖国"。但是很喜欢"我亲爱的祖国"这种说法,它拉近了我与祖国的距离,让我真实地感受到祖国是"我"的,不只是"我们"的,正因为是"我"的,所以我必须为"自己的东西"奋斗,甚至愿意为她"献身"。诗中的诗句"我是你的十亿分之一""是你九百六十万平方公里的总和"等也强化了"我"的这种"主人公"意识,还与诗题产生了对话互动关系。"祖国啊,我亲爱的祖国",强调祖国是我的,"我是你的十亿分之一"强调我是祖国的。后者强调的是我的权利和利益,我要"被爱",祖国你要爱我,你要爱每一个中国人(当时中国总人数为十亿)。前者既强调我的责任和义务,我要"施爱",祖国我要爱你,也点明我的权利,"我的祖国我做主",祖国是我的"亲爱的",如同我的恋人,当然我要"爱恋"甚至"迷恋"她。所以很多诗评家都作出结论说这是当代新诗史上少有的写得最"深情"的爱国诗篇。如蔡其矫所言:"第四节头两行,十亿分之一是小,九百六十万平方是大,大和小统一在一起,是对比中的强化,意即'我'是祖国的一分子,但'我'的胸中又包容着整个祖国。接下去,伤痕累累的乳房喂养了我,和从我的血肉之躯,又是一种对照,从中突出我同祖国不可分割的联系;甚至迷惘、深思、沸腾,与富饶、荣光、自由,也是性质相反的对衬,以见出痛苦和欢欣的无限。如果前三节在句法上是写我与祖国的关系,第四节便是反过来写祖国和我的关系,这才是主题所在。"[1]

许又新在《心理治疗基础》一书中从心理治疗角度给"尊重""投情""投射"下的定义有助于理解"我"(作者或读者)与"祖国"的"互动"关系,准确点说是"互相尊重""相互依赖""相互依恋"。当时流行的"歌德式"的"祖国颂歌"和"祖国赞歌"无法让人感觉到自己与祖国的"亲密关系",无法体会到"公民"与"共和国"的关系。"公民"中的"公"与"共和国的"的"共""和"或"共和"都强调国家对每个成员的尊重,强调"人民当家做主",突出的是个人与集体(族群或国家)水乳交融的依存关系,只有"我"(单个公民)真正成为有十亿人口的国家的"十亿分之一",这个国家才是我的"祖国",只有这个国家爱我,我才更爱这个国家,这个国家才配得上称为"我亲爱的祖国"。所以这首诗让人真正感受到了"国是家""家是国""我是国""国是我",让人真实地感觉到"祖国"的存在,让人愿意为这个国家奋斗甚至牺牲,因为爱就意味着付出甚至奉献。因此它在80年代的启蒙作用或在今天的治疗作用在政治抒情诗中效果奇特,问世四十多年,为培养现代中国人和打造现代中国作出了巨大贡献。这首诗呈现的"我"与"祖国"的关系说明"我"是社会协调能力很好的人,是健康的人。这种关系也让读者更重视自己的社会协调能力,要把自己与群体(国家)的关系协调到"恋人"的亲密程度,中国是"我亲爱的祖国"。一个能够把与国家的关系协调到如此好的人,一定能够协调社会生活中的个人与小团体,与其他单个人的关系。

"尊重意味着把人外在的属性(如美貌、学问、才能、财富、地位、权势等)搁置一旁,而把人作为有内心体验、有思想感情、有生活追求的活生生的存在(dasain)去对待,同情心是必要的,但它绝不能取代尊重。一般地说,神经症病人有自卑心理,这是由于幼年未能满足被人尊重之需要的结果。因此,尊重神经症病人,这本身就具有巨大的心理治疗作用。"[2]"投情指设身处地、将心比心,力图走进病人的内心世界里去,不作任何判断和评价,去体验病人的体验……人们常说的'善解人意',跟投情的意思很接近……投情也可解释为二人具有'共同的体验域'(common field of experience),即俗话所说的'想到一块儿去了'。"[3]"投射可以看作是跟反映(reflection)正好相反的过程。客

---

〔1〕 百度百科:《祖国啊,我亲爱的祖国》,https://baike.sogou.com/v7562611.htm? fromTitle=祖国啊%2C我亲爱的祖国。

〔2〕 许又新:《心理治疗基础》,贵州教育出版社,1999年,第13页。

〔3〕 许又新:《心理治疗基础》,贵州教育出版社,1999年,第14页。

观世界通过感官在我们心里形成知觉、表象、观念、情感等的过程叫做反映。但人的心理跟镜子和照相机不同,它不仅能反映客观存在,它还把情感、观点和价值观投射到客观事物上……健康的投射具有下述两个特点之一:(1)当事人知道(尤其是当他冷静下来的时候),我们总是带着一定的情感和价值观去看世界,使世界染上了主观的色彩。例如,我们知道,花既不会含笑,也不会发愁,只不过是看花人的心情不同罢了。(2)投射具有建设性,甚至创造性,例如,它创造了美,增添了生活的情趣,或者,它促进了人际关系的发展。"[1]这首诗可以产生"投情"效果,对话倾诉方式形成"我"与"祖国""共同的体验域"。"我"把"我"的"情感、观点和价值观投射到客观事物"——"祖国"上。这是一种"健康的投射"。

诗中"亲爱的"一词与"我"一样,强化了情感性,不仅可以唤醒私人情感,还可以唤醒私密情感,这种私密情感既有心理性情感,还有生物性情感。20世纪80年代初期虽然中国已开始经济上的改革开放,甚至还出现了思想上的"自由化",但是社会伦理方面并没有放松多少,当时青少年留长发还被视为坏孩子,街道大妈还用剪刀剪青年人穿的"喇叭裤"。那时仍然是谈"情"色变的时代,"亲爱的"一词是"语言禁忌",很多正人君子把它与"色情"相提并论。事实上,"亲爱的"一词本身就具有"情感""快感"甚至"肉感",在日常生活中,通常是恋人之间表示亲密关系的专用语。

我上中学时,一位来自城市的漂亮女学生最喜欢唱一首歌中的一句:"亲爱的人啊携手前进",几乎是不由自主地唱,让"亲爱的"一词在十分保守的山区中学回荡,引起了校方的注意,一位老教师还写诗讽刺她,她完全被师生们视为坏女孩。我当时读高一,十五岁,也觉得她这样唱有伤风化,有失体统。但是每当听到她的歌声,都很舒服与快乐。这与我年少时从"敌台"偷听邓丽君的歌曲的感觉相似,准确点说不仅有美感,更有快感,即可以满足诗疗所说的低级情感。那首歌的歌名叫《我们的生活充满阳光》,歌词是:"幸福的花儿心中开放 / 爱情的歌儿随风飘荡 / 我们的心儿飞向远方 / 憧憬那美好的革命理想 / 啊亲爱的人啊携手前进携手前进 / 我们的生活充满阳光充满阳光 / 并蒂的花儿竞相开放 / 比翼的鸟儿展翅飞翔 / 迎着那长征路上战斗的风雨 / 为祖国贡献出青春和力量 / 啊亲爱的人啊携手前进携手前进 / 我们的生活充满阳光充满阳光"。这首歌是1979年的电影《甜蜜的事业》的主题曲。"爱情"

---

〔1〕 许又新:《心理治疗基础》,贵州教育出版社,1999年,第61—62页。

与"亲爱的"两个词语比"革命""祖国"这两个词语更让我们中学生"心动"。"流行歌曲"《我们的生活充满阳光》和"流行诗歌"《祖国啊，我亲爱的祖国》是当时我们这些情窦初开的少男少女能够听到"亲爱的"一词最容易的"地方"。这个词语、这首歌、这首诗都让我们学会了"爱"，平息了青春期肉体与情感的双重骚动，既满足了我们的低级需要，歌中的"革命"与诗中的"祖国"这些大词也满足了青少年渴望上进的高级需要。

即使在国人的爱情观大有改观的今天，即使"亲爱的"一词在某些地区成了成人社会表示朋友间关系亲密的流行语，但是"亲爱的"一词在青少年中，在一些保守的中老年人中，在女性中，仍然是"爱情"专用语，仍然与身体有关。所以我做诗疗讲座时，尽管我都是把《祖国啊，亲爱的祖国》当成高级情感治疗的灵丹妙药，如同把冯至的名诗《蛇》当成低级情感治疗的特效药，但是最后的结果常常是受众接受时并没有如此界限分明。一些受众并不受我的诱导，把《蛇》读成"情色诗"，而是读成一首"思乡诗"甚至"哲理诗"。同理，《祖国啊，我亲爱的祖国》并不只有启蒙教化功能，它还有抒情功能，对一些特殊受众，甚至还有情感宣泄或情绪释放的功能。所以我更愿意把这首80年代公认的"政治抒情诗"定义为"抒情政治诗"，把"政治诗"定义为"诗疗诗"。它的"政治性"逊色于"抒情性"，它的"治疗性"大于"宣传性"，即坚持诗歌疗法的"诗疗"大于"诗教"这一基本原则。

《祖国啊，我亲爱的祖国》在诗的内容（写什么）和诗的形式（怎么写）上都可以产生诗疗效果。在形式上的诗疗意义主要由诗体与意象呈现，具体为诗体的自由与意象的新奇。两者都有反叛性质，可以给作者和读者带来更多的自由，在"我手写我心"式的"自由创作"中获得现代人幸福的三要素：自信、自由和自尊。维特根斯坦认为："想象一种语言就意味着想象一种生活形式。"[1]《祖国啊，我亲爱的祖国》的相对自由的语言方式正是现代人追求的生活方式，诗中呈现的"我"与"祖国"的关系是"宽松而有节制"的，这也是现代社会，尤其是现代政治理想的上层建筑构成方式。"宽松而有节制"的上层建筑是现代人"诗意地栖居"的基本保证。《祖国啊，我亲爱的祖国》从内容到形式，尤其是在语言意象到诗体结构上，都可以给人解放感，满足人的自由欲。

《祖国啊，我亲爱的祖国》采用了词语轰炸、意象纷呈的方式，满足了人

---

〔1〕［奥］维特根斯坦：《维特根斯坦全集8·哲学研究》，涂纪亮主编，河北教育出版社，2003年，第14页。

丰富的想象力,这些具有强烈的知觉感的词语还超越了人的语言思维,解放了人的图像思维,产生了强烈的现场感。如有色彩感的词语:"熏黑的""绯红的""雪白的",有程度感的词语:"破旧的""疲惫的""干瘪的""失修的""深深""伤痕累累的"。这些充满感性的词语极大地增加了诗的情感性,让低俗的道德说教与情感唤醒完美结合。如同"亲爱的"一词是爱情诗的"专用词语",可以唤醒人的身体情感,有的还是身体词语,不仅有整体的"血肉之躯",还有部分的"乳房"。这三个词语都容易让人,尤其是年轻读者想到身体甚至肉体,在"谈性色变"的国度,"乳房"这样的身体词语是不轻易入诗的。尽管这首诗把祖国视为母亲,写到"母亲"自然就写到了"乳房",是圣洁的乳房,这样写不但无可厚非,还值得赞扬。但是如果把这首诗作为诗疗诗,这些身体词语如同冯至《蛇》中的"长蛇""茂密的草原""绯红的花朵",是很容易唤醒诗疗所讲的低级情感,可以引发受众无穷的想象,甚至可能让青少年"想入非非"。但是最后又让人回到了爱国情感上,让想法纯洁。"什么是象征? 如果我们自己关注对这些看、听、闻、抚摸的感官表达的象征,关注那些代表内在经验、感觉、思考等'他物'的象征,那么,这个定义就会更加引人入胜。这种象征是外在于我们的东西,它的象征物存在于我们的内心深处。"[1]《祖国啊,我亲爱的祖国》采用了大量感性的"感官词语",而不是理性的"宣传词语"。诗中那些"看、听、闻、抚摸的感官表达"和那些代表"内在经验、感觉、思考"的词语意象,不仅较好地写出了人(诗人或读者)的"感官体验",还表达出人的"智性思考"。

"这首诗带有政治色彩,但它不议论,只描绘,也是一个特色。诗中所有的象征和比喻,既质朴,又漂亮,每一个词都与被描绘的景物、形象紧密契合。诗人既用含有自己民族要素的眼睛观察,又以人民能理解的民族语言手段和表达方法,写出人民内心生活和外部生活的精神实质和典型色调,她感到和说出的也正是同胞所感到和所要说的。"[2]百年新诗中的政治抒情诗都喜欢用"公共性"的"大词",如形容词"伟大""雄伟""壮丽",如名词"高山""深谷""长江""黄河";《祖国啊,我亲爱的祖国》用的是"个人性"甚至"私密性"的"小词"。"老水车""花朵""起跑线"这些"小词",在那个强调"诗是歌唱

〔1〕[美]埃里希·弗罗姆:《被遗忘的语言——梦、童话和神话分析导论》,郭乙瑶、宋晓萍译,国际文化出版公司,2007年,第12页。

〔2〕百度百科:《祖国啊,我亲爱的祖国》,https://baike.sogou.com/v7562611.htm? fromTitle=祖国啊%2C我亲爱的祖国。

生活的语言艺术"的"政治抒情诗时代",确实会让人"耳目一新"甚至"石破天惊"。有些意象有鲜明的中国特色,如"老水车""飞天",给人的却不是阳刚之气,而是阴柔之美。它由女诗人写出,又由女朗诵家朗诵,更增加了诗的柔美。赋予了诗中的"祖国"更多的"母亲"角色,增加了祖国的"母爱""母性"品质。再加上"对话""倾诉""一咏三叹"的表达方式,使这首诗由政治诗变成了抒情诗甚至爱情诗。爱情诗的特点便是诗情真挚和诗调柔美,可以更好地满足人的情感需要和美感需要。把它作为诗疗诗,尤其是诗疗中的朗诵诗,可以获得诗歌疗法、音乐疗法和意象疗法等多种疗法的治疗效果。

除意象、诗体外,《祖国啊,我亲爱的祖国》的结构也是产生诗疗效果的重要原因。它采用的不是政治抒情诗的思想逻辑结构,而是爱情诗常用的情感逻辑结构——根据情感的变化来展开写作。如果听这首诗的朗诵,更可以明显地感受到情感的变化,所以《节日朗诵诗选》能够这样明确给出这首诗的"朗诵提示":"这是一首抒情诗,抒发了对祖国无比深情的热爱之情,表达了愿为祖国繁荣昌盛奉献一切的强烈愿望。全诗共四节,前两节写过去,贫穷落后的伤痕累累的祖国,我们的心情是痛苦的,朗诵语调深沉凝重。第三节写未来,痛苦上升为希望,朗诵语调热情明朗,语势上扬,'正在喷薄',推向高峰。第四节,祖国和我,祖国的繁荣昌盛靠我们每一个人,我愿意为祖国奉献一切,朗诵语调热情激动,坚定有力。最后对祖国的反复呼唤,感情真挚热烈,语调激动高昂。"[1]蔡其矫也高度赞扬了这首诗的结构:"第一节头两个副句是平衡句,寓有音响和色彩的描绘。三、四句则缩短,不描绘;五句却伸长,行短意紧,强度超过前面四个副句,于是主词(祖国)出现。第二节开始一反前节方式,直叙,连形容词都不用;三、四句是总结前面,然后主词出现……第三节又是一个变化。五个副句分列七行,节奏松紧交错……第四节头两行,十亿分之一是小,九百六十万平方是大,大和小统一在一起,是对比中的强化……如果前三节在句法上是写我与祖国的关系,第四节便是反过来写祖国和我的关系,这才是主题所在。句法参差正是心情激动至极的表现,在主词的双重呼句中结束全篇(前三段末的主词都是单一呼句),达到最高潮。描写了作者与祖国命运相连,有着不可分割的关系,血肉相连,荣辱与共。诗只有三十四行,却用了十个分号。这些分号内的副句,时长时短,体现着节奏旋律的变化。"[2]特别

---

〔1〕 李小雨:《节日朗诵诗选》,湖南文艺出版社,2004年,第186页。

〔2〕 百度百科:《祖国啊,我亲爱的祖国》,https://baike.sogou.com/v7562611.htm? fromTitle=祖国啊%2C我亲爱的祖国。

适合朗诵的特点增加了它的宣传功能及诗疗价值,因此成为百年新诗史上少有的集"言志""抒情""宣传"三种功能为一体的优秀"诗疗诗"。

2018年1月22日10时,微信平台"飞地——文艺青年的高品质文学"发表了诗人臧棣写的诗论,题目是《诗的治疗要高于诗的拯救》,节选自臧棣的诗学著作《诗道鳟燕》。他说:"诗确实有治疗的效果。我虽然不太情愿将诗与治疗的关系,做过于弗洛伊德式的理解,但我认同,在艰难的生存中,大多数时候,诗可以体现为一种治疗。"[1]

以色列诗人耶胡达·阿米亥早就认为诗歌是一种治疗,中国当代著名女诗人翟永明在深圳一次研讨会上也做过《写诗是一种心理治疗》的发言。但是诗歌的治疗功能还没有引起中国诗歌界的重视。作为当下中国有影响力的男诗人,臧棣提出"诗的治疗要高于诗的拯救"很有意义,也坚定了我把《祖国啊,我亲爱的祖国》解读为"诗疗诗"的勇气。中国当代诗人大多经历了这样的成长过程:叙事写景型(直述白描的)—情感型(抒情独白的)—沉思型(抒情哲理的)—哲理型(哲学思辨的)。整个东方艺术都不约而同地向哲理靠拢,哲学境界成为艺术的终极境界。很多中国诗人也与此对应,把诗人由低级向高级分为四个等级,哲理型诗人是最高级的诗人。但是"诗的治疗要高于诗的拯救",中国读者当前最需要的不是以教师爷自居的哲理型诗人,而是可以给生活在前所未有的竞争环境中的国人,带来心理安慰和情感抚慰的情感型诗人。数十年前,林语堂曾提出他的诗歌理想:"我觉得艺术、诗歌和宗教的存在,其目的,是辅助我们恢复新鲜的视觉,富于感情的吸引力,和一种更健全的人生意识。"[2]《祖国啊,我亲爱的祖国》正是林语堂所言的诗歌,它可以"辅助我们恢复新鲜的视觉,富于感情的吸引力,和一种更健全的人生意识"。它还可以"维持我们道德上的良知,好比拿一面镜子来照我们已经迟钝了的想象,使枯竭的神经兴奋起来"。

臧棣的"诗的治疗要高于诗的拯救"与我的"诗疗要大于诗教"不谋而合,都意识到诗的治疗功能,也都不否认诗的拯救意义。在传统的"诗国"中国,在当代的"政治诗"时代,如同电影分级那样,适度区分诗的现实功能,不走极端,让"言志"的政治诗和"缘情"的抒情诗都有必要存在,让诗的启蒙甚至宣传功能、诗的抒情甚至治疗功能既各放异彩,又相得益彰。今天,当然可以维

---

〔1〕 臧棣:《诗的治疗要高于诗的拯救》,https://www.enclavebooks.cn/.微信平台"飞地——文艺青年的高品质文学"。

〔2〕 林语堂:《生活的艺术》,中国戏剧出版社,1995年,第136页。

持"原判"，把它视为一首深情的爱国诗，承认它客观存在的启蒙甚至宣传功能，是80年代政治抒情诗的代表作，具有重要的历史价值。更有必要在今天甚至将来，把它作为一首可以培养现代国人多种情感，尤其是道德情感（爱国情感）的诗疗诗。即要充分意识到这首诗的当下价值：它的启蒙宣传价值已经让位于抒情治疗价值，由一首功能单一的"政治抒情诗"变成了功能全面的"抒情政治诗"。臧棣追求的是"诗的治疗"，"治疗在感性上会显得更具体，更容易触及"，"是以治疗的方式来触及我们的解放"，"我们从诗的诱惑中获得了一种神秘的激励，一种可用于生的尊严和生命的自尊的激励"，《祖国啊，我亲爱的祖国》正是这样的诗！

祖国啊，我亲爱的祖国

舒 婷

我是你河边上破旧的老水车，
数百年来纺着疲惫的歌；
我是你额上熏黑的矿灯，
照你在历史的隧洞里蜗行摸索；
我是干瘪的稻穗，是失修的路基；
是淤滩上的驳船
把纤绳深深
勒进你的肩膊，
——祖国啊！

我是贫困，
我是悲哀。
我是你祖祖辈辈
痛苦的希望啊，
是"飞天"袖间
千百年来未落到地面的花朵
——祖国啊！

我是你簇新的理想，
刚从神话的蛛网里挣脱；

我是你雪被下古莲的胚芽；

我是你挂着眼泪的笑窝；

我是新刷出的雪白的起跑线；

是绯红的黎明

正在喷薄

——祖国啊！

我是你十亿分之一，

是你九百六十万平方的总和；

你以伤痕累累的乳房

喂养了

迷惘的我、深思的我、沸腾的我；

那就从我的血肉之躯上

去取得

你的富饶、你的荣光、你的自由；

—— 祖国啊，

我亲爱的祖国！

第八节　《因为风的缘故》的诗疗解读

诗歌疗法的依据主要有五大原理：一、弗洛伊德的人类有比性更高贵更高级的欲望冲动理论。"人类不仅是性生物，而且还有比性更高贵更高级的欲望冲动。"[1]二、马斯洛的审美需要是人的本能需要理论。"在某些人身上，确有真正的基本的审美需要。丑会使他们表现出某种病态，美会使他们痊愈。他们积极地热望着，只有美才能满足他们的热望。"[2]三、马尔库塞的感官受制于快乐原则理论。"但感官并不是包容一切的东西，更不是首要的认知机能。它们的认识功能与它们的欲求功能（感性），是同时俱在的。它们是感性的，

---

〔1〕［奥］西格蒙德·弗洛伊德：《精神分析导论讲演新篇》，程小平、王希勇译，国际文化出版公司，2007年，第330页。

〔2〕［美］亚伯拉罕·马斯洛：《动机与人格》，许金声等译，中国人民大学出版社，2014年，第28页。

因而它们受制于快乐原则。"[1]四、弗罗姆的象征语言是表达内在经验的语言理论。"象征语言是这样一种语言,其中,外部世界是内在世界的象征,是我们灵魂和心灵的象征。"[2]五、弗罗姆的精神健康的人是与世界建立友爱关系的人理论。"精神健康的人,是富有创造力而未被异化了的人;他与世界建立友爱的联系,他利用自己的理性去客观地把握现实;他觉得自己是独一无二的单一的个体,同时又感到自己和他人是同一的……"[3]

从诗疗角度解读洛夫的爱情诗《因为风的缘故》,不难发现以上的五大诗疗原理,尤其是第一和第五条的科学性。洛夫是一个"爱情至上者",在婚姻生活中,有"比性更高贵更高级的欲望冲动",他一生追求和享受的爱情更多是柏拉图式的精神恋爱。洛夫是一个"精神健康的人",这种健康是因为"他与世界建立友爱的联系"的"缘故",他的幸福是"因为风的缘故",这里的"风"就是"诗与爱",正是诗歌与爱情让他健康地生活,幸福地长寿。

尤其不难发现马斯洛以下观点的正确性:"自尊需要的满足导致一种自信的感情,使人觉得自己在这个世界上有价值、有力量、有能力、有位置、有用处和必不可少,然而这些需要一旦受到挫折,就会产生自卑、弱小以及无能的感觉。这些感觉又会使人丧失基本的信心,使人要求补偿或者产生神经病倾向。"[4]"如果生理需要和安全需要都很好地得到了满足,爱、感情和归属的需要就会产生,并且以此为中心,重复着已描述过的整个环节。对爱的需要包括感情的付出和接受。如果这不能得到满足,个人会空前强烈地感到缺乏朋友、心爱的人、配偶或孩子。这样的一个人会渴望同人们建立一种关系,渴望在他的团体和家庭中有一个位置,他将为达到这个目标而做出努力。他将希望获得一个位置,胜过希望获得世界上的任何其他东西,他甚至可以忘记:当他感到饥饿的时候,他把爱看得不现实、不必需和不重要了。此时,他强烈地感到孤独、感到在遭受抛弃、遭受拒绝,举目无亲,浪迹人间的痛苦。"[5]"对于友谊、婚姻等的人际关系的最终分析都将表明:(1)基本需要只能在人际关系之中得到满足;(2)这些需要的满足物准确地说就是那些我们已经称作基本的治

〔1〕［美］赫伯特·马尔库塞:《审美之维》,李小兵译,广西师范大学出版社,2001年,第50页。

〔2〕［美］埃里希·弗罗姆:《被遗忘的语言——梦、童话和神话分析导论》,郭乙瑶、宋晓萍译,国际文化出版公司,2007年,第12页。

〔3〕［美］埃里希·弗罗姆:《健全的社会》,王大庆、许旭虹、李延文、蒋重跃译,国际文化出版公司,2007年,第221页。

〔4〕［美］亚伯拉罕·马斯洛:《动机与人格》,许金声等译,中国人民大学出版社,2014年,第24页。

〔5〕［美］亚伯拉罕·马斯洛:《动机与人格》,许金声等译,中国人民大学出版社,2014年,第22页。

疗医术的东西,即给予安全、爱、归属关系、价值感与自尊……只有从他人那里,我们才能够得到完全令人满意的尊敬、保护与爱。也只有面对他人,我们才能毫无保留地奉献这一切。我们发现,这一切恰恰是好朋友、好情侣、好父母与子女、好师生之间所彼此给予的。这些正是我们从任何类型的良好人类关系中所追求的满足。恰恰是这些需要的满足成为产生优秀人类的绝对必要的先决条件,而它反过来又是全部心理治疗的最终目标(如果不是短期的目标的话)。"[1]

2014年11月22日,我在由东南大学世界华文诗歌研究所主办的"背离与回归——洛夫诗歌创作70年研讨会"的发言中说:"为什么那么重要的江苏作协的评奖会我不去了,而是来参加洛夫老师的这个会,是来表示我对洛夫老师诗歌创作研讨会的祝贺,也是感谢洛夫老师为新诗作出了巨大贡献。最重要的原因是,和洛夫老师相识,我是一见他就爱上他了。我们是2002年9月在首都师范大学相识的,那天晚上张桃洲带我到您住的宾馆拜访您……后来接触也较多,尤其去年我调到南京工作后,洛夫老师只要到南京,我们都会见面。我跟洛夫老师讲,只要到南京,不论多忙我都要陪您,是吧? 一直是这样,这次我也是在履行承诺。"[2]

南京举办的有关洛夫的诗歌活动,我都参加了。如2013年10月18日,《洛夫诗全集》在南京先锋书店举办首发式活动,我还以"诗人洛夫的漂泊"为题做了主题发言,把"洛夫式漂泊"归纳为"空间上的漂泊""时间上的漂泊""文化上的漂泊""情感上的漂泊"。第一次见到洛夫时我就见到了洛夫的夫人陈琼芳女士,她给我留下了儒雅端庄的印象。后来十多年,每次见面,都见他俩"夫唱妇随""形影不离"。甚至在我任教的东南大学举办的洛夫诗歌研讨会上,这对老夫妻在会场上仍然相依相伴,"正襟危坐"地倾听每一位诗人和诗评家的发言,两位八十多岁的老人连续坐了三个多小时,让人十分感动。近年我称洛夫为"洛夫老师",称陈琼芳为"师母"。2013年秋天,师母在南京,和我闲聊时,还"教育"正"单身"的我,如何正确对待我当时遇到的一场"爱情",让我受益匪浅。她的慈祥与善良以及她对爱负责任的忠贞爱情观给我留下了深刻印象,当时我就明白了她与洛夫为何能够相亲相爱白头偕老。

从第一天见到洛夫夫妻起,我就"固执地"认为"诗与爱可以让人幸福地

---

〔1〕［美］亚伯拉罕·马斯洛:《动机与人格》,许金声等译,中国人民大学出版社,2014年,第106—107页。

〔2〕王珂:"背离与回归——洛夫诗歌创作70年研讨会"的发言录音,未刊稿。

长寿"。2015年10月我最后一次见到洛夫夫妻,那时洛夫虽已88岁了,仍然非常健康和健谈,我丝毫没有把他与死亡相联系。我与中国台湾诗人方明关系很好,他与洛夫一家关系亲密。他经常通过微信告诉我有关洛夫的信息。2018年大年初三,他发来信息:"方明大年初三,云蒸气蔚,开车载洛夫伉俪到基隆海滨逗浪花,撷云朵,等待虾兵蟹将到餐桌。"配的相片中洛夫精神气质颇佳,让我十分欣慰,我还请方明代替我向洛夫伉俪问好。但是到3月21日晚7时,突然收到方明发来洛夫仙逝的相片,大吃一惊,给他回复说:"方明兄好,我最近讲网络课程'诗歌欣赏与诗歌疗法',专门讲了洛夫先生的爱情诗。感谢方明兄最后守在洛夫前辈身边。我谨代表东南大学现代汉诗研究所敬祝洛夫前辈一路走好,感谢他为汉语诗歌作的巨大贡献,请代问师母好,请她节哀!王珂。"方明马上发来他2018年3月20日写的《燃行——泫念洛夫》一诗的"后记":"2018年3月10日,洛老因气喘加重入院治疗时尚清醒,与师母与我仍可对话。3月12日因病情恶化转入加护病房,之后多沉睡,其间,医生趁洛老醒时,指向师母及我,问是谁,洛老微弱回答:'老妻''老友'。3月17日晚上,洛老一手握住师母,另一手握住我,长达15分钟,之后入睡……方明。"我马上回复:"我近日会为洛老专门写一文给《名作欣赏》,写他的爱情诗!5月18日我来台湾淡江大学开会,争取拜见师母。"3月22日,我发微信:"请方明兄代我送一花圈,请书'洛夫先生千古,现代汉诗万岁',落款是'东南大学现代汉诗研究所所长王珂'。"方明回复:"我正在师母家中,家中已设灵堂。""王教授,5月18日来台后,请用微信联络,我们去见洛师母……"3月25日,方明发来微信:"我今天中午与师母家人共祭拜洛老'头七'。祝福。""今天是洛老的头七,我买了老师最喜欢吃的'北京烤鸭'及水果,与师母、莫凡、莫非等家属祭拜怀念老师。"方明还发来了许多图片。我回复说:"请转告师母,我面向全国大学生的通识课在线课程'诗歌欣赏与诗歌疗法',一共讲了八首诗,台湾的是余光中的《乡愁》和洛夫的《因为风的缘故》。下次我把讲课录像发您转发师母,正在制作。"

也许是机缘巧合,甚至有心灵感应。洛夫去世那天,我正在录像棚摄制我的诗疗课程"诗歌欣赏与诗歌疗法"的第十二讲"洛夫的《因为风的缘故》的诗疗解读"。我一共讲了三节:第一节诗的相关信息,第二节诗的内容疗法,第三节诗的形式疗法。这也许是上天赐我的纪念我这位"忘年交"的最好方式!我给摄制组讲到此事时,大家都觉得很神奇。

2018年4月28日,我又给方明发微信:"方明诗兄,我5月17日到台湾参加学术会议,21日离开,计划20号我与您一起去拜见洛夫老师的夫人陈琼芳老师。今天我在为《名作欣赏》写诗疗解读洛夫老师的爱情诗名作《因为风的缘故》的文章,想知道洛夫老师结婚的具体时间。王珂,2018年4月28日于广州。"方明马上微信语音回答我:"洛老他跟夫人结婚五十七年,至于具体时间,我打电话向洛老夫人确认。"十分钟后,他就用微信语音回复我:"洛老跟师母结婚的日子是1961年10月10日。"

在此"离题万里""不厌其烦"地"抄录"我与方明的微信,不仅是想为诗坛留下这段"历史",想证明洛夫的爱情和他的爱情诗都受到了晚辈诗人的羡慕,更是想说明洛夫的人格魅力受到我们这代诗人(方明与我都是五十多岁)的敬佩,不仅是因为诗,还因为他的做人方式,尤其是他的爱情方式,也是想让读者获得更多的有关《因为风的缘故》的背景信息。

洛夫去世后,凤凰网以"台湾当代诗人洛夫病逝!家人陪伴下离开,享年91岁"为题报道说:"据台湾媒体报道,台湾当代诗人莫洛夫(洛夫、野叟)19日凌晨三点在家人陪伴下离开这世界,享耆寿91岁。洛夫拥有多部经典著作,出版诗集《时间之伤》等三十七部,散文集《一朵午荷》等七部,评论集《诗人之镜》等五部,译著《雨果传》等八部,特别是《石室之死亡》广受诗坛重视。获奖无数的他2001年推出3000行长诗《漂木》,同年被评选为台湾当代十大诗人之一,名列首位。事实上,洛夫被称为台湾现代诗坛的'诗魔',诗的风格技巧都属于超现实主义,言文之中都带有一种奇诡冷肃的感觉,1954年与张默、痖弦合办'创世纪诗社',后随军转赴金门。越战后期奉命参加驻越军事顾问团担任英文秘书,这段期间也不忘文学,写下了作品《西贡诗钞》。洛夫返台后就读淡江文理学院英文系,1973年毕业,同年8月以中校军阶退役。军职退役后转为教师,曾任东吴大学外文系副教授,1996年后移居加拿大温哥华。洛夫不仅是诗坛的一大传奇,和歌手儿子南辕北辙的个性也是大家惊艳与讨论的话题之一,他的笔锋冷静又严肃,儿子莫凡则是唱着轻柔的歌谣,以音乐力量温暖听众,就连洛夫也曾说过父子俩就是'两个宇宙'。"[1]

这则消息对洛夫的一生,尤其是诗歌成就的描述和评价是准确的,更形象又准确的是方明在洛夫去世的第二天写的《燃行——泫念洛夫》,全诗如下:"你开始远行 / 翱翔在你诗歌曾经凝伫的 / 各种磨蹉过的景观 / 云岚是磅礴

---

〔1〕 凤凰网:《台湾当代诗人洛夫病逝!家人陪伴下离开,享年91岁》,https://ent.ifeng.com/a/20180319/43035901_0.shtml.

舒敞的飘泊 / 风雪是腌有湖南腊肉的野味 / 星月是爆辣到你不得不跃入 / 唐宋风骚的诗骨里养神 // 将李白的狷傲与杜甫的悲悯 / 熏灼成脸颜熊熊的酒鬼 / 亦是一种解读转折绝句的快意 / 而岁月垢积的爱恨情仇 / 也随禅诗纷纷坠落无声 // 现在,你可恣情以彩虹为笔椽 / 在无垠蓝天里泼洒微笑水墨 / 也许渐渐成度净苍生的雨帘 / 也许蜕化成一阕佛偈或禅诗 / 也许咏啸如唐诗解构之行板 / 也许在烟之外勾摹极乐涅槃 // 石室无法禁锢你浑厚的精魂 / 左边的鞋印才惜别人间骊曲 / 右边的仙迹将激昂的魔歌 / 鸿展成瑰丽永恒的诗史 / 此刻,战事与死亡 / 是黄昏时归乡的小路 / 璀璨孤冷 // 已经没有边界与望乡 / 所谓乡愁是三分对尘世之眷恋 / 七分是诗魂与墨韵如何 / 染渲海棠叶沸腾的殷红 / 长江三峡的诗碑与寒山寺的挂帖 / 行行波涛涌空 / 句句铿锵击钟 // 众相乃游离流逐的漂木 / 偶然彼此从心脉交会的一场盛宴 / 隐题诗矜持在青春季节里裸告 / 生生世世共鸣着湛湛承诺 / 因为风的缘故"。这首诗的最后一句正是"因为风的缘故"!以一斑窥全豹,可见《因为风的缘故》这首诗在洛夫的生活中和洛夫的诗歌中,以及在读者的阅读中有多么重要。

无独有偶,洛夫的老朋友、《创世纪》前辈诗人张堃2018年5月2号从美国给我发来邮件,邮件内容是他5月1日发表于《中国时报·艺文副刊》的诗《只是走开——寄洛夫(1928—2018)》。这首诗也提及《因为风的缘故》。这也说明《因为风的缘故》在诗坛的影响力和在洛夫诗歌中的重要性。这首诗同样形象又全面地描述与评价了洛夫的生平及创作。全诗如下:"你不告而别的消息 / 轰然传来 / 此起彼落的哀叹声 / 旋即跟着沸腾了起来 / 还以为 / 是你一贯的超现实手法 / 料你却以更惊人的方式 / 用一个出其不意的句点 / 示黑色幽默的再见 / 辞别衡阳多年 / 在湖南大雪中 / 回去和你的童年相遇过 / 左营别后 / 也再来旧地重访港湾的夕暮 / 西贡街头的旧貌 / 亦曾重叠你那年的身影 / 故国河山 / 处处留下你吟啸的长短句 / 你离去 / 又不忘再回来 / 从不爽约 / 就连问起台北到温哥华的路途 / 你总说比唐诗里的长安远些 / 又比梦里的石室近多了 / 总说去去就回 / 从不误期 / 可是,这次你才走开 / 怎么夕阳就冷了下来 / 黄昏也很快入了夜 / 医院病床空了 / 轮椅孤单了 / 家里墙上的时钟停了 / 客厅那张沙发 / 现在只铺着你微温的影子 / 一直寂寞着 / 你诗中一再出现过的所有钟声 / 骤然也哑了 / 你在哪里? // 我们相信你并未远离 / 只是走开 / 你在哪里? / 也许此刻正与李贺共饮 / 也许和李白杜甫共话'唐诗解构' / 也许刚要摊开纸笔 / 挥毫再写'漂木'的续章 / 我们也必然相信 / 你留下的诗 / 果真不朽了,你便 / 永恒了 / 而若问何以得知? / 这绝非是一句／'因为风的缘故'即可概覆／因为一切早已在／死亡之外"。这首诗提到了洛夫的三大作品,把《因为风的缘故》与《唐诗解构》和《漂木》相提并论。

方明和张堃的诗都有利于理解《因为风的缘故》。2015年10月29日,扬州诗人庄晓明在扬州采访了洛夫。他俩的"对答"更有利于理解洛夫的爱情和爱情诗,有利于理解这首爱情诗代表作的诗疗意义。

庄晓明问:"从我与先生的多年交往中,我有这样一个判断,就是真正对您的一生影响最大的人,或者说,协助成就了您一生伟大诗歌事业的人,应是一直陪伴在您身边的太太——陈琼芳女士,不知我的判断是否准确?您在大陆的每次演讲,都要以播放一曲献给太太的诗篇《因为风的缘故》收尾,是否是为了表达这样一种谢意?"[1]

洛夫回答:"我和老妻琼芳结缡迄今已届53年,2011年在亲友热情哄抬之下,曾分别在温哥华、台北、金门、衡阳、深圳等地为我们举办过金婚(50)庆典。许多朋友都调侃我们说:'当今世上像洛夫伉俪这样结婚50多年还没有换届,实属罕见。'这话一则说明我们的观念陈旧,性格稳定而保守,再则也证明我们数十年都处在'相濡以沫'十分常态的二人世界中,尤其在北美20年生活中,更是'相依为命''甘苦共尝'。"[2]"据我粗略了解,我国古今诗人题名给妻子写诗实不多见,台湾诗人仅痖弦、叶维廉二人而已。我给琼芳写过两首诗,一首是大家熟知的《因为风的缘故》,多年来广为两岸传诵,且多次在中央电视台和网络上朗诵,成了我的招牌诗。2001年,儿子莫凡(享誉两岸的音乐人)把这首诗谱成歌曲,调子特别感人。在台湾一次大规模的诗歌朗诵会中,我先朗诵了这首诗,接着莫凡自弹自唱,身兼妻子与母亲的琼芳坐在台下静静聆听,唱完后我和她不禁热泪盈眶。正如你说的,每次我在大陆演讲之后,都会播放这曲《因为风的缘故》作为压轴。某网络上曾有如此报导:中国有三大情诗:一是徐志摩的《再别康桥》,一是戴望舒的《雨巷》,再就是我这首《因为风的缘故》。"[3]"1991年,为了纪念我们结婚三十周年,我又写了一首《赠琼

---

〔1〕 洛夫、庄晓明:《大河的奔流——2016:洛夫先生访谈录》,《诗探索(理论卷)》,2016年第7期,第166页。

〔2〕 洛夫、庄晓明:《大河的奔流——2016:洛夫先生访谈录》,《诗探索(理论卷)》,2016年第7期,第166页。

〔3〕 洛夫、庄晓明:《大河的奔流——2016:洛夫先生访谈录》,《诗探索(理论卷)》,2016年第7期,第167页。

芳》，仅短短七行：你兜着一裙子的鲜花从树林悄悄走来／是准备去赴春天的约会？／我则面如败叶，发若秋草／唯年轮仍紧紧绕着你不停旋转／一如往昔，安静地守着岁月的成熟／的确我已感知／爱的果实，无声而甜美"。[1]"这首小诗的知名度显然不如《因为风的缘故》，主要是因为这是一首读者不太熟悉的'隐题诗'，不明其中玄机便难以索解。所谓"隐题诗'乃是我创发的一种新型诗体，类似传统的藏头诗，诗的标题隐藏在每行诗的头一个字，读者如试着把头一个字连起来念，便可明白此诗的隐秘。"[2]"我们在海外过着十分单纯的半隐居生活，琼芳的生活空间多在厨房，我的领地在书房，我戏称："我们各搞各的房事。'她有时很机智而风趣。有一次家里来了访客，很客气地对我说：'相见恨晚'，琼芳马上冒出一句：'有缘不迟'，客人听了大加称赞。我也常对她开玩笑，有一天，她突然对我说：'你看，最近我脸上长出了一粒青春痘。'我随即反讥说：'你只剩下痘了，哪还有什么青春。'惹得她一阵白眼。在另一次朋友的聚会中，她说她不会写诗，但数十年来在洛夫的熏陶之下，不会写也多少会欣赏一点。我当时回她说：'你岂不燻成一块诗腊肉了。'引起一阵哄堂大笑。"[3]"当年在台北结婚时我很穷，诗人们都很穷，介绍人痖弦参加婚礼穿的西装裤还是向我借的。早年我对婚姻这回事较为轻率，只拍了一张黑白的结婚照，家中墙上从来没有挂过，结婚证书早就找不到了，结婚戒指不到一个礼拜便丢掉了，现在唯一剩下的就只有数十寒暑的鹣鲽情深，和一个安详和谐的家，她的勤劳简朴和我的甘于淡泊，是构成我们和睦相处、两无异心的主要因素。琼芳不会写诗，但她欣赏诗，因而也就爱诗及人。她有一手好厨艺，经常邀集一些好友来家小酌，酒酣耳热之后，余兴就是谈诗读诗，通常都以我的诗为主。有时我在书房埋首写作，她会轻叩房门，为我端上一杯热茶，或一盘水果，然后悄悄离去。当她发现我有一段时间没有写诗，她会在不经意中提醒我。写《漂木》的那一年，我几乎摒除所有应酬，连电话都由她接，家事全由她料理。我在《漂木创作记事》最后写道：《漂木》在将近一年的写作期间，对我督促最殷勤，关照最深切，照顾最辛劳的是妻子琼芳，特以此诗献给她，以志永

---

〔1〕 洛夫、庄晓明：《大河的奔流——2016：洛夫先生访谈录》，《诗探索（理论卷）》，2016年第7期，第167页。

〔2〕 洛夫、庄晓明：《大河的奔流——2016：洛夫先生访谈录》，《诗探索（理论卷）》，2016年第7期，第167-168页。

〔3〕 洛夫、庄晓明：《大河的奔流——2016：洛夫先生访谈录》，《诗探索（理论卷）》，2016年第7期，第167-168页。

念.'在书的扉页上还特别印上'赠吾妻琼芳'数字。"[1]

洛夫在这次采访中还回顾了自己富有传奇色彩的人生："我这一生可说是在战乱中长大,几度接近危及性命的边缘。1944年,我还只是一个初中二年级,年仅十五岁的大孩子,抗战期间,学校停课,便伙同一群同学上山打游击。那时衡阳沦陷,我家进驻了一个日本分队,一天,游击队龙姓大队长命我回家趁机去偷一挺轻机枪。在极度危险情况下,我有幸完成了任务,为抗战作出一项小小的贡献。1949年,我由湖南家乡随军来到台湾,号称'第一度流放',嗣后在军中混了二十年,这期间完成了大学学历,结婚生子,主编《创世纪》诗刊,日渐为自己建立起一个文学王国。1958年,金门与厦门发生了一场轰动全世界的炮战,我被调到金门前线担任新闻联络官,专门接待外国记者,有两次险些丧命于炮火中。但危难中也有幸事,我在金门的炮火中写出了我的第一首长诗《石室之死亡》。用血与火写诗的年代还没有翻篇,1965年,越南战争打得惨烈,我又被派到西贡出任台湾军事顾问团联络官兼英文秘书,过了两年惊险的战时生活,每天身怀手枪,枕戈待旦。这些就是我一面写诗,一面过着惊悚而又精彩的烽火生涯的难以磨灭的悲情记忆。"[2]

这段话把两件事情并列,可见洛夫对"婚恋"和"诗歌"的重视。这是他生命中最重要的两件事情:一是"结婚生子";二是"主编《创世纪》诗刊,日渐为自己建立起一个文学王国"。洛夫1961年10月10日结婚,与妻子白头偕老,相依相守57年,何尝不是"日渐为自己建立起一个爱情王国"?洛夫的诗歌创作年龄是75年,我怎么不能断言他是"在诗与爱中幸福地长寿"?2014年11月22日,在"背离与回归——洛夫诗歌创作70年研讨会"上,在东南大学艺术学院会议室——著名的重点文物保护建筑"梅庵",我正好坐在洛夫夫妻的对面,目睹这对诗坛神仙夫妻的风采,尤其是见到无情的岁月留在两位八旬老人脸上的皱纹,特别是洛夫的满头银发,联想到自己的爱情经历,我当时真想打破学术研讨会只能讲学术论文的惯例,为两位老人朗诵叶芝的那首爱情诗名作《当你老了》:"当你老了,头发白了,睡思昏沉/炉火旁打盹,请取下这部诗歌/慢慢读,回想你过去眼神的柔和/回想它们昔日浓重的阴影//多少人爱你青春欢畅的时辰/爱慕你的美丽,假意和真心/只有一个人爱你朝圣者的

---

〔1〕 洛夫、庄晓明:《大河的奔流——2016:洛夫先生访谈录》,《诗探索(理论卷)》,2016年第7期,第166-167页。

〔2〕 洛夫、庄晓明:《大河的奔流——2016:洛夫先生访谈录》,《诗探索(理论卷)》,2016年第7期,第155页。

灵魂／爱你衰老了的脸上痛苦的皱纹//垂下头来,在红火闪耀的炉子旁／凄然地轻轻诉说那爱情的消逝／在头顶上的山上它缓缓地踱着步子／在一群星星中间隐藏着脸庞"。欣赏这首诗也有利于读者理解《因为风的缘故》的诗疗效果。英语诗人叶芝和汉语诗人洛夫都高度重视爱情及婚姻在人生中的重要性,都想过既有爱又有诗的"幸福生活"。

"女人在爱与知的追求中成长!"这是大学时代对我影响最大的名言。那是一个如歌德所言的"哪个少年不善钟情,哪个少女不善怀春"的青春岁月,作为校园诗人,我过的是卞之琳所言的"大处茫然,小处敏感"的校园诗人特有的浪漫生活。尽管我不是女人,却梦想着也如这句名言中的女人,能够在"爱与知的追求中成长"。三十多年后的今天,已过"知天命"之年的我恍然大悟:"自己的上半生不正是在奋勇追求爱与知吗?"总结几十年的爱情之路和事业之途,不得不发出这样的喟叹:"男人堪称难人,追求知识容易,追求爱情困难!"尤其是作为时时宣称自己是一个愿意当"衣带渐宽终不悔,为诗消得人憔悴"的诗之信徒,见到既没有"为诗消得人憔悴",更没有被爱折磨的洛夫,真有点"羡慕嫉妒恨",感叹洛夫一生太幸运了! 这肯定是所有见到洛夫夫妻的诗人的共同感受。正是爱情及婚姻改变了诗人。洛夫的军人生活及童年就开始的漂泊生活是单调的,很容易产生精神问题。品味诗歌与享受爱情,让洛夫成为一个精神健康的人,成为一位长寿老人。"我们所拥有的'自然'面貌已经逐渐变化到可以纳入焦虑、动荡、残暴、非理性和混乱。就像洛夫所说的:'揽镜自照,我们所见到的不是现代人的影像,而是现代人残酷的命运,写诗即是对付这残酷命运的一种报复手段。这就是为什么我的诗的语言常常触怒众神,使人惊觉生存即站立在血的奔流中此一赤裸裸的事实。'于是,我们看到洛夫和痖弦各以自己的方式抓紧当代经验中锋锐的张力(angular tension)和遽跃的节奏(disjunctive rhythm)。"[1]年轻时与洛夫一起写诗和从事诗歌运动的叶维廉的这段话道出了当年他们写诗的真相:"写诗即是对付这残酷命运的一种报复手段"。

"个体心理学发现,一切人类问题均可主要归为三类: 职业类、社会类和性类。"[2]"性类"问题不仅是个人问题,也是社会问题。家庭问题既涉及"社

〔1〕叶维廉:《中国现代诗的语言问题》//叶维廉:《叶维廉文集》(第三卷),安徽教育出版社,2002年,第221—222页。

〔2〕[奥]阿尔弗雷德·阿德勒:《生命对你意味着什么》,周朗译,国际文化出版公司,2007年,第12页。

会类"又涉及"性类"问题,夫妻之间的关系既是"社会关系",又涉及"性关系"。因为家庭是社会的基本细胞,家庭的稳定直接关系到社会的稳定。没有爱情的人生是残缺的人生,没有爱情滋润的生活是不健康的生活,个体婚恋生活的不稳定可能导致社会政治生活的动荡。"政治生活并不就是公共的人类存在的唯一形式。在人类历史中,国家的现有形式乃是文明进程中一个较晚的产物。早在人发现国家这种社会组织形式之前,人就已经做过其它一些尝试去组织他的情感、愿望和思想。这样一些组织化和系统化的工作包含在语言、神话、宗教以及艺术之中。如果我们想要发展人的理论,就必须采纳这种更为宽广的基础。国家无论怎样重要,并不是一切。它不可能表达或囊括人的所有其它活动。诚然,这些活动在其历史进展中是与国家的发展密切相关的,在许多方面它们是依赖于政治生活的形式的。但是,尽管它们并不具有独立的历史存在,却仍然具有它们自己的目的和价值。"[1]

人"组织他的情感、愿望和思想"的方式有很多种,可以通过写诗、读诗来进行,还可以通过谈情说爱来完成。一个珍惜"诗与爱"的人,如同海子的诗所言的是爱惜"粮食和蔬菜的人",虽然不是那么伟大和崇高,甚至可以说他不是一位"高尚的人""纯粹的人""有道德的人""脱离了低级趣味的人",但是至少他是一个真实的人,甚至可以作结论说他是一个真正的人,这样的人就称得上是"健康的人"。这是爱情诗《因为风的缘故》在现实生活,尤其在世俗生活中存在的价值。

从诗疗角度看,这首诗可以让人明白以下道理:"良好的爱情关系的一个重要方面就是所谓需要的认同,或者说将两个人的基本需要的诸多层融合为一个单一的层次。其结果就是,一个人可以感觉到另一个人的需要,如同是他自己的需要一样,同时,他也感到自己的需要在某种程度上似乎也属于另一个人。自我扩张开来,同时囊括了两个人。为了某种心理目的,这两人在一定程度上也成为另一个单一的个体、一个单一的人、一个单一的自我。"[2]"健康的心理和人格表现为良好的人际关系,或者,反过来说,良好的人际关系是健康的心理和人格之基本的和最重要的表现。与此类似,所有精神障碍都表现有人际关系障碍。甚至可以说,人际关系的困难和麻烦愈多愈严重,精神障碍也就愈严重……在学校生活中或者在工作的环境中受刺激而发生精神障碍,病

---

〔1〕〔德〕恩斯特·卡西尔:《人论》,甘阳译,上海译文出版社,1985年,第81—82页。
〔2〕〔美〕亚伯拉罕·马斯洛:《动机与人格》,许金声等译,中国人民大学出版社,2013年,第165页。

人回到家中'休息',不久病情便走向恢复。这里,与其说是"休息"的作用,毋宁说家庭成员与病人之间的良好关系起了主要的作用。"[1]

现代人不是不需要家,不是总在追求"诗与远方",更不是总会相信作家艾芜所言的"漂泊是美丽的",而是如两首流行歌曲《我想有个家》和《相亲相爱的一家人》所唱:"我想有个家,一个不需要华丽的地方,在我疲倦的时候,我会想到它。我想有个家,一个不需要多大的地方,在我受惊吓的时候,我才不会害怕。谁不会想要家,可是就有人没有它……""因为我们是一家人,相亲相爱的一家人,有福就该同享,有难必然同当,用相知相守换地久天长。"

阅读或写作爱情诗正是治疗人的这些心理精神疾病的良方,爱情诗写作,特别是色情诗写作,通常是一种快感式、自慰式写作,有利于宣泄"低级情感",在写作过程中,本能性的"性爱"往往会升华为精神性的"情爱",低级情感会向高级情感转化,以追求抒情的"快感"为目的的本能写作往往变成追求诗意的"美感"的艺术写作。爱情诗中还有一种非情色写作,通常是抒情性对话式写作,是写作者采用诗的方式与相爱的人对话。世界卫生组织把人的健康分为三个方面:生理健康、心理健康和社会协调能力。通过写作或朗诵爱情诗来完成"两性对话",非常有助于培养人的"社会协调能力",让"两性对抗"变成"两性和解",让"两性霸权"化为"两性平权"。这类带有对话性质的爱情诗不仅是写作者用来向婚恋对象表达心声的特殊方式,也是读者采用朗诵等方式向对方传递感情信息的有效手段。这正是舒婷的爱情诗《致橡树》和洛夫的《因为风的缘故》在恋人间的私密空间和诗歌朗诵会的公共空间都被广为传诵的原因。

爱情诗写作确实应该属于"个人化写作"甚至是"私人化写作"范畴,但爱情诗却可以像政治诗那样影响公众生活,甚至不会像政治诗那样具有强烈的"时效性",有的爱情诗是永不过时的,还可以穿越国境。如叶芝的《当你老了》就不会受到"时空限制"。《因为风的缘故》也是这样的诗,它从1981年问世到现在已有三十多年,流传越来越广。其中的一大原因是"个人私语"可以变成"社会公语"。中国台湾诗评家张汉良对台湾诗人碧果的评价有助于理解这一点:"碧果是一个困难的诗人,用洛夫的话来说,他当年是一个异数。为何是一个异数?用我们所引介的术语而言,便是五六十年代的碧果,其个人私语与社会公语的倾轧程度强烈。当时的诗社会公语所面临的危机(转折)情

---

〔1〕 许又新:《心理治疗基础》,贵州教育出版社,1999年,第3页。

势突显,保守语言与实验语言的对立尖锐。洛夫、痖弦在语意上,商禽、碧果在语法上的实验(个人私语),都征兆着新社会公语逐渐形成,将取代既成的公语。一旦他们的个人私语开始大量回馈,形成新的社会公语,读者的预期自然也改变了。根据这种演化机械,在三十年代的现代诗史上来阅读碧果格外具有意义。这种社会公语与个人私语的辩证关系,也无形废除了许多文学批评的老课题,诸如上述文类语言的殊相,诗人的独创性与影响。但是就必须说明几点:社会公语及个人私语未必是确凿的实体;彼此间亦非畛域,其差异更非本质上的,而是程度上的;更重要的是,它们的存在只是功能性的,帮助论者发现与解释语言运用的现象。另外我要解释的是,读者并非纯然就一个诗人之外的社会公语来阅读该诗人的个人私语。在历史发展中以及撰写'自传'的现在,他的私语逐渐或已经成为公语的一部分。"[1]因此,《因为风的缘故》这样的带有"自传"性质,甚至可以被称为中国古代诗歌中的"闺房诗",完全可以成为公众喜欢的"广场诗"。

《中国当代新诗史》的作者洪子诚的一段话也有利于理解他人的诗歌写作为何可以丰富自己的生活。他说:"我的一些学生写诗,爱好诗歌,如臧棣、周瓒、冷霜、胡续冬、钱文亮。感谢他们让我保持在大学年代就有的对新诗的感情。赵园说得好:'一生钟情于诗,是一件美好的事,经由诗保持了审美的敏感,对文字的细腻感觉与鉴赏力。'这确实'润泽'了我本来枯燥、灰色的人生。"[2]台湾诗人隐地是尔雅出版社的老板,在出版和编选诗集的过程中,受到了诗人们的影响,从56岁开始写诗,成了优秀诗人。他总结出诗在人生中的意义:"人生在世,庸碌一场,幸亏有诗——人生的意义和价值,才变得丰富而有趣。任何硬邦邦的场面,如果有了诗,一切就会改变,铁血里的柔情才会流泻出来,英雄流泪也是一种诗啊……诗是大地上的花树。诗是日月之光。大自然是风雪雨露,都是诗。人生无诗会无趣。"[3]

品读《因为风的缘故》,相信读者也会发出这样的感叹:人生无诗会无趣,人生无爱也会无趣,人生有诗和爱才有趣!新诗的现代性建设要关注人的生

〔1〕张汉良:《〈碧果人生〉中的个人私语(序)》//碧果:《碧果人生——碧果诗选(1950–1988)》,采风出版社,1988年,第10–11页。

〔2〕洪子诚:《致谢,及三点补充意见》,《南方文坛》2010年第3期,第88页。2010年1月19日洪子诚在"当代文学与文学史暨《洪子诚学术作品集》研讨会"的发言。

〔3〕隐地:《人生无诗会无趣——写在〈诗集尔雅〉之前》//隐地:《诗集尔雅——尔雅三十庆诗选》,尔雅出版社,2005年,第7页。

存问题,关心人的生理需要和审美需要,实现诗的启蒙功能、抒情功能和治疗功能。性与爱的需要是人的生理需要,两性关系是人必须处理的基本关系。"由于身体的存在和个人的自主是任何文化中、任何个人行为的前提条件,所以它们构成了最基本的人类需要——这些需要必须在一定程度上得到满足,行为者才能有效地参与他们的生活方式,以实现任何有价值的目标。"[1]爱情诗有助于解决人的生存问题,满足人的生理需要,完成诗的抒情功能和治疗功能,还有助于现代人、现代家庭和现代社会的现代性建设。但是爱情诗在新诗现代性建设中的重要性一直不受重视。中国古代诗人受"兄弟如手足,妻子如衣服"等观念的影响,爱写友情诗,不愿意也不敢写爱情诗。新诗以一种政治性先锋文体的面目在20世纪初横空出世,在新诗草创期,汉语诗歌的世俗性、中国家庭的民主性和中国爱情的开放性是当时中国现代性建设的三大内容,是向旧世纪宣战的三大武器,所以政论性刊物《新青年》刊发了大量讨论新诗、爱情和家庭的文章,目的是建设新艺术和新伦理,倡导诗歌新观念和婚恋新道德。因此1922年在杭州由汪静之、应修人、冯雪峰、潘漠华组成的"湖畔派"诗人写爱情诗的行为受到欢迎,掀起了新诗史上第一次爱情诗高潮,涌现了很多动人诗篇,如刘大白1923年5月2日写的《邮吻》:"我不是不能用指头儿撕,/我不是不能用剪刀儿剖,/只是缓缓地/轻轻地/很仔细地挑开了紫色的信唇;/我知道这信唇里面,/藏着她秘密的一吻。//从她底很郑重的折叠里,/我把那粉红色的信笺,/很郑重地展开了。/我把她很郑重地写的/一字字一行行,/一行行一字字地/很郑重地读了。//我不是爱那一角模糊的邮印,/我不是爱那幅精致的花纹,/只是缓缓地/轻轻地/很仔细地揭起那绿色的邮花;/我知道这邮花背后,/藏着她秘密的一吻。"徐志摩更是以"情种"的身份成为新诗史上重要的爱情诗人,写出了《我等候你》《我不知道风是在哪一个方向吹》《残春》《我有一个恋爱》《云游》等经典之作。徐志摩的《我来扬子江边买一把莲蓬》的"真情流露"令今天的爱情诗人感叹。全诗如下:"我来扬子江边买一把莲蓬;/手剥一层层莲衣,/看江鸥在眼前飞,/忍含着一眼悲泪——/我想着你,我想着你,啊小龙!//我尝一尝莲瓤,回味曾经的温存:——/那阶前不卷的重帘,/掩护着同心的欢恋:/我又听着你的盟言,'永远是你的,我的身体,我的灵魂。'//我尝一尝莲心,我的心比莲心苦;/我长夜里怔忡,/挣不开的恶梦,/谁知我的苦痛?/你害了我,爱,

〔1〕〔英〕莱恩·多亚尔、伊恩·高夫:《人的需要理论》,商务印书馆,2008年,第60-70页。

这日子叫我如何过？／但我不能责你负，我不忍猜你变，／我心肠只是一片柔：／你是我的！我依旧／将你紧紧的抱搂——／除非是天翻——／但谁能想象那一天？"但是新诗百年，并没有产生多少优秀的爱情诗。

"某网络上曾有如此报导：中国有三大情诗，一是徐志摩的《再别康桥》，一是戴望舒的《雨巷》，再就是我这首《因为风的缘故》。"[1]《再别康桥》严格地说不是情诗，《雨巷》应该算是。这首情诗从1927年问世以来，也经受住了时间的考验，至今仍在情人的私人空间、朗诵者和听众的公共空间广为流传。全诗如下："撑着油纸伞，独自／彷徨在悠长、悠长／又寂寥的雨巷／我希望逢着／一个丁香一样地／结着愁怨的姑娘／／她是有／丁香一样的颜色／丁香一样的芬芳／丁香一样的忧愁／在雨中哀怨／哀怨又彷徨／她彷徨在这寂寥的雨巷／／撑着油纸伞／像我一样／像我一样地／默默行着／寒漠、凄清，又惆怅／／她默默地走近／走近，又投出／太息一般的眼光／她飘过／像梦一般地／像梦一般地凄婉迷茫／像梦中飘过／一枝丁香地／我身旁飘过这女郎／她静默地远了、远了／到了颓圮的篱墙／走尽这雨巷／／在雨的哀曲里／消了她的颜色／散了她的芬芳／消散了，甚至她的／太息般的眼光／丁香般的惆怅／／撑着油纸伞，独自／彷徨在悠长、悠长／又寂寥的雨巷／我希望飘过／一个丁香一样地／结着愁怨的姑娘"。

洛夫却认为戴望舒的《雨巷》没有他的《因为风的缘故》写得好。2014年12月17日，在台湾元智大学，洛夫接受了王觅和李翠瑛的采访。他说："戴望舒的诗《雨巷》，读起来很舒服，他们爱情诗很简单啊，爱情就是爱情；我的爱情诗，就像这首《因为风的缘故》，就不仅仅是我的爱情诗，它还有一个扩大解释的可能。我觉得，诗应该更丰富一点，更深刻一点，让人家咀嚼起来的时候有味道才行，不是看一遍以后就把它放下，应该让人家多读几遍，越读越有味。那是我的一个企望。"[2]"我写同样题目，比如我写爱情啊，跟另一个人写爱情，绝对是不一样的，最后呈现的作品还是不一样的。这表示对美的解释因人而异。中国的诗人柳宗元，他也是散文家，曾经说过，美不自美，因人而异。美的东西，不是自己说我是很漂亮的，比如一朵花，它不知道，而是因人的审美观念而产生的，觉得它很漂亮。但是这个美的解释，每个人的看法都不一样。我没

〔1〕 洛夫、庄晓明：《大河的奔流——2016：洛夫先生访谈录》，《诗探索（理论卷）》，2016年第7期，第167页。

〔2〕 王觅、李翠瑛采访洛夫录音，未刊稿。

有比一般人更多的审美需要,但我总是要求把诗写得很美。"[1]

"诗的创造是一种非意识的冲动,几乎是生理上的需要……真的艺术家本了他的本性与外缘的总合,诚实地表现他的情思,自然地成为有价值的文艺,便是他的效用。"[2]马斯洛认为爱与性有密切的联系但并不等同,性行为不仅为生理上的需要所决定,而且还受其他的需要,特别是爱的需要支配。这正是爱情诗在人类历史上经久不衰的原因。所以包括色情诗在内的爱情诗一定要写得"美",一定要给读者留下想象空间及审美空间,才能既满足人的生理需要,又满足人的审美需要。

回答王觅提问时,洛夫还讲了他情感丰富的原因,这也可以理解为何他结婚20年后,还能写出《因为风的缘故》这样情感饱满的爱情诗。王觅问:"写诗的人需要情感的敏锐度和对世界的感受力,年轻人比较能有这方面的优势,洛夫先生您创作延续到了80多岁,您的情感是怎么保持的?或是说您不需要保持情感,是一位依靠理智创作的诗人,可以通过艺术技巧的娴熟应用,来模拟出感情的展现。"[3]洛夫回答说:"完全靠理智来写诗,那是不可能的事。当然纯粹是情感的,纯粹从感情出来写,那个诗,至少成不了一个伟大的诗,一个有深度的诗。里面有一种理智的思考在里面,可是你看不出来它是那种论述的理智,如写论文一样,不是论述的。还是要通过一种意象来表达一个情感,也就是说,可以通过艺术的技巧的娴熟,来模拟某种情感的展现,这也是很有可能。有些诗,不完全是靠情感的,你的灵感来的时候,你可以去抓住一个意象,来表现你的情感,还有表现你的知性的东西、理性的东西,但是因为是通过意象来表达,所以看不出哪是情感的,哪是理智的东西。"[4]

洛夫的以上回答让我此时突然想起他的《绝句十三帖》中《第八帖》的诗句:"爱情不作兴预约 / 说来就来 / 蛇咬人从不打招呼"。诗与爱情都"不兴预约"。还想起他的《四月的行板》,全诗如下:"日为夜之盐 / 夜为日之水 / 月为妹之衣 / 风为窗之客 / 云为山之舞 / 鱼为水之花 / 鸟为树之歌 / 井为女之脸 / 框为昼之牢 / 酒为梦之足 / 虹为天之醉 / 露为花之血 / 蝶为春之伞 / 街为市之弦 / 岸为河之臂 / 船为渡之手 / 翼为鸟之帆 / 鞋为路之妻 / 烟为伊之眸 / 泪为禅之初"。他这首诗的"后记"如下:"这首小诗曾于1968年发

〔1〕 王觅、李翠瑛采访洛夫录音,未刊稿。
〔2〕 周作人:《自己的园地》,岳麓书社,1987年,第17—18页。
〔3〕 王觅、李翠瑛采访洛夫录音,未刊稿。
〔4〕 王觅、李翠瑛采访洛夫录音,未刊稿。

表于《幼狮文艺》一七三期,二十六年来一直被我遗忘而未收入任何诗集或选集,最近在《幼狮文艺》四十年大系的新诗卷中不期邂逅,读来恍若隔世,感到莫名的惊喜。"[1]这两首诗都可以呈现洛夫对异性的看法。

《四月的行板》更让我想起清代学者张潮的《幽梦影》对美人的论述:"所谓美人者,以花为貌,以鸟为声,以月为神,以柳为态,以玉为骨,以冰雪为肤,以秋水为姿,以诗词为心。"从洛夫以上的两首小诗可以读出他的爱情观及美人观,发现他创作《因为风的缘故》的"诗疗"原因——在对爱与诗的追求中让自己的心理更健康,人格更健全,生活更完美。爱与诗都有美,不仅有抽象的美,还有形象的美,甚至物理性的美,如诗的语言的美,具体为诗的辞藻的美、诗的音乐的美和诗的排列的美。又如爱人的形体的美,洛夫的妻子陈芳琼既有小家碧玉般的秀美,也有大家闺秀般的壮美。与她接触的人都可以明显地领略到她的聪敏,又不失女人的妩媚。

洛夫确实有实力宣称,在中国新诗史上的三大爱情诗中,戴望舒的《雨巷》不如他的《因为风的缘故》。《雨巷》在音乐美上肯定胜过《因为风的缘故》,但在情感的诚挚和意象的丰富上,却弱于后者。洛夫能够获得"诗魔"称号的原因之一是他既写得"大胆",又写得"小心",或者说他既重视观念的独创性,又重视语言技巧。尤其是他做过多种诗歌手法的实验,如他年轻时认真地学习过法国的超现实主义写作,晚年又认真借鉴过中国古代汉诗的技法。他认为:"在很多古诗中,比如中国古代诗人杜甫的诗里面,李商隐的诗里面,有很多不解的地方,至少是很难解的地方,后世都认为是很好的诗。你比如说,杜甫的《秋兴八首》那组诗,被胡适那些搞新文学的人批得一塌糊涂,称之为'诗密',像诗的秘密一样的不可解。而不可解或者是不易解,也许就是诗的特色、特点、本质。"[2]

洛夫"大胆又小心的写作"的特点可以从他的《性骚扰》一诗显示出来。中国台湾诗评家丁旭辉赞扬说:"至于正例中的'藉描绘实物的形象来表示人或物的动作、状态'者,洛夫的类图像诗《性骚扰》一诗可以说是最佳例证。诗的第一节是:'手指 / 沾一点点唾液 / 刚翻到 / 庄子乘大鹏而飞的那一页',第二节则是:

---

〔1〕 洛夫:《四月的行板》//隐地:《诗集尔雅——尔雅三十庆诗选》,尔雅出版社,2005年,第48页。
〔2〕 王觅、李翠瑛采访洛夫录音,未刊稿。

隔着一层薄板
邻室大声传来
电视中的广告
　　　　　威
　　　而
钢

　　这边正享受与庄子大鹏神游的至高境界，那边电视中却大声地广告着能令天下男人神勇无比的药品，虽只是听其声而未见其影，但以'威而钢'（一种美国出产的壮阳药物）的高度象征意义及其可以想见的人物旁白、配音、配乐，果真是一种'性骚扰'；而洛夫将'威而钢'三字往上斜排（原诗为直排，故文字往上翘起），暗示吃了威而钢之后勃起的图像与心像（情绪、情欲），更是令人拍案叫绝！在轻松的嘲讽中，洛夫表达了对这时代只知追求欲望而缺乏心灵深度的严肃批判，其机智、幽默、诗艺与对汉字图像特性的掌握，都是类图像诗图像技巧的最高典范，而其藉描绘实物的形象来表示人或物的动作、状态，完全符合'指事'的空间暗示精神。"[1]

　　洛夫的《边界望乡》更能显示他高超的诗歌技巧。如果说《因为风的缘故》是洛夫爱情诗的代表作，《边界望乡》便是他乡愁诗的代表作。正是这两首诗为他的"诗魔"美名增色不少，堪称洛夫短诗中的双璧。《边界望乡》收入2017年人教版的中学语文教材中，教材中的中国现代诗歌篇目如下：郭沫若的《天狗》、杜运燮的《井》、穆旦的《春》、邹荻帆的《无题》、蔡其矫的《川江号子》、闻一多的《也许——葬歌》、刘半农的《一个小农家的暮》、痖弦的《秋歌——给暖暖》、江非的《妈妈》、冯至的《蛇》、何其芳的《预言》、陈敬容的《窗》、纪弦的《你的名字》、舒婷的《神女峰》、昌耀的《河床》、郑敏的《金黄的稻束》、李广田的《地之子》、牛汉的《半棵树》、洛夫的《边界望乡》、艾青的《雪落在中国的土地上》、臧克家的《老马》、绿原的《憎恨》、食指的《这是四点零八分的北京》、梁小斌的《雪白的墙》。

　　《边界望乡》全诗如下：

---

〔1〕　丁旭辉：《象形指事、图像技巧的理论接轨与图像诗体学的建立》，《河南社会科学》，2008年第8期，第11—12页。

说着说着
我们就到了落马洲

雾正升起,我们在茫然中勒马四顾
手掌开始生汗
望远镜中扩大数十倍的乡愁
乱如风中的散发
当距离调整到令人心跳的程度
一座远山迎面飞来
把我撞成了
严重的内伤

病了病了
病得像山坡上那丛凋残的杜鹃
只剩下唯一的一朵
蹲在那块"禁止越界"的告示牌后面
咯血。而这时
一只白鹭从水田中惊起
飞越深圳
又猛然折了回来

而这时,鹧鸪以火发音
那冒烟的啼声
一句句
穿透异地三月的春寒
我被烧得双目尽赤,血脉贲张
你却竖起外衣的领子,回头问我
冷,还是

不冷?
惊蛰之后是春分
清明时节该不远了

我居然也听懂了广东的乡音

当雨水把莽莽大地

译成青色的语言

喏！你说，福田村再过去就是水围

故国的泥土，伸手可及

但我抓回来的仍是一掌冷雾

　　这首诗和《因为风的缘故》一样，也重视语言的排列。古远清在《台湾当代新诗史》赞扬这首诗说："洛夫回归传统时期的作品，不属于复古，而是一种艺术再创造。他把过于标榜实验性与前卫性的作品，转化为一种既现代又浪漫，既现实又古典的现代诗。他的回归，表现在三个层面：一是对中国文化的关怀与深度的探索，回到中国人文精神的本位上来。二是运用古典题材，融会前人的特殊技巧，表达自己的现代感与生命体验。三是抒发乡愁，关怀大中国，落实到真正的人生。其诗风走向：从内心到外界，从动态到静态，从知性到灵性，从繁复到简洁。《魔歌》《时间之伤》《酿酒的石头》《月之房子》《天使的涅槃》是这一时期的代表作。他写于这一时期的《边界望乡》，意象丰饶，想象超拔，语言奇特，将中国固有美学、本土精神及西方艺术技法融会在一起绽放出艺术光芒，是洛夫将超现实主义技巧东方化的一次漂亮示范……"[1]

　　洛夫的爱情诗《因为风的缘故》也借鉴了超现实主义写法，尤其是超现实主义中的"自动写作法"。这也是这首诗具有诗疗意义的重要原因。法国超现实主义的领袖布勒东起草的《超现实主义宣言》认为超现实主义是纯粹潜意识的精神活动，诗人写作时应该不受理性的任何控制，也不带任何美学的或道德的成见，因此超现实主义提出了"自动写作法"（automatic writing），要求诗人排除理性对精神的监视和控制，重视"意识流"（stream of consciousness）和"自由联想"（free association）。布勒东有较好的心理学知识，推崇弗洛伊德，还于1921年前往奥地利拜见他，虽然他关于潜意识写作的想法没有得到弗洛伊德的理解，弗洛伊德不赞成把他的治疗手段运用到艺术创作中，但他还是为此行感到自豪。

　　中国台湾新诗学者李翠瑛对洛夫诗歌颇有研究，她的观点十分准确："超现实主义的创作手法是早期洛夫在《石室之死亡》中表达的技巧，同时也是当

―――――――――

〔1〕　古远清：《台湾当代新诗史》，文津出版社，2008年，第151页。

217

第二章　诗歌疗法的作品研究

时洛夫接受西方超现实主义诗观的具体呈现。在60年代,诗人自认为完全接受这种观念,而此一观念也对洛夫影响甚远。起因是政治环境下的限制,军人身份的隐藏,使得诗人采用隐晦的创作,以表达内心的情思。洛夫《诗人之镜》中写到超现实主义对现代诗的启迪:'以纯艺术观点来看,超现实乃一集大成之流派,只要你自诩为一个现代诗人或画家,就无法完全摆脱超现实的影响而或多或少在作品中反射出那种来自潜意识似幻还真的不从理路但又迷人的微妙境界。'从诗人的语气中,读出诗人对于超现实主义的崇敬与迷恋,他把超现实主义那样迷离的梦境、各式不相干的意象组合以及潜意识的'自动写作',看成是迷人的美妙境界。"[1] "洛夫从1957年出版诗集《灵河》开始,五十多年期间,其诗观经过四个阶段的转变,从超现实主义的运用、古典诗歌的手法融入,到超现实与古典诗意的融合,以及最后融会中西古今的个人风格,这四个诗观的转变,引领诗人创作上的风格转变,每一个阶段都从前一个阶段而来,并且往下一个阶段前去,像可以观察到的河流的走向。"[2]

洛夫自己也总结说:"湖湘文化精神的特点是刚毅、务实和敢为人先。我虽从小就浸润在湖湘文化之中,但湖南人的特性并没有全部反映在我的诗中。我早期的抒情风格是温柔敦厚,例如《烟之外》《众荷喧哗》《因为风的缘故》等,中期的回眸传统,追求古雅崇高和形而上的禅意,例如《金龙禅寺》《与李贺共饮》《井边物语》等,无不是游走于含蓄、蕴藉、意在言外的诗性意境中,这与湖南人的性格大不相同。"[3] "初期的《灵河》诗集,我期望不高,不是不好,而只是抒个人小我之情而已。主编《创世纪》,进入现代诗的创作之后,才开始从内心深处发掘'真我'最原始的生命,同时也不断反刍生命成长时期累积的战乱中各种苦难的负面经验,一遇适当时机,这些经验便化为缤纷的意象,喷薄而出,这就是《石室之死亡》的创作心路历程。《漂木》则有所不同,《漂木》可说是我的人生经历、美学概念、形而上思维、宗教情怀等一次总结性的展示,也是诗歌艺术与哲理、感性与知性的一次大融会。我个人对这两部长诗的评价有两点可以提出,一是一种大时代精神的投射,一是一种对大苦难、大悲悯、20世纪以来人类文明大崩溃的哀悼,文化日趋衰败的挽歌。所以我曾

---

〔1〕 李翠瑛:《石室与漂木——洛夫诗歌论》,台北秀威科技股份有限公司,2015年,第69—70页。

〔2〕 李翠瑛:《石室与漂木——洛夫诗歌论》,台北秀威科技股份有限公司,2015年,第68页。

〔3〕 洛夫、庄晓明:《大河的奔流——2016:洛夫先生访谈录》,《诗探索(理论卷)》,2016年第7期,第154页。

把《漂木》的内涵浓缩为两句话：'生命的无常,宿命的无奈。'"[1]

　　洛夫回答王觅的提问时也解释了他的超现实主义写作。"我认为这个超现实主义的写作与当时的现实环境毫无关系,我完全是一个写作技巧的选择。我觉得那个时候,超现实主义这个东西最适合写荒谬的人生,写那个最不安定的生活,一种最难解的人生……我的选择实质上是为了写作的需求,为了表现的需求来写……就是我艺术追求的一个方向,走的一个路线。一直到现在,现在很自由了,我还是照样使用这种超现实主义的手法,只是比当时的语法上,只是更青出于蓝一些,就是让读者能知道,我应用的是比较超现实的手法。"[2]洛夫还强调新诗要如古诗,要有意境。"我早年,很年轻的时候就读《庄子》这一类的书,虽然似懂非懂啊,但是我觉得他对人生的论述非常特殊,而且他的语言都非常有诗意,非常有哲理,又有诗意,所以对读《庄子》读得很有兴趣……有人认为现代诗不需要有诗的意境,我不同意这种说法,虽然需要是用现代的语言来描写现代的生活,但是要成为一首诗,它一定有某种特殊的风格所表现的内涵,这个内涵包括你的生活,包括你的文化的底蕴,整个你的教育,个人修养全部包含在里面,这样就产生了意境,诗的意境。诗没有意境,我觉得那个思想就很空洞了,那种诗的美,就不能落实,就很空洞。"[3]如洛夫所言"这个人生有很多事情是说不明白的",尽管他的爱情类似中国古典式爱情,好像是"一清二楚""明明白白"的,但是如果要写成诗,也会"说不明白"。这正好产生了朦胧美。

　　洛夫采用超现实主义写法既是为了艺术追求,也是源于人的本能——人的追求自由的天性和人的思维的非理性。所以他的以《因为风的缘故》为代表的爱情诗写得既古典又现代,如李翠瑛所言:"一九五○年代的台湾现代诗,以横的移植、学习西方理论的方向,超现实主义的实践者们以诡奇的想象扩展诗的空间,因此带来诗作中的晦涩与阅读困难……洛夫在二○一一年的书序中说:'潜意识本身不是诗,如果诗歌创作完全依赖潜意识而采用一种不受理性控制的自动语言,其结果必陷于一片混乱……我始终认为:诗的本质

　　〔1〕　洛夫、庄晓明:《大河的奔流——2016:洛夫先生访谈录》,《诗探索(理论卷)》,2016年第7期,第157页。
　　〔2〕　王觅、李翠瑛采访洛夫录音,未刊稿。
　　〔3〕　王觅、李翠瑛采访洛夫录音,未刊稿。

应介于意识与潜意识，理性与非理性，现实与超现实之间。'"[1]《因为风的缘故》正是这样的诗——介于意识与潜意识、理性与非理性、现实与超现实之间。中国已有的爱情诗都太重视意识、理性和现实，常常是采用"直抒胸臆"方式写出来的"真情实感"，所以"不耐读"。《因为风的缘故》极强的"耐读性"增加了这首诗的诗疗功能。

这首诗几个意象的妙用增加了诗疗性。芦苇：如鱼儿离不开水，芦苇也离不开水，所以要"弯腰喝水"。芦苇更离不开风，随风摇曳而姿态万千是芦苇的特性。窗前的烛光：说明诗人渴望有中国传统的婚恋模式，长相守，永相伴，白头偕老。这个意象受到李商隐的诗《夜雨寄北》的影响。原诗是："君问归期未有期，巴山夜雨涨秋池。何当共剪西窗烛，却话巴山夜雨时。"河岸：岁月的河岸，爱情河岸。芦苇弯腰喝水：人要吃饭，喝水的地方就是家。烛光如芦苇，也会受风的左右。所以诗人给妻子坦言："稍有暧昧之处 / 势所难免 / 因为风的缘故"。"暧昧"一词让人有很多想象空间，有"诗出侧面""无理而妙"的效果。

洛夫1979年4月7日写的《发香》也具有这样的特点："不是千丝万缕 / 而是一根 / 我牢牢地牵着一根发 / 进入你的园子 / 好蔷薇都惯于裸睡 / 春是嫌瘦了些 / 夏又何尝胖过 / 更不用提秋与冬之落叶纷飞了 / 我负手而前 / 看你满园子的发香凝成白露 // 不是千勺万勺 / 而是一滴"。很多诗人写爱情会不由自主地陷入"肉欲"中，让"肉欲"驱逐"爱欲"，不会像洛夫这样写"发香"，而是写"体香"，结果是把"爱情诗"写成了"情色诗"甚至"色情诗"。虽然那样写也可以达到诗疗宣泄低级情感的效果，却无法建立起高级情感。因为诗歌写作手法的高明和爱情观念的高雅，使《因为风的缘故》成为一首可以培养人的高级情感和纯洁爱情的诗疗诗，这样的爱情可以让人产生道德的愉快。"一个人在进行他自认为对别人有利的行为过程中，或者，在看到自己的行为给别人造成了有利的效应时，行为者所体验到的愉快，叫做道德的愉快。"[2]

《因为风的缘故》更是一首教会人如何婚恋的生活诗，是"爱的艺术"。"此信你能否看懂并不重要 / 重要的是 / 你务必在雏菊尚未全部凋零之前 / 赶快发怒，或者发笑 / 赶快从箱子里找出我那件薄衫子 / 赶快对镜梳你那又黑又

〔1〕 李翠瑛：《两方印记——论洛夫与商禽"超现实"之异同》//萧萧：《创世纪60社庆论文集》，万卷楼图书股份有限公司，2014年，第206—207页。
〔2〕 许又新：《心理治疗基础》，贵州教育出版社，1999年，第96页。

柔的妩媚／然后以整生的爱／点燃一盏灯／我是火／随时可能熄灭／因为风的缘故"。这是一首呈现夫妻人际关系的诗，在某种程度上是中国传统爱情方式"女为悦己者容"，和中国传统人际方式"士为知己者死"的诗意表达："而我的心意／则明亮亦如你窗前的烛光／稍有暧昧之处／势所难免／因为风的缘故""我是火／随时可能熄灭／因为风的缘故"。但是又不同于中国传统的"海誓山盟""信誓旦旦"，甚至强调爱情有"暧昧之处"，还声称"势所难免"。这是现代真实的爱情生活的如实表达，也可以看成是诗人忠贞爱情的幽默表达。这是一首表达心意的诗："昨日我沿着河岸／漫步到／芦苇弯腰喝水的地方／顺便请烟囱／在天空为我写一封长长的信／潦是潦草了些／而我的心意／则明亮亦如你窗前的烛光／稍有暧昧之处／势所难免／因为风的缘故"。

　　这些爱的技巧对以下这种人格外重要。"只要不是由于某些先天或后天疾病的原因造成了情感冷淡，被人爱和爱别人是人的一种基本需要。按马斯洛的学说，基本需要得不到满足，就会发生精神障碍。临床事实表明，情况确实如此。而最重要而常见的病态便是心理冲突。"[1]"人际相互作用的亲身经验和有关的理论知识，对于心理治疗具有头等和基本的重要性……心理和人格之健康成长取决于良好的人际相互作用，而心理和人格之各种障碍则是不良人际相互作用的结果。心理治疗可以定义为一种特殊的人际相互作用过程，简言之，也就是一种特殊的人际关系。上述基本观点，是萨利文（H.S.Sullivan，1953）在他的精神病学的人际学说中首先系统地加以论述的。"[2]"神经症病人的出路是，培养社交兴趣，提高社交技巧，逐渐学会理解和关心别人。一旦主动爱别人的能力提高了，发展了，一个人就会感到他生活在充满爱的世界里。对于男女之间的爱情来说，只有双方都主动，才会有真正的爱情。只要一方不主动，爱情就会是不能令人满意的，甚至是有缺陷的。"[3]

　　这些"爱的艺术"让我想起洛夫的《论女人》："既非雨又非花／既非雾又非画／既非雪又非烟／既非灯又非月／既非秋又非夏／有时名词有时动词／有时房屋有时广场／有时天晴有时落雨／有时深渊有时浅沼／有时过程有时结局／有时惊叹有时问号／说是水，她又耕成了田／说是树，她又躺成了湖／说是星，她又结成了盐／说是鱼，她又烤成了饼／说是蛇，她又飞成了鹰。"

〔1〕 许又新：《心理治疗基础》，贵州教育出版社，1999年，第27页。
〔2〕 许又新：《心理治疗基础》，贵州教育出版社，1999年，第1页。
〔3〕 许又新：《心理治疗基础》，贵州教育出版社，1999年，第28页。

王觅的硕士论文《超现实主义诗歌成因及布勒东洛夫创作比较》第三章"布勒东洛夫超现实主义诗作的平行研究"第一节的标题是"布勒东的《警觉》和《海滩》",第二节的标题是"洛夫的《烟囱》和《这岛上》"。第四章"布勒东洛夫超现实主义诗作的比较研究"由两节组成:"两首同题诗比较""四首爱情诗比较"。王觅把布勒东的《自由结合》和《给妻子》与洛夫的《因为风的缘故》《给琼芳》做比较后说:"洛夫1961年与陈琼芳结婚,两人相亲相爱,白头到老。洛夫也写了多首爱情诗,如专门写给妻子的《因为风的缘故》《给琼芳》等。比较两人的爱情诗,可能发现中西方超现实主义诗歌的特点,尤其是两人的超现实主义写作有较大的差异。"[1]"布勒东的这两首诗,喻体都是极为陌生的存在,喻体和本体的对应关系也并不明确,所以布勒东的这两首诗总是给人出离感。相对而言,洛夫非常注重现场感,他用魔性的笔法但难以摆脱理性思维的作用,尽管有戏剧的外表,但内核依然基于现实的逻辑判断。所以他的诗总是以惊世骇俗的外表来掩藏平常的主题和叙述,同时,戏剧化的叙述安排从一开始就劫走了读者的注意,形成持久的影响效果。"[2]

王觅的结论比较准确,却有些忽略"自动写作"对洛夫的巨大影响,正是"自动写作"才使《因为风的缘故》有强烈的戏剧化效果。"自动写作"更使《因为风的缘故》的意象写作超越了中国古代诗歌和现代诗歌的意象思维方式,尤其让诗人的图像思维得到加强,迫使语言思维让步;也强化了读这首诗的读者的图像思维,不仅让读者从图像感中获得更多的直观的美,还赋予了读者更多的想象自由,有更大的想象空间。这是洛夫大胆得出以下结论的一大原因:"戴望舒的诗《雨巷》,读起来很舒服,他们爱情诗很简单啊,爱情就是爱情;我的爱情诗,就像这首《因为风的缘故》,就不仅仅是我的爱情诗,它还有一个扩大解释的可能。"[3]

布勒东的"从一而终"的爱情观也影响了洛夫。"布勒东是一个多情的人。他对恋情本身的喜爱超过任何东西,因此,他对某些人随着时间的推移却不认可他的看法而感到失望。他带着纯真的高尚感,对这些人的态度感到惊讶,进而感到气愤,并抛弃了他们,与此同时,对自己的过错也感到悲伤。一位非常爱他的女人、一位曾让他痛苦不堪的女人就此话题这样写道:'布勒东大力颂扬他的爱情,培养他所喜爱的女人,好让她成为有价值的女性,以满足他的愿

〔1〕 王觅:《超现实主义诗歌成因及布勒东洛夫创作比较》,未刊稿。
〔2〕 王觅:《超现实主义诗歌成因及布勒东洛夫创作比较》,未刊稿。
〔3〕 王觅、李翠瑛采访洛夫录音,未刊稿。

望.'从他的激情和失落中生出某种个人的传说,似乎进一步证实了柏拉图有关爱情的看法。根据这一看法,你所爱的女人的面孔一张张地重叠在一起,构成一张面孔,好像命中注定似的。不论发生什么样的事,他都不会放弃自己喜爱的女人。"[1]洛夫也如布勒东那样"大力颂扬他的爱情",不论发生什么样的事,都不会放弃自己喜爱的女人。所以洛夫才给诗坛及世人留下了一段长达57年的婚恋佳话。

《因为风的缘故》写于1981年10月10日,一年后,洛夫于1982年11月15日写了《爱的辩证(一题二式)》,这首诗呈现的爱情观与《因为风的缘故》一致。这首诗的题记是:尾生与女子期于梁下,女子不来,水至不去,抱梁柱而死——《庄子·盗拓篇》。全诗分为两部分:《式一:我在水中等你》:"水深及膝 / 淹腹 / 一寸寸漫至喉咙 / 浮在河面上的两只眼睛 / 仍炯炯然 / 望向一条青石小径 / 两耳倾听裙带抚过蓟草的窸窣 // 日日 / 月月 / 千百次升降于我胀大的体内 / 石柱上苍苔历历 / 臂上长满了牡蛎 / 发,在激流中盘缠如一窝水蛇 / 紧抱桥墩 / 我在千寻之下等你 / 水来 / 我在水中等你 / 火来 / 我在灰烬中等你"。《式二:我在桥下等你风狂》:"雨点急如过桥的鞋声 / 是你仓促赴约的脚步 / 撑着那把 / 你我共过微雨黄昏的小伞 / 装满一口袋的 / 云彩,以及小铜钱似的 / 叮当的誓言 // 我在桥下等你 / 等你从雨中奔来 / 河水暴涨 / 汹涌至脚,及腰,而将浸入惊呼的嘴 / 漩涡正逐渐扩大为死者的脸 // 我开始有了临流的怯意 / 好冷,孤独而空虚 / 如一尾产卵后的鱼 // 笃定你是不会来了 / 所谓在天愿为比翼鸟 / 我黯然拔下一根白色的羽毛 / 然后登岸而去 / 非我无情 / 只怪水比你来得更快 / 一束玫瑰被浪卷走 / 总有一天会漂到你的手中"。

洛夫确实十分珍爱《因为风的缘故》,不仅在祖国大陆的每次演讲都要以播放一曲献给太太的诗篇《因为风的缘故》收尾,还在江苏文艺出版社2010年12月出版的《烟之外——洛夫诗作精品选集》隆重推出此诗。不但把《因为风的缘故》全诗印在书的封底上,还把全诗印在书中的第109页,更重要的是,在书中的第110页到111页,刊登的是洛夫用毛笔题写的《因为风的缘故》的全诗,即他的"书法作品",由此可见洛夫对这首诗的极端珍爱。这本诗集由洛夫自己选编,确实是洛夫的"诗作精品集",这首诗在书中受到如此重视,说明这首诗是"精品选集"中的"精品"。

---

〔1〕[法]亨利·贝阿尔:《布勒东传》,袁俊生译,上海人民出版社,2007年,第11-12页。

这本诗集中的《因为风的缘故》的排列方式也十分讲究，全诗排列如下：

昨日我沿着河岸

漫步到

芦苇弯腰喝水的地方

顺便请烟囱

在天空为我写一封长长的信

潦是潦草了些

而我的心意

则明亮亦如你窗前的烛光

稍有暧昧之处

势所难免

　因为风的缘故

此信你能否看懂并不重要

重要的是

你务必在雏菊尚未全部凋零之前

赶快发怒，或者发笑

赶快从箱子里找出我那件薄衫子

赶快对镜梳你那又黑又柔的妩媚

然后以整生的爱

点燃一盏灯

我是火

随时可能熄灭

　因为风的缘故

1981年1月8日

　　这首诗的两处"因为风的缘故"都退后一个字书写，既是为了强调这六个字的重要性，也是为了呈现出风吹草低的动感。如果此诗竖排，这种动感更强烈。这种"高低一格"的书写方式的独创者是"新诗的老祖宗"胡适。《朋友》是胡适写的最早的一批新诗之一，最早发表于《新青年》第2卷第6号，发表时是竖排，胡适在标题下作注说："此诗天怜为韵，故用西诗写法，高低一格以别之。"[1]从此以后，"高低一格以别之"的"西诗写法"成为众多中国新诗诗人模仿的对象，分行高低一格书写的印刷书写方式成了百年新诗书写的主要流行方式，无论是现代格律诗还是自由诗，特别是前者，大都采用这样的书写方式。这首诗的创作时间也颇有意义，如按谐音可读成"要就发要要发"。这也可以显示出洛夫对诗的所有语言元素的高度重视。

新诗主要采用分行排列来构建诗形，无论是横排还是竖排，都可以产生视觉美。如台湾现代诗大多采用竖排方式，但是人为的"横排"，特别是"一字横排"成为通过语言符号的排列组合形成的图像诗，是"形体暗示"和"状态暗示"的重要手段。洛夫在1979年出版的《无岸之河》诗集中的《无岸之河》一诗，将最后两行"他的脸刚好填满前面那个人的／鞋印"中的最后一行改为一字横排，也达到了极好的暗示效果：

印鞋他
　　的
　　脸
　　刚
　　好
　　填
　　满
　　前
　　面
　　那
　　个
　　人
　　的

诗的形体的改变，带来了意义及韵味的变化。"越南战场上，死亡似乎是家常便饭，一个士兵很轻易地死了，倒下时，脸部刚好填满前面那个人踩过的脚印；原作只是忠实地传达'意义'而已，改作将'鞋印'拆开为'鞋／印'，使得'鞋印'的图像透过形体暗示技巧而显影在读者脑中，同时赋予视觉上的刺

---

〔1〕 胡适:《白话诗八首·朋友》，《新青年》(第2卷)，6号，1917年2月1日。

激，而洛夫对战争的无声控诉，也就更为具体了。小小的改变，丰富了诗语言的表达深度，所以萧萧说重新排列后的诗行收到了'图画之美'，当然，这是一种感动人的惊愕怖栗之美。"[1]

《因为风的缘故》的诗的形体也具有诗疗价值。一、节制。只有两节诗：象征夫妻二人。节的匀称呈现婚姻的基本原则和美德：一夫一妻，一一对应，白头偕老。二、自由。长短句：象征夫妻关系的正常状态，一团和气，不是一潭死水。齐言体：夫妻相敬如宾，却缺乏生活的情趣及爱情的生动。三、一咏两叹。题目是"因为风的缘故"，两个诗节的结尾句也是"因为风的缘故"。呈现出夫妻感情的缠绵，也增加了诗的音乐性，利于朗诵。所以这首诗成为朗诵诗中的代表作。也暗示出爱情是两个人的，题目是一个，内容中出现了两次，题目是写爱情，爱情需要两个人来经营。四、诗句的长短如音乐和弦产生乐感。在第二个诗节中的句式有：三个字的诗句1个；四个字的诗句2个，如果把排列在一行的"赶快发怒，或者发笑"分行，则为4个；五个字的诗句1个；六个字的诗句2个；七个字的诗句1个；十一个字的诗句1个；十四个字的诗句3个。在第二个诗节中，有两处"句的均齐"，两组两行诗的字数完全一样："赶快从箱子里找出我那件薄衫子／赶快对镜梳你那又黑又柔的妩媚""随时可能熄灭／因为风的缘故"。第二个诗节一共有11个完整诗句，有三个诗句的字数都是14个字："你务必在雏菊尚未全部凋零之前／赶快从箱子里找出我那件薄衫子／赶快对镜梳你那又黑又柔的妩媚"。这种句式的整齐不仅给诗产生了较好的音乐性和节奏感，也象征着爱情的和谐和婚姻的稳定。

洛夫一直重视诗的音乐性，这种音乐性也增加了诗疗效果。"80年代台湾现代诗的创作生态极为旺盛，大家争写现实的、超现实的、内心世界的、乡土的、新古典的各类题材，我也调动了浑身解数，运用多样的题材和表现手法，几乎到了技穷的困境，后来我终于发现了一条新路子，那就是发掘历史题材。利用现代诗形式改写白居易的《长恨歌》是第一次尝试，以后并不是没有再创作出类似的作品，诸如1979年的《与李贺共饮》、1980年的《李白传奇》、1986年的《车上读杜甫》，以及日后写的《走向王维》与《杜甫草堂》等与古代诗人对话的历史题材。《长恨歌》可说是当年台湾诗坛最具原创性的创作，其结构与形式近乎戏剧，风格既古典又现代，颇获著名诗歌学者谢冕、陈仲义等教授的

---

〔1〕 丁旭辉：《台湾类图像诗的图像技巧：一字横排的视觉暗示》，《台湾诗学季刊》，第36期，唐山出版社，2001年，第98页。

赞赏,并于2004年为音乐家谢天吉先生谱成音乐剧在温哥华上演,轰动一时。这种具有创意的作品,是唯一的,没有第二。这种形式我不愿重复使用,抄袭他人或重复自己,都是我在创作时经常警惕自己的戒律。"[1]洛夫的诗可以做成音乐剧,说明尽管他写的是自由诗,却讲究诗的音乐性,重视诗的节奏感。特别是通过诗行的相对均齐来造成较强烈的音乐感。

　　抒情诗抒写的都是诗人的"内在体验",但是这种内在体验可以分为感情、感觉、情绪、愿望和冥想等多种,即诗的"内容"是丰富多彩甚至千差万别的。题材的丰富性决定了体裁的多样性。有的体裁明显更适合于抒写某种题材。如抒写"愿望",自由诗体更能够让诗人"畅所欲言"地直抒胸臆。但是洛夫一生写自由诗都颇讲究诗艺。叶维廉在《台北与我》中回忆说:"在那段波起潮击的日子里,我和文兴等人的切磋是相当繁密的,虽然我那时也忙于在香港推出《新思潮》《好望角》,也忙于和痖弦、洛夫、商禽等人试探现代诗新的表达形式。我们关心的毕竟是同一的问题,都是要求建立语言的艺术来补救当时'只知故事不知其他'的小说创作。我不妨附带说,当时偏重艺术性,是针对当时历史上的需要而发的,而非完全的追求艺术至上主义,当时确是如此。即就后来必须批评现代主义(基于另一种历史上的需要)的好友陈映真,在当时的成就也是语言艺术先于社会意识的。这并不是说社会意识不重要,事实上,我还没有看到一个完全脱离社会意识而可以立足的作家。"[2]张默用自由诗体写了《请为我们掌盏灯》:"这里的世界多幽渺 / 蔓草萋萋,阻隔我们的来路时 / 朔风萧萧,散发一股难耐的寒气 / 请不要为那旷古的荒野祈祷 / 路是需要我们开采的 / 走啊,走啊,大踏步地走啊 // 一掌捞起呼啸而去的星粒 / 星粒如念珠,沿着我的十指间的弧度 / 不断不断地韵律 / ……"1978年7月1日在台北市全垒西餐厅举行的张默诗作研讨会上,洛夫认为第二段第一句"一掌捞起呼啸而去的星粒"的意象不够确切和稳定,第三句"不断不断地韵律"中"地"的运用无法让人断定"韵律"是动词还是名词,洛夫认为诗虽然不是完全理性的东西,但是在操纵语言时仍然需要理性。

　　《因为风的缘故》中有这样的诗句:"顺便请烟囱 / 在天空为我写一封长长的信"。洛夫在1986年9月写了一首诗,题目就是《烟囱》,这首诗有助于理解《因为风的缘故》中的"烟囱"意象。全诗如下:"矗立于漠漠的斜阳里 / 风

〔1〕 洛夫、庄晓明:《大河的奔流——2016:洛夫先生访谈录》,《诗探索》,(理论卷),2016年第4期,第158−159页。

〔2〕 叶维廉:《台北与我》//叶维廉:《叶维廉文集》(第九卷),安徽教育出版社,2002年,第69页。

撩起黑发,而瘦长的投影静止,/那城墙下便有点冷,有点怆凉,/我是一只想飞的烟囱。//俯首望着那条长长的护城河/河水盈盈,流着千年前的那种蜿蜒/谁使我禁锢/每天下午我都在仰望/白云在天空留下的脚印//我想远游,哦!那长长的河,那青青的山/如能化为一只凌云的野鹤/甚至一粒微尘/但我只是城墙下一片投影/——让人寂寞。/而今,我只是一片瘦长的投影,/——让人寂寞。"

多位新诗学者论及这首诗。"洛夫借鉴西方的超现实主义'自动写作'技法,结合中国诗歌的'智性写作',创造性地发明了翻空出奇(非理性的自动写作)、自动联想(理性与非理性结合)和知性静默(理性、智性写作)等写作技法。《烟囱》为洛夫初期接触超现实主义所创作出的代表作,较为集中地体现了翻空出奇与自动联想的写作特点,表现了洛夫在年轻阶段的精神风貌与将超现实主义应用于诗歌实践中的初步探索。"[1]"洛夫在《烟囱》这首诗写道:'我是一只想飞的烟囱',纵然他此身难以离开所在的空间,此心却已想落天外。超越现状又意味着超越时空,亦即表达一种使其心灵获得自由的向往。"[2]"超现实主义的想象本来就是一种关于生存的神话,它以脱离现状的心理态势,来追求高扬的诗意……如果说超现实主义的表现手法只是玩弄技巧,便抹煞了诗人在梦想中的良知,实在是一种误解。如果把创世纪诗社的艺术追求'悬挂在空中',而忽视了'烟囱'在困境中难于脱身的痛苦,自然得不出公正的结论。"[3]"烟囱"是现代工业的特有产物,如发电厂大烟囱,也是传统家庭的特点,每家都有一个小烟囱,这个意象暗示诗人理想的家庭是既现代又传统的家庭。

洛夫写过小诗,也写过长诗,他的爱情诗大多是像《因为风的缘故》这样的小抒情诗。这种小抒情诗与小诗的文体特征有较大差异,前者诗句更多,意象更丰富。但是两者的文体功能及写作动力却非常相似。所以可以通过解释小诗的写作功能来理解这首诗的诗疗功能。

"说来奇怪,在中国,染指小诗的年轻人不太多见。小诗的诗人群往往年龄偏大,诗龄偏长。在海外好像也如此……为什么更多的老诗人倾心小诗?这是老诗人对漫漫人生路的领悟,这是老诗人对诗的'个中三昧'的领悟。所谓'删繁就简三秋树',所谓'繁华之极,归于平淡'。'就简'是诗艺的高端,'平

---

〔1〕 王觅:《超现实主义诗歌成因及布勒东洛夫创作比较》,未刊稿。
〔2〕 章亚昕:《中国新诗史论》,山东教育出版社,2006年,第212页。
〔3〕 章亚昕:《中国新诗史论》,山东教育出版社,2006年,第212页。

淡'是人生的高端,所以,小诗实在是高端艺术。"[1]洛夫写《因为风的缘故》时已结婚20年,已到"知天命"的年龄。中国传统婚姻更容易让爱情转化为亲情,生物性情感欲求让位于心理性情感欲求,柏拉图式的精神恋爱越来越重要。这种"三级转化"的原理如同马尔库塞的结论:基于本能所追求的快乐是快乐的放纵和痛苦的消失,快乐原则与现实发生了冲突,本能被迫接受一种压抑性管制。这可能是小诗写作,尤其是中老年男人青睐小诗或小抒情诗的一个原因。

现代诗的一大特点就是不稳定的"情绪"大于相对稳定的"情感","感觉"大于"知觉"。"所谓抒情诗,就是现在(包括过去和未来的现在化)的自己(个人独特的主观)的内在体验(感情、感觉、情绪、愿望、冥想)的直接的(或象征的)语言表现。"[2]滨田正秀这个抒情诗的定义把"内在体验"分为五大主要内容,是为了强调现代抒情诗的题材多样性,其中把感觉与感情区分开,把感觉与情绪并列,更是为了强调现代生活方式的多样性和复杂性及现代人情感的丰富性与易变性,这些正是造成现代人人格分裂、与社会抵触的重要原因,也是导致现代人的精神性疾病,如忧郁症、躁狂症高发的重要原因。用小诗来抒写"感觉"和"情绪",可以较好地缓和现代人的焦虑感和荒诞感,治疗现代人的精神性疾病,尤其有利于进行心理危机干预。20世纪90年代重庆多位倡导写"微型诗"的诗人都活了80多岁,如林彦活了89岁。写小诗使他们心理健康,保证了他们的长寿。写小诗也是他们的一种修行方式。如白灵所言:"日本的一位女性山下英子(1954—),2009年起即以'断舍离'的日常行动精神,教人如何断绝不需要的东西,舍弃多余的废物,脱离对物品的执著,从而修理自己的人生……如以'断舍离'三字对照好的小诗作品以及'小诗磨坊'诸君六行(或四行五行)小诗的极致,或可得出'写情而不急于抒情,写一生却以小事小物出手,写自己而不及于自身'的方向,看似极度冷、知、淡,其实背后是熟、感、浓,是一种冲淡、清和、自在反面显示……若整理之,则如下三个面向,均指向诗宜短宜小宜大胆地'断舍离'过去长篇大论的诗写形式:'断是绝、是切断,但似绝却不绝 / 舍是小、是舍弃,但虽少即是多 / 离是远、是离开,但推远即是近'。如此书写模式并不易为,一开始要常常勒住自己准备滔滔不绝的冲动,按着要从情理事物中抽离自身,以较高视野审度自己所曾经,最后只

---

〔1〕 吕进:《寓万于一,以一驭万——漫说曾心》//曾心、吕进:《玩诗,玩小诗——曾心小诗点评》,秀威资讯科技股份有限公司,2009年,第8—9页。

〔2〕 [日]滨田正秀:《文艺学概论》,陈秋峰、杨国华译,中国戏剧出版社,1985年,第47页。

能择一枝一叶放大显微，所谓见微知著，明一则明一切，那像是不断推开自身，远角度观察自己在内的一切，将自己与众多事物同一。久而久之，这更像削减多余的承载，雕刻自己成一轻盈之羽毛之微粒之灰之尘，最后很像是借助语言的一种内在修行方式。"[1]

尽管洛夫以长诗《漂木》闻名，但他非常重视写小诗或小抒情诗。他说："其实长诗本身就是由短诗发展而来的，就是由很精练的语言、很有张力的语言发展出来的，你说是一口气写个几千行的诗，那个诗一定很空洞，一定没有可读性。"[2]《因为风的缘故》正是用"很精练的语言、很有张力的语言"写成的小爱情诗，这首诗如同洛夫写的多首禅诗一样，在写作过程中不仅可以获得诗美，还可以获得禅意，这样的写作过程也是一种"修行"，让"爱欲"与"文明"有机结合，使"诗疗"承认的低级情感及身体快乐，与"诗教"倡导的高级情感及道德愉快相得益彰，更多地偏向后者，非常适合中国国情。这首诗呈现的洛夫的爱情方式偏向中国古典爱情方式，又不失现代爱情追求的情趣和情调。中国传统的婚姻通常是高稳定低质量的，"洛夫式婚姻"却是高稳定高质量的。这正是当下国人渴望并应该获得的婚恋模式。这也是这首爱情诗在当下独特的"诗教"意义。

诗歌疗法采用的基础理论是弗罗姆的"人是心理人"的理论。他认为："最终正确地描绘出称之为'人性'的东西是'人学'的任务。而'人性'不过是人的诸多表现形式的一种——通常是病理学的一种——这一错误的定义经常被用来维护一个特殊类型的社会，认为这个社会是人类精神构成的必然产物。"[3]正是因为人有"共同的基本心理特征"，所以可以通过优秀的爱情诗来总结出"控制他们的精神和情感的普遍规律"，来完成"完满解决人的存在问题的共同目标"，即人的爱情观、生活观及世界观都可以通过优秀的诗歌来塑造。

诗歌疗法最重要的名言是世界诗歌疗法协会主席阿瑟·勒内说的"诗歌在治疗过程中是一种工具而不是一种说教"。《因为风的缘故》的诗教功能更多是通过诗疗功能来完成的，是"寓教于疗"甚至"寓教于乐"，诗中不失洛夫

---

〔1〕 白灵：《从断舍离看小诗与截句——由台湾到东南亚到两岸诗跨域与互动》，《台湾诗学学刊》，第30期，2017年11月，第92—93页。

〔2〕 王觅、李翠瑛采访洛夫录音，未刊稿。

〔3〕 [美]埃里希·弗罗姆：《健全的社会》，王大庆、许旭虹、李延文、蒋重跃译，国际文化出版公司，2007年，第19—20页。

的幽默与睿智，睿智与幽默正是现代诗歌的一大特点。可以说读这首爱情诗"很好玩""很有趣"，有点像20世纪80年代在中国流行的日本民歌《男子汉宣言》，丈夫向妻子"说真话"时还不忘记"俏皮""幽默"，说明夫妻生活非常有情趣和情调，证明两个人的感情很好。《男子汉宣言》的第一、二段歌词是："在我要娶你之前，我有话要对你说／也许我的这些话，使你听了不好受／反正你得听我说，说说我的心里话／反正你要仔细听，听听我的心里话／／你在每天晚上，不能比我睡得早／你在每天早晨，不能比我起得晚／饭要做得很香甜，菜要／做得很可口／打扮起来要大方，打扮起来要美丽／你不要忘记，你不要忘记／我可是没有本领的人／我这个家／全都靠你／全都靠你呀全都靠你／家中的事只有你，只有你才能做得到／你要守本分，不要乱插嘴／一声别吭，你跟着我"。最后一段歌词是："你不要忘记，你不要忘记／我可是没有本领的人／我的一生多么幸福／我的一生呀多亏了你呀多亏了你／我的一生多么幸福呀多么幸福／啦啦！啦啦！"

　　方明给我的微信说："2018年3月10日洛老因气喘加重入院治疗，时尚清醒，与师母与我仍可对话。3月12日因病情恶化转入加护病房，之后多沉睡，其间，医生趁洛老醒时，指向师母及我，问是谁，洛老微弱回答：'老妻''老友'。3月17日晚上，洛老一手握住师母，另一手握住我，长达15分钟，之后入睡……"回忆当年在南京见到这对"老夫""老妻"牵手前行的场景，想象洛夫说"老妻"及握着师母的手长达15分钟的情景，我相信91岁离世时的洛夫，面对守护在他身边的妻子陈琼芳，一定会发出这样的感叹："我的一生多么幸福／我的一生呀多亏了你呀多亏了你"。一定会想起他写给妻子的情诗《因为风的缘故》。我甚至想象洛夫生前在每场诗歌讲座结束时，都要朗诵这首诗，不仅是为了献给听众，更是为了献给坐在旁边或台下的妻子。在他的人生"散场"时，如果他还能说话，也一定还会朗诵这首诗，来与他相濡以沫57年的"老妻"告别。

　　我认识洛夫时他已过古稀之年，在近二十年中，与他参加过多次诗歌活动，每次我和诗友都感慨地说如果没有陈琼芳老师这位"后勤部长"，洛夫老师是不可能在这么大的年纪还四处奔走，为新诗事业做奉献。每次都是陈老师把他的生活照顾得无微不至，如有次我陪他二人用餐，洛夫老师不小心噎住了，师母很专业地处理了。所以诗歌界举办诗歌活动邀请洛夫时，一定要请他妻子同行。洛夫近十多年来不顾年老体弱，和妻子一起，频繁穿行于中国大陆、中国台湾、加拿大等地，为繁荣新诗作出了巨大贡献。洛夫去世后，2018

年3月20日,《扬州晚报》发表了《洛夫的扬州足迹》。从这篇小文中可以窥见洛夫夫妻晚年旅行的频繁及对新诗的贡献。"2004年10月9日,洛夫先生与夫人陈琼芳女士第一次来到扬州……2006年10月,洛夫先生出席大陆为他举行的诗书双艺展和诗歌朗诵会,应扬州大学叶橹教授之邀,在扬州教育学院高邮校区举行诗歌讲座。2007年4月14日,洛夫应本报之邀举行'感受诗歌之美'专题讲座……2008年10月27日,'洛夫诗书画展'在个园开展,也是对洛夫先生60年不间断的诗歌创作生涯的纪念。2011年11月20日,洛夫在扬州举办了诗歌专场讲座……2013年10月10日,扬州举办《众荷喧哗》诗歌朗诵会,用一场诗会欢迎老朋友洛夫先生……2014年11月28日,'广陵清韵·诗音雅集——祝贺洛夫先生文学生涯70周年'活动在扬州市美术馆举行。87岁的洛夫说:'在大陆,写过三首诗的城市,独有扬州。扬州是我第二文学故乡。'2015年10月29日,洛夫与夫人受邀来扬,为他2005年创作的诗歌《唐槐》揭牌。2015年,洛夫已经88岁了,还在为诗歌事业操劳奔波。"[1]

洛夫的爱情方式与他的诗歌方式有异曲同工之妙,能将传统与现代较完美地结合,如2014年11月27日"诗生活"网站所言:"11月22日,南京东南大学世界华文诗歌研究所举办了'背离与回归——洛夫诗歌创作70年研讨会'。在研讨会上,洛夫回顾了自己投身诗歌创作的初衷,认为自己的诗歌风格从实验主义、西方超现实主义到回眸传统文化和古典诗歌,不是评论界臆测的'浪子回头',而是追求现代与传统的有机融合,建立新诗的现代美学系统。会议侧重就洛夫的诗歌道路与中国新诗的发展展开热烈讨论。姜耕玉认为,洛夫是一位踽踽独行的中国诗人,走着不同于大陆当代诗人的诗歌之路。他在六七十年代就接受西方现代诗歌的影响,高扬新诗的自由精神,八十年代在探足传统文化与古典诗歌中进行现代诗的汉语性的多种实验,他是中国新诗史上有里程碑意义的诗人。任洪渊认为,洛夫70年的诗歌探索与语言流变,是20世纪中叶以来的重要诗歌个案,提供了重建现代诗歌传统的诗学价值和可能性。赵思运对洛夫诗歌形态的嬗变进行了深入剖析,运用文献—发生学方法探析了反复出现的'雪'的意象的心理机制,印证了洛夫诗性经验的汉语特质及其智慧。孙基林、张立群一致认为,洛夫的现代主义禅诗,是把西方超现实主义与中国古代禅意、把马拉美的'自动语言'与古典诗歌的'无理而妙'相

---

〔1〕《扬州晚报》:《洛夫的扬州足迹》,《扬州晚报》,2018年3月20日。

融合,标示洛夫有了'化欧'与'化古'现代汉语诗美创造的自觉。"[1]这段描述洛夫诗歌文字中的一些语言可以适当变化,用来描述洛夫的爱情:把"追求现代与传统的有机融合,建立新诗的现代美学系统"改为"追求现代与传统的有机融合,建立中国人的现代爱情学系统",把"洛夫诗性经验的汉语特质及其智慧"改为"洛夫爱情性经验的中国爱情特质及其智慧"。

正是采用了"化欧"与"化古",《因为风的缘故》才能够成为朗诵会上的"三大爱情诗",尤其是能够受到青年人的喜欢。即洛夫倡导的爱情方式是既"化欧"又"化古"的现代爱情方式,既不是中国古典的含羞草式的爱情,也不是西方玫瑰花式的爱情。如果用"现代汉诗"这一称谓取代"新诗",用来指称20世纪出现的这种已有百年历史的抒情文体,把"现代汉诗"定义为用现代汉语和现代诗体,记录现代生活和现代情感,倡导现代意识和现代精神的语言艺术,《因为风的缘故》就是一首优秀的现代汉诗,一首百年新诗史上少有的现代爱情诗,它记录的是现代人的爱情生活,抒发的是现代人的爱情情感,倡导的是现代爱情的现代意识和精神,追求的是古代爱情的忠贞和现代爱情的情趣。

我从1985年第一次参加全国性的诗歌研讨会,即在重庆西南大学召开的"新时期新诗研讨会",再到1987年到西南大学新诗研究所攻读新诗理论与创作研究的研究生,专业从事新诗研究数十年,认识了很多老诗人,80高龄以上的就有屠岸、牛汉、郑敏、流沙河、蔡其矫、高平、杨山、林彦、洛夫、余光中、管管、辛郁、张默……其中80岁以上的不少于50人,90岁以上的也有十多人。这种人生经历和研究经历,使我在近年的诗歌疗法研究中,一直在思考诗人为何长寿。

如细读洛夫的《因为风的缘故》的发现一样,我发现诗人长寿的一大原因是他们较好地获得了审美需要。"在某些人身上,确有真正的基本的审美需要。丑会使他们致病(以特殊的方式),身临美的事物会使他们痊愈。他们积极地热望着,只有美才能满足他们的热望。这种现象几乎在所有健康儿童身上都有体现。这种冲动的一些证据发现于所有文化、所有时期,甚至可以追溯到洞穴人时代。审美需要与意动、认知需要的重叠之大使我们不可能将它们截然分离。秩序的需要,对称性的需要,闭合性(closure)的需要,行动完美的需要,

---

〔1〕 诗生活:《"洛夫诗歌创作70年研讨会"在东南大学召开》,https://www.poemlife.com/newshow-8918.htm.

规律性的需要,以及结构的需要,可以统统归因于认知的需要,意动的需要或者审美的需要,甚至可以归于神经过敏的需要。"[1]诗人大多是"神经过敏"的人,诗歌写作可以满足他们"神经过敏的需要"。诗歌与爱情都可以给诗人带来以上的审美需要,正是审美需要得到了充分的满足,诗人才能够长命百岁。

如诗友们好心地"戏说"蔡其矫(1918年12月12日—2007年1月3日)是"三美主义者",他一生都喜欢美文、美食和美人,他活了90岁。他不但为中国诗坛贡献了很多好诗,他的《川江号子》被收入中学语文教材中,他还为中国诗坛提供了正直又浪漫的诗人生活方式,他为北岛、舒婷等朦胧诗人的成长出了一臂之力。北岛在回忆录中说:"1975年冬,我在艾青家认识蔡其矫,那年我26岁,他57岁,正好是我现在的年龄……第二天蔡其矫就来我家串门。唯一的皮沙发像烂桔子般陷落,只好把客人请上床。我们背靠墙并肩而坐,腿翘到床沿外。他引导话题,从诗到政治到性。他单刀直入,问我是否有过性经验,弄得我大红脸。接着他坦言对爱情及性的看法,我只好跟进,讲述了失败的爱情故事……蔡其矫命途多舛,却毫不世故,喜笑怒骂,如赤子般坦荡……说来也巧,自1964年因所谓'破坏军婚'罪锒铛入狱,直到1978年底他的三首诗发表在《今天》创刊号上,其间15年,蔡其矫跟我们一样处于地下,摸黑走路,靠手抄本借光。如今说到地下文学,看来界定要宽泛得多,且源远流长,最早可追溯到1962年他写下的《波浪》一诗。在阳光普照的大墙后,有一窄门通向北京离经叛道的地下世界,那儿有各式各样的沙龙,热闹得很。创作是私下的事,大家凑到一起则变着法儿玩——聚会郊游酗酒吟唱谈情说爱。我把蔡其矫领了进去,这地下世界,连带出没其中的漂亮女孩儿,让他激动不已。他的老式莱卡相机,镜头跟主人的眼睛一起永远忠实于她们。大家当面恭敬,一口一个'蔡老',背后叫他'蔡求蜜'……久别重逢,我提起当年那些女孩儿,他全都忘光了,令我惊讶。其实他记住的名字是青春,总有青春的代表进入他的生活。他与舒婷1975年结识。《橡树》这首诗就是他转抄给艾青,艾青大为赞赏,又推荐给我。在蔡其矫引荐下,我和舒婷自1977年8月开始通信,她的《这也是一切》随意抄在信中,是对我的《一切》的答和……我们常去的地方有圆明园、香山、樱桃沟、沟崖、八大处、十三陵水库、丁家滩和云水洞。便携录音机的出现把郊游推向高潮——野外舞会应运而生。最早上市的板儿砖式录音机细如蚊声,动辄卷带,但丝毫不影响众人兴致。音乐响起,只见蔡其矫独领风

---

〔1〕〔美〕马斯洛:《动机与人格》,许金声译,华夏出版社,1987年,第59页。

骚,他腰板笔直,昂首含颔,带着女孩儿旋转。"[1]

2003年,我与著名诗歌评论家谢冕教授从福州飞往北京,他也以欣赏的语气向我介绍蔡其矫的"三美主义"。早年写诗后来写诗评的谢冕也高寿,他生于1932年,2018年4月26日还从北京到武汉大学参加"中国新诗1917—1949"接受史高端论坛,还与中年诗评家罗振亚、青年诗评家姜涛一起,联合做了一场新诗讲座,受到热烈欢迎。十多年来,我是多次亲眼见到了两位诗坛前辈的"宝刀不老"甚至"青春常在",如2005年,在北京的一次诗歌研讨会的晚宴上,蔡其矫也随着跳肚皮舞的乐曲翩翩起舞。所以后来读到北岛叙说的蔡其矫带着女孩儿旋转一事觉得十分熟悉和亲切。2010年,我与一群中青年诗评家登武夷山,竟然落后于年近八十的谢冕。我还见识过屠岸(1923年11月23日—2017年12月16日)的"老当益壮",2008年我与他一起去澳门大学参加诗歌研讨会上,在珠海汽车站分手的情景还历历在目。那时他已经85岁了,还参加诗歌节的各种活动。

三位著名老诗人的"年轻"都与诗有关,他们都是愿意"为诗消得人憔悴"的人,结果却是诗并没有让他们憔悴,反而让他们年轻,甚至在心理与生理上都有些"返老还童"。蔡其矫的"三美"中诗美占首位。屠岸一生都在写诗译诗,他去世后,新闻报道说:"2016年,93岁高寿的屠岸又出版了8卷本《屠岸诗文集》……屠岸曾说过,诗歌对自己来说,是'安身立命之本'。他一直保持一个习惯,吟诵着诗歌入睡。在他看来,无论是中国的李白、杜甫、白居易,还是西方的莎士比亚、华兹华斯、济慈,都是对自己生命的慰藉与激励。'写诗是情感的抒发。'屠岸这样界定写诗的妙处,'如果能将内心情感通过一首好作品表达出来,那么对作家来说也是一种极大的愉悦'……'诗是人类的精神家园,只要人类不灭,诗歌就不亡。'这是屠岸先生生前说过的话,虽然他离开了我们,但愿他如莎翁的诗那样,'将在不朽的诗中与时间同长'。"[2]

2014年李琭璐在《光明日报》上发表了一篇对谢冕的采访录,题目是《谢冕:把日子过成诗》。这正是对谢冕一生,尤其是他的晚年生活的最准确的描述。"'我从少年时代就是诗歌少年,很喜欢诗,而且也学着写。年纪大了对成熟的人生回顾起来,觉得自己怎么那么幼稚,那么天真,居然写了那么多。'谢冕从新诗中懂得了一个道理,即诗歌与人的情感、内心世界是有关系的,特别

---

〔1〕 北岛:《远行:献给蔡其矫》,https://www.douban.com/group/topic/91413789/.
〔2〕 中国青年网:《著名诗人屠岸去世曾感叹"人类不灭诗歌不亡"》,https://news.china.com/social gd/10000169/20171217/31827265_1.html.

是和自由的内心世界、一种无拘束的情感是有关系的。"[1]这则采访记中这段话让我感叹身处诗歌界外的记者也看出了谢冕与诗的"亲密关系"。更让我感动的是另两段描写谢冕家庭夫妻生活的话。"那日,夫人陈素琰正要出门,看有来客,忙走出屋外表示欢迎,茶几上的龙井茶,已经泡得很酽了。这对头发雪白、相濡以沫的夫妻,已携手走过半个多世纪。"[2]"下午5点,采访结束。谢冕起身送我到门口,又马上走回去抬眼看看表,喏嚅着:'素琰怎么还没回来?'"[3]

我与谢冕夫妻和洛夫夫妻接触都较多,常常感叹这是诗歌界的两对神仙夫妻,让我明白了什么是"白头偕老""夫唱妇随""相濡以沫"。两对夫妻都有很多事情感动过我,如2003年8月我陪谢老师到福建南日岛参观,南日岛曾是他20世纪50年代战斗过的地方,故地重游,目的是寻找旧迹,但年代久远,旧迹难觅。突然接到陈老师从北京来的电话,问谢老师找到当年的战壕了吗,本来没有找到,谢老师却高兴地大叫:"找到了!"后来我与很多夫妻说过此事,大家都为谢老师的"撒谎行为"而感动。2003年7月在北京第一次见洛夫,就发现他与妻子陈琼芳形影不离,陈老师不仅把他的生活照顾得很好,而且还陪他参与各种诗歌活动,如每次我与洛夫谈诗时,陈老师总是静坐其旁,即使是在很正式的诗歌研讨会上,陈琼芳与陈素琰一样,也总是陪着自己的丈夫。

写此段文字的半小时前,与谢冕老师、方长安教授等在武汉丰颐大酒店共进早餐,我告诉他我正在为《名作欣赏》写洛夫爱情诗的文章,由洛夫老夫妻的夫唱妇随的相亲相爱方式,联想到他与妻子陈素琰老师的爱情方式,把他也写进了文章中,还告诉他我的文章题目是《在诗与爱中幸福地长寿》,86岁的他高兴地笑着说:"我和陈老师的故事也可以流传下去了啊!"他与洛夫是非常要好的老朋友,两对老夫妻"夫唱妻随"的爱情佳话早已在华语诗坛广为流传。

〔1〕 李琭璐:《谢冕:把日子过成诗》,https://epaper.gmw.cn/gmrb/html/2014-11/14/nw.D110000
gmrb_20141114_1-05.htm.

〔2〕 李琭璐:《谢冕:把日子过成诗》,https://epaper.gmw.cn/gmrb/html/2014-11/14/nw.D110000
gmrb_20141114_1-05.htm.

〔3〕 李琭璐:《谢冕:把日子过成诗》,https://epaper.gmw.cn/gmrb/html/2014-11/14/nw.D110000
gmrb_20141114_1-05.htm.

第九节 《乡愁》的诗疗解读

在近年的诗歌疗法讲座中，我用得最多的五首诗是：食指的《相信未来》、海子的《面朝大海，春暖花开》、北岛的《回答》、舒婷的《祖国啊，我亲爱的祖国》和余光中的《乡愁》。《乡愁》的用途最广，可以针对所有文化层次、职业层次和年龄层次的受众。如2012年4月13日，我在福建省妇女干部学校为六十多名女干部做的讲座题目是"传统文化（诗教）与科学精神（诗疗）——做幸福完美的女干部"。我把讲座的第一个环节"情感治疗"分为三个"疗程"：第一个疗程是"初级情感治疗"，播放的是邓丽君的歌曲《恰似你的温柔》和《在水一方》，受众听完歌曲后播放了我的《多想在鼓浪屿浪来浪去》的诗朗诵。第二个疗程是"中级情感治疗"，播放的是苏轼的歌曲《明月几时有》和徐志摩的《再别康桥》的诗朗诵以及余光中《乡愁》的诗朗诵。第三个疗程是"高级情感治疗"，播放的是艾青《我爱这土地》和舒婷《祖国啊，我亲爱的祖国》的诗朗诵。尽管把爱情归入低级情感，把乡情归于中级情感，把爱国情感归于高级情感，可能不太合理，但是基本可以反映出我诗歌疗法的基本观念：承认低级情感，保护中级情感，倡导高级情感。所以我的诗歌疗法创造了两个新术语：一个是"诗歌疗法诗"，简称"诗疗诗"；另一个是"美欲"。有个成语叫"三心二意"，一首优秀的诗歌疗法诗应该呈现三欲（性欲、爱欲和美欲）和二感（快感、美感）。虽然属于"中级情感疗程"的《乡愁》可能不是这样的"三心二意"的"诗疗诗"，却因为既有"中级情感治疗"（诗中的"母亲"），又有"高级情感治疗"（诗中的"海峡""大陆"），甚至还有"低级情感治疗"（诗中的"新娘"），就能产生一种特殊的诗疗效果。它能够兼顾诗的抒情性、政治性甚至现代性，把个人情绪、家庭情感和国家情感有机结合，尤其是能够将家国情怀水乳交融。如同"味道"一词，理解《乡愁》的诗疗性时，可以把家国情怀分解为"家与情"和"国与怀"，前者偏向的如"味道"中的"味"，偏重的是"情"；后者偏向的是"怀"，偏重的是"道"。所以余光中的《乡愁》能够在中外成千上万首乡愁诗中脱颖而出，特别是能够优胜于彭邦桢的《月之故乡》、洛夫的《边界望乡》、席慕蓉的《乡愁》、蓉子的《晚秋的乡愁》、痖弦的《红玉米》、杜国清的《望月》等众多台湾诗人写的乡愁诗，堪称乡愁型诗疗诗中的精品。

我长期把《乡愁》放在"中级情感疗程"中，主要是因为对这首诗的"政治性"理解不够。不仅是因为我按照时空距离与心理距离，尤其从"小我"到

"大我"的伦理距离，认为乡情是介于爱情、亲情、友情与爱国情感之间的情感，还因为我数十年的阅读经验已形成了相对稳定的审美定势及期待视野，当然也是受流行观念的影响，尤其是这首诗在公众视野中，特别在中国大陆中学语文的教材中和在中央电视台等媒体上，都被"定格"为"乡愁诗"，余光中又被"公认"为"乡愁诗人"。尤其是被强调为羁旅、放逐中的游子思归的乡愁诗，也常常被一些人有意识地界定为"台湾同胞"渴望"回归"大陆的"宣传诗"。从它几十年来的传播历史看，这首诗确实获得了很多强调两岸统一的政治抒情诗无法达到的"宣传"效果，为两岸关系的改善作出了特殊的贡献，它以诗歌的形式形象又生动地说明了"血浓于水""两岸一家亲"的"硬道理"。余光中是唯一被邀请到中央电视台《新闻会客厅》栏目接受采访的中国台湾诗人，他也是在中国大陆知名度最高的中国台湾诗人。《乡愁》也总是在中央电视台的"新年新诗会"上被名家朗诵。在没有进行诗疗讲座或教学以前，我甚至很偏执地认为这首诗是一首纯粹的"乡愁诗"，只不过是被政治家们利用成了"政治诗"甚至"宣传诗"。在2003年西南大学新诗研究所举办的一次新诗研讨会上，我还因此指责新诗研究界在研究台湾诗歌时过分重视诗的政治性，甚至不顾一些台湾诗人在场，尖锐地指出有些台湾诗人在大陆暴得大名并不完全是因为诗好，而是"功夫在诗外"，沾了"政治"或"人际"的光。但是从事诗歌疗法研究以后，尤其是在用《乡愁》作为诗疗诗，对受众进行治疗时，我明显发现了它的政治意义及由此产生的诗疗价值，越来越感觉到这首诗不是一首"小我"抒情诗，而是一首以小衬大的"大我"政治诗。诗中的"我""母亲""新娘"这些"家庭成员"虚实相生，尤其不能认为这首诗是"个人化写作"中的"夫子自道"，"对号入座"地把"我"理解为余光中，把"母亲"和"新娘"固定为余光中的母亲和妻子。如果把《乡愁》界定为一首个人抒情诗（一段内心独白）或家庭抒情诗（一封家书），前三个诗节就很完美了，最后一个诗节就是画蛇添足。

我把《乡愁》放在"中级情感疗程"，还有一个原因是我在很长一段时间内都认为这首诗写得太简单，缺乏新诗应该有的"技巧性"，甚至认为它能够进入中国大陆初中语文教材的原因正是写得太粗浅，是一首内容大于形式，甚至是"主题先行"式的诗作。我的这种"偏见"直到2004年读到大陆学者傅光明采访余光中的对话录时才有一点改变。

"傅：余先生，您好。我想大陆读者对您的了解和熟悉，无疑是从您1971年写的那首《乡愁》诗开始的。一枚小小的邮票内蕴着无限的乡愁、乡思和眷恋。您写诗 40 多年了，我统计了一下，已经出版的诗集有 18 本。您一直认为写诗是最接近神秘的、难以追求的一种艺术——就是当诗歌的缪斯女神翩然临访的时候，您的创作灵感才来到。您能否以《乡愁》为例，说明一下您在诗歌构思当中，缪斯女神的来临和对诗的构思的一种技巧性的东西，是如何从心灵中升华为艺术的？余：这首诗写于 30 多年前，那时我离开大陆已经二十年了。怀乡是非常之伤情的，所以就写了这么一首诗。那时候我刚从美国回台湾，对于美国摇滚乐这类歌词很欣赏，所以我有意要写一首相当整齐的诗，让作曲的人很方便地谱成歌曲。我的意念是从邮票开始的，开始仅仅就是一枚邮票，所谓通信就是邮票两边各有一个人，有寄信的有收信的。然后从邮票推展出去，跟它的形状接近的，那是一个车票或船票。一个坟墓也是长方形的，海峡当然也是个长方形的，总之那形象有相同之处。所以这首诗我写的时候，当然没有怎么很有意识地来规划，就写下去了。可是心里的过程应该是长时间的，从小时候一直到现在。这是时间上，可是在空间上是阻隔的。时间是延续的，空间这头那头，里头外头，所以时间的安排跟空间的安排有一种紧张，也有种对位的味道在里边。这当然是事后才想到原来有这么一回事，写的时候就凭直觉写下去的。傅：构思其实是非常简单的，但这个简单是由空间和时间上这种无限的内蕴的沉积而产生的。余：分析起来蛮复杂的，写起来很简单。"[1]

福柯认为："从各方面看，我确信：我们时代的焦虑与空间有着根本的关系，比之与时间的关系更甚。时间对我们而言，可能只是许多个元素散布在空间中的不同分配运作之一。"[2] "而当今的时代或许应是空间的纪元。"[3]时空的巨大转换甚至对立倒置使余光中、洛夫、痖弦那一代台湾诗人具有特殊的"时代的焦虑"，写诗，尤其是不由自主地写《乡愁》这样的"乡愁诗"是他们摆脱那个时代的"焦虑"及那个时代的"病态人格"的重要方式。

2016 年 2 月 1 日，我在东南大学听的一段采访录音，让我获得了满意的答案，彻底改变了对这首诗的轻视看法，认为它至少是一首"言简意赅"的诗。2018 年 3 月在录制大学网络通识课程"诗歌欣赏与诗歌疗法"时，我进一步发

---

〔1〕 傅光明：《余光中：我的生命与我的创作》，https://www.gmw.cn/content/2004-04/12/content_11761.htm.

〔2〕 [法]米歇尔·福柯：《不同空间的正文与上下文》，陈志梧译 // 包亚明：《后现代性与地理学的政治》，上海教育出版社，2001 年，第 20 页。

〔3〕 [法]米歇尔·福柯：《不同空间的正文与上下文》，陈志梧译 // 包亚明：《后现代性与地理学的政治》，上海教育出版社，2001 年，第 18 页。

现了这首诗的诗疗价值和诗艺价值。这门课一共二十七讲,讲了百年新诗史上的十首诗,《乡愁》是其中一首。中国台湾诗人只有两个人入选,一人一首诗,另一首是洛夫的《因为风的缘故》。那段录音是王觅发给我的,采访时间是2016年1月26日下午三点到四点,地点是台湾高雄市中山大学余光中的办公室。王觅当时在西南大学新诗研究所攻读硕士研究生,在台湾元智大学做交换生。他是我的儿子,我建议他在台湾采访一些诗人和诗论家。他专程去高雄市采访了余光中。

"王觅问:'《乡愁》被收入了中学教材,您作为创作者,您认为教师教授您的这首诗时应该注意哪些方面?'余光中答:'《乡愁》这首诗,因为教科书收进去,因为中央电视台常常播出,谱曲的人有十几个之多,所以相当流行。它也好背,因为四段的格式是一样,也可以说是某一种格律诗,但是它不是像闻一多提倡的那种豆腐干体一样的。这可是我自己创的,对不对?短的句,长的句,然后排比句,好背,但是一般人就觉得:嗯,好容易啊!其实它里面有很深的意义,因为我是用童话的眼光来写的,所以什么东西都是小小的,小小的邮票,窄窄的船票,矮矮的坟墓,那个海峡并不,并不浅啊,淹也淹得死人,所以变成浅浅的海峡。从头到尾是小小的,有一种风格。然后呢,邮票是一种沟通,可以浮起,船票也可以沟通,可以浮起,海峡也可以沟通,就像现在你们可以过来。唯一不能沟通的,就是坟墓。所以坟墓也变化了,不是母亲在这头,我在那头,而是我在外头,母亲在里头。这是天人有隔,这个隔是没有办法沟通。所以这四段最悲哀的就是第四段。第四段也提出了一个问题:'海峡并不宽,那将来是要和平,还是要战争?'就考验两岸的领导人,也考验两岸人民的智慧。这样一讲,这里面的内容就丰富了,所以做老师的,应该多想一想怎么教。'"[1]

余光中的这段话比较全面深刻地阐释了他写这首诗的目的及这首诗的主题,改变了我对这首诗的功能的看法。从此后把它作为诗疗诗进行教学时,我既重视这首诗的抒情性,也重视它的政治性甚至宣传性。在大多数时间,我仍把它放在"中级情感疗程"中,有时也会把它放在"高级情感疗程"中,甚至与舒婷的《祖国啊,我亲爱的祖国》一起使用。因为我发现《乡愁》的政治性既可以指纯粹的"政治性",甚至可以用"宣传性"取代,更可以指通过"政治性"获得的更好的"诗疗性"。这种"政治性"可以培养写作者和阅读者的高级情感,

---

〔1〕 王觅采访余光中录音,2016年1月26日,未刊稿。

让诗人和读者获得道德的愉快。

"在人类的发展中,人意识到自己是一个独立的存在的程度取决于他脱离其部族的程度和个体化发展的程度。"[1]《乡愁》具有的"政治性"极大地提高了诗疗的效果,使作者和读者都可能更快速、更真切地获得"身份感",获得如指点江山、激扬文字般的文人自豪感,这种自豪可以带来更多的自信与自尊。"身份的问题并不像人们通常所理解的那样仅仅是一个哲学的问题,或仅仅是与我们的心灵和思想有关的问题,有一种身份感的需求正源于人的生存状况……再没有比这一事实更明显的了,那就是人们不惜以生命冒险放弃他们的爱情,他们的自由,牺牲自己的思想,一切都是为了成为群体的一员,为了达到一致性。从而获得一种身份感,即使它是虚幻的。"[2]这种"身份感"有点类似于中国传统文人强调的"达则兼济天下""天下兴亡匹夫有责"的入世意识,颇能呈现出中国诗人及中国文人根深蒂固的家国情怀,尽管他们是处江湖之远的才子文人,却像居庙堂之高的举子文人那样,推崇"先天下之忧而忧,后天下之乐而乐"的文人境界。

写作《乡愁》的过程是余光中确立自己身份获得身份感的过程。第一个诗节是儿子身份,呈现的是儿子与母亲的关系。第二个诗节是丈夫身份,呈现的是丈夫与妻子的关系。第三个诗节虽然呈现的又是儿子与母亲的关系,甚至写的是生活的真实。"母亲"是余光中诗中出现最多的词语,他太爱她的母亲,他认为母爱是世界上最纯真和最无私的情感。"母亲的恩情早在孩子会呼吸以前就开始,所以中国人计算年龄,是从成孕数起。那原始的十个月,虽然眼睛都还未睁开,已经样样向母亲索取,负欠太多。等到降世那天,同命必须分离,更要断然破胎、截然开骨,在剧烈加速的阵痛之中,挣扎着,夺门而出。生日蛋糕之甜,烛火之亮,是用母难之血来偿付的。但生产大劫不过是母难的开始,日后母亲的辛勤照顾,从抱到背,从扶到推,从拉拔到提掖,字典上凡是手字部的操劳,哪一样没有做过?"[3]

"对余光中而言,台北周遭最刻骨的地点当是圆通寺,因为1958年7月4日,他的母亲病逝,骨灰即奉存于此,对从小与母亲相依为命,一起逃难的他而

〔1〕〔美〕埃里希·弗罗姆:《健全的社会》,王大庆、许旭虹、李延文、蒋重跃译,国际文化出版公司,2007年,第58页。

〔2〕〔美〕E. 弗罗姆:《健全的社会》,孙恺祥译,上海译文出版社,2007年,第57-58页。

〔3〕余光中:《日不落家》//向阳、林黛嫚、萧萧:《台湾现代文选》,三民书局股份有限公司,2004年,第34-35页。

言，这可以说是人生最大的悲痛。1960年，他写下《圆通寺》……1961年，在大型组诗《天狼星》中，又有同题之作；同年重九，34岁生日，余光中又写了《登圆通寺》……1967年1月，他再写了《母亲的墓》，此时母亲的骨灰已移信碧潭永春公墓，归土安葬。"[1]1960年12月写的《圆通寺》全诗如下："大哉此镜，看我立其湄／竟无水仙之倒影／想花已不黏身，光已畅行／／比丘尼，如果青钟铜扣起／听一些年代滑落苍苔／自盘得的圆颅／／塔顶是印度的云，塔顶是母亲／启古灰匣，可窥我的脐带／联系的一切，曾经／／母亲在此，母亲不在此／释迦在此，释迦不在此／释迦恒躲在碑的反面／／佛在唐，佛在敦煌／诺，佛就坐在那婆罗树下／在摇篮之前，棺盖之后／／而狮不吼，而钟不鸣，而佛不语／数百级下，女儿的哭声／唤我回去，回后半生"。余光中在其他诗中还多次写到圆通寺，如1972年4月29日午夜写的《春天，遂想起》中出现了"圆通寺"："春天，遂想起／江南，唐诗里的江南……何处有我的母亲／复活节，不复活的是我的母亲／一个江南小女孩变成的母亲／清明节，母亲在喊我，在圆通寺／喊我，在海峡这边／喊我，在海峡那边／喊……"

　　余光中为母亲写诗的过程正是诗疗的"书写表达"过程。《乡愁》在某种意义上是他年轻时写给母亲的悼亡诗经历中的一次写作行为，所以他发出绝望的感叹："后来啊／乡愁是一方矮矮的坟墓／我在外头／母亲在里头"。这是他去给母亲上坟扫墓的场景和心境的真实记录。这是"实写"，这种表面上的"实写"是余光中所说的《乡愁》整首诗被人认为很简单的重要原因。实际上却有深刻意义，这种"实写"实质上是"虚写"。"第四段也提出了一个问题：'海峡并不宽，那将来是要和平，还是要战争？'就考验两岸的领导人，也考验两岸人民的智慧。"[2]现实中的"母子有隔"——母亲在这头，我在那头；我在外头，母亲在里头。残酷地演变为梦想中的"天人有隔"，正是因为政治家们的无能，才使"这个隔是没有办法沟通"，现实中的母亲幻化成理想中的祖国——祖国在这头，我在那头；我在外头，祖国在里头。我在"那头"漂泊，我在"外头"流浪，却始终"回"不了"这头"，"进"不了"里头"。"这头"与"那头"和"外头"与"里头"互相照应，交叉组合，产生触目惊心的悲壮，甚至产生了如同"静穆中的伟大"一样的"动态中的崇高"。它说明哲学家福柯的结论多么

---

〔1〕　丁旭辉：《现代诗的风景与路径》，春晖出版社，2009年，第135页。
〔2〕　王觅采访余光中录音，2016年1月26日，未刊稿。

正确："我们时代的焦虑与空间有着根本的关系,比之与时间的关系更甚。"[1]很多台湾诗人都生活在"空间的纪元"中。

诗家语强调惜墨如金,忌讳字词重复,这里写母亲就用了四个"头"字,全诗共四个诗节,每个诗节都是22个字,共88个字,"头"字就用了8个,"这头"与"那头"还分别用了三次,重复率之高是古今中外诗歌中少见的。成语有"有头有尾",《乡愁》使用了8个"头",可谓是"有头",结果却令人悲哀,是"无尾"的"无望"。8字的谐音是"发",全诗共88个字,用了8个"头"字,这不是巧合,是诗人精心设计的结果,也是诗人美好愿望的体现。诗人匠心独具,用心良苦,结果却是不尽如人意,大失所望,不能"发":这头与那头不能相连,外头与里头不能相通,我更不能越过"浅浅的海峡"回到大陆,政治家们也不能解决"浅浅的海峡"的问题。

谙熟中外诗歌的余光中违背做诗的基本规则,使用如此多的"头"("这头""那头"),不仅是想利用字词的繁复来写出乡愁的浓郁、沉重和繁杂,来暗示漫长的等待,不厌其烦地等待的辛苦。诗人已经苦苦等待了23年,此时诗人的感受是:反顾过去,往事不堪回首;遥望将来,竟无一点希望。还与诗人想用儿童的纯真语言和人的口语、俗语等自然语言来写作这首诗有关,借此暗示甚至讽刺政治的复杂。"《乡愁》这首诗……一般人就觉得:嗯,好容易啊!其实它里面有很深的意义,因为我是用童话的眼光来写的,所以什么东西都是小小的,小小的邮票,窄窄的船票,矮矮的坟墓,那个海峡并不,并不浅啊,淹也淹得死人,所以变成浅浅的海峡。从头到尾是小小的,有一种风格。"[2]余光中"用童话的眼光来写"《乡愁》,既是一种技巧行为,也是一种自然行为。余光中一生事业有成,爱情甜蜜,家庭幸福。写这首诗时,他正为人父,与孩子们在一起享受着天伦之乐,让他童心大发,并习惯了"小小的""窄窄的""矮矮的"这样的儿童语言或儿童诗语言。"1960年,他写下《圆通寺》……在悲痛中,他说:'数百级下,女儿的哭声/唤我归去,回后半生。'因为母亲病亡的前三周,大女儿刚刚出世。1961年,在大型组诗《天狼星》中,又有同题之作;同年重九,34岁生日,余光中又写了《登圆通寺》,当年的小女婴如今已是三岁的美丽孙女。"[3]余光中曾在散文《日不落家》中写出了他当时的幸福及孩童般的

---

〔1〕[法]米歇尔·福柯:《不同空间的正文与上下文》,陈志梧译//包亚明:《后现代性与地理学的政治》,上海教育出版社,2001年,第20页。

〔2〕王觅采访余光中录音,2016年1月26日,未刊稿。

〔3〕丁旭辉:《现代诗的风景与路径》,春晖出版社,2009年,第135页。

语言习惯。"人的一生有一个半童年。一个童年在自己小时候,而半个童年在自己孩子的小时候……年轻爸爸的幸福感,大概仅次于年轻妈妈了。厦门街绿荫深处的巷子里,我曾是这么一位顾盼自得的年轻爸爸,四个女儿先后裹着奶香的襁褓,投进我喜悦的怀抱……为了逗她们笑,我们做鬼脸。为了教她们牙牙学语,我们自己先儿语牙牙:'这是豆豆,那是饼饼,虫虫虫虫飞。'成人之间不屑也不敢的幼稚口语、离奇动作,我们在孩子面前,特权似的,却可以完全解放,尽情表演。"[1]《乡愁》中的"小小""窄窄""矮矮"与《日不落家》中的"豆豆""饼饼""虫虫"如出一辙。

第三个诗节是在实写中虚写,"亡母"与"故国"合为一体,虚实相生,"我"现在见不到母亲,与"我"现在回不了故国相提并论。在悲观绝望中,甚至是在悲愤中,作者的身份才由诗人转向政治家,才有了第四个诗节的提问:请问政治家们如何处理浅浅的海峡?政治家们(政客们)为何要让咫尺之隔变成海天之遥?作者写作的过程也是身份转换的过程,如果说写第一、二个诗节时作者是一位普通的诗人,写第三、四节时就变成了一位高明的政治家,海峡是浅浅的,完全可以轻松地跨越。最后一节诗也讽刺了政治家的无能。余光中写《乡愁》时44岁,这首诗充分说明他真正处在不惑之年,以上问题只有清醒者才能提出。

当代多位新诗学者意识到余光中的入世特点。如台湾诗评家萧萧的《台湾新诗美学》第二章的题目就是"台湾新诗人的入世精神——从儒家美学看余光中诗作的体现"。他说:"黄维樑赞誉余光中'敏于感应、富于想象、勇于尝试、勤于执笔、融汇中外、通变古今、抒情说理,咏物叙事,个人家国、多方发挥。'"[2]《乡愁》正是一首"个人家国、多方发挥"的抒情政治诗。大陆诗评家梁笑梅的《壮丽的歌者——余光中诗艺研究》第五章的题目是"余光中乡愁之维",她说:"诗的类型起源于某些普遍的心理需要……中国诗人由于种种原因产生的生命漂泊之感与向往安顿之感,无疑构成了乡愁诗的一个极其重要的精神源头。于是就有了相思,有了回归中国文化的永恒的乡愁冲动:安顿生命和提升心灵。"[3]"余光中是当代长江黄河的弄潮儿,他的诗切入到时代的神经,表达了时代的强音。诗人流沙河在《读〈蜀人赠扇记〉》中说:'台岛众

〔1〕 余光中:《日不落家》//向阳、林黛嫚、萧萧:《台湾现代文选》,三民书局股份有限公司,2004年,第34—35页。
〔2〕 萧萧:《台湾诗歌美学》,尔雅出版社,2004年,第87页。
〔3〕 梁笑梅:《壮丽的歌者——余光中诗艺研究》,西南师范大学出版社,2006年,第84页。

多诗人,二十年来,乡愁主题写得最多又最好的,非余光中莫属。在众多的思乡歌声里,余光中的乡愁诗卓尔不群……余光中的乡愁诗在技巧上有高度的成就,但它们更明亮的光辉却发自他深邃的国恨与家愁,他的恨与愁皆出自于'爱',一种从母爱的依恋推展及乡土故国的怀念。"[1]第二章的题目是"余光中诗艺世界的基石",其中第一节的题目是"感时怀国的忧患意识"。梁笑梅总结说:"具体地说,诗人受到包括儒道释等在内的中国古代哲学思想和传统文化的熏陶,尤其是中国知识分子所共有的忧国忧民的思想,在诗人的成长历程中反映得特别强烈,从而形成了他关心国家前途和命运的创作思想。余光中说:'一位敏感的诗人,处今日非常之变局,而竟不闻不问,不怒不惊,乃至孤灯小楼,一仍惟美是务,也就未免太自私了。我认为,诗人处此之境,无论是直接或间接,高亢或低回,都应该对自己的国家表示关切和赤忱了'。诗人固然不必、也不可能篇篇爱国,但是赋诗千首,竟无一篇忧时感世,也是难以自解的……'"[2]

"白灵说:'余氏诗风多变,格局开阔,不拘于一隅,每游走、奔突于家国、土地及世界之边缘,都能大开大合,穿透及转折,引领诗坛风骚,影响遍及两岸。'余光中的诗生命就是这样一股不可遏抑的'奔流'……如果有人要编一部'分类诗选',那么,不论哪一类别中必定都有余光中的诗,严肃、轻佻都可能找到诗例。余光中的写作历史好像没有所谓'冷僻'的题材,任何人、事、物、情、景,都可以入诗。这是'奔流'的另一层意义。"[3]

由此可见余光中没有走"潜心修道""舍生取义"的中国古代文人的极端,更没有为"大家"(国家)而舍小家,他是把个人幸福与国家利益结合得很好的现代人。如萧萧所言余光中是具有儒家的"坤道"修持的文人,懂得"生命的节制"。

"余光中的诗生命是一股不可遏抑的'奔流',但余光中也是一位知所节制的诗人。以《白玉苦瓜》为例,我们探究诗的外在形式,可以看出余光中奔流的遗迹,节制的努力……《民歌》这首诗分为四节,每节五行,共二十行,而每节相对应的句子,其长短也相仿佛,可以说是余光中自我约束的一种格律。"[4]《乡愁》也分为四节,每节四行,每节相对应的句子的长短完全一致。这

〔1〕 梁笑梅:《壮丽的歌者——余光中诗艺研究》,西南师范大学出版社,2006年,第91—92页。
〔2〕 梁笑梅:《壮丽的歌者——余光中诗艺研究》,西南师范大学出版社,2006年,第91—92页。
〔3〕 萧萧:《台湾诗歌美学》,尔雅出版社,2004年,第30页。
〔4〕 萧萧:《台湾诗歌美学》,尔雅出版社,2004年,第32—33页。

种"生命的节制"非常有利于人的精神健康,让诗人成为健全的人。因此《乡愁》的政治性并没有取代抒情性,而且前者通过后者来呈现。"抒情诗人的任务在于始终不离个人,叙说自己和自己的私人感受,同时又使这些感受成为对社会有意义的东西⋯⋯一个抒情诗人,如果他显然没有把任何私人的激情贯注到他的抒情诗里面,他的笔下就可能枯涩呆滞。"[1]只有这样的抒情诗人才能完成现代诗记录现代生活、抒发现代情感、倡导现代精神的任务。

《乡愁》的抒情性并不是浪漫主义诗人华兹华斯所言的"自然情感的强烈流露",也不是现代主义诗人艾略特强调的"感情的逃避",而是将两者有机融合,准确点说是将现实主义、浪漫主义和现代主义"三结合"的产物。这种"三结合"有点像生于和求学于台湾,求职于美国的诗论家杜国清所言:"就诗质而言,知性的强调是匡救浪漫主义和现实主义诗人时常患有的感伤症的一大法宝。感伤是诗人在感受上滥情,在表现上溺情的结果。浪漫主义诗人,往往基于表现激情,由于感情过剩,无法找到与之相当的客观的景物作为表现的媒介,在艺术上是失败的。现实主义诗人,往往急于传达信念,由于操之过切,往往将抽象的理念直接陈述,而缺少形象化语言的经营,以及结构上知性的运用,在艺术上也是失败的。浪漫主义诗人容易陷于情绪感伤,而现实主义诗人容易陷于政治感伤⋯⋯优越的作品是诗人感性与知性平衡发展的产物。创作是诗人的感性与知性互相协调的过程,而诗是诗人的感性与知性调和的结晶。诗人的激情或政治信念,正像诗人的其他感受或精神意识,本来都是创作的素材。诗人如何将个人的情绪点化为诗的情绪,如何将创作素材转化为艺术作品,这个点化或转化的过程,亦即诗人心灵的运用,而运用之妙,永远是创造的奥秘。"[2]《乡愁》有杜国清所说的"情绪感伤"和"政治感伤",前者源于人的低级情感需要,后者源于人的高级情感需要。诗中也有"诗人的激情或政治信念",这种信念由诗中的政治性体现,却是间接地由诗的抒情性巧妙地呈现。

"余光中,祖籍福建永春⋯⋯1950年来台,九月考入台大外文系三年级⋯⋯1958年赴美进修⋯⋯1964年、1969年,两次赴美讲学,前后三次的美国之行,对他的现代诗写作,产生相当大的影响。余光中先后任教于东吴大学、台湾师范大学英语系与台大外语系,后应聘政大西语系并兼系主任。1974年

〔1〕〔俄〕卢那察尔斯基:《论文学》,蒋路译,人民文学出版社,1978年,第154-155页。
〔2〕杜国清:《诗论·诗评·诗论诗》,台大出版中心2010年,第227-228页。

应香港中文大学之邀,任教于中文系……"[1]《乡愁》写于1972年,此时余光中仍在外语系。求学并求职于外语系,使他对西方现代诗歌非常熟悉,所以《乡愁》的内容更多偏向中国诗歌的抒情言志传统,在形式技法上却偏向西方诗歌的说理叙述传统,更具有西方现代诗歌的特点。西方现代诗歌追求的两大境界是睿智与幽默,在19世纪末20世纪初西方文学的"现代运动"(modern movement)中诞生的英语现代诗歌的特点是:"复合"(complexity)、"暗示"(allusion)、"反讽"(irony)和"朦胧"(obscurity)。诗人们竭力营建诗歌语言的"张力"(tension),呈现诗形的"具象"(concrete)和诗律的灵活(free)。"在诗中,读者更能体会到'现代'(modern)的明显风格,特别表现在诗的格调(tone)上,尽管很难给出诗中的'现代性'(modernity)的绝对标准。"[2]"诗与传统的小说、散文、戏剧的不同之处是诗的突出的含蓄。这种含蓄使它有着不同于上述文学品种的内在结构……它的主要特性在于通过暗示、启发,向读者展示一个有深刻意义的境界。"[3]《乡愁》也具有英语现代诗歌的"复合""暗示""反讽"和"晦涩"等特点。这首诗表面看来结构十分简单,似乎有"单纯""明快""朴素""集中"的特点,实际却是一首具有巨大张力的诗,一首让"外行看热闹,内行看门道"的诗。所以这首诗老少皆宜,传播极广。

无论是诗还是散文,余光中都追求睿智与幽默。他接受王觅的采访时说:"我的诗和散文确实都有幽默的成分,一个人的幽默是天生的,学也学不到。一个人如果有幽默,就不会把自己看得太伟大。"[4]"精神障碍的真正进步总是包含病人态度的某种改变。神经症态度主要有:依赖、自卑(优越感)、完美主义倾向、渴求被爱而不主动去爱别人、对自己不接受(否认、回避、借口、苛求等),对别人有攻击性(敌意、怨天尤人、挑错、指责、嫉妒)等。从效应上说,如果人际关系促进了上述态度的转变,那么,关系便是建设性的。"[5]余光中21岁时离开大陆,写《乡愁》时已44岁,仍然回不了大陆。作为受害者,诗人完全可以在《乡愁》的第四节,"大义凛然""义正词严"地谴责政治家,却采用了中国传统文人"温柔敦厚"的君子"淡如水""静如石"的言说方式,不仅是因

〔1〕 丁旭辉:《现代诗的风景与路径》,春晖出版社,2009年,第127-128页。
〔2〕 G.S. Frase.The Modern Writer and His World.England:Penguin Books Ltd.,1964.p.31.
〔3〕 郑敏:《诗的内在结构》//杨匡汉、刘福春编:《中国现代诗论》(下编),花城出版社,1986年,第366-367页。
〔4〕 王觅采访余光中录音,2016年1月26日,未刊稿。
〔5〕 许又新:《许又新文集》,北京大学医学出版社,2014年,第207-208页。

为他做人的聪明和作诗的睿智,更是因为他有与众不同的幽默。正如他在88岁高龄总结出的人生智慧所言:"一个人如果有幽默,就不会把自己看得太伟大。"〔1〕

以下三位当代大陆优秀诗人关于诗的治疗功能的言论非常有助于我们理解余光中为何写《乡愁》及"乡愁写作"的诗疗意义。

女诗人翟永明是当代优秀诗人,她于2009年11月在深圳一次研讨会上的发言题目是"写诗是一种心理治疗"。她说:"我想谈谈我为什么写作,我一直觉得我的诗歌写作是一种治疗过程。是一种试图与个人经验,与个人的'过去'连接的关系……我自己二十多年的写作过程,就是跟'过去'有关的,不管写什么题材都会跟我的过去有联系。实际上,我猜想每个作者的潜意识中,都是希望通过对'过去'的描述清理掉、消解掉,或者说遗忘掉对过去的记忆。诗歌有时候,就是这样一种心理治疗,至少我的写作是这样的。古人云,文章为天地立心。我想,如果要为天地立心,首先要为自己立心,自己的心站稳了,才能说得上别的。所以我觉得我们跟现实和过去的关系实际上是一种你中有我、我中有你的关系。这个过程和心理治疗的效果是一样的。就是说,写作,不可能彻底地让你忘掉过去,但可以让你更清楚地认识过去。这就是我多年来一直写作的主要原因。"〔2〕

余光中的《乡愁》写作如同翟永明所言的是一种治疗过程,"是一种试图与个人经验,与个人的'过去'连接的关系"。奥登声称诗是"'记忆的言说(memorable speech)',认为除广告的叮当声等东西以外,很多都可以称为诗"。〔3〕余光中的"乡愁"正是"记忆的言说"。诗人的情绪受到记忆的巨大影响,尤其是余光中身上具有的中国文人独有的兼善天下的"文化记忆",极大地影响了诗人的情绪,不仅让余光中有了写诗的"激情",还给了他写诗的"节制"。现代诗歌重视情绪、轻视感情,原因是它是诗人写诗的原动力。"情绪是使有机体去克服或防止导致不满足这一障碍的驱使力量。"〔4〕情绪与有机体的需要相联系,在种族发生上具有明显的生物学适应价值,又具有很强的社会

---

〔1〕 王觅采访余光中录音,2016年1月26日,未刊稿。

〔2〕 翟永明:《写诗是一种心理治疗——在深圳一次研讨会上的发言》,https://blog.sina.com.cn/s/blog_518b17d40100gegt.html.

〔3〕 David Bergman, Daniel Mark Epstein.The Heath Guide to Literature.Toronto: D.C.Heath and Company,1987.p.419.

〔4〕 〔苏〕斯托曼:《情绪心理学》,张燕云译,辽宁人民出版社,1987年,第283页。

性,是有机体在社会环境中特别是在人际交往中发展起来的。人既具有与生物学需要相联系的情绪体验(如疼痛引起的不愉快情绪),又具有与社会文化相联系的高级情绪或社会情操(如道德感、审美感)。所以存在主义哲学家萨特认为:"情绪是人们去理解世界的一种方式,能够产生一种想象上的改变,永远包含着对世界的质的改变,并非所有情绪是完全清晰可辨的。"[1] "所谓抒情诗,就是现在(包括过去和未来的现在化)的自己(个人独特的主观)的内在体验(感情、感觉、情绪、愿望、冥想)的直接的(或象征的)语言表现。"[2]《乡愁》如滨田正秀所言,是现在的自己的内在体验的既直接又象征的语言表现。它可以说是生活抒情诗,也可以说是政治抒情诗,只是后者写得非常晦涩。诗中的四个场景正是"过去和未来的现在化"的具体实践。

2018年1月22日10时,微信平台"飞地——文学青年的高品质文学"发表了臧棣写的诗论,题目是《诗的治疗要高于诗的拯救》,节选自臧棣的诗学著作《诗道鳟燕》。他说:"我曾忧虑于诗的治疗是对诗的拯救的一种拖延。但是现在,我开始有不同的感觉:至少对我们所置身的境遇而言,很可能,诗的治疗要高于诗的拯救。我们经常会谈到诗的解放,但有时候,诗的解放显得太遥远,太抽象。而诗的治疗在感性上会显得更具体,更容易触及。有时,理想诗是以治疗的方式来触及我们的解放,也挺好的。"[3]

《乡愁》的"治疗"明显要高于"拯救",它的"工具性"明显要大于它的"说教性",它的抒情性远远大于它的政治性,余光中浓烈的思乡情感,甚至是"思乡病"导致的情感宣泄的写作目的,远远大于他为台湾前途担忧的政治诉求产生的凝重思索。

《南方人物周刊》2009年第46期以"此刻离故土最近"为题,发表了该刊记者刘子超对北岛的采访录。刘子超问:"是什么帮您度过了最艰难的时刻?"[4] 北岛回答:"第一是写作,写作首先是与自己对话,相当于心理治疗。在写作中,你才会不断重新定位,确定生存的意义。第二是对家人、朋友的责

〔1〕[苏]斯托曼:《情绪心理学》,张燕云译,辽宁人民出版社,1987年,第48页。

〔2〕[日]滨田正秀:《文艺学概论》,陈秋峰,杨国华译,中国戏剧出版社,1985年,第47页。

〔3〕臧棣:《诗的治疗要高于诗的拯救》,https://www.enclavebooks.cn/.微信平台"飞地——文艺青年的高品质文学"。

〔4〕刘子超、北岛:《一个四海为家的人》//北岛:《古老的敌意》,Hong Kong:Oxford University Press (China)Limited,2012.p.17.

任,首先是对父母、对女儿的责任。第三就是喝酒。"[1]发表于2011年10月13日《南方周末》的《野兽怎么活,诗人就该怎么活》是王寅采访北岛的访谈录。北岛再次承认了诗歌的治疗功能:"其实在某种意义上,诗人(或者说每个人)都是病人,写作就是一种心理治疗。"[2]余光中的"乡愁写作"实际上是"与自己对话"或"与别人对话"的"心理治疗"。四个诗节的第一句显示出时空的特殊性:"小时候""长大后""后来啊""而现在"。四个"时间状语"呈现出明显的按时间先后顺序的叙述特征,形成一次完整的叙述,每一个诗节又可以是一个小故事,采用"静态蒙太奇"和"动态蒙太奇"的电影叙事手法,完成了四个故事的有机组合。既像"内心独白",又像"自言自语",更是"向别人倾诉心声"。这三种方式都是心理治疗,尤其是心理咨询中常用的方式,非常有利于减缓病人的焦虑。"交谈在语言中发生。我们交谈时,同时也在积极准备和形塑自己的回应。我们将自己的思想化为语言。苏联心理学家列夫·维高茨基(Lev Vygotsky)在《思想与语言》一书中,以思想和语言的互动本质角度,讨论思想化为语言(thoughts-into-words)的过程。这种加以理解、赋予意义、清楚表达思想的过程并非线性过程,而是以交谈方式,将各种思想片段交织成彼此关系的过程。维高茨基称此种心智的社会建构过程为'内在语言'(inner speech)……"[3]《乡愁》的语言结构形式,有点类似这种"内在语言"。如同北岛所言,《乡愁》的写作和阅读,都可以让人在写作中或阅读中,"不断重新定位,确定生存的意义"。还可以更好地确立自己"对家人、朋友的责任",这里是对"母亲"和"新娘"的责任感。最重要的是最后一个诗节呈现出诗人或读者对国家和民族的责任感,这里是对"浅浅的海峡"和"大陆"的责任。最后一个诗节如画龙点睛,使这首诗的写作目的由忧己忧家,再到忧国忧民,由个人的前途到中国台湾及中国的前途。

"诗乃人之行略,人高则诗亦高,人俗则诗亦俗,一字不可掩饰。见其诗如见其人。"[4]最后一个诗节让这首诗"立意高远,境界自出"。中国大陆新诗

〔1〕 刘子超、北岛:《一个四海为家的人》//北岛:《古老的敌意》,Hong Kong:Oxford University Press(China)Limited,2012.p.17.

〔2〕 王寅、北岛:《野兽怎么活,诗人就该怎么活》//北岛:《古老的敌意》,Hong Kong:Oxford University Press(China)Limited,2012.p.19.

〔3〕 [美]贺琳·安德森:《合作取向治疗》,周和君译,张老师文化事业股份有限公司,2008年,第182页。

〔4〕 [清]徐增:《而庵诗话》//《续修四库全书》编纂委员会:《续修四库全书(1698)·集部·诗文评类》,上海古籍出版社,2002年,第4页。

学者古远清在《台湾当代新诗史》中赞扬余光中："面对别人的批评方面,有大家风度。"[1]他举例说："如'我骂人人、人人骂我'的李敖,直斥余光中'文高于学,学高于诗,诗高于品',定性为'一软文人耳,吟风弄月,咏表妹,拉朋党,媚权贵,抢交椅,争职位,雪狼心,有狗肺者也。"[2]古远清还引用了中国香港学者黄维樑对余光中的高度评价:"在这六十年里,论作品之丰富、思想之深广、技巧之超卓、风格之多变、影响之深远,余光中无疑是成就最大者之一。要选择大诗人的话,他是一个呼声极高的候选人。"[3]中国台湾诗评家丁旭辉对余光中的评价更高:"在当今世界文坛,'余光中'三个字早入大师之林,是世人眼中的华语文学最佳代言人;在当下的华语文坛,'余光中'三个字更是耀眼璀璨,一笔一画都散发动人的光芒。"[4]

李敖贬低余光中的原因不仅是因为他有喜欢骂人的个性,更是因为他是写小说的,不懂诗,更不懂现代诗,尤其过分强调诗的诗教功能,不知道诗还有巨大的诗疗功能。香港诗论家林以亮认为奥登的观点最能体现"现代诗精神"。"老实说,五四以来,中国的新诗走的可以说是一条没有前途的狭路……中国旧诗在形式上限制虽然很严,可是对题材的选择却很宽:赠答、应制、唱和、咏物、送别,甚至讽刺和议论都可以入诗。如果从19世纪的浪漫派的眼光看来,这种诗当然是无聊、内容空洞和言之无物,应该在打倒之列。可是现代诗早已扬弃和推翻了19世纪诗的传统而走上了一条康庄大道。现代英国诗人,后入美国籍的奥登(W.H.Auden)曾经说过:'诗不比人性好,也不比人性坏;诗是深刻的,同时却又是浅薄的,饱经世故而又天真无邪,呆板而又俏皮,淫荡而又纯洁,时时变幻不同。'最能代表现代诗的精神。"[5]《乡愁》就有这样的现代诗精神。

"如果有人要编一部'分类诗选',那么,不论哪一类别中必定都有余光中的诗,严肃、轻佻都可能找到诗例。余光中的写作历史好像没有所谓'冷僻'的题材,任何人、事、物、情、景,都可以入诗。"[6]这些是由诗的诗疗功能决定的,写"严肃"之作可以培养高级情感,写"轻佻"之作可以宣泄低级情绪。写

---

〔1〕 古远清:《台湾当代新诗史》,文津出版社,2008年,第131页。
〔2〕 古远清:《台湾当代新诗史》,文津出版社,2008年,第131页。
〔3〕 古远清:《台湾当代新诗史》,文津出版社,2008年,第133页。
〔4〕 丁旭辉:《现代诗的风景与路径》,春晖出版社,2009年,第128页。
〔5〕 林以亮:《序》//林以亮:《美国诗选》,今日出版社,1976年,第4页。
〔6〕 萧萧:《台湾诗歌美学》,尔雅出版社,2004年,第30页。

诗超过千首的余光中没有写情色诗那样的"轻佻"之作,有时他追求幽默,容易被人认为写得"油滑"甚至"轻佻",严格地说,余光中的有些诗不是"轻佻"之作,而是"俏皮"之作。

余光中确实有李敖所言,有"咏表妹"行为,却"咏"出了著名的乡愁诗,如《春天,遂想起》。余光中"咏表妹"的一大原因是他的妻子范我存正是他的"表妹"。"余光中……1928年重九日出生于南京……1956年和表妹范我存结婚。"[1] 从这个意义上看,可以说《乡愁》也是一首"咏表妹"的诗,因为这首诗写到"新娘"。全诗一共四个诗节,就有一节写给新娘。我出生在余光中生活了7年的四川江北县,离他的"悦来场"只有几十公里,知道当地的风俗习惯。"表妹"在男子的心目中十分重要,表子(表兄表弟)和表妹之间关系非常亲密和特殊,互相可以"开玩笑"(讽刺、幽默、调侃、戏谑、打趣、打闹),甚至可以开色情玩笑。男子是不能与表妹以外的女子"开玩笑"的。当地最特殊的风俗是,从科学上讲近亲是不能结婚的,但是在这一地区却允许有血缘关系的"表亲"结婚,甚至还有"表亲结婚,亲上加亲"的赞颂性说法。李敖不生于四川,也不长在四川,他1935年4月25日生于黑龙江哈尔滨,后到北平生活过,1949年到台湾,当然不可能明白"表妹"在自称"蜀人""四川娃儿""重庆崽儿"的余光中生活中和情感中是何等的重要。余光中1928年生于南京,气候、种族、生态等决定了中国南方和北方男人的气质和生活方式颇有差异,北方男子大多粗犷,南方男子大多细腻,所以有"南国奶油小生"之说。余光中又"天性幽默",还追求现代诗的两大境界之一——幽默,更容易通过诗来向表妹表示"亲昵",向表妹"开玩笑",这是四川青年男子日常生活及情感生活中"司空见惯"的行为。当然,不可否认,余光中有"女性崇拜"倾向,对女性有强烈的"依赖感"。这与他的生存环境有关,他与母亲患难与共,一起逃难,他与妻子一起含辛茹苦抚养四个女儿。他的家庭如一个女儿国。这一点从他的《日不落家》等散文中就可以看出,他有"阴盛阳衰"的家庭结构,而且他乐在其中。他求学于外语系,长期任教于外语系,外语系女性多于男性。最重要的是,学外语出身的人格外尊重女性,有绅士风度,"女士优先"是"口头禅"。我1983年到1987年在西南师范大学外语系读本科,对此比较了解。四川人,尤其是重庆人,非常尊重女性,流行"耙耳朵"的说法,这个称谓指"怕老婆"的男人,很多人认为当"耙耳朵"是男人的"美德",这样的男人是好男人。"表妹"

〔1〕 丁旭辉:《现代诗的风景与路径》,春晖出版社,2009年,第127页。

中的"妹"的称谓在日常生活中也很流行,至今在重庆,称饭店、商场的服务员为"小妹","小妹"甚至成了对所有行业的女性,尤其是年轻女性的称呼。"妹"字可以增加人与人之间,尤其是大男人与小女人之间的"亲密感"。在此提供以上信息,不只是想反驳李敖的指责,更是想说明《乡愁》中为何最重要的"人物"是"母亲"和"新娘"。

余光中这首"咏表妹"的代表作的写作时间与写《乡愁》的时间相近,甚至可以作出结论说余光中在20世纪70年代初害了两年"思乡病",写了多首"乡愁诗"。他几乎都是在春天"旧病复发",被"乡愁"折磨。余光中生于1928年,1968年40岁。不惑之年却困惑更多,乡情更浓,诗兴大发,尤其是在1972年春天,"乡愁病"总爆发。

1972年1月21日写了《乡愁》:"小时候 / 乡愁是一枚小小的邮票 / 我在这头 / 母亲在那头 // 长大后 / 乡愁是一张窄窄的船票 / 我在这头 / 新娘在那头 // 后来啊 / 乡愁是一方矮矮的坟墓 / 我在外头 / 母亲在里头 // 而现在 / 乡愁是一湾浅浅的海峡 / 我在这头 / 大陆在那头"。

1972年4月29日午夜写的《春天,遂想起》中两次出现"表妹":"春天,遂想起 / 江南,唐诗里的江南,九岁时 / 采桑叶于其中,捉蜻蜓于其中 / (可以从基隆港回去的) / 江南 / 小杜的江南 / 苏小小的江南 / 遂想起多莲的湖,多菱的湖 / 多螃蟹的湖,多湖的江南 / 吴王和越王的小战场(那场战争是够美的) / 逃了西施 / 失踪了范蠡 / 失踪在酒旗招展的 / (从松山飞三个小时就到的) / 乾隆皇帝的江南 // 春天,遂想起遍地垂柳 / 的江南,想起 / 太湖滨一渔港,想起 / 那么多的表妹,走在柳堤 / (我只能娶其中的一朵!) / 走过柳堤,那许多表妹 / 就那么任伊老了 / 任伊老了,在江南 / (喷射云三小时的江南) / 即使见面,她们也不会陪我 / 陪我去采莲,陪我去采菱 / 即使见面,见面在江南 / 在杏花春雨的江南 / 在江南的杏花村 / (借问酒家何处) / 何处有我的母亲 / 复活节,不复活的是我的母亲 / 一个江南小女孩变成的母亲 / 清明节,母亲在喊我,在圆通寺 / 喊我,在海峡这边 / 喊我,在海峡那边 / 喊,在江南,在江南 / 多寺的江南,多亭的 / 江南,多风筝的 / 江南啊,钟声里 / 的江南 / (站在基隆港,想——想 / 想回也回不去的) / 多燕子的江南"。

1973年3月写了《乡愁四韵》:"给我一瓢长江水啊长江水 / 酒一样的长江水 / 醉酒的滋味 / 是乡愁的滋味 / 给我一瓢长江水啊长江水 // 给我一张海棠红啊海棠红 / 血一样的海棠红 / 沸血的烧痛 / 是乡愁的烧痛 / 给我一张海棠红啊海棠红 // 给我一片雪花白啊雪花白 / 信一样的雪花白 / 家信的等待 /

是乡愁的等待／给我一片雪花白啊雪花白／／给我一朵腊梅香啊腊梅香／母亲一样的腊梅香／母亲的芬芳／是乡土的芬芳／给我一朵腊梅香啊腊梅香"。

这种强烈的"乡愁病"直到1973年11月写了《断奶》一诗才有所缓解。全诗如下："一直，以为自己永归那魁伟的大陆／从簇簇的雪顶到青青的平原／每一寸都是慈爱的母体／永不断奶是长江，黄河／千锄万锄锄开的春天／摇一支无始无终的摇篮／我有祖先，和祖先的祖先／全在那里面摇睡，摇醒／她是刘邦，也是项羽的母亲／一直，以为自己只属于那一望大陆／为了一张依稀的地图／泪湿未干的一张地图／竟忘了感谢脚下这泥土／衣我，食我，屋我到壮年／海外这座永碧的仙山／富丽而长，满篮凤梨与甘蔗／屹对台风撼动罢又地震／一年孕两胎蓬莱肥沃的生命／一直，以为这只是一舢渡船／直到有一天我开始忧虑／甚至这小小的蓬莱也失去／才发现我同样归属这岛屿／断奶的母亲依旧是母亲／断奶的孩子，我庆幸／断了嫘祖，还有妈祖"。《断奶》与《乡愁》一样，也可以说是"咏表妹"之作，诗的最后一句中的"嫘祖"指余光中的母亲，"妈祖"指他的妻子（表妹）。"不幸失去了母亲，何幸又遇见了妻子。这情形也不完全是隐喻。在实际生活上，我的慈母生我育我，牵引我三十年才撒手，之后便由我的贤妻来接手了。没有这两位坚强的女性，怎会有今日的我？在隐喻的层次上，大陆与海岛更是如此。所以在感恩的心情下我写过《断奶》一诗，而以这么三句结束：断奶的母亲依旧是母亲／断奶的孩子，我庆幸／断了嫘祖，还有妈祖……"[1]

由此可见，以上三首乡愁诗都与"表妹"休戚相关，"咏表妹""咏"出了一位情感丰富、心理健康的优秀诗人！

余光中写《断奶》时以为自己完全不可能在有生之年回到大陆，才这样"自我安慰"甚至"自欺欺人"提出"断奶"，是无可奈何的"断奶"，是一种"退后一步天地宽"的"心理安慰"。所以台湾诗评家丁旭辉的以下结论是不准确的，太具有"意识形态性"。他说："依然不改对中国的思慕渴望，但透过中年的反思、温热的拥抱，余光中从生命的深处彻底发现、认同脚下的台湾土地；心中的嫘祖自是不断，但妈祖的馨香慈辉，已是另一个母亲、真正的母亲。这是余光中的现实认同、生命回归；一个是亲娘，一个是奶妈，'生'的意义无可取代，但'养'的功劳却高过一切。这个回归与认同当然不是突然的，而是随着脚下的足迹日渐深长的，但形诸笔墨，却也意义非凡，它代表一种立场的宣

〔1〕　余光中：《从母亲到外遇》，https://wenku.baidu.com/view/d8bb2f096c85ec3a87c2c58a.html.

示、情感的表白，代表一种脱胎换骨的完成。"[1]

2004年4月，余光中接受傅光明的采访时仍然坚持他的"中国人身份"。"傅：我记得您说过这样一句话，我印象非常深：我以身为中国人而自豪，以能使用中文而幸。您觉得首先是身为中国人自豪，这种自豪感是否源于这种博大精深的中国文化的传承；以中文为幸是否源于，您觉得中文的表达、表现力有超过其他语言话语表达的方面吗？余：对。我是说我以身为中国人自豪，更以能使用中文为幸。那当然，你生长在一个文化的大家族，觉得很幸运，资源很丰富、背景很雄厚，这当然是值得庆幸的。然后，你从小就已经熟练这种语文，你一直在追求它，能使用它，能够自己觉得还得心应手，这是非常幸运的。因为我讲这个话的时候，我就想，比如说在"文革"时候的青年，他没有这个机会，他被剥夺了这个机会。我的中年以来，还算是生活稳定，能够在稳定中追求自己的艺术，我想是一种幸运。傅：您还讲过另外一句话，'烧我成灰，我的汉魂唐魄仍然萦绕着那片厚土'。这也就是刚才您说的这个意思，就是文化传承上面的一脉相承，化成了一种肌理血脉，就很自然地消融在自己的精神当中。余：我讲这个话还有一个背景，就是一度有很多同辈的作家对西方的文学崇拜过盛，而且他们养成一种文学进化论的观念，觉得古绝对不如今。可是我回头去检讨，我觉得今日认为革命前卫的东西，很多古人已经做到了。这就是不读书之过，认为自己创新了什么东西，其实以前的作家做过。就是因为你所知太少，自己认为创造了什么东西。我好像一个很好的女孩子，跟一个流氓私奔了，奔到半途忽然觉得不行，不能这样奔下去，我就回头了。"[2]

两人还专门讨论了"乡愁"及《乡愁》的写作。"傅：您的《乡愁》当时发表之后，可以说成了两岸同胞共同的思乡曲。而今，两岸仍然没有统一，两岸同胞仍然隔海峡遥遥相望，如果今天您来续写一段《乡愁》的话，您大概会怎样写？余：这十年来，我已经回大陆不下十六七次了。因此我不觉得'乡愁'有那么迫切的压力要让我再写。相反的，我回来这么多次了，我所写的比较写实了。《乡愁》还是一种比较浪漫的憧憬、一种感伤的回忆。所以那样的诗可一而不可再，大概写不出来了。傅：'乡愁'更多的是化成了您内在的一种情

---

〔1〕 丁旭辉：《现代诗的风景与路径》，春晖出版社，2009年，第131页。

〔2〕 傅光明：《余光中：我的生命与我的创作》，https://www.gmw.cn/content/2004-04/12/content_11761.htm.

第二章　诗歌疗法的作品研究

结。"[1]

余光中的"乡愁病"在他集中写作此类题材时的十多年前就患上了。他到台湾不久就通过写诗来自我治疗了。1951年4月24日写了《舟子的悲歌》："一张破老的白帆，/漏去了清风一半，/却引来海鸥两三。/荒寂的海上谁做伴！/啊！没有伴！没有伴！/除了黄昏一片云，/除了午夜一颗星，/除了心头一个影，/还有一卷惠特曼。//我心里有一首歌，/好久，好久都不曾唱过。/今晚我敞开胸怀舱里卧，/不怕那海鸥偷笑我：/它那歌喉也差不多！/我唱起歌来大海你来和：/男低音是浪和波，男高音是我。//昨夜，/月光在海上铺一条金路，/渡我的梦回到大陆/在那淡淡的月光下，/仿佛，我瞥见脸色更淡的老母。/我发狂地跑上去，/（一颗童心在腔里欢舞！）/啊！何处是老母？/何处是老母？/荒烟衰草丛里，有新坟无数！" 1958年7月14日晚写了《招魂的短笛》："魂兮归来，母亲啊，东方不可以久留，/诞生台风的热带海，/七月的北太平洋气压很低。/魂兮归来，母亲啊，南方不可以久留，/太阳火车的单行道/七月的赤道灸行人的脚心。/魂兮归来，母亲啊，北方不可以久留，/驯鹿的白色王国，/七月里没有安息夜，只有白昼。/魂兮归来，母亲啊，异国不可以久留。//小小的骨灰匣梦寐在落地窗畔，/伴着你手栽的小植物们。/归来啊，母亲，来守你火后的小城。/春天来时，我将踏湿冷的清明路，/葬你于故乡的一个小坟。/葬你于江南，江南的一个小镇。/垂柳的垂发直垂到你的坟上，/等春天来时，你要做一个女孩子的梦，/梦见你的母亲。//而清明的路上，母亲啊，我的足印将深深，/柳树的长发上滴着雨，母亲啊，滴着我的回忆，/魂兮归来，母亲啊，来守这四方的空城。"

余光中的"乡愁病"此后十多年还没有痊愈。1984年3月19日写《布谷》："阴天的笛手，用叠句迭迭地吹奏/嘀咕嘀咕嘀咕/苦苦呼来了清明/和满山满谷的雨雾/那低回的咏叹调里/总是江南秧田的水意/当蝶伞还不见出门/蛙鼓还没有动静/你便从神农的古黄历里/一路按节气飞来/躲在野烟最低迷的一角/一声声苦催我归去/不如归去吗，你是说，不如归去？/归哪里去呢，笛手，我问你//小时候的田埂阡阡连陌陌/暮色里早已深深地陷落/不能够从远处伸来/来接我回家去了/扫墓的路上不见牧童/杏花村的小店改卖了啤酒/你是水墨画也画不出来的/细雨背后的那种乡愁/放下怀古的历

〔1〕 傅光明：《余光中：我的生命与我的创作》，https://www.gmw.cn/content/2004-04/12/content_11761.htm.

书／我望着对面的荒山上／礼拜天还在犁地的两匹／悍然牛吼的挖土机"。

以上把余光中写作于不同时期的乡愁诗排列在一起，可以较好地呈现出他一生中何时在患"思乡病"，主要是在20世纪70年代初。余光中堪称"四海为家"的人，他曾形象地说中国大陆是母亲，中国台湾是老婆，中国香港是情人，美国是外遇。余光中1928年10月21日生于南京，他的祖籍是福建永春县洋上村，母亲原籍为江苏武进，所以自称"江南人"。如1962年4月29日写的《春天，遂想起》正是写"江南"。他的诗经常有"江南"一词，也常有"巴蜀"或"四川"。这些是他诗中的童年意象。他的乡愁诗总是将童年与中年、大陆与台湾、回忆过去与遥望将来、母亲（诗中由"江南小女孩""母亲"呈现）与妻子（诗中常由"表妹""新娘"呈现）等各组的相关元素融合，还将以上各组混合在一起，单组和全组都产生了"意象叠加"的效果，如"母亲"与"大陆"不但可以重叠，还可以互换，有时他写"母亲"，实质是在写"大陆"。1998年8月写的散文《从母亲到外遇》说出了他的这种"写作配方"，非常有助于理解《乡愁》的诗疗功能。"'大陆是母亲，台湾是妻子，香港是情人，欧洲是外遇。'我对朋友这么说过。大陆是母亲，不用多说。烧我成灰，我的汉魂唐魄仍然萦绕着那一片后土。那无穷无尽的故国，四海漂泊的龙族叫她做大陆，壮士登高叫她做九州，英雄落难叫她做江湖。不但是那片后土，还有那上面正走着的、那下面早歇下的，所有龙族。还有几千年下来还没有演完的历史，和用了几千年似乎要不够用了的文化。我离开她时才二十一岁呢，再还乡时已六十四了：'掉头一去是风吹黑发／回首再来已雪满白头。'长江断奶之痛，历四十三年。洪水成灾，却没有一滴溅到我唇上。这许多年来，我所以在诗中狂呼着、低吟着中国，无非是一念耿耿为自己喊魂。不然我真会魂飞魄散，被西潮淘空。当你的女友已改名玛丽，你怎能送她一首《菩萨蛮》？乡情落实于地理与人民，而弥漫于历史与文化，其中有实有虚，有形有神，必须兼容，才能立体。乡情是先天的，自然而然，不像民族主义会起政治的作用。把乡情等同于民族主义，更在地理、人民、历史、文化之外加上了政府，是一种'四舍五入'的含混观念……不幸失去了母亲，何幸又遇见了妻子。这情形也不完全是隐喻。在实际生活上，我的慈母生我育我，牵引我三十年才撒手，之后便由我的贤妻来接手了。没有这两位坚强的女性，怎会有今日的我？在隐喻的层次上，大陆与海岛更是如此。所以在感恩的心情下我写过《断奶》一诗，而以这么三句结束：断奶的母亲依旧是母亲／断奶的孩子，我庆幸／断了嫘祖，还有妈祖。海峡虽然壮丽，却像一柄无情的蓝刀，把我的生命剖成两半，无论我写了多少怀乡的诗，也难将伤口缝合。母亲与妻子不断争辩，夹在中间的亦子亦夫最感到伤心。我究竟要做人子呢还是人夫，真难两全。无论在大陆、香港、南洋或国际，久矣我已被称为'台湾作家'。我当然是台湾作家，也是广义的台湾人，台湾的祸福荣辱当然都有份。但是我同时也是，而且一早就是，中国人了：华夏的河山、人民、文化、历史都是我与生俱来的'家当'，怎么当都当不掉的，而中国的祸福荣辱也是我鲜明的'胎记'，怎么消也不能消除。然而今日的台湾，在不少场合，谁要做中国人，简直就负有'原罪'。明明全都是马，却要说白马非马。这矛盾说来话长，我只有一个天真的希望：'莫为五十年的政治，抛弃五千年的文化。'"[1]

《乡愁》如同一部纪录片，或一篇报告文学，叙事的四大要素"时间""地点""人物""事件"都具备，甚至还有事件的"发生""发展""高潮"和"结尾"。时间是"小时候""长大后""后来啊""而现在"，人物有"我""母亲"和"新娘"，地点有"坟墓""海峡""大陆"。生相与物相、人与物巧妙融合，如第三节的"坟墓"与"母亲"合为一体，与第一节的"母亲"前后呼应。第一节是童年时候的母亲，第三节是已经逝世的母亲。两节诗呈现了有母亲等待陪伴的诗人的童年生活与母子阴阳两隔不得相见的中年生活，两种生活的幸福感形成了鲜明的对比，让人感叹"世上只有妈妈好，无妈的孩子像根草"。第一节写的是他童年生活的大陆，具体地点为"悦来场"，第三节写的是他中青年生活的台湾，具体地点为"圆通寺"。

余光中年轻时在四川省江北县（现重庆市渝北区）的悦来场生活过，所以写于1972年10月2日的《六把雨伞》里的《记忆伞》全诗如下："雨天长，灰云厚／三十六根伞骨只一收／就收进一把记忆里去了／不知在那扇门背后／只要我还能够／找到小时候那一把／就能把四川的四月天撑开／春雨就从伞边滴下来／蛙声就从水田里／布谷鸟就从远山／都带着冷飕飕的湿意／来绕着伞柄打转／喔，雨气好新鲜。"余光中这首诗的场景正是我的家乡，写得非常形象和到位，"四川的四月天"确实是由"春雨""水田里的蛙声"和"远山的布谷"组成的，确实是"雨气好新鲜"。这首诗说明当年在四川悦来场的生活给余光中留下了深刻印象，2016年我儿子王觅在台湾中山大学文学院采访余光中时，余先生知道王觅来自重庆市后，还专门问他悦来场的情况。

2017年12月14日，余光中病逝后，《重庆商报》于12月15日发表了记者

---

〔1〕 余光中：《从母亲到外遇》，https://wenku.baidu.com/view/d8bb2f096c85ec3a87c2c58a.html.

谢聘的《余光中曾在重庆生活 〈乡愁〉写的是对重庆的思念》："年少时候，余光中曾在重庆生活求学7年，这里就是《乡愁》中他度过中学时代的故乡，是他忘不掉的乡愁，是他灵魂归处。正如他在1966年《当我死时》中所写：当我死时，葬我／在长江与黄河之间……到多鹧鸪的重庆，代替回乡……余光中生于南京，9岁多时因战乱而逃离故乡，母亲带着幼小的他一路逃到常州，后来又辗转避难于重庆，最终落脚于位于原重庆江北县的'悦来场'，一家人住进了镇外的一座'朱家祠堂'。到了重庆的第二年，余光中到了该上中学的年纪，于是去了位于'悦来场'的南京青年会寄宿上学。'从朱家祠堂走路去青中，前半段五里路是沿着嘉陵江走。先是山路盘旋，要绕过几个小丘，才落到江边踏沙而行。不久悦来场出现在坡顶，便要沿着青石板级攀爬上去……'在叙写乡愁的散文《思蜀》中，余光中详细了回忆了他在重庆'悦来场'生活求学的过程……'在重庆的7年，深深留在我的心底。'余光中曾说过，在重庆度过的7年，是他最快乐的一段年少时光……2005年10月，在离开60年后，余光中再次回到了重庆，回到了他的故乡'悦来场'。'许多人都认为《乡愁》是为广大海外游子而写，其实我的《乡愁》写的是对重庆的思念。'在当年的采访中，余老曾讲述了关于乡愁的'秘密'。他说，当时他在读寄宿学校，回家时间很少，只能和母亲通过书信联系，于是就有了乡愁的第一小节：小时候／乡愁是一枚小小的邮票／我在这头／母亲在那头……那一年，已经年过七旬，但回到'故乡的'余光中仍非常兴奋。不仅去了'悦来场'，重游'这头'的青年会中学、'那头'的故居朱家祠堂，还去了磁器口、规划馆、三峡博物馆，到处寻找着故乡的痕迹。'我每到一个地方，都努力要自己说重庆话，因为我不是客人，我是地道的重庆崽儿。'"[1]"诗无达诂"，这种"确指"也不是绝对的。尤其是把《乡愁》作为"诗疗诗"时，需要将这些地域性意象"泛化"，与患者的生活经历和情感历程结合起来。

这段话非常有利于理解《乡愁》的第一个诗节，尤其是诗中"这头"和"那头"的特殊意义和方言特色。"这头""那头"是四川、重庆方言，普通话应该为"这里""那里"或"这边""那边"。四川话中的"头"如同普通话中的"边""面""里"。把"头"这样的字词连用，不仅可以增加诗的音乐性节奏感，还可以增加诗的感情色彩和幽默感，这是四川话，尤其是重庆话的一大特

---

〔1〕 谢聘：《余光中曾在重庆生活 〈乡愁〉写的是对重庆的思念》，《重庆商报》，2017年12月15日。https://cq.qq.com/a/20171215/002048.htm.

点。以我2018年7月26日在上海大街上看到的一则"重庆小面广告"为例："'小面'就是北方人说的面条,重庆人称为小面,可见对它的深爱。小面分量不小,在餐饮业的分量也并不小,其消费群体甚至远远超过盛名在外的重庆火锅。吃小面,吃的是一种文化,吃的也是一种享受,大街小巷中,随处听到这样的声音:老板,二两小面,汤宽点,青多点,面硬点,搞快点……"这段重庆小面广告语言说明了"小"在重庆话中具有特殊的"亲民性",更说明了"点"的连用可以增加"亲热感"。这有利于理解余光中为何在《乡愁》中使用"小"与连用"头"。《乡愁》中方言的运用增加了诗的世俗性,还增加了诗中主人公之间的亲密感。余光中与母亲、妻子在台湾的日常生活中常用四川话交流。最重要的是,古诗有"乡音难改鬓毛衰",方言即乡音,乡音是乡愁重要的呈现物之一。方言的运用,能够更好地呈现乡愁。但是此诗又没有完全使用四川话写作,四川话又属于中国北方的普通话语系,曾被称为"西南官话","头"代表"面""边""里",做方位词,在四川以外的一些地区也使用。所以《乡愁》一诗虽然使用了"头"这样的"方言",却并不影响它在华文世界广泛传播。

"'我从香港中文大学教授郑炜明处得知余光中先生去世的消息,非常难过,也十分遗憾,他的离世是中国新诗界的重大损失。'昨日,重庆市文联名誉主席、西南大学中国新诗研究所名誉所长吕进感慨地说……吕进介绍,余光中不仅是台湾最著名的诗人,同时也是中国新诗史上的重要诗人。'他的诗歌有着很重的中国诗歌血脉,厚重、典雅,有很多民族的东西在里面。'吕进说,余光中自称'蜀人',与重庆是有亲缘关系的。他后来还到访成都,和四川诗人亲切对话。他在《收获》杂志发表了散文《思蜀》,文中说:'蜀者,属也。在我少年记忆的深处,我早已是蜀人。而在其最深处,悦来场那一片僻壤全属我一人。'"[1] "2005年10月,余光中回到重庆时,本报记者谭柯曾对余老进行了采访。如今虽然12年过去了,但谭柯对于当时采访的情形记忆犹新。'他说他小时候就爱到嘉陵江去捞鱼,捞起来就在河边架起柴火把鱼烧来吃,一玩就是大半天,家里人还要去江边找他吃午饭……'谭柯回忆,采访时余老说话声音大而有力,十分健谈,讲述了很多幼时在重庆生活的乐事。余老还说,自己一生漂泊不定,在重庆能和家人一起安定生活,是最快乐的一段时光。'他还会说'娃儿'、'堂客'这些很方言话的词语。'谭柯说,虽然离开重庆60年,但余

---

〔1〕 谢聘:《余光中曾在重庆生活 〈乡愁〉写的是对重庆的思念》,《重庆商报》,2017年12月15日。
https://cq.qq.com/a/20171215/002048.htm.

老还能说一口重庆话，就连饮食习惯都还保留了重庆的习惯。当天中午他们一起吃饭时，余老就主动提出要'吃一点辣的'。"[1]

余光中对四川确实是非常有感情的。1987年9月6日，他写了《蜀人赠扇记》。诗的题记是："——问我乐不思蜀吗？不，我思蜀而不乐"。全诗如下："十八根竹骨旋开成一把素扇／那清瘦的蜀人用浑圆的字体／为我录一阕《临江仙》，金人所填／辗转托海外的朋友代赠／说供我'聊拂残暑'，看落款／日期是寅年的立秋，而今／历书说，白露都开始降了／挥着扇子，问风，从何处吹来？／从西子湾头吗，还是东坡的故乡？／眺望海峡，中原何尝有一发？／当真，露，从今夜白起的吗？／而月，当真来处更分明？／原非蜀人，在抗战的年代／当太阳旗遮暗了中原的太阳／夷烧弹闪闪炸亮了重庆／川娃儿我却做过八年／挖过地瓜，捉过青蛙和萤火／一场骤雨过后，拣不完满地／银杏的白果，向温柔的桐油灯光／烤出香熟的哗哗剥剥／夏夜的黄葛树下，一把小蒲扇／轻轻摇撼满天的星斗／在我少年的盆地嘉陵江依旧／日夜在奔流，回声隐隐／犹如四声沉稳的川话／四十年后仍流在我齿唇／四十年后每一次听雨／潺沱落在屋后的寿山／那一片声浪仍像在巴山／君问归期，布谷都催过多少遍了／海峡寂寞仍未有归期，恰似／九百年前，隔着另一道海峡／另一位诗人望白了须发／想当日，苏家的游子出川／乘着混茫的大江东去／滚滚的浪头永远不回头／而我入川才十岁，出川已十八／同样的滔滔送我，穿过巴峡和巫峡／同样是再也回不了头，再回头／还有岸吗，是怎样的对岸？／挥着你手题的细竹素扇／在北回归线更向南，夏炎未残／说什么冰肌玉骨，自清凉无汗／对着货柜船远去的台海／深深念一个山国，没有海岸／敌机炸后的重庆／文革劫罢的成都／少年时我的天府／剑阁和巫峰锁住／问今日的蜀道啊行路有多难？"

"犹如四声沉稳的川话／四十年后仍流在我齿唇"。虽然他和妻子范我存都是江南人，但是他俩都在四川生活过。在私下生活中，两个人却常常说四川话。这首诗中用了"川娃儿""黄葛树""蒲扇"等四川方言，记录了他在重庆生活的很多场景，尤其是很多生活细节。"川娃儿我却做过八年／挖过地瓜，捉过青蛙和萤火／一场骤雨过后，拣不完满地／银杏的白果，向温柔的桐油灯光／烤出香熟的哗哗剥剥／夏夜的黄葛树下，一把小蒲扇／轻轻摇撼满天的

〔1〕 谢聘：《余光中曾在重庆生活 〈乡愁〉写的是对重庆的思念》，《重庆商报》，2017年12月15日。https://cq.qq.com/a/20171215/002048.htm.

星斗"。他对四川的最高评价是："少年时我的天府"，四川被称为"天府之国"，对于余光中来说，更是"天府之国"——"少年的乐园"。

"所谓乡愁，常常只是生活中微不足道的点滴发酵而成，而生活之美好，可能也只是因为每一条寻常巷弄、街边路旁，都有我们不同时候的不同记忆。"[1] 余光中乡愁，正是源于这样的生活细节。人对生活细节的回忆与追寻，可以平息躁动的情感和莫名的情绪，产生心理治疗上的"移情"，完成心理危机干预，对心理健康十分有利。"现代心理治疗实际上是从S.弗洛伊德的心理分析开始的……在《论治疗的开始》（初次发表于1913年《国际心理分析杂志》，后编入英文标准版第121—144页）一文里，弗洛伊德写道：'移情本身常足以消除症状，但只是短暂的，移情持续多久症状便消失多久，在这种情况下，治疗只不过是暗示，根本不是心理分析。只有在移情的力量已经用来克服阻力，才有资格叫做心理分析。'这一段话不仅揭示了暗示起作用的道理所在，也阐明了心理分析的特征。据此，心理分析的精髓可以概括为八个字：利用移情克服阻力。"[2]

2005年7月27日，在中央电视台（CCTV）的《新闻会客厅》节目中，余光中接受主持人白岩松的采访。两个人的对话也有助于理解余光中为何要写乡愁诗及这种主题的诗歌写作对他的"思乡病"的治疗作用。"白岩松：《乡愁》走到人们眼前，走到人们脑子里和心里头已经不只20年的时间，但是据说您写的时候只用了20分钟的时间。余光中：对，我说我写的时候是20分钟，可是这种感觉在我的心中已经酝酿了20年了。当时是70年代初，那个时候我离开大陆已经有20多年，看不出任何迹象，还可以回到故乡去，因为那个时候还是'文革'的后期，当时情况看来是蛮伤心的。白岩松：在您心中最美的故乡或者说最美的中国是什么样的？余光中：那就是，因为我是南方人，然后我的妻子、母亲都是乌镇人，所以我少年时候想象的故乡就是江南，多水多桥，多藕多莲的江南，所以纯粹是一个南方的一种回忆。白岩松：有人说想象中的事情是最美的，得不到的事情是最珍贵的，但是从1992年开始，您可以多次的回到故乡的时候，会不会故乡已经不像想象中的那么美和珍贵了？余光中：恐怕每个人都回不到童年的故乡了，比如说上海人如果去美国留学若干年再回到上海，他以前的很多记忆也改变了，所以《乡愁》有一部分是时间造成的，还

---

〔1〕 丁旭辉：《现代诗的风景与路径》，春晖出版社，2009年，第131页。
〔2〕 许又新：《心理治疗基础》，贵州教育出版社，1999年，第1—2页。

不完全是空间的转移,在这种意义之下,每个人都有乡愁……白岩松:是不是现在《乡愁》在您的心中已经解了? 余光中:乡愁是这样的,有家归不得才有一种压力,才有一种苦闷需要倾诉,所以自从我1992年回大陆以后,就面临一个问题,如果你经常能够回去,你就不可能写这种诗了。所以我后来就写了什么,《山东甘旅》《金陵子弟江湖客》这一些回乡的诗了,而不是怀乡的诗了。白岩松:其实余教授的作品用过去的话来说,著作等身是早已经超过了,但是这么多年的写作,《乡愁》这首诗却成了华人世界最有影响力的,如果按照大家下意识的判断说余光中先生最棒的作品就是《乡愁》,您认可吗? 余光中:对,我可以接纳一个说法,就是我的诗里最受欢迎的一首,可以说已经变成我的招牌菜了,可是我要告诉读者,我的店里还有很多别的菜,不要进店里只点这道菜。我有的诗比这个长,比这个复杂,有历史或者有古典的背景,也有很多诗跟《乡愁》没有关系的,比如我也写环保,我帮垦丁公园写了很多环保的诗,他们还摆在环保带、马克杯上面,我就希望我不同的作品,读者都有机会来读一下……白岩松:现在在平常非常忙的日子里,是否诗的灵感也经常像'上帝的奖励'一样跳出来会来找您? 余光中:不是那么多了,因为杂事实在太多,可是有的时候,是这样的,我把诗怎么写出来的分成两类,一类诗是等来的,一类诗是追来的。所谓等来的,就是等灵感来了,自然就流露,就写出来了,像《乡愁》就是如此,没有人让我写,我忽然心有所感就写了,另外一类诗当然比较少,是追来的,就是说编辑说拜托,端午到了,中秋到了,你好歹给我一首诗。"[1]

"诗歌中的空间属于心理空间,它以现实中的物理空间为基础,与一定时代的人们的空间观念相联系。"[2]诗歌心理空间也与不同地域的人们的空间观念相联系,"自我"的形象不完全是由自身的属性决定,而是由与"他者"的比较中发现的特征所决定。在乡愁诗写作中,大陆对台湾而言,如同确立人的自我意识中的"他者",诗人对大陆景观的考量,在某种程度上是对台湾形象的再认识。海峡两岸隔海相望,"咫尺之隔,竟成海天之遥"。这是"乡愁"成为台湾老一代诗人的主要题材的重要原因,也是于右任用古诗写的《望大陆》和余光中用新诗写的《乡愁》出现"洛阳纸贵"的重要原因。

"构建人类记忆的第一个层次是生物学的。记忆和回忆的基本前提是具

---

〔1〕 余光中、白岩松:《诗人余光中:写〈乡愁〉用20分钟 思乡已有43年》,https://news.sohu.com/20050727/n226464390.shtml.

〔2〕 吴思敬:《诗歌基本原理》,工人出版社,1987年,第106页。

有大脑和中枢神经系统的生物体。然而,这种现今被大脑研究者和认知心理学家大量研究的神经学基础并不是一个独立的系统,而需要相互作用的交感区域来维持和发展自己。供给和稳固生物学记忆(das biologische Gedächtnis)(主要是大脑)的交感区域有两个:一个是社会的相互作用和交流,另一个是借助符号和媒介文化的相互作用。神经网总是与这两个维度相联:社会网络和文化领域。文本、图像和文物古迹等物质表现以及节日、仪式等符号手段都属于后者。正如生物学记忆是在与他人的相互作用中形成和扩展的一样,它也在与文化产品和文化行为的相互作用中发展。这处作为社会记忆(das soziale Gedächtnis)被构建起来的东西没有确定和稳固的形态,随着时间推移表现出一种充满活力的存在,而文化记忆(das kulturelle Gedächtnis)的媒介则拥有得到制度保证的稳定性和持久性。在回忆过程中通常同时具备三个维度:神经结构、社会作用和符号媒介都要包括在内,而不同记忆层次的区别在于,它们居于中心地位的侧重点各有不同。"[1]中华文化已经深深地植入一代又一代国人,尤其是有特殊经历的游子,如台湾同胞、香港同胞、澳门同胞及海外华侨的"记忆"中,形成特殊的"文化记忆"。"和一切艺术家一样,每个诗人都有其所属的社会背景,甚至更代表了不同的意识或价值。"[2]尽管余光中认为不同社会背景的诗人写不同意识的诗,但是这些诗人都有相同的"文化记忆",所以他们写的乡愁诗"大同小异"。因为很多诗人都是因为战乱从大陆迁移到台湾,如张默、文晓村、洛夫、余光中、郑愁予等,"乡愁"自然成为台湾前几代诗人重要的"主题",余光中甚至被称为"乡愁诗人"。

《乡愁》不仅在诗的内容上有治疗效果,在诗的形式上也有效果。它与意象疗法有相似之处。"意象是心的语言,意象交流真正是一种心与心的交流与沟通。意象交流是咨询师与来访者之间用心理意象沟通交流实施心理咨询。"[3]《乡愁》的意象具有意象疗法效果

《乡愁》从广远的时空中寻到四个意象:邮票、船票、坟墓和海峡,这是与乡愁这种普遍却抽象的情绪对应的意象,写实而不陷于呆滞,既避免平庸,又

---

〔1〕［德］阿莱达·阿斯曼:《记忆的三个维度:神经维度、社会维度和文化维度》,王扬译 // 冯亚琳、［德］阿斯特莉特·埃尔:《文化记忆理论读本》,北京大学出版社,2012年,第43页。

〔2〕余光中:《种瓜得瓜,请尝甘苦——读詹澈的两本诗集》//詹澈:《詹澈诗选》,台海出版社,2005年,第339-340页。

〔3〕魏源:《意象疗法原理及在心理咨询中的实际应用》,《中国临床康复》,2005年32期,第158页。

不流于空泛,平易中显典雅,浅白中显精致。"[1]不但以上四个意象可以让作者或者诗人想象出更多的"象征意义",而且诗中的"母亲""新娘",甚至诗中的"我"都可以作为"意象",都可以表达出很多种意义。正是因为意象的丰富性和奇特性,使这首诗不但可以读成一首著名的乡愁诗,也可以读出一首写给母亲的亲情诗,还可以读出一首写给爱人的爱情诗,甚至还可以读出一首写给政治家的政治诗。"母亲"与"大陆"两个意象可以随意互换,四个诗节呈现的四个场景和讲述的四个故事,都可以任意切换和组合。如同诗的音乐性显示出余光中有较好的音乐智能,《乡愁》中意象与场景的妙用也显示出余光中有很好的语言智能和空间智能,即有很好的语言思维和视觉思维。这首诗也是语言思维与图像思维有机结合的产物。正是语言智能、空间智能和音乐智能三者皆具,余光中才能成为华语诗歌中少有的大诗人。

"诗不是一种特殊的艺术(Peculiar Art),却是所有艺术中最有威力的艺术,除戏剧以外,它是唯一的既需要耳朵又需要眼睛的艺术,是融视觉与听觉于一体的艺术。所有的艺术都需要耳或者眼,但并不是两者都需要。"[2]苏珊·朗格认为"物理形式"可以产生"审美情感"。"'审美情感'是一种无所不在的'令人兴奋'的情感,是欣赏优秀艺术时被直接激发出来的,是人们认为艺术应当给予的'快感'……一件艺术品,在本质上就具有表现力,创造艺术品就是为了摄取和表现感知现实——生命和情感、活动、遭遇和个性的形式——我们根据形式才能认识这些现实,否则,我们对它们的体验也只能是盲目的。"[3]

具有物理性及具象性的诗体有特殊的诗疗性。"狭义的诗体指任何一首诗都具有的外在形态及表面形体。广义的诗体指在诗家族中按形体特征划分的具体类型,即非个人化的、具有普遍性的常规诗体(常体),如英语、法语、意大利语诗歌中的十四行诗体(sonnet),古代汉诗中的格律诗,现代汉诗中的新格律诗。诗体更多是指约定俗成的诗的常规形体,如定型诗体和准定型诗体。"[4]诗的文体即诗的诗体。这个定义可以用来指诗体。"我们大致上给文体这样一个界说:文体是指一定的话语秩序所形成的文本体式,它折射出作

〔1〕 梁笑梅:《壮丽的歌者——余光中诗艺研究》,西南师范大学出版社,2006年,第429页。

〔2〕 Louis Untermeyer.Doorways to Poetry.New York:Harcourt,Brace and Company,1938.p.4.

〔3〕 [美]苏珊·朗格:《情感与形式》,刘大基、傅志强、周发祥译,中国社会科学出版社,1986年,第459—460页。

〔4〕 王珂:《新诗诗体生成史论》,九州出版社,2007年,第425页。

家、批评家独特的精神结构、体验方式、思维方式和其他社会历史、文化精神。上述文体的定义实际可分为两层来理解，从表层看，文体是作品的语言秩序、语言体式；从里层看，文体负载着社会的文化精神和作家、批评家的个体的人格内涵。"[1]

音乐性是诗体的重要内容。《乡愁》的音乐性具有音乐疗法的效果。"音乐疗法（music therapy），是通过生理和心理两个方面的途径来治疗疾病。一方面，音乐声波的频率和声压会引起生理上的反应。音乐的频率、节奏和有规律的声波振动，是一种物理能量，而适度的物理能量会引起人体组织细胞发生和谐共振现象，能使颅腔、胸腔或某一个组织产生共振，这种声波引起的共振现象，会直接影响人的脑电波、心率、呼吸节奏等。"[2]诗的音乐性与感伤性有利于治疗，《乡愁》的音乐性有利于表达乡愁的忧伤情感。新诗主要分为自由诗和格律诗两大诗体。格律诗重视诗的音乐美，自由诗重视诗的排列美。两种诗体都具有音乐性，格律诗重视诗的外在韵律，自由诗重视诗的内在旋律。新诗的音乐性特质使诗歌疗法由语言疗法转向音乐疗法，即诗不仅在内容上，即诗题上，有意象疗法的特点，而且在诗体上具有音乐疗法的特点。尤其是格律诗体具有较好的诗疗性，诗的格律使人理智化，让人性格平和，诗的节制与生活的节制相伴。

"台湾的新诗，经过现代主义的洗礼之后，一般称为'现代诗'，而台湾现代诗，在形式上可以说是彻底摒弃了格律，而以散文取代韵文为表现工具，因而诗与歌分家。在台湾，诗人很少将'诗歌'相提并论，在诗质上，'知性的抒情'是台湾新诗脱胎换骨而成为'现代诗'的一大特色……要而言之，经过现代化之后，台湾的现代诗具有下面两种特点：1.在诗形上以散文的节奏取代韵文的格律。2.在诗质上以主知的诗想取代感伤的诗情……虽然在台湾还有少数诗人，在尝试和探索新的固定形式，对现代诗以散文为表现工具这一特点有深切了解的诗人，早已摆脱任何固定形式的束缚。"[3]余光中是杜国清所说的少数人之一，他的诗也并没有完全以"主知的诗想"取代"感伤的诗情"。《乡愁》具有"感伤的诗情"，正是"感伤的诗情"可以动人心弦，让读者产生"情感的共鸣"；但是也不缺乏"主知的诗想"，让读者获得"思想的启迪"。"在台湾八十年的现代诗发展史上，余光中诗的产量之多，普及率之高，音韵之美的讲

---

〔1〕童庆炳：《文体与文体创造》，云南人民出版社，1994年，第1页。
〔2〕百度百科：《音乐疗法》，https://baike.baidu.com/item/.
〔3〕杜国清：《诗论·诗评·诗论诗》，台大出版中心，2010年，第226页。

究,诗与歌结合的尝试,推广诗运的努力,都可以符应孔子诗教的理想。譬如说,余光中曾撰文《岂有哑巴缪斯?》,强调朗诵教育对诗歌教学的直接效益;余光中的演讲往往是朗诵与演讲同时进行,他认为一首诗的生命不止于默读,必须朗诵出来才告完成;余光中诗集《白玉苦瓜》里有数百首作品被谱成民歌,都仿佛孔子弦歌诗的努力。"[1]余光中是台湾诗人中少有的重视诗的音乐性和大众性的诗人。"艺术的另外一面可以接通大众,就看艺术家如何安排。于是我1971年前后一口气写了三十首便于谱曲的诗。除了《乡愁》之外,还有《乡愁四韵》,还有民歌这些,人家都拿去谱曲了。艺术的手法跟《乡愁》有点像。"[2]

2015年2月2日,渡也在台中市接受王觅采访说:"很多人都在思考这些问题,都想有一个一统天下的东西。古诗就有比较稳定的诗体,但是新诗建设定型诗体很难……我的诗很少押韵,洛夫的诗也很少押韵,杨牧的诗也很少押韵,郑愁予的诗,押韵的也有,也不是每首诗都押韵。我常常关注这些问题,因为是形式上的问题,余光中的很多诗朗朗上口,押韵对他来讲非常重要,也有很多是不押韵的。"[3]《白玉苦瓜》集中'章节诗'之外的二十九首诗,却又表现了另一种相当严谨的节制力。这二十九首诗,每首至少都分成两节,节与节间的行数不定的,大约只有五六首,其余二十多首均有严格的行数约束,最多的是偶数节(即每首诗分两节、四节)共十七首,每节的行数固定,自四行、五行……至十二行,各首情况不一,但同一首诗里每节行数相同,如《民歌》这首诗分为四节,每节五行,共二十行,而每节相对应的句子,其长短也相仿佛,如可以说是余光中自我约束的一种格律,每首有变化,但约束力极强。"[4]

余光中甚至主张写诗要从格律诗入手。"今日,多少诗人都自称是在写自由诗,最是误己误人。积极的自由,得先克服、超越许多限制;消极的自由只是混乱而已。'从心所欲,不逾矩'才是积极的自由。所谓'矩',正是分寸与法度。至于消极的自由,根本就没有'矩';不识'矩',也就无所谓是否'逾矩'……我写诗,是从二十年代的格律诗入手,自我锻炼的'矩',乃是古典的近体与英诗的quatrain等体。这些当然都是限制,正如水之于泳,气之于飞,也

〔1〕 萧萧:《台湾诗歌美学》,尔雅出版社,2004年,第39-41页。
〔2〕 傅光明:《余光中:我的生命与我的创作》,https://www.gmw.cn/content/2004-04/12/content_11761.htm.
〔3〕 王觅采访渡也录音,未刊稿。
〔4〕 萧萧:《台湾诗歌美学》,尔雅出版社,2004年,第33页。

都是限制,但自由也从其中得来。水,是阻力也是浮力,为溺为泳,只看你如何运用而已。回顾我四十年写诗的发展,是先接受格律的锻炼,然后跳出格律,跳出古人的格律而成就自己的格律。"[1]

余光中追求诗的分节的固定行数。"统计2003—2008年《台湾诗选》'固定行数'诗作及其所占比率后,我们可以发现,六个年度的总平均为17%,其中更有四个年度的比率都在19%以上,平均每5首诗作,就有1首是采取完全固定行数的写法……有关个别作家在'固定行数'偏好的统计,以陈义芝(5首)、余光中(3首)和陈育虹(3首)的趋向较为明显,而这些作家平时的作品特色及书写习惯,似乎也有如此的固定模式,因此这样的统计结果,也可以相对印证部分作家以'固定行数'当成写作规范的可能。"[2]

《乡愁》的形体呈现出诗的治疗意义。诗节:《乡愁》有节的匀称,从诗节看句的相对均齐,诗的形体的稳定性可以直白形象地呈现乡愁的物理状态,说明乡愁是一个相对稳定的情感,是一种持续多年的"慢性病"。诗行:当时台湾新诗通常是竖排,每节诗中诗行的长短不一,形如一条条回家的路,呈现出回家的艰难,象征乡愁的浓郁。

很多台湾诗人都写过乡愁诗,其中有五首特别有名。比较五首诗的诗体,尤其是诗的形体,可以发现诗的"物理形式"呈现的"心理形式"的差异,包括诗人的"性别差异""职业差异""年龄差异",这些差异也导致了诗疗效果的差异。余光中、彭邦桢是文人,《乡愁》和《月之故乡》是准定型的新诗格律诗,两个人有文人的浪漫。洛夫是军人,《边界望乡》是不定型的新诗自由诗,他有军人的勇敢。余光中、彭邦桢、洛夫写乡愁诗时都较年轻,情感真实却有节制,采用的是诗出侧面的象征语言方式。于右任有老人的率真,采用了直抒胸臆、不吐不快的方式,《望大陆》是相对定型的古体诗,未用格律诗。席慕蓉是画家、女诗人,《乡愁》是介于自由诗与格律诗之间的小诗。她有女人的细腻情感和精致形式。席慕蓉《乡愁》全诗如下:"故乡的歌是一支清远的笛 / 总在有月亮的晚上响起 / 故乡的面貌却是一种模糊地怅惘 / 仿佛雾里的挥手别离 // 别离后 / 乡愁是一棵没有年轮的树 / 永不老去"。彭邦桢的《月之故乡》全诗如下:"天上一个月亮 / 水里一个月亮 / 天上的月亮在水里 / 水里的月亮在天上 // 低头看水里 / 抬头看天上 / 看月亮 / 思故乡 / 一个在水里 / 一个

〔1〕 余光中:《四窟小记》//余光中:《余光中散文》,浙江文艺出版社,1997年,第314-315页。

〔2〕 林于弘:《台湾新诗"固定行数"的格律倾向——以〈台湾诗选〉为例》//《第三届华文诗学名家国际论坛论文集》,第292-293页。

在天上"。于右任的《望大陆》全诗如下:"葬我于高山之上兮,望我大陆;／大陆不可见兮,只有痛哭。／葬我于高山之上兮,望我故乡;／故乡不可见兮,永不能忘。／天苍苍,野茫茫;山之上,国有殇。"洛夫的《边界望乡》全诗如下:"说着说着／我们就到了落马洲//雾正升起,我们在茫然中勒马四顾／手掌开始生汗／望远镜中扩大数十倍的乡愁／乱如风中的散发／当距离调整到令人心跳的程度／一座远山迎面飞来／把我撞成了／严重的内伤//病了病了／病得像山坡上那丛凋残的杜鹃／只剩下唯一的一朵／蹲在那块'禁止越界'的告示牌后面／咯血。而这时／一只白鹭从水田中惊起／飞越深圳／又猛然折了回来//而这时,鹧鸪以火发音／那冒烟的啼声／一句句／穿透异地三月的春寒／我被烧得双目尽赤,血脉贲张／你却竖起外衣的领子,回头问我／冷,还是／不冷?//惊蛰之后是春分／清明时节该不远了／我居然也听懂了广东的乡音／当雨水把莽莽大地／译成青色的语言／喏! 你说,福田村再过去就是水围／故国的泥土,伸手可及／但我抓回来的仍是一掌冷雾"。

古远清是研究台湾新诗的重要学者。他对洛夫与余光中的两首乡愁诗的评价可以看出两者的特点:"洛夫回归传统时期的作品,不属于复古,而是一种艺术再创造。他把过于标榜实验性与前卫性的作品,转化为一种既现代又浪漫,既现实又古典的现代诗。他的回归,表现在三个层面:一是对中国文化的关怀与深度的探索,回到中国人文精神的本位上来。二是运用古典题材,融会前人的特殊技巧,表达自己的现代感与生命体验。三是抒发乡愁,关怀大中国,落实到真正的人生。其诗风走向:从内心到外界,从动态到静态,从知性到灵性,从繁复到简洁。《魔歌》《时间之伤》《酿酒的石头》《月之房子》《天使的涅槃》是这一时期的代表作。他写于这一时期的《边界望乡》,意象丰饶,想象超拔,语言奇特,将中国固有美学、本土精神及西方艺术技法融会在一起绽放出艺术光芒,是洛夫将超现实主义技巧东方化的一次漂亮示范……"[1](余光中)"此诗出现的'邮票'、'船票'、'坟墓'、'海峡'这四种绝妙的意象,贴切地表达了离乡、漂泊、诀别和望乡而不能归的离愁别恨,将抽象的'乡愁'真切、生动地呈现出来。这是余光中流传最广的诗,也是他有可能传世的作品。"[2]

台湾心理学家黄龙杰写诗十年后潜心诗歌疗法,2004年,他在《心理治疗

〔1〕 古远清:《台湾当代新诗史》,文津出版社,2008年,第151页。
〔2〕 古远清:《台湾当代新诗史》,文津出版社,2008年,第129页。

室的诗篇》一书中说："诗歌治疗虽然是西方人先提出来的概念，但是在实际生活上，至少中国人早就在应用了。今天的台湾，艺术治疗、音乐治疗、心理演剧等，都已渐为心理辅导界或精神医学界所熟悉，甚至接纳、应用。诗歌或许也可以成为下一个心理治疗或潜能开发的得力助手。"[1]

由于特殊时代的政治原因，导致了海峡两岸同胞的骨肉分离。尽管台湾诗人不得不偏居一隅甚至寄身孤岛，却通过写作或阅读这样的乡愁诗获得了生存的勇气。这样的诗可以通过暴露来治疗这种无奈生活导致的荒诞病。"乡愁主题"成为台湾诗人共有的主题，台湾乡愁诗成了一种类型诗。毫无疑问，台湾诗人写乡愁诗绝大多数都是为了治疗"乡愁病"，台湾乡愁诗的主要功能是诗疗功能。只有余光中的《乡愁》等少数诗，既有医学上的诗疗功能，也有政治学上的启蒙功能。后者也不仅仅是为了政治目的，更多也是为了获得医学上的，尤其是诗歌疗法中的高级情感和道德愉快，以"我思故我在"的方式来确定作者身为中国文人和中国人的"身份感"和"存在感"。所以在诗歌疗法中使用《乡愁》这首诗时，更应该重视它的抒情性而不是政治性，重视它的治疗功能而不是启蒙功能，最好把它当成一首"个人化写作"的抒情诗，其次才是"公共性写作"的抒情政治诗，绝对不能把它当成一首纯粹的"政治抒情诗"。

"70年代以后，随着人生阅历的增加，余光中的诗感情趋于沉淀……在经历现实的困扰之后，诗人努力从更贴近现实的体验和另一个文化角度进入民族的时空。一方面，从甜美的乡愁转向对中国社会现实的关注中，绵细委婉的风格变为悲郁怆恸……另一方面，作者不再满足于以一种外化的形态进入中国古代文化，寻求把现实的人生感悟融入更为超越的历史感悟之中。"[2]但是如同《乡愁》的写作，余光中的新诗创作始终具有萧萧所说的"节制的奔流"的特点。这种"节制"体现出余光中有自己的"意志"。写诗可能是把双刃剑，既有利于人的健康，又可能威胁人的健康。只有适度的诗歌写作治疗，才能让诗人成为弗洛伊德所说的做着白日梦又能够找到回家的路的人。写了大量乡愁诗的台湾诗人余光中就是这样的诗人。正是通过在人生的不同时期不停地写乡愁诗这样的"书写表达"，不但让余光中的心理更健康，还找到了回家的路。"在一个人觉察到某物或某人的那一瞬间，世界已经按他的意志组织了起来。

---

〔1〕 黄龙杰：《心理治疗室的诗篇》，张老师文化事业股份有限公司，2004年，第240页。

〔2〕 洪子诚、刘登翰：《中国当代新诗史》，北京大学出版社，2005年，第325页。

一个人的情绪、心情和目标是意志地决定的,起组织作用的意志的来龙去脉也决定着一个人如何认识和评价处境。一个人的痛苦不可分割地与他的生存方式联结在一起,与他的意志不可分割地联结在一起。客观存在是混沌的,人的意志给它以意义,给它以评价,把它组织起来。但是,意志并不是已经浇铸成定形和凝固不变的,一个人一旦清楚地觉察到自己的存在和意志,他是可以自由地改变自己的,当然,这绝非没有风险和困难。害怕改变和风险势必陷入于无所作为之中。"[1]社会与人都需要在自由与法则的和解而不是对抗中生存与发展,一个健全的社会需要宽松而有节制的上层建筑,一个健全的人也需要有激情又有节制的生活方式。这是乡愁型诗疗诗《乡愁》带给我们的重要启示。

乡 愁

余光中

小时候,
乡愁是一枚小小的邮票,
我在这头,
母亲在那头。

长大后,
乡愁是一张窄窄的船票,
我在这头,
新娘在那头。

后来啊,
乡愁是一方矮矮的坟墓,
我在外头,
母亲在里头。

而现在,
乡愁是一湾浅浅的海峡,
我在这头,

---

〔1〕 许又新:《心理治疗基础》,贵州教育出版社,1999年,第141页。

母亲在那头。

第十节 《纸船——寄母亲》的诗疗解读

在诗歌研究中,我把采用诗歌对人进行心理治疗的方法称为诗歌疗法,简称诗疗。它主要是借用读书疗法与书写疗法的原理及方法,通过诗歌欣赏和诗歌创作,治疗精神性疾病,特别是在突发事件中进行有效的心理危机干预。与国外同行相比,我的诗疗的最大特色是既承认低级情感,又推崇高级情感;既重视"诗教",更重视"诗疗"。实际上,在情感生活中还有介于两者之间的"中级情感",如"亲情""乡情"。如果说"爱情",尤其是"生物性爱情"或"生理性爱情"甚至"心理性爱情"是"低情情感",那么"爱国主义情感""集体主义情感"堪称"高级情感"。这种划分主要是从写作伦理角度展开的,也是为了描述方便,不一定准确。人是情感动物,一个人要想健康,需要这三种情感。现代生活与现代情感都强调多元化、多样化,甚至重视人的生活方式及情感方式的差异性,人们需要在差异中生活,诗人需要在差异中写作。但是也要重视自由与法则的适度,重视自然情感和社会情感的和谐。在这些理论的基础上,我把在诗的内容与形式上都具有较好治疗功能的诗统称为诗疗诗。女诗人郑敏发表于《文艺研究》1982年第2期的《诗的内在结构》认为:"我们不妨将诗的特点及人们在读诗时的文艺心理概括如下:(1)诗以丰富、新颖、精确、深刻的意象表达作者的思想感情。(2)诗所创造的意境启发人的顿悟真理。(3)人在强烈的感受中得到精神的提高与审美的享受。"[1]

这样的诗疗诗可以让读者获得"心理的治疗""情感的共鸣""审美的享受"和"思想的启迪"。可以把诗疗诗分成多种类型:爱情诗疗诗、亲情诗疗诗、友情诗疗诗、乡情诗疗诗、爱国情感诗疗诗、爱家情感诗疗诗、爱民族情感诗疗诗、爱世界情感诗疗诗……中国古诗及中国古代诗人都推崇"家国情怀",诗的最大功能便是"诗教"功能。虽然启蒙功能是中国新诗的重要功能,但是比中国古诗更适合被用作诗疗诗。如著名诗评家吴思敬先生2018年10月26日在东南大学首届诗歌节系列讲座的题目便是"心灵的自由与诗的发现",他强

---

〔1〕 郑敏:《诗的内在结构》//杨匡汉、刘福春:《中国现代诗论》(下编),花城出版社,1986年,第381页。

调人只有获得了真正的心灵的自由，才可能发现真正的诗。因此他坚决主张自由精神是新诗的最大精神，甚至他因此强调新诗应该采用自由诗体，而不是格律诗体。新诗是采用现代汉语和现代诗体抒写现代情感和现代生活的现代艺术。这种抒情艺术虽然极大地继承了古代汉诗的"诗教"传统，堪称在20世纪促进了中国现代化进程的特殊文体；但是百年新诗写作既有"社会化写作"，也有"个人化写作"，众多诗作中既有"使命意识"之作，更有"生命意识"之作。即中国新诗是具有它在不同时期的称谓——"诗""新诗"和"现代汉诗"——三种互相融合又互相纠缠的特殊文体。在普通人的诗歌活动中，主要是读诗与写诗两种活动，读诗与写诗也是诗疗常用的两种方法，诗的治疗功能比诗的启蒙功能及审美功能更重要，不可否认，三者也常常异质同构地产生治疗功效，让人心理更健康，精神更饱满，让人没有这个"时代的病态人格"，能够全面充分地发展。

从诗疗的角度看，启蒙功能，甚至宣传功能与抒情功能，乃至治疗功能并不矛盾，正是新诗的启蒙功能，保证了新诗情感的纯洁性，为我们提供了可以培养人的高级情感，甚至可以为培养现代中国人和打造现代中国作出贡献的爱国情感诗疗诗，如戴望舒的《我用残损的手掌》、舒婷的《祖国啊，我亲爱的祖国》。在百年新诗史上，很多新诗诗人都推崇英国浪漫主义诗人雪莱的这段名言："诗人们是祭司，对不可领会的灵感加以解释；是镜子，反映未来向现在所投射的巨影；是言辞，表现他们自己所不理解的事物；是号角，为战斗而歌唱，却感觉不到所要鼓舞的是什么；是力量，在推动一切，而不为任何东西所推动。诗人们是世界上未经公认的立法者。"[1]新诗的启蒙、抒情和审美三大功能中，启蒙功能在过去百年，尤其是在20世纪上半叶的"五四"时期，被抬高到极端地位，很多诗人不仅写启蒙的诗，还写宣传的诗。诗人总是非此即彼地采用了以下两种比较极端的生存方式：要么参加革命，如高君宇、郭沫若、蒋光慈、胡也频等，郭沫若还参加了南昌起义；要么拥抱爱情，如徐志摩、戴望舒、应修人、汪静之等，徐志摩是有名的"情种"。有的诗人在不同时期采用"革命"或"爱情"两种生活方式，如郭沫若、冯雪峰等。这些诗人的书写方式如同梅洛-庞蒂所言："我们承担着介入到世界之中的政治责任，而这种介入不是通过沉默，而是通过真正地说出我们的生活经验，所以我们必须成为艺术家，

---

〔1〕［英］雪莱：《诗辩》//伍蠡甫：《西方文论选》（下卷），上海译文出版社，1979年，第56页。

成为歌唱我们生活和我们世界的艺术家。"[1]新诗诗人,尤其是新诗草创期的诗人,确实承担了太多的介入生活的"政治责任",却有一位诗人例外,她就是冰心,有一首诗例外,它就是《纸船——寄母亲》。

心理学家许又新认为:"心理治疗的首先而主要的工作,是澄清病人对意识的体验。这在病人那一方面来说,便是意识扩大性自我探索(on-sciousness-expanding self-exploration)。用德语学者的术语说,神经症病人过分关注人际世界(Mitwelt),而忽视了自己的世界(Eigenwelt)。心理治疗者的任务之一是帮助病人觉察他的'亲在'(Dasein)。"[2]《纸船——寄母亲》让人感觉到了"他的'亲在'"。全诗如下:"我从不肯妄弃了一张纸,/总是留着——留着,/叠成一只一只很小的船儿,/从舟上抛下在海里。//有的被天风吹卷到舟中的窗里,/有的被海浪打湿,沾在船头上。/我仍是不灰心地每天的叠着,/总希望有一只能流到我要它到的地方去。//母亲,倘若你梦中看见一只很小的白船儿,/不要惊讶它无端入梦,/这是你至爱的女儿含着泪叠的,/万水千山,求它载着她的爱和悲哀归去。"

2018年10月19日晚,在我主持的"东南大学人文大讲堂·东南大学首届诗歌节"系列讲座上,著名中国现代文学学者、北京师范大学文学院刘勇教授以"对话经典中的诗人与诗人气质"为题,详细论述了中国现代文学史上的几位重要诗人的"诗人气质"。他的总结非常形象与准确:"在群星灿烂、英才辈出的中国现代文学史上,在众多的现代作家、诗人中,只有冰心创造了两个奇迹,一是她活了一百岁;二是她一生的作品可以用一个字来描述,那个字就是'爱'。"[3]正是有超强的"施爱"与"被爱"的能力,尤其是前者,冰心才能够"长命百岁"。这种"爱",尤其是来自亲情的"母爱",更是保证人类心理健康的基本元素。2018年夏天,我游历了欧洲十多个国家,参观了梵蒂冈圣彼得大教堂、佛罗伦萨圣母百花大教堂、巴黎圣母院、威尼斯圣马尔谷大教堂等数十座教堂,也去了卢浮宫等数十家艺术馆,我印象最深刻的便是有关"圣母与孩子"的雕塑或绘画呈现出的纯洁而又神圣的"母爱",如《花园中的圣母》《西斯廷圣母》《椅中圣母》《宝座圣母像》《哀悼基督》等。人类正是因为有"母爱"与"童心",才有了"温情"与"温暖"。三十年前我在西南大学外语系上学时与一位美国老师争论过人类进步的动力问题。受当时中国的外国文学教育

〔1〕〔美〕丹尼尔·托马斯·普里莫兹克:《梅洛-庞蒂》,关群德译,中华书局,2003年,第89页。

〔2〕许又新:《心理治疗基础》,贵州教育出版社,1999年,第141页。

〔3〕刘勇:《对话经典中的诗人与诗人气质》,讲座录音,未刊稿。

影响,我也把英国浪漫主义诗人分为积极与消极两派,把写革命题材的雪莱与拜伦归入"积极的浪漫主义诗人"一派,把写大地与母亲的华兹华斯与柯勒律治归入"消极的浪漫主义诗人"一派。那位美国老师质问我:"革命可以促进社会的进步,但是大地与母亲更能保证人类的繁衍。你能说后者没有革命意义吗?"

　　库利的"镜中自我"(looking-glass self)理论在普通社会学、社会心理学和社会学中都占有重要地位,这个理论有助于理解诗疗的低级情感(本能情感)与高级情感(社会情感)的依存关系。库利关于"人性"的结论更有助于理解《纸船——寄母亲》呈现出的这种因为人的社会性和人类的群体性产生的圣洁"母爱"。近百年后,台湾大学社会学系的孙中兴于1993年5月这样评价库利:"他确立了'自我是在社会互动过程中形成的'立场,不过,他的'镜中自我'的说法,其实只限定在行动者本身的反省和想象过程,并不是在实际互动中产生的。这个概念的形成,反映出他对社会的基本看法:'人类彼此之间的想象是社会的固定的事实'。库利强调想象的特别立场,使得后来的研究者把它归类成'心理社会学'(psycho-sociology)……"[1]他给"人性"下的定义仍然坚持要处理好"人类本性与社会秩序"的关系。他说:"我们说的'人性'是什么意思呢? ……它的第一个意义是人类的由种质产生的严格的遗传特性。即我们推论的在人类出生时所具备的各种无形的冲动和潜能……它的第二个意义是人类在亲密联系的简单形式或称'首属群体'(primary groups)中,特别是在家庭和邻居中发展起来的社会性本质。这种'首属群体'随处可见并且随处对个体发生着大致相同的影响。这种本性主要包含着某些基本的社会性情感和态度,比如在人际关系中的自我意识,喜欢别人的赞同、怨恨、非难、竞争心理,以及在一个群体中形成的社会是非感。我们大多数人对它知之甚少,然而它却是基本的,在人类生活中如果不是普遍性的,也是较为广泛的……这种社会本性较之遗传易变得多,如果说,我们常说的'江山易改,本性难移'自有它的道理的话,那则是因为形成这种本性的亲密组织大致相同的缘故。如果这种组织从本质上变化了,人类本性也会随之变化。第三个意义并不是不常出现的,特别是在讨论人性的善与恶的时候。这是不易概括的,需要辨别行为的特殊类型。如在金钱上吝啬或慷慨,好战或者平和,能干

　　〔1〕 孙中兴:《人类本性与社会秩序序》//〔美〕查尔斯·霍顿·库利:《人类本性与社会秩序》,包凡一、王湲译,桂冠出版社,1992年,第18页。

与平庸,保守或激进,好斗与温和等等。换句话说,它不同于一般的概念,而是涉及了特殊的环境与风俗的作用。在这个意义上,人类本性是最容易变化的……然而从更一般的意义上应该说,人类本性的最基本的特点就是可教育性。"[1]"母爱"可以说是"人性",是人类在"首属群体"中,尤其是在"家庭"中发展起来的"社会性本质"。正是出生于一个温馨的幸福家庭,冰心获得了更多的家的温情与温暖,她才比其他现代作家享受到了更多的"母爱",也更珍惜"母爱",比其他的女作家、女诗人有更多的"母性"。所以在成百上千个现代作家中,只有冰心一人才配用一个字——"爱",来总结她一生的写作方式和生活方式。"儿童情结"也是她一生都在写作中歌颂"母爱"与"童心"的重要原因。尤其是与那些很小就失去了父爱的"单亲家庭"成长起来的作家相比,如鲁迅、郑振铎、巴金、丁玲、冯沅君、陈学昭、郁达夫、沙汀、李劼人、徐迟等,冰心的童年生活及青少年家庭生活完全是"贵族生活",享受到了完整的家庭之爱及天伦之乐,这让她的心理比很多现代作家都健康。

"每个时代和国家都多少有些独特的感情方式,正如每个时代和国家都有独特的思维方式一样。在这个领域没有最终结果。尽管我们做的一切事情都带有本能性情感,但我们带有本能性情感的方式很少或从来不能仅用它来解释人类的行为。在人类生活中,使得行为具体化的,根本不是某种动机,而是由教育和社会环境决定了其表现形式的本能。它只能够通过复杂的社会决定的思想和情感方式起作用。"[2]冰心的"爱心"诗观,也受到了"教育"和"社会环境"的影响,尤其是前者对她的影响,可以说是"教育决定性格","教育决定命运","教育决定诗风"。以她受到的泰戈尔影响为例,在新诗草创期,泰戈尔是被译介最多的外国诗人,从1915年到1926年,他的诗作至少有71次被报刊登载。泰戈尔的英文诗在20世纪20年代诗坛也风靡一时,"甚至连一般的中学生都以能背诵几首诗人的英文诗为荣"[3]。泰戈尔对我国现代作家的影响,从郭沫若和冰心两位作家身上可以窥见一斑,除他们二人外,郑振铎、王统照、徐志摩等人也受过泰戈尔的影响。

〔1〕〔美〕查尔斯·霍顿·库利:《人类本性与社会秩序》,包凡一、王湲译,桂冠出版社,1992年,第20-21页。

〔2〕〔美〕查尔斯·霍顿·库利:《人类本性与社会秩序》,包凡一、王湲译,桂冠出版社,1992年,第17页。

〔3〕张光璘:《中国现代文学史上的一次"泰戈尔热"》//张光璘:《中国名家论泰戈尔》,中国华侨出版社,1994年,第189页。

"诚然,对泰戈尔影响的估计应该实事求是,不能如某些评论者那样夸大。但是,这种影响是客观存在的,也是不容忽视的。特别是对'五四'以后新诗的发展,确实产生过一定的影响。"[1]郭沫若1932年在《创造十年》中总结说:"我的短短的做诗的经过,本有三四段的变化。第一阶段是太(泰)戈尔式,第一段时期在'五四'以前,做的诗是崇尚清淡、简短,所留下的成绩极少。第二段是惠特曼式,这一段时间正在'五四'的高潮中,做的诗是崇尚豪放、粗暴,要算是我最可纪念的一段时期。第三段便是歌德式了,不知怎的把第二期的情热失掉了,而成为韵文的游戏者。"[2]

冰心是受泰戈尔影响最大的中国诗人。1981年6月23日,冰心在《〈泰戈尔诗选〉译者序》中说:"泰戈尔是我少年时代最爱慕的外国诗人。"[3]冰心是泰戈尔诗的主要翻译者,她说:"我深感遗憾的是我没有学过富于音乐性的孟加拉语言。我翻译的《吉檀迦利》和《采果集》都是从英文翻过来的——虽然这两本诗的英文,也是泰戈尔的手笔——我纵然尽了最大的努力,也只能传达出其中一点的诗情和哲理,至于原文的音乐性就根本无从得到了。"[4]

冰心的小诗《繁星》和《春水》从诗体形式、诗的思想内容上都直接受到泰戈尔诗的影响。她的诗集名《繁星》也源于泰戈尔的诗。泰戈尔的诗集《附言录》中有这样的诗句:"现在我把我的诗/紧密地装在这本子里/像一只挤满了鸟雀的笼子一般送给你。/那碧空,那围抱星辰的无限处,/我那诗句群飞过的空间,/都被留在外面。/繁星,从夜的心头摘下,紧紧地结成链环/也许能在天堂近邻的/珠宝商人那里沽得高价,/但是神人们就会怀念/那不分明的超凡的空灵价值。"[5]

《繁星》的写作更是直接受到泰戈尔的影响。1921年9月1日,冰心在《繁星自序》中说:"1919年的冬夜,和弟弟冰仲围炉读泰戈尔(R.Tagore)《迷途之鸟》(Stray Birds),冰仲和我说:'你不是常说有时思想太零碎了,不容易写成篇段么?其实也可以这样的收集起来。'从那时起,我有时就记下在一个小

---

〔1〕 张光璘:《中国现代文学史上的一次"泰戈尔热"》//张光璘:《中国名家论泰戈尔》,中国华侨出版社,1994年,第202页。

〔2〕 郭沫若:《学生时代》,人民文学出版社,1979年,第68页。

〔3〕 冰心:《泰戈尔诗选译者序》//张光璘:《中国名家论泰戈尔》,中国华侨出版社,1994年,第176页。

〔4〕 冰心:《〈泰戈尔诗选〉译者序》//张光璘:《中国名家论泰戈尔》,中国华侨出版社,1994年,第176页。

〔5〕 [印度]克里希腊·克里巴拉尼:《泰戈尔传》,倪培耕译,漓江出版社,1984年,第452页。

本子里。1920年的夏日,二弟冰叔从书堆里,又翻出这小本子来。他重新看了,又写了'繁星'两个字,在第一页上。1921年的秋日,小弟弟冰季说,'姊姊!你这些小故事,也可以印在纸上么?'我就写下末一段,将它发表了。是两年前零碎的思想,经过三个孩子的鉴定。《繁星》的序言,就是这个。"[1]正是这些"零碎的思想"居然被当成诗风行一时。"新诗运动最早的几年,大家注重的是'白话',不是'诗',大家努力的是如何摆脱旧诗的藩篱,不是如何建设新诗的根基。这时代最流行的诗是'自由诗',和所谓的'小诗',这是两种最像白话的诗。"[2]

尽管在后来的历史中,冰心小诗的价值一直有争议,很多人都给出了较高的评价。"事实也正是如此,她的小诗受泰戈尔的《飞鸟集》的影响,以三言两语的格言、警句式的清丽诗句,表现自己内省的沉思和灵感的顿悟……她的每一首小小的哲理诗,都是一种发现,一种创造。这些哲理小诗的鲜明特征,就是充满辩证色彩:或是人生真谛的发掘,或是人生经验的结晶,或是人生哲学的诗意化阐释。它对人生的生与死、苦与乐、荣与辱,对事物的真与假、善与恶、美与丑,进行深刻入微的探索。"[3]但是后来的冰心,尤其是中年的冰心对这些"小诗写作"是持否定态度的。如1962年《诗刊》第3期上发表的《在诗歌问题座谈会上的发言纪要》称:"谢冰心同志表示赞成萧三同志的意见:'不薄新诗爱旧诗'……谢冰心同志也谈到自己写新诗的体会。她说:或许有人会问,你年轻的时候为什么也写些小诗?现在为什么不写了?我说,我那时年青,胆子大,又想打破一切框框,写起来很容易,一气可以写几百首。现在想起来真可怕。现在叫我写,我的顾虑就多了,也可以说要求高了。新诗不好写。"[4]

但是冰心从来没有说过《纸船——寄母亲》不是诗,读者及研究者也认为它是诗,而且是冰心的代表诗作和那个时代的优秀诗作。近年中央电视台主办的"新年新诗会"总会把这首诗作为必备的朗诵篇目,每次都受到了受众的热烈欢迎,一大原因是它具有较好的诗疗功能。如刘勇所言可以用一个"爱"字来总结冰心的诗的风格。这种"爱"及由此形成的她的诗的柔美风格及她醉心的童心主题也是受到了泰戈尔的影响。"孟加拉女诗人黛维夫人说:

〔1〕 冰心:《繁星自序》//卓如:《冰心全集》(第一卷),福州海峡文艺出版社,1994年,第233页。

〔2〕 梁实秋:《新诗的格调及其他》//杨匡汉、刘福春:《中国现代诗论》(上编),广州花城出版社,1985年,第142页。原载于1931年1月20日《诗刊》创刊号。

〔3〕 龙泉明:《中国新诗流变论》,人民文学出版社,1999年,第118页。

〔4〕 卓如:《冰心全集》(第六卷),福州海峡文艺出版社,1994年,第15页。

'泰戈尔对于人性有无限的信心，他有根深蒂固的乐观主义，他要求人承认是人'。"〔1〕

"从二十年代起，中国文坛上出现了不少像《园丁集》《新月集》《飞鸟集》一类的小诗，可见泰戈尔对中国萌芽时期的新文学创作是有影响的。此外，他在诗中表达的一些思想感情也影响了中国。最突出的，我认为就是对儿童的关心和爱护……泰戈尔的诗介绍到中国以后，他那热爱儿童的感情对中国起了锦上添花的作用。有一些中国作家开始关心儿童文艺，写了一些给儿童看的文学作品。《寄小读者》一类的书也陆续出现了。这可以说是中国新时代儿童文艺的开始。在中国文学史上也可以说是开创了一个新时代。"〔2〕

《纸船——寄母亲》既有"母爱"，也有"童心"。诗中写出了"我"与"母亲"的"对话"，准确点说是"爱的对话"，是"童心"与"母爱"的对话。这种对话是"现代人"的对话，充分显示出现代中国人"施爱"与"被爱"的能力。如果说诗疗的一大任务是"现代人"，这首诗完全可以不采用"启蒙"或"宣传"的手段，"寓'教'于'爱'""不战而胜"地达到古代汉诗和现代汉诗都追求的"诗教"目的。

泰戈尔能够对中国青年，尤其是对中国新诗诗人产生巨大影响，不只是因为他的诗被译介进中国，还因为他来过中国，到过上海、南京、杭州、北京等地，1924年5月8日，他在北京与"新月社"的诗人们度过了他的64岁生日。"充当旅行使者的激情使泰戈尔着了魔，他已不满足于在本国旅行，还想到中国去。最后一个佛教徒带着释迦牟尼的慈爱与和平信息去中国一事，已经过去了一千年。泰戈尔想恢复两国之间的古代文化传统的联系……梁启超于一九二四年四月，欢迎了泰戈尔及其随行人员。"〔3〕"泰戈尔在华逗留期间，有一位风度翩翩、幽默和富于想象力的年轻中国诗人徐志摩一直陪着他。埃尔赫斯回忆道：'我们从上海坐船溯流而上去南京。途中，在一个明亮的月夜，他们俩并肩而坐，畅谈他们年轻时在英国所欣赏的那些诗人的作品以及世界文坛的情况……以徐为首的一群青年学者跟泰戈尔的联系越来越密切。他们之中有一个漂亮而聪慧的中国女学生，徐和他同时代的许多人都为之倾倒。

〔1〕 季羡林：《译本序》//[印度]泰戈尔：《泰戈尔诗选》，季羡林译，人民文学出版社，1984年，第3页。

〔2〕 季羡林：《译本序》//[印度]泰戈尔：《泰戈尔诗选》，季羡林译，人民文学出版社，1984年，第10—11页。

〔3〕 [印度]克里希腊·克里巴拉尼：《泰戈尔传》，倪培耕译，漓江出版社，1984年，第382—383页。

泰戈尔作为一个诗人不可能不受这样一种环境的启示，于是他们不住地互相交换诗和画。"[1]

这段话中所说的"中国女学生"指另一位福建才女林徽因。泰戈尔是以"诗哲"的身份来中国的，既受到了以胡适、徐志摩为代表的"右翼文人"的欢迎，也受到了以陈独秀为首的"左翼文人"的反对。陈独秀以"实庵"为笔名在1924年4月18日的《中国青年》杂志第27期上发表了《泰戈尔与东方文化》，批驳泰戈尔的东方文明将取代西方文明的讲演言论。

在此之前冰心也称泰戈尔为"哲人"。1920年8月30日，还是大学生的冰心写了散文《遥寄印度哲人泰戈尔》，感谢他的"天然美感"慰藉了她"心灵的寂寞"："你的极端信仰——你的'宇宙和个人的灵中间有一大调和'的信仰；你的存著'天然的美感'，发挥'天然的美感'的诗词，都渗入我的脑海中，和我原来的'不能言说'的思想，一缕缕合成琴弦，奏出缥缈神奇无调无声的音乐。泰戈尔！谢谢你以快美的诗情，救治我天赋的悲感；谢谢你以超卓的哲理，慰藉我心灵的寂寞。"[2]但是冰心更关注的是泰戈尔"快美的诗情"，其次才是"超卓的哲理"。作为一直生活在幸福家庭中的女诗人，"情"远远大于"理"。所以《纸船——寄母亲》才写得如此情真意切，动人心弦。

这首诗的治疗功能可以从1923年5月22日梁实秋发表的《冰心的"繁星"》的一段话中找到："仿佛在一篇文章里见过，说是读水浒应当摇着蒲扇，读红楼应当焚着清香。倘若我也给繁星一个比喻，读他时似应在月明如水的静夜，坐在海边的石上，对着自然的景色细细的读着，与涛声相了。但我想不过是因为他们的性质因而找一个更合适的地方来读，以便感着更深的兴趣。其实说来，任意的在一个时候翻阅伊的繁星中的几首，即使在炎热的夏天，也能感到一处沁人肺腑、清新凉爽的感觉，难似有一丝儿严冷，但总觉非常和蔼。伊的作品的基调是母亲的爱和小孩子的爱，伊的作品善用的背景是海，繁星的两个特点，一是用字的清新，一是回忆的甜蜜……"[3]"夏日炎热，读伊的繁星便如饮清凉芬洌的泉水，令人陶醉。我愿我无事时常常有机会翻阅繁星来

---

〔1〕[印度]克里希腊·克里巴拉尼：《泰戈尔传》，倪培耕译，漓江出版社，1984年，第385页。

〔2〕冰心：《遥寄印度哲人泰戈尔》//卓如：《冰心全集》（第一卷），海峡文艺出版社，1994年，第115页。

〔3〕梁实秋：《冰心的"繁星"》//黄人影：《当代中国女作家论》，光华书局1933年，上海书店1985年影印版，第209页。

欣赏,给我性灵上的涵养。"[1]两者比较,《繁星》偏向哲理,《纸船——寄母亲》偏重抒情,所以读《纸船——寄母亲》不仅可以产生"性灵上的涵养",如同"思想的启迪",更能产生"情感上的共鸣"与"审美上的享受",尤其是"情感上的共鸣"。因为《春水》和《繁星》由于哲理味太浓而女人味不足。以《繁星·五五》为例:"成功的花,/人们只惊慕她现时的明艳!/然而当初她的芽儿,/浸透了奋斗的泪泉,/洒遍了牺牲的血雨。"所以1923年梁实秋作出结论说:"我从繁星与春水里认识的冰心女士是一位冰冷到零度以下的女作家。"[2]"理智富而情感分子薄。"[3]

1929年5月海音书局出版的《中国新诗坛的昨日、今日和明日》(草川未雨著)也认为冰心的《繁星》《春水》都可以被归为一类的警戒式的言辞,认为这种诗在文学的本质上是不相宜的,按思想上讲也是没有着落的。甚至还认为冰心对于人生、社会及自然未曾敢肯定一下儿,只是站在一旁说话,因之不敢肯定,所以说出来的多是离开现世的玄想。

冰心1923年8月27日写的《纸船——寄母亲》完全打破了她早期追求"哲理"轻视"情感"的写作风格。它是一首女人写的富有女人味的诗,以最后一个诗节为例:"母亲,倘若你梦中看见一只很小的白船儿,/不要惊讶它的无端入梦。/这是你至爱的女儿含着泪叠的,/万水千山,求它载着她的爱和悲哀归去。"

冰心的《繁星·二七》给诗人下的定义是:"诗人,/是世界幻想上最大的快乐,/也是事实中最深的失望。"诗中的"悲哀"与诗人定义中的"失望"说明了冰心意识到了诗的治疗功能,《纸船——寄母亲》正是这样的诗。她还在1921年12月29日专门写了一首《谢"思想"》的诗,感叹自己的诗写不出高深的思想,如诗的最后一节说:"思想呵!/无可奈何,/只能辜负你,/这枝不听命的笔儿/难将你我连在一起。"[4]1923年1月20日冰心写了《中国新诗的将来》一文,不但承认《繁星》和《春水》中的作品格言太多,甚至否认其为诗:"不解放的行为,/造就了自由的思想。(这一首是《春水》里的。为做这篇论

〔1〕梁实秋:《冰心的"繁星"》//黄人影:《当代中国女作家论》,光华书局1933年,上海书店1985年影印版,第211页。

〔2〕梁实秋:《冰心的"繁星"》//黄人影:《当代中国女作家论》,光华书局1933年,上海书店1985年影印版,第214页。

〔3〕梁实秋:《冰心的"繁星"》//黄人影:《当代中国女作家论》,光华书局1933年,上海书店1985年影印版,第213页。

〔4〕冰心:《谢"思想"》,《时事新报·学灯》,1922年1月14日。

文,又取出《繁星》和《春水》来,看了一遍,觉得里面格言式的句子太多,无聊的更是不少,可称为诗的,几乎没有!)……可以说诗是偏于情感的;深入浅出的;言尽而意不尽,诗通常是仿佛要从句后涌溢出来的。反之,偏于理智判断的;言尽而意索然,一览无余的;日记式,格言式的句子,只可以叫做散文,不能叫做诗。"[1]

冰心在1929年6月3日写于北平的《〈往事〉自序诗》中说她的写作目的不再是为了自慰离开现实的玄想呓语了,而是要唱"神仙故事""人世的欢娱",特别是在诗的结尾时宣称:"第三部曲我仍要高唱,/要歌音填满了人生的虚无。""人生的虚无"是现代人,尤其是忧郁症患者的共同感受。"要歌音填满了人生的虚无",即是要用诗来治疗这种"现代病"。1929年4月22日写的《我曾》写到了"虚空":"我曾梦撷飞花,/醒来一瓣瓣从我的指间飘散;/觉悟后的虚空呵!叫我如何不凄怆?""我曾梦调琴弦/醒来一丝丝从我的指间折断;/觉悟后的虚空呵,叫我如何不感伤?""我曾梦游天国,/醒来一片片河山破碎;/觉悟后的虚空呵,叫我如何不怨望?"1931年7月30日夜写《我劝你》,诗中写道:"只有女人知道女人的心。"1936年2月3日,曾在十多年前被认为"情感分子薄""冰冷到零度"的冰心竟然写起了情意绵绵的爱情诗《一句话》。全诗如下:"那天湖上是漠漠的轻阴,/湿烟盖住了泼刺的游鳞。/东风沉静地扶着我的肩头,/'且慢,你先别说出那一句话!'//那夜天上是密密的乱星,/树头栖隐着双宿的娇禽。/南风戏弄地挨着我的腮旁,/'完了,你竟说出那一句话!'//那夜湖上是凄恻的月明,/水面横飞着闪烁的秋萤。/西风温存地按着我的嘴唇,/'何必,你还思索那一句话?'//今天天上是呼呼的风沙,/风里哀唤着失伴的惊鸦。/北风严肃地擦着我的眼睛,/'晚了,你要收回那一句话'。"

冰心1923年以优异成绩毕业于燕京大学,获得了一把金钥匙——"斐托斐"名誉学位的奖赏,并获得了美国威尔斯利女子大学的奖学金。她于8月17日乘约克逊号邮船赴美留学。冰心说她在船上"竟完全回到小孩子的境地中去了,套圈子,抛沙袋,乐此不疲"[2]。但是长达数周的船上生活,也使她产生了忧愁甚至焦虑,她用诗治疗自己,不但写下了《惆怅》,还写了《纸船——寄母亲》等诗篇。冰心在邮轮上因为《惆怅》思念母亲而写《纸船——寄母亲》,这

〔1〕 冰心:《中国新诗的将来》//卓如编:《冰心全集》(第二卷),海峡文艺出版社,1994年,第5页。
〔2〕 冰心:《通讯七》//冰心:《寄小读者》,中国文联出版社,1993年,第18页。

种诗歌写作正是治疗心理疾病的书写表达。

1932年清明节,冰心在《我的文学生活》中说:"《繁星》,《春水》不是诗,至少那时的我,不在立意做诗。我对于新诗,还不了解,很怀疑,也不敢尝试。我以为诗的重心,在内容不在形式。同时无韵而冗长的诗,若是不分行来写,又容易与'诗的散文'相混。我写《繁星》,正如跋言中所说,因着看泰戈尔的《飞鸟集》,而仿用他的形式,来收集我零碎的思想。所以《繁星》第一天在《晨副》登出的时候,是在'新文艺'栏内。登出的前一夜,伏园从电话内问我,'这是什么?'我很不好意思的,说:'这是小杂感一类的东西。'"[1]尽管冰心认为:"我终觉得诗的形式,无论如何自由,而音韵在可能的范围内,总是应该有的。"[2]她发表于1959年4月25日《诗刊》第4期的《我是怎样写〈繁星〉和〈春水〉的》说:"'五四'以后,在新诗的许多形式中,有一种叫做'短诗'或'小诗'的。这种诗很短,最短的只有两行,因为我写过《繁星》和《春水》,这两本集子里,都是短诗,人家就以为我是起头写的。现在回忆起来,我不记得那时候我读过多少当代的别人的短诗没有,我自己写《繁星》和《春水》的时候,并不是在写诗,只是受了泰戈尔《飞鸟集》的影响,把自己许多'零碎的思想',收集在一个集子里而已。"[3]"现在,我觉得,当时我之所以不肯称《繁星》《春水》为诗的缘故,因为我心里实在是有诗的标准的,我认为诗是应该有格律的——不管它是新是旧——音乐性是应该比较强的。同时情感上也应该有抑扬顿挫,三言两语就成一首诗,未免太单薄太草率了。因此,我除了在二十岁前,一口气写了三百多段'零碎的思想'之外,就再没有像《繁星》和《春水》这类的东西。"[4]冰心写《纸船——寄母亲》,却完全是把它当诗写,十分重视诗的形式,因此这首诗的形式具有较好的诗疗作用。

这首诗的船的意象有助于诗疗。儿行千里母担忧,冰心在大海上漂泊,知道母亲在牵挂远渡重洋的女儿,所以用了船的意象。大洋中起伏的约克逊号邮船、目中的"纸船"、诗中的"很小的船儿",三种船融为一体,变成了"亲情的船",还可以暗示出"命运的船"——汪洋中的一条船,因为有了亲情,可

〔1〕 冰心:《我的文学生活》//卓如:《冰心全集》(第三卷),福州海峡文艺出版社,1994年,第9-10页。

〔2〕 冰心:《我的文学生活》//卓如:《冰心全集》(第三卷),福州海峡文艺出版社,1994年,第11页。

〔3〕 冰心:《我是怎样写〈繁星〉和〈春水〉的》//卓如:《冰心全集》(第五卷),福州海峡文艺出版社,1994年,第126页。

〔4〕 冰心:《我是怎样写〈繁星〉和〈春水〉的》//卓如:《冰心全集》(第五卷),福州海峡文艺出版社,1994年,第127-128页。

以抵挡任何风浪,这正是亲情的力量——让女诗人活下去、奋斗下去的力量。自然汪洋中的船跟生活汪洋中的母亲可以相提并论,都可以为女儿遮风挡雨。船的包容性、安全感与母亲的慈祥、关爱异曲同工,因此可以作出结论说船的意象就是母亲的意象。所以读这首诗时,船的意象可以让人联想到很多事与物,尤其让人联想到与母亲相关的事与物,如母亲的子宫、母亲的怀抱。船的物理性表象与人的心理性情感可以水乳交融,产生了较好的诗疗效果。

这首诗孩童般撒娇式的口语也有利于增加亲情,呈现母爱与童心。"母亲,倘若你梦中看见一只很小的白船儿,/不要惊讶它无端入梦,/这是你至爱的女儿含着泪叠的,/万水千山,求它载着她的爱和悲哀归去。"这几句诗完全是口语,又含情脉脉,是女儿向母亲的倾诉。"船儿"与"女儿",儿化韵的存在不仅让诗充满柔情爱意,而且也增加了语言的亲密性。如"宝贝"与"宝贝儿"的差异,后者的亲密性远远大于前者,甚至有人认为老师叫女学生"宝贝"是可以的,但是不能叫"宝贝儿",否则有教师语言"骚扰"女学生的嫌疑,后者应该是女学生的男朋友专用的"特权称谓"。诗一般追求简洁,不用关联词。"倘若"一词的运用,说明女儿用的是商量的口气,说明对母亲的尊重。"倘若"一词是散文化句式用的关联词,"母亲"和"万水千山"后面都用了逗号,象征情感的细腻,孩子语言的短小,尤其是母亲后面用逗号,形成了一种对话关系,说明了母女关系的融洽与亲密。

这首诗的短句和重复词也能够很好地呈现情感。"我从不肯妄弃了一张纸,/总是留着——留着,/叠成一只一只很小的船儿,/从舟上抛下在海里。"在第一个诗节中,"留着""留着"和"一只""一只",两组二字词一一对应,呈现出思念母亲情感的缠绵。第一个诗节中的是"一只一只很小的船儿",但是到了第三个诗节,变成了"一只很小的白船儿",少了"一只"两个字,说明随着写作的深入,情绪有所缓和,心情变得平静些了。但是多了一个"白",象征亲情的纯洁。这两个诗句的变化,说明用写诗这种"书写表达",是可以治疗心理疾病,尤其可以用来进行心理危机干预。

"在学校生活中或者在工作的环境中受刺激而发生精神障碍,病人回到家中'休息',不久病情便走向恢复。这里,与其说是'休息'的作用,毋宁说家庭成员与病人之间的良好关系起了主要的作用。"[1]《纸船——寄母亲》的诗疗意义在于,它有助于读者处理好与家庭成员的关系。血浓于水,家族成员关系

---

〔1〕 许又新:《心理治疗基础》,贵州教育出版社,1999年,第3页。

是保证人的心理健康的重要关系。家和万事兴,家和人健康。但是在当今社会,中国家族成员之间的关系并不融洽,特别是子女与父母之间代沟对抗严重。在大中学生中,普遍存在青春期少女与更年期母亲、青春期青年与更年期父亲的对抗。父母与孩子的关系本来应该是:女儿是妈妈的"小棉袄",儿子是爸爸的"好哥们"。因为中国流行"严父慈母",父亲在家庭生活及家庭教育中要扮演"社会角色",往往对儿子实行"严管"甚至"严打",所以儿子与父亲的关系普遍不正常。这一代大学生普遍是独生子女,有的父母把女儿当儿子培养,让女孩子多了些"男子气",少了些"女人味"。所以现在很少有女大学生像冰心那样,在旅途中不但给母亲折叠纸船,还给母亲写思念的诗。"长辈普遍地喜欢批评、训斥他们的晚辈,尤其是父母,有时批评、唠叨简直没完没了,还喜欢算旧账,严重者非打即骂。这在我国比西方发达国家更为普遍而严重。长辈,尤其是手里握有大权的长辈,对于已成年的晚辈往往也摆脱不了这种关系模式。这是形成神经症和人格障碍的一个重要的社会根源。心理治疗必须从根本上扭转病人的这种人际关系和反应模式。神经症病人和人格障碍患者往往是不恰当批评的受害者,他们亲身的经验使他们很难接受批评,更难于经批评而改变他们的生活态度和行为模式。可以断言,闻过则喜和从善如流的人根本不需要心理治疗。"[1] "我国传统文化要求子女孝顺父母,也赋予父母在子女面前具有绝对权威。依赖性是神经症病人最重要最普遍的弱点之一,是使病人陷于不能自拔的痛苦和困难处境之重要主观因素,是阻碍病人走向健康的一块巨大的绊脚石。"[2]

父母亲情诗是治疗"依赖性"心理疾病的良方,给父母亲写诗可以治疗这种心理创伤,读写给父母亲的亲情诗可以缓解病情。"在一个人觉察到某物或某人的那一瞬间,世界已经按他的意志组织了起来。一个人的情绪、心情和目标是意志地决定的,起组织作用的意志的来龙去脉也决定着一个人如何认识和评价处境。一个人的痛苦不可分割地与他的生存方式联结在一起,与他的意志不可分割地联结在一起。客观存在是混沌的,人的意志给它以意义,给它以评价,把它组织起来。但是,意志并不是已经浇铸成定形和凝固不变的,一个人一旦清楚地觉察到自己的存在和意志,他是可以自由地改变自己的,当然,这绝非没有风险和困难。害怕改变和风险势必陷入于无所作为之中。"[3]

---

〔1〕 许又新:《心理治疗基础》,贵州教育出版社,1999年,第3-4页。
〔2〕 许又新:《心理治疗基础》,贵州教育出版社,1999年,第6页。
〔3〕 许又新:《心理治疗基础》,贵州教育出版社,1999年,第141页。

心理危机干预最重要的名言是"人一切都可以改变",具体为改变观念、改变体验和改变行为。冰心的《纸船——寄母亲》可以帮助那些缺乏亲情,甚至与父母亲对抗的年轻人化解矛盾,改变观念、体验与行为,获得新生。

纸 船——寄母亲

冰 心

我从不肯妄弃了一张纸
总是留着——留着,
叠成一只一只很小的船儿,
从舟上抛下在海里。

有的被天风吹卷到舟中的窗里,
有的被海浪打湿,沾在船头上。
我仍是不灰心地每天叠着,
总希望有一只能流到我要它到的地方去。

母亲,倘若你梦中看见一只很小的白船儿,
不要惊讶它无端入梦。
这是你至爱的女儿含着泪叠的,
万水千山,求它载着她的爱和悲哀归去!

第三章　诗歌疗法的应用研究

从2010年开始，我应邀到福建医科大学、福建省地税局、福建省发改委、东南大学、安徽农业大学、福建省图书馆、南京市民大讲堂、南京晓庄学院、西北师范大学、太原师范学院等多家单位做过"诗歌疗法"讲座。相关的讲座录像"漫谈诗歌心理精神疗法""诗歌欣赏和诗歌创作与心理干预和精神疗法"被"超星学术视频"放上网数年，点击率上万。本章精选部分讲座录音[*]。

第一节　福建医科大学诗歌疗法讲座录音

讲座题目：诗歌欣赏和诗歌创作与心理干预和精神疗法。

时　　间：2010年6月2日19点到21点。

地　　点：福建医科大学。

听　　众：福建医科大学各班心理委员、部分老师和普通同学200多人。

朋友们好，非常高兴来到医科大学。昨天是六一儿童节，本来我跟刘老师讲昨天给你们作讲座的，刘老师说今天学生时间比较充裕一些。我想也应该今天来，为什么呢？如果昨天来，我们就一起过六一儿童节了，我会把你们当成孩子。但是今天来就不一样了，今天就是"六二"成人节，在座的都是"成年人"。所以，我原来在PPT上打的题目就是"王珂教授送给福建医科大学的'六二'成年节礼物"。但是，后来我把它换掉了，换成诗疗，换成"诗疗实验一：情绪波动"。因为我妻子讲，只有"六一"儿童节，没有"六二"成年节，说"王珂教授的成年节是不合法的"。今天超星图书馆的工作人员来录像，因为今天我们这个讲座，会放到超星图书馆上，国内外的很多人都可以点击，都可以

---

　　* 讲座或讲课是面对面地与学生的交流，所以，口语化、情境化的特征比较明显，语言难免损失了些许的逻辑性，请读者阅读本章（第三章）和下一章（第四章）时予以注意。

看。我这样讲的目的也是想调动同学们的积极性,今天我们有互动时段,不管是提问还是诗歌朗诵,如果你朗诵了,你的声音将"永垂不朽"。(学生笑)另外今天这个讲座,我准备了一叠名片。要我的名片是很难的,因为一般的人我是不会给他的,就是你们的校长、书记来,我都不会给的。(学生笑)但是我会送给主动提问的人,尤其是主动向我"开炮"的人。只要你向我"开炮",我就给你奖励。我的名片上有一个很重要的内容,就是有我博客的地址。我所有的作品,所有的著作,都放在我的博客上。当然,有的同学讲,王老师,我不提问也照样能搜到你的博客。但是,那样做不光彩,那是不劳而获,要想光彩,还是从我的名片上获得博客地址。

今天我讲座的题目是"诗歌欣赏和诗歌创作与心理干预和精神疗法"。其实,题目可以简化为两个字,叫做诗疗——诗歌疗法(诗疗)。我们中国有一种说法叫"诗教"——诗教,通过诗歌来教育人。古代诗歌非常强调诗教。王教授创立的诗歌心理危机干预不叫诗教,叫诗疗。刚才主持人介绍说,诗人是个匠人,这是我的观点。但实际上,我告诉你,这是我过去的观点。我认为,诗人不是匠人,诗人是医生,诗人是一个非常高明的医生,诗人是一个比医科大学的博士生导师还要重要的医生。为什么这么说呢? 就来看我们今天的讲座如何自圆其说。

我们今天这个讲座实际上是国内的第一场关于诗疗的讲座。你们非常幸运,我也非常幸运。实际上,关于诗歌疗法我们已经尝试一段时间了,但是一直没有对外公开。我们都是在自己的书房里"闭门造车"。现在,我们面对实际的运用,想通过诗歌创作、欣赏来进行心理危机干预、精神治疗。汶川的大地震时我们已经做过尝试,效果非常好。所以,现在我们正在把成果慢慢地转化成应用。我们师大主管教学的校长知道我要到医大作讲座,校长说,重要的是把我们福建师大的有心理疾病的同学解决好。我们福建师范大学新生进校时,要进行心理测试。测试下来,数千学生中竟有200多个有心理问题。这就等于说学校有很多颗定时炸弹,所以校长是比较着急的。为了不让校长说我"吃里爬外",前两天,我还在我的学校申报了一个教改课题,课题的名称是"通过诗歌教育来促进本科生的心理健康及全面发展"。

请大家看PPT,在"诗歌欣赏和诗歌创作与心理干预和精神疗法"大标题下面,我有意识地放了两句话,一句话是梭罗的。谁知道梭罗是谁? 知道的请举手! 我给他一张名片。请那个男生,请你说梭罗是谁?(学生回答: 梭罗好像是《瓦尔登湖》的作者)。梭罗是一位非常有名的散文家。很好! 请坐下。

我送你一张名片啊。梭罗是一位非常有名的散文家。他的散文给我们一种远离尘嚣的感觉,写得非常美。读他的散文,会带领我们进入另外一个世界。大家都知道陶渊明。中国有陶渊明,中国有谢灵运,但是我们读梭罗的散文会发现,他的散文实际上与谢灵运的山水诗、陶渊明的田园诗歌一样,会让我们的心情非常平静,可以使我们躁动的心平静下来。

梭罗说:"人类无疑是有力量来有意识地提高自己生命质量。"就是说,我们可以通过自己的努力有意识地提高生活的质量,提高我们生命的质量。第二句话是帕拉塞尔苏斯说的,他说:"你们应该知道,意志的作用在治疗中很重要。"作为医科大学的学生应该知道帕拉塞尔苏斯是谁,知道的请举手? 知不知道帕拉塞尔苏斯没关系,重要的是知道他这句话。每一个做医生的都应该知道,"意志的作用在治疗中很重要"。治疗并不仅仅是靠医学设备、靠医疗手段,意志也是非常重要的。下面进入讲座的第一个诗疗过程。

诗疗实验一:情绪波动。大家发现,今天老师的PPT做得比较花哨。今天我的研究生看了PPT后说:"王老师,您的PPT做得太明艳了。"实际上,PPT是有象征意义的。诗是象征的艺术。今天王老师穿的衣服,穿的是黑色的衣服,像巫师一样地出现。但是里面穿的衣服是白色的,也给你们带来了纯洁,带来了希望。是吧?(学生笑)PPT上的背景是一个人在起跑,这就象征我们人生的起点,开始跑。在跑的过程中间,会不会倒下? 会不会跑到一个楼前,像富士康的员工一样跳下去? 这取决于能不能够有意识地提高生活的质量。另外,这个PPT的色彩用的是橙红色。橙红色是怎样一个颜色? 大家想一想汶川地震,中国的国家救护队的服装就是这个色彩。今天我来的一个目的就是"救灾"的,我坚信,在座的一定有心理不太健康的人,包括我自己。今天听了讲座之后,你们会发现王老师也曾经是一个心理严重不健康的人。

现在请大家闭上眼睛,回忆你一生最甜蜜的时刻。女生可以想你高中的那个白马王子,好帅啊! 他打篮球的样子好帅啊,可是看也不看我一眼。他投球的那个姿势比外国的球星还要帅,比NBA球星还要帅。在座的男孩子也可以想你的白雪公主,我喜欢的那个女孩子考到厦门大学去了,虽然离福州不是太远,可是我要见她一面也很难。咫尺之隔,如同海天之遥。所以,我请大家睁开眼欣赏一首诗——《沙扬娜拉》。谁知道这首诗是谁写的? 大家都知道,是徐志摩。(多媒体播放诗歌音像《沙扬娜拉——赠日本女郎》)。这首诗非常短,很多同学想说我的甜蜜还没有回忆完呢,徐志摩就和他甜蜜的水仙花一般的日本女郎告别了。

第三章 诗歌疗法的应用研究

接下来再请大家闭上眼睛,听一首歌。我先讲,这首歌我先不播放。听到这首歌的时候,我就想掉眼泪。为什么呢? 在座的有很多同学,不是很多同学,可能是有的同学是唱着这首歌和自己心爱的人分手的。(学生笑)二十年前,我就是唱着这首歌在美丽的嘉陵江畔和我的初恋情人分手的。(学生笑)(播放歌曲《恰似你的温柔》)

刚才这个曲子太让大家悲伤了。现在请大家闭着眼睛,想象自己正面朝大海,感受如春天般温暖的浪花扑面而来。请听一首大家非常熟悉的诗,海子的《面朝大海,春暖花开》。(播放诗歌《面朝大海,春暖花开》)

刚才我们做了一个小小的"情感波动"实验,一开始是徐志摩的一首非常甜蜜的诗——《沙扬娜拉——赠日本女郎》,"最是那一低头的温柔, /像一朵水莲花 /不胜凉风的娇羞, /道一声珍重, /道一声珍重, /那一声珍重里有蜜甜的忧愁——沙扬娜拉!"它把我们带到了一个非常美丽的、非常幸福的场景之中。然后给大家放了一首非常悲哀的,也非常缠绵的歌——《恰似你的温柔》,让大家的情绪进入到一种低谷状态。然后又迅速地让大家回到现实中来,听海子的《面朝大海,春暖花开》。希望大家去体验刚才情绪波动的整个过程,你会发现,情绪是我们生活中非常重要的部分。在某种程度上,我们的生活与其说是被自己控制,不如说是被情绪控制。

现在进入今天的主题。分为四个方面来讲:第一是诗疗的意义,第二是诗疗的理论,第三是诗疗的实践,第四是诗疗的注意事项。

首先下这样一个结论:诗歌疗法是非常有效的,但是诗歌疗法也有它的局限性。听诗疗讲座的过程就是接受治疗的过程。我从形象、语言及我的姿态,都想给大家证实、证明,我们整个讲座的过程就是诗疗的过程。但是,我妻子讲:"你不能这么讲,你这么讲,下面的听众都会骂你的。王教授你认为我们都有病啊? 我们都是很健康的。"(学生笑)我的主要目的是想把这个方法介绍给大家,因为,在座的很多同学都要成为医生,你们也可以去修正我现在采用的方式。

第一讲这种诗疗的意义。首先给大家报告一些数据,这些数据应该是我们医学专业师生都很清楚的。我国精神卫生现状不容乐观,像王老师这么阳光的人,我在师大,你打听一下,学生们给我取的外号是"阳光大男孩"(学生笑),见到我的人都说我很青春,很阳光。即使像我这么阳光的人,还经历过三次自杀。也就是说,自杀的幽灵一直在中国的大地上徘徊,这里我套用了一本政治学名著中的一句名言的句式。这里有一些数据,中国疾病预防控制中心精神卫生中心2009年初公布的数据显示，我国各类精神疾病患者人数在1亿人以上。这个数据可能有点耸人听闻，我们人口总数才多少人啊，而精神疾病的患者就有1亿人以上。但是，不要否认我们就没有病。我们很多人的心理精神都有一定问题。我国重性精神病患者人数已超过1600万。我国目前有抑郁症患者约2500万人，世界卫生组织有关研究预测，到2020年抑郁症将成为冠心病后的世界第二大疾病。精神疾患在我国疾病总负担的排名中居首位。各类精神问题约占疾病总负担的1/5，即占全部疾病和外伤所致残疾及劳动力丧失的1/5，预计到2020年，这一比例将升至1/4。看到这样的数据，我们医学院的学生应该感到非常难受，应该知道我们的责任很沉重，我们任重而道远。最能说明问题的是富士康12跳的悲剧。

现在探讨富士康为什么会出现12跳。2010年1月13日到5月26日，富士康集团共有12人跳楼自杀。这段时间，不仅媒体在关注这件事情，全国的心理学家都在关注、讨论这件事情。我为了能更好地给你们作讲座，昨天我和军队心理学家王利群教授通了一个半小时的电话。

她讲到北京的很多心理专家都在讨论这个话题。富士康员工自杀有很多原因，北京师范大学心理学院教授刘翔平认为："连续发生自杀事件的根本原因是劳动时间太长，造成员工身心疲惫。"刚才在来接我到医科大学作讲座的路上，医大的刘老师说："我们医学院的学生学习时间非常长。"我们医科大学的学生会不会跳楼呢？我坚信，不会！为什么不会？因为有那么多关心你们的老师，你们可以自我调节。另外，实在调节不了，还可以请王珂老师来帮助大家调节一下嘛。（学生笑）富士康员工自杀还有一个重要的原因，清华大学心理学系系主任彭凯平认为"社会关系疏离是自杀的主因"。

先看彭凯平教授的观点，他认为"跳楼"是由于不适应环境，以及巨大的心理落差造成的。特别是他和一些心理学家去了富士康公司，他就发现，从媒体上你们也会发现，跳楼的基本上不是富士康的老员工，是富士康的新员工。他们到富士康工作只有两三个月，就自杀了，而且自杀的员工普遍是有一定文化程度的人，有的是大专生，有的是本科生。他们的劳动强度并没有老员工的大。因此，他们自杀主要是心理落差造成的。这种心理落差主要表现为两个方面：第一，从农村到城市的心理落差，以为来到了大城市，但密集的劳动让他们看到城市却感受不到城市生活。来到广州、深圳这些南方的大城市，见到的不是城市却是车间，见到的却是没任何活力、没有任何生命的甚至是很残酷的机器。对城市的那种感觉，那种对城市的美好幻想完全变得没有了。为什么大一的学生容易出现自杀,而大二、大三的学生不容易出现自杀。最不容易出现自杀的学生是谁? 是大四的学生。因为大四的学生已经身经百战了,已经磨炼出来了。大一的学生为什么会跳楼? 就是对大学太充满幻想。有些中学老师为了激励学生们考大学,把大学描绘得很美好。我上高中时,老师最著名的动员是:"考上大学穿皮鞋,考不上大学穿草鞋。"考上大学也不能穿皮鞋啊! 哪能啊! 大学需要交学费,各种费用,穷学生连吃饭都有问题,哪还有钱来买皮鞋! 穿不上皮鞋,只能穿胶鞋,甚至是普通的鞋子。心理落差太大就自杀了,他们的心理落差是"从皮鞋到胶鞋的落差"。

彭凯平教授认为,第二个是从家庭到社会的落差,从家庭的保护到自力更生的落差;从保护的、尊重的心理环境到批评的、管制的心理环境的落差;从社会支持的关系网络到没有任何支持的关系网络间的落差。外出打工者从熟悉的农村环境走到完全陌生的城市环境中,这种变迁造成了与先前关系的分离,其本质还是社会关系的隔离。而一系列的跳楼事件,就是社会剧变引发的心理冲突的集中表现。

王利群教授等心理学家一直坚信这样一个观点:人一定是能改变的。确实人一定是能改变的,成功的心理危机干预除了需要社会支持系统外,个人应该从三个方面改变:第一是改变观念,第二是改变体验,第三是改变行为。进入一种新的环境,你必须改变你过去的观念。到了一个新环境,你的情感一定会发生变化,更应该改变你的情感,改变你的生活方式。最重要的是要改变行为。如果让富士康那些有心理问题的员工改变他们的环境,改变他们的行为,如让他们去唱卡拉OK,或者让他们去逛街,行为改变了,他们就不可能跳楼了。

今天我主要是围绕这样一个结论展开我的讲座:人是可以改变的,是一定能够改变的。这是诗歌疗法的一个最重要的观念,是它的理论基础。而且,要改变的是观念、体验和行为。

诗歌的三功能与心理危机干预的三方法相似。诗的"言志"功能有利于改变人的观念:言志的诗可以催人上进,热爱生活,珍惜生命。诗的"缘情"功能有利于改变人的体验。缘情的诗可以宣泄人压抑的情感,稀释孤独。诗的"宣传"功能可以改变人的行为。集体诵读诗是很好的"团体疗法",容易产生"共鸣",形成"场"。

此外,欣赏与创作诗歌有利于身心健康。近年来,很多学者都认识到这一点。有人认为"书写表达促进身体健康",王永、王振宏在2010年第2期《心理科学进展》发表文章说："通过披露和表达与个人重要经历有关的感受和想法，由此促进心理健康的心理干预方法统称为书写表达。书写表达自20世纪80年代出现以来，逐渐发展为一种成熟的心理干预方法。研究结果显示，身体健康的个体参与书写表达可以长期有效地保持健康，降低焦虑和抑郁，提升自我调节能力和自我效能感。书写水平对身心健康的促进作用不是立竿见影的，以积极内容为书写主题的干预效果会很快出现，但以创伤经历为书写主题的干预效果在几周甚至在几个月后才会出现。"

2010年5月27日《文摘报》转载了蒲昭和的文章《勤于"动口"益身心》，文章认为吟诗唱歌可治病。他认为："吟诵诗歌有助于消除精神上的烦恼和压力，对失眠、忧郁等有辅助疗效。"其实，古人早就意识到了。在座的每个女生都想变得漂亮，是吧？每个女生都想当漂亮妹妹，每个男生都喜欢漂亮妹妹，包括王珂教授也喜欢漂亮妹妹。为什么喜欢漂亮妹妹？过去不喜欢，现在喜欢。因为最近看到一则报道，说巴西有一位老人活了148岁。为什么能活这么多岁？就是因为他最喜欢去看风景，最喜欢看漂亮妹妹。（学生笑）其实，我就是想说美可以让我们变得更年轻。我认为诗歌最重要的就是"美"——音乐的美、排列的美、词藻的美。我们的诗歌大师闻一多总结为"三美"：音乐美、词藻美、建筑美。因此有必要在日常生活中去通过诗发现美。比如说，为了你们的讲座，我做了60张PPT。从昨天晚上八点钟到深夜一点钟，今天又从九点钟做到四点钟。在这么枯燥的生活中，我就不可能去看漂亮妹妹。但是，那怎么办？那我就在做PPT的过程中欣赏诗。我发现欣赏诗和欣赏美人可以异曲同工，可以起到同样的效果。

清代有位诗人叫张潮，他在《幽梦影》中给"美人"下定义，在座的女孩子是不是这样的美人？他说："所谓美人者：以花为貌，以鸟为声，以月为神，以柳为态，以玉为骨，以冰雪为肤，以秋水为姿，以诗词为心。吾无间然矣。"美人应该是以花为貌，以鸟为声，以月为神，以柳为态，以玉为骨，以冰雪为肤，以秋水为姿，最重要的是以诗词为心。我动员女生写诗，或者劝女生写诗，因为我们文学院的女生写东西是不积极的。一个理由就是写诗可以让你变得很漂亮，于是她们就写诗了。

说了这么多，有人就会发问了："王老师，你的诗歌疗法，你的诗疗很有用，但是有没有足够的诗歌来用呢？"实际上我告诉你，有的！

实际上，可以用来治疗的诗歌是非常多的。现在来回顾一下诗歌史，诗歌从古到今都有。现在发现的最早的诗歌是在尼罗河畔考古发现的距今3000

多年的诗歌。今天我给在座的女生打气,不要说王老师是给女孩子献媚啊!人类发现的最早的诗不是男人写的,是女人写的;而且不是写斗争的,而是写爱情的。在日常生活中,什么事情最重要? 社会最重要,因为我们只有一个地球。还有什么最重要? 我们的工作最重要,还有男女之间的关系最重要。所以最早的诗是写爱情的。正因为古人用诗来写爱情,所以,当王珂教授,不是王珂教授,是青年王珂,在与恋人分手时,找不到任何理由,更找不到合适的方式分手,就唱《恰似你的温柔》这首歌。她开始说:"我教你唱一首歌,好不好?"我就学了。一开始我还高高兴兴地学,后来,她说:"我和你一起唱,好不好?"我说:"好。"我就高高兴兴地唱。越唱越不对劲。(学生笑)我突然想:十年之后,二十年之后,百年之后,我还会不会唱这首歌? (王珂唱:"这不是一件容易的事 / 我们都没有哭泣 / 让它淡淡地来 / 让它好好地去 / 到如今 / 年复一年 / 我不能停止怀念 / 怀念你 / 怀念从前。"后来我俩依依不舍地分别了。恋人分手时唱《恰似你的温柔》这首歌,不但有诗意,有人情味,也会产生"诗疗"效果,受伤的心灵会得到一些安慰。

外国诗歌也是丰富多彩的。英国大诗人有雪莱、拜伦、华兹华斯、柯勒律治。俄国大诗人有普希金、莱蒙托夫。莱蒙托夫有两句非常有名的诗,是一个悲观主义者的话:"返顾过去,往事不堪回首 / 仰望将来,竟无一个知音。"德国大诗人有歌德、海涅。歌德有一句名言,"哪位少年不多情? 哪个少女不怀春?"所以说,尼罗河畔写的那首诗,是女人写的是无可厚非的,因为,歌德都说"哪位少年不多情? 哪个少女不怀春?"。法国大诗人有波德莱尔、马拉美。印度有泰戈尔,这个诗人非常重要。可能在座的各位不太清楚啊。我上大学的时候,好多男生都买泰戈尔的诗选。当时,泰戈尔的诗集都是薄薄的小册子,如《新月集》《飞鸟集》《园丁集》,一两毛钱一本。当时学校食堂卖的回锅肉三毛钱一份,少吃一份回锅肉就可以买两本。所以,很多大学生喜欢买来作为送给情人的礼物。泰戈尔有一本诗集叫《情人的礼物》,大学生最喜欢买。买那个干吗? 买了送给女孩子。有一个男生买了多本,结果是女孩子没有谈上,回锅肉也没有吃上。(学生笑)泰戈尔的诗特别柔美,特别受年轻人喜欢。美国著名诗人有惠特曼、庞德。惠特曼最有名,最受年轻人喜欢,因为他的诗歌颂肉体,歌颂身体。在讲座的后半部分,我会讲到弗洛伊德,讲到性,都和肉体有关系,而肉体的压抑、身体的压抑正是导致精神疾病和心理危机的一个非常重要的原因。弗洛伊德认为造成心理危机、精神危机的原因是力比多过剩,甚至认为力比多过剩是造成精神危机的最重要原因。后来,荣格认为是社会的原因。他认为弗洛伊德的观点比较极端,所以除了身体原因之外,还有社会的原因,这些我后面再具体讲。

其实中国诗歌也是不计其数的。大家知道,中国是一个诗的国度,其中一个很重要的原因是科举制度——以诗取士,而且科举制度在中国存在了1300多年。在古代,我们有《诗经》、唐诗、宋词、元曲。新诗的数量也很巨大。新诗从1919年到现在才一百年,新诗有多少啊?1988年出版的《中国新诗大辞典》收入了1917年至1987年70年间诗人、诗评家764人,诗集4244部。2006年出版的《中国新诗书刊总目》收录了1920年1月至2006年1月新诗集、评论集17800余种。也就是说,诗歌疗法的资源是很丰富的。在座有学中医的,中医采用的中草药的种类是无数多的,诗如同中草药一样地多,完全可以满足"诗疗"的需要。即使找不到,没有了,你还可以自己写嘛,是不是?也就是说,诗疗的药材——诗,是无穷尽的。

接下来,我想从百年新诗的五大成就来说明诗歌疗法是有用的,也是可行的。这里所说的新诗是现代诗歌,就是现代汉语诗歌。在座的许多同学不太喜欢新诗,喜欢旧诗词。但实际上,新诗的成就是非常大的。新诗有五个成就。第一个成就,是新诗参与了中国的改革,促进了思想解放,加快了民主进程。也就是说,诗是言志的,诗是对国家、民族作出过巨大贡献的。我可以说,如果没有新诗,如果没有20世纪80年代的一些主张诗歌解放的诗人的存在,比如说北岛,还有我们福建的舒婷,现在的同学们就不可能享受到这么多的民主自由,王珂老师也不可能在这样的讲座上说他"喜欢看漂亮妹妹",因为这是不能公开说的。正是因为这样,一个国家民主开放的程度是与那些诗人有直接关系的。后面我会讲到,对病人进行心理疗法最重要的一个技法就是提供一种高尚的情感,也称为道德情感。通过高尚情感,通过道德情感,通过道德愉快来提高病人的免疫能力,抵制一些低级情感。因此,这就需要一些有意义的诗歌,比如说需要一种哲理诗。第二个成就是发展和丰富了汉语诗歌,特别是丰富了现代汉语诗歌。第三是新诗使现代汉语变得更优美,使现代汉语更富有文采和诗意。第四,新诗丰富了国人的情感,特别是丰富了普通人的情感,使人能够"诗意地栖居"。近年打工诗歌非常流行,我们也有一些优秀的打工诗人。为什么会出现优秀的打工诗人?为什么会出现打工诗歌?就是因为我们的打工仔、打工妹在日常的生活中感到很难受,就写诗。如果他们不写诗,他们会干吗?他们就可能会跳楼。不可否定,也有人因为写诗而自杀。近年广东有一位优秀的青年打工诗人,采用极端手段告别了人世。刚才我讲到,诗歌疗法它有积极的意义，但是如果过分采用诗歌疗法，特别是过分让人写诗，也可能导致另外一种极端。这是为什么诗人自杀的比较多。后面我在"诗歌疗法的注意事项"中会展开这个话题。第五个成就是新诗记录了国人的生活，展示出国人在改革开放不同时期的生存状态。如近年流行的"打工诗歌"真实地呈现出"打工者"的生存境遇。

通过各种诗歌的定义也可以看出诗歌疗法是可行的。诗的定义有许多种，同学们可能有些误会，只掌握了一种，或者两种。其实，人类的诗歌从古至今大致经历了三个过程。第一个就是通俗化、世俗化的过程。比如说，刚才讲到尼罗河最早挖掘出来的那首最早的情诗，它是写女人的情感生活的。但是后来诗歌慢慢地变得高尚起来，变得越来越高尚，从一种世俗化的抒情手段变成一种重要的教育人的工具。然后，又从追求意义的，追求崇高的阶段，回到追求世俗化的状态。尤其我们中国比较明显，只是最早的诗歌没有流传下来。我相信，在"诗言志"之前，肯定有大量的诗歌是爱情诗，但是流传下来的非常少。中国最重要的是"诗言志"学说，强调诗歌是用来言志的，是来抒发高尚情操、高尚情感的。古人讲道："诗者，志之所之也，在心为志，发言为诗。情动于中而形于言……"诗言志强调的情，是"无邪"之情，不是我们现在所说的那种喜怒哀乐、七情六欲。如果把平常的这种凡人情感，特别是人的七情六欲直接写进诗里，是不允许的。这种情感是需要沉淀的，是伦理化了的情感，必须"止乎礼义"，要符合道德规范。这样的诗歌在你们的中学课本里大量出现。因为你们中学教材选择诗歌的时候就偏重于思想教育。后来，人们就发现，过度崇高的东西实在是没有什么意义，就像有人教育大家的那样，一定要马上为某种信仰献身，我们每个人都应该到灾区去，我们每个人都应该怎么怎么样。这样的极端道德说教，你们听了也很难受。如果我在讲座中一直讲这样的话，说不定你们早就跑光了。而且，有听众还会说："王教授说我们有病，我看他才有病呢。即使没有病，也是唐·吉诃德。"是不是？是与风车搏斗的唐·吉诃德。因为这与现实离得太远了。现在我关心的是什么？我关心的是期末考试，关心的是找工作。关心的是关系到我自身生存的当务之急的事情，我的现实生存的事情。所以，很多诗人就发现，光写那些高雅的东西不行，光有那些高级的情感人是不能健康地活着的。人既要有高级的情感，也要有低级的情感。我很想在这里很大胆地讲一句话。来作讲座前，我妻子警告我说，你千万不要讲这句话，这句话将有损你王珂教授的"光辉"形象。我说，现在政治开明，因为有朦胧诗诗人为我们开辟了一个可以自由言论的空间。当然，王珂教授的讲课也不能太"猖狂"，至少色情的不能讲吧，人身攻击的不能讲吧，有政治问题的不能讲吧，但是，我讲的这句话肯定与色情有关系。同学们可能在网上经常看到有一句讽刺教授的话，说"白天教授，晚上叫兽"。是吧？（学生笑）如果教授违背教师的职业道德，骚扰女学生，那是绝对不行的。但是如果说一个人白天在社会生活中是教授，晚上在家庭生活中也是教授，这样的教授可能要离婚。为什么现在有的教授接二连三地离婚？就是因为白天是教授，晚上也是教授。王老师斗胆地讲出这句话是为了更好地进行后面的讲座，为了更好地讲后面的话。马斯洛把人的需要分为7个层次：生理需要、安全需要、归属与爱的需要、尊重的需要、认知需要、审美需要以及自我实现的需要。生理需要包括衣、食、住、休息和性等的需要。一些人的精神疾病与性压抑有直接关系。职业类问题、社会类问题和性类问题是人类的三大问题。老师讲出这些话并不是因为老师很开放，而是想让大家在后面听我讲到心理学家和精神病学家的观点时，接受起来更容易些。这也颇能体现我的一个教学原则：为了达到教学效果，不择手段。当然，为教学完全不择手段是不可能的，蒙田的写作原则是"在社会礼仪允许的范围内把事情的真相告诉给大家"，这也是我多年采用的教学原则和写作原则。这也是治疗的一个原则，心理治疗的一个原则：为了达到治疗效果，可以不择手段。当然，为教学过分不择手段肯定是要否定的。

所以后来出现了一种观点，叫"诗缘情而绮靡"，这是陆机在《文赋》里提出的。诗是"缘情"的。除了诗言志以外，诗还是抒情的。后来，英国的浪漫主义诗人华兹华斯说得更直接："诗是强烈情感的自然流露。"雪莱是跟华兹华斯同时代的一位诗人，他有一句我们熟悉的诗："冬天来了，春天还会远吗？"后面我还会讲这句诗。雪莱给诗人下的定义是："诗人是一只夜莺，栖息在黑暗中，用美妙的声音唱歌，以安慰自己的寂寞。"像一只夜莺，栖息在黑暗中，用美妙的声音唱歌，以安慰自己的寂寞，这就是诗人，这实际上也是强调诗歌的抒情性。英国有一位诗人叫奥登，他曾经在上个世纪30年代到过中国。中国有位有名的诗人叫穆旦，奥登影响了穆旦。奥登对中国的诗人，尤其是对九叶派诗人影响很大。他说："诗不比人性好，也不比人性坏；诗是深刻的，同时却又浅薄，饱经世故而又天真无邪，呆板而又俏皮，淫荡而又纯洁，时时变幻不同。"他说诗是淫荡的，同是又是纯洁的。这个观点很多人不能接受。你们也不能接受，是吧？今年4月，在一个文艺理论家的座谈会上，我就把他的这个观点拿出来了。在座的好多都是著名的文艺理论家。我对他们说："我这里有一个关于诗的观点,赞同的请举手。"我先不说这是谁的观点,他们可能以为是我的,以为我在那个地方乱说。没有人举手。我就调侃说:"在座的男教授不敢举手,在座的女教授即使想举手也更不敢举手。"后来我说这不是王珂的观点,是奥登的观点。而且有一位著名的香港学者,叫林以亮。他上世纪70年代就说,奥登的这段话最能代表"现代诗歌的精神"。实际上,现代诗歌既是高尚的,也是低俗的;既是纯洁的,也是淫荡的。我们应该这样去看它。诗歌不是高高在上的,不是和我们的生活,特别是日常生活没有关系的,不只是"为社会主义、为共产主义事业而奋斗的",不是这样的。所以,在90年代后期,我给诗下了这样一个定义:"诗是艺术地表现平民性情感的语言艺术。"我特别强调诗在怎么写上追求艺术性,在语言上追求技巧,但在写什么上,即内容上追求什么? 就是平民情感,就是普通人的情感。不要以为普通人只有低俗情感,没有高尚情感,就像普通人既有积极情绪,也有消极情绪。我认为如果仅仅是为了写作,特别是为了宣泄,不让力比多(libido)过剩,可以适当写"色情"诗。但是有一个基本原则,你的诗不能发表,不能传播出去让小孩子看到,要记住"儿童不宜"。因为,那样的话,你就成了教唆犯了。所以这种事情你是不能做的,这是诗人写作的一个基本原则,是写作者应该遵守的基本的写作伦理。我对诗歌既是淫荡的又是纯洁的观点是赞成的。在找诗歌作品来进行诗疗的时候,如果这个病人是因为性压抑造成的,那么就找这样的诗歌,让他读,舒缓他的压力,是有效果的,让他写这方面的东西,也会有效果。但是不能过度,还需要他读和写一些高尚的诗,尤其是一些励志的诗。如北京医科大学精神病学教授许又新在《心理治疗基础》中所言:"低层次的心理对高层次的心理起不了调节作用,这就是为什么物质生活的享乐填补不了精神上的空虚。同一层次的心理活动之间的代偿,其调节作用是有限的……道德愉快是社会性肯定评价的个人化和体验化,是社会性奖励的内在化。道德愉快是最高层次的自我肯定。"要让人获得道德愉快,就有必要读和写"纯洁的诗",而不是"淫荡的诗",此时,"言志"的哲理诗往往比"缘情"的抒情诗更有治疗效果。

我想介绍的最后一个诗的定义是一位学者提出来的,他叫滨田正秀,是日本当代的一位文论家,他认为所谓抒情,"就是现在(包括过去和未来的现在化)的自己(个人独特的主观)的内在体验(感情、感觉、情绪、愿望、冥想)的直接的(或象征的)语言表现。"所谓抒情诗,就是现在(这个现在包括过去的现在和未来的现在),自己的独特的内在体验。他的诗的内容的分类非常准确,他把体验分为感情、感觉、情绪、愿望、冥想。即诗是写五种东西的:感情、感觉、情绪、愿望、冥想。古代的汉语诗歌强调诗言志,追求高雅的诗歌,所以古代汉诗更多的是写感情的。但是现代的诗歌更多的是写情绪的。因为,现在是是快节奏的生活,是计划没有变化快的时代。所以,过去流行比较长的诗,现在流行比较短的诗;过去写诗比较讲究格律,现在写诗不太讲究格律,这与现在快节奏的生活有关系。也就是说,现代诗歌最重要、最关心的是什么? 是普通人的生活,是普通人的情绪。心理学家对病人进行心理疗法,进行心理危机干预,干预什么? 就是怎样来处理普通人的那种情绪,尤其是处理普通人的不正常的情绪。因此,"诗疗"大于"诗教",如哲理诗可以"补钙",不仅在精神上,更可以在心理上和生理上影响人,特别是有心理疾病的人。

现在我们按诗的分类来讲诗在"诗疗"中的功能。首先讲哲理诗可以"补钙",哲理诗是最适合用来"诗疗"的,当然也有"诗教"的效果。大家都知道雪莱的这句诗"冬天来了,春天还会远吗?"谁知道它用英语怎么说? 如果知道我就请你做我的研究生啊。(一片惊叹声)没有人啊? 我每年都有一个外专业的研究生,有学历史的,有学国际贸易的,有学财经的……当然,你如果做我的研究生,跟你现在去工作有一样的目的,我都会想办法让你变成一个诗歌疗法的专家。雪莱的这句诗的英语是"If winter comes, can spring be far behind"。我们这里讲到,很多人因为"冬天来了,春天还会远吗?"这句话,因为这首诗受到鼓舞。过去我们受到鼓舞的是什么? 是革命者。革命者在最艰难的时候,比如红军长征,最艰难的时候,他们就会吟《西风颂》的这句"冬天来了,春天还会远吗?"来鼓舞自己。其实,这句话可以用在日常生活中给自己打气。当你处在最困难的时候,比如说大四的学生,你现在因为找不到工作,真想跳楼的时候,你想,这是我人生的冬天。既然我人生的冬天到了,春天很快就会来的,所以,就决定不跳楼了。

我们的古诗词也有这样的功能,古诗词很多是言志的。比如说曹操的《龟虽寿》,大家非常熟悉,"老骥伏枥,志在千里;烈士暮年,壮心不已"。很多老人把这句话贴在房间里面,证明我没有老。我看到好多老教授、老文人,比如我父亲,就喜欢把曹操的《龟虽寿》贴在房子里面,目的就是证明自己没老。你永远是我的儿子,我该管你还是要管你。老文人们太喜欢这几句诗了:"老骥伏枥,志在千里;烈士暮年,壮心不已。"

还有一些哲理诗,它可以改变你的生活。比如,我在大学遇到危机的时候,尤其是心理危机的时候,我就很喜欢普希金的这首诗《假如生活欺骗了你》。

我想请同学上来朗诵一下。当然是请"生活没有欺骗你"的同学。最后面举手的那一位女生。(掌声)

老师:很好!你在讲台上朗诵吧。

学生:我是这样朗诵,还是拿着麦克风朗诵?

老师:这是要抢夺话语权的。(老师笑,学生笑)应该这样。你可以用我的耳麦。

学生:我用麦克风吧。

老师:OK。

学生:让我先感受一下行吗?

老师:嗯。我知道生活一定没欺骗你,所以你才敢走上来。

学生:对。所以我勇气可嘉,对不?

老师:对!

学生:让我先调整一下呼吸。

老师:这就是对自己进行心理调节。

学生:对,我想把您刚才说的话用在现在。因为我紧张,看到您我敬仰。

老师:没有,说不定你还比我……我说句俏皮的话,说不定你个子还比我高呢。呵呵……OK,开始。

学生:就是这一段,是吧?

老师:对。

学生:请大家用心听,我用颤抖的声音与大家说。因为我今天受伤了,谢谢。(掌声)这是普希金给我们大家写的,希望它不仅仅是一首诗,而是一种精神。然后它流动在空气里面,带到大家的呼吸里。当大家伤心的时候,要想到积极的一面。不要只看到悲观的一面,还有看到积极的一面,看到美。虽然普希金他人走了,但他的灵魂还在。我希望它能感化大家,感化我受伤的心灵。谢谢!(掌声)

女学生朗诵(动情地):

假如生活欺骗了你,
不要忧郁,也不要愤慨!
不顺心时暂且克制自己,
相信吧,快乐之日就会到来。

我们的心儿憧憬着未来，

现今总是令人悲哀；

一切都是暂时的,转瞬即逝，

而那逝去的将变为可爱。

（女学生朗诵完后,流着泪跑出教室）

　　非常感谢这位同学，我们希望阳光永远陪伴着她。这儿我就想到刚才雪莱《西风颂》的那句名诗"冬天来了,春天还会远吗?"和普希金的《假如生活欺骗了你》中的"我们的心儿憧憬着未来,现今总是令人悲哀；一切都是暂时的,转瞬即逝,而那逝去的将变为可爱"。非常感谢这位同学。

　　我觉得很遗憾，我应该先讲这一节"快乐诗使人更快乐"，这位同学就不会离开了。实际上有很多诗,有很多诗是写快乐的,并不都是忧郁的。尤其是有很多诗人都提倡，比如我现在也比较主张诗歌要写快乐的一面。我们的诗歌过分重视忧郁的一面了。为什么诗歌过分去写忧郁的一面呢? 其中一个很大的原因是因为诗人想通过诗歌来宣泄自己的情感,让自己受伤的心灵得到一点安慰,这是忧伤的诗总是比快乐的诗多的一个重要原因。但是,现在很多诗人意识到应该写快乐的诗。比如上海有位诗人叫许德民,过去是上海复旦大学诗社第一任社长,现在五十多岁了。他给我的邮件这样说："作为一个诗人,最感动我的是人对生命的热爱和对爱的爱。诗的意义和价值是使得这种热爱和爱的爱能够天长地久地保持着敏感和温度。有的时候爱是用痛来表达的,有的时候是无语的,更多的时候爱的表达方式是热情的、理想的、明媚的,因为爱到痛处方知爱是一种人生境界,而更高的境界应该是爱到无处不见爱。反思我们的诗歌,给人痛的时候多,而给人快乐、审美、享受的时候就少。诗歌是否非要通过痛才能够表达自己的爱呢? 痛苦出诗人,仇恨出诗人,我们还需要快乐诗人、审美诗人、精致诗人、形式诗人!"

　　其实,无论是写忧伤的诗,还是写快乐的诗,诗人们都想追求写作中的一种快感。英国大诗人柯勒律治在一百多年前就下了这个结论："诗是一种创作类型,它与科学作品不同,它的直接目的不是真实,而是快感。""与其他一切以快感为目的的创作不同,诗的特点在于提供一种来自整体的快感,同时与其组成部分所给予的个别快感又能协调一致。"法国大诗人波德莱尔在一百多年前也认为："只要人们愿意深入到自己的内心中去,询问自己的灵魂,再现那些激起热情的回忆。他们就会知道,诗除了自身外并无其他目的,它不可能有其他目的,除了纯粹为写诗的快乐而写的诗外,没有任何诗伟大、高贵、真正无愧于诗这个名称的。"这些言论都说明写诗可以获得快乐。

还有一种诗人专门追求形式完美。许多人认为写图像诗好像没有什么意义,实际上,图像诗的写作能够满足人的审美需要。过去我们写图像诗,比如说写"盘中诗",写"车轮诗",还有写什么"桃花诗"之类的。大家都认为这些诗没有意义。原因是过去大家都认为"内容大于形式",只要谈形式,就被认为是形式主义的东西。实际上,它能够满足人的某种需要。马斯洛说:"在某些人身上,确有真正的基本的审美需要。丑会使他们致病(以特殊的方式),身临美的事物会使他们痊愈。他们积极地热望着,只有美才能满足他们的热望……审美需要与意动、认知需要的重叠之大使我们不可能将它们截然分离。秩序的需要,对称性的需要,闭合性(closure)的需要,行动完美的需要,规律性的需要,以及结构的需要,可以统统归因于认知的需要,意动的需要或者审美的需要,甚至可以归于神经过敏的需要。"加登纳认为诗人最具有语言智能。追求形式写作的诗人的写作动力正是源于马斯洛的人的"审美需要"和加登纳的人的"语言智能"。

如果感觉到郁闷难受,就抒写情感,不管是写快乐的情感还是悲伤的情感,尤其是写忧伤的情感,更可以得到一些解脱。比如有的同学失恋之后就会写诗,写日记。但是写日记写诗,他们总是写那些忧伤的东西。实际上,这叫做"借酒浇愁愁更愁"。我记得我失恋的时候,第一件事情就是吸烟。我从来不吸烟的,白天我吸了一天的烟,晚上就喝酒。一边喝酒一边唱这首歌《美酒加咖啡》。我就把歌词改变了,"谁说爱情像流水,管她去爱谁。"(唱)我改成了"管她妈的去爱谁"。"谁说爱情像流水,管她妈的去爱谁。我要美酒加咖啡,一杯再一杯。"(唱)就这样,一边唱一边掉眼泪。失恋后就会出现这样的情况。实际上,这个时候你如果写一首很漂亮的诗,你的精力转嫁到对美的追求上面去了,你的情感就可能转移。也就是说,不同的诗能够满足不同人的需要。马斯洛把人的需要分成了几个层次。我现在考一下你们啊,谁知道马斯洛把人的需要分成几个层次?有没有人知道?这位女生,就是第二排的这位女生,请你讲一下,马斯洛讲的人有哪些需要。(学生回答)

好的,请坐下。医大学生还是不错的。马斯洛认为人的需要可以分成七个层次,"生理需要、安全需要、归属与爱的需要、尊重的需要、认知需要、审美需要以及自我实现的需要。自我实现的需要被看作是人的最高的需要"。此外,马斯洛还提出一个"高峰体验"。生理的需要最重要,包括衣、食、住、休息和性等的需要，一旦得到满足，紧张消除，兴奋降低，就失去了动机。归属与爱的需要在生活中是非常重要的。归属与爱的需要：希望归属于某一团体，希望有知心朋友，和同事保持友好的关系；渴望得到爱并把爱给予别人。比如第一点，我们中国人都比较讨厌单位，都认为单位不好，都想离开单位。实际上，真正离开单位之后，就觉得难受。为什么呢？有一个成语叫"丧家之犬"，就是感觉到没有一个团体。实际上，人类社会是一个团体的社会，是一个集体的社会，所以团体是非常重要的。

这儿讲到爱与性有密切的联系，但爱与性不能等同。性行为不仅为生理上的需要所决定，而且还受其他的需要，特别是爱的需要所支配。

一首诗具有多种功能，能够满足人的多种需求。刚才我们讲到了，有很多种类的诗，有哲理诗，抒情诗，有写高兴的诗，有写忧伤的诗，你可以找到各种诗作为诗歌疗法的"药材"。有时候同一首诗都具有多种功能，能够满足多种需要。比如加登纳说道："诗人有对文字的敏感性……诗人又具有那种能使诗歌即便在翻译成外文之后也仍然优美动听的能力。它还有对语言的不同功能（其便于朗诵的特征，其说服力、激发力、传达信息或使人愉快的力量）的敏感性。"

过去大家都认为北岛的诗歌都是很政治性的，是反抗暴政，反抗专制的。实际上我们现在去研究北岛的诗歌，以及北岛他们办的《今天》刊物，才发现他们反抗的绝不仅仅是专制，而是语言的暴力、审美的平庸和生活的猥琐。现阶段我们就处在审美的平庸和生活的猥琐的状态。大众文化导致了中华民族文化水平的降低，我们的审美的情趣正在庸俗化。过去如果作这样的诗歌讲座，这个会场都会挤满的，玻璃窗户都会被挤破的，过道上全是人。但是我们今天做诗歌讲座，而且是和大家的专业，和大家的生活非常接近的，过道上都没有人。你们现在的时代和我们过去的时代，如上个世纪80年代是不太一样的。

顾城有一句很有名的诗句，"黑夜给了我黑色的眼睛，／我却用它寻找光明"，大家非常熟悉，这句诗句用途最广了。我认为，有几句诗句是最值得我们去回味的。第一句是"烟花三月下扬州"。今年三月我去扬州开会，不仅我去了，一百多位文艺理论家也都去了。我就说，"烟花三月下扬州"给扬州人民带来了巨大的经济效益。很多人就是因为这句诗去的。好像在三月不下扬州，人就不浪漫，甚至就没有文化。当然，有些说法、有些诗不是直接说的，比如"上有天堂，下有苏杭"，这也导致那个地方的旅游业非常发达。如果我们造一个"上有天堂,下有福州",那么我们福州的旅游业也会很繁荣。可是,我们没有一位诗人造出什么"金秋八月到福州"的名句,没有人造出这样的广告语来。

"黑夜给了我黑色的眼睛,/我却用它寻找光明",很多诗人在用,普通百姓也在用。比如我在学生的求职简历的封面上就读到了"黑夜给了我黑色的眼睛,/我却用它寻找光明"。另外,我在有的同学的情书中,也看到了"黑夜给了我黑色的眼睛,/我却用它寻找光明"。在座的人也肯定用过,是吧?(学生笑)还有海子的"面朝大海,春暖花开",好多房地产商都在用这样的广告。不管是不是建在大海边,建在闽江边上的也可以打一个"面朝大海,春暖花开"的广告。这也能取得很大的经济效益。讲座开始时让大家欣赏诗朗诵《面朝大海,春暖花开》,我让大家闭上眼睛,想象好美啊,浪花扑面而来,那是多么有诗意的事情。但是王老师现在把这种诗意彻底否定了,其实就是房地产商甚至在一个小水库旁边也立了这样一个牌子。我曾经写过一首诗《多想在鼓浪屿浪来浪去》,后来收入《鼓浪屿诗影集》中。有的朋友开玩笑说:为了促进鼓浪屿的旅游经济,应该在鼓浪屿的轮渡旁立两块广告牌,一块大书海子的"面朝大海,春暖花开",可以吸引文人雅士;一块上书王珂的"多想在鼓浪屿浪来浪去",可以吸引凡夫俗子。(学生笑)

我想起某地有一个楼盘,叫做"在水一方",因为建立在一座水库旁边,依水而居,所以叫做"在水一方"。当时我就想,真是冤枉啊。我在大学的时候,好喜欢唱那首歌:"绿草苍苍,白雾茫茫,有位佳人,在水一方。""在水一方"好抒情好有诗意啊,现在却搞成一个楼盘的名字——"在水一方"。但是,那个楼盘非常好卖,文人们争先恐后地去买,附庸风雅的官员、商人都争先恐后去买。就像"烟花三月下扬州"一样,烟花三月不到扬州就不是文人。从商业上讲,这个富有文化内涵的创意是非常成功的,这个楼盘的取名真的很有诗意。其实我们讲这个例子就是想说,我们有很多的诗歌具有弹性美,具有多种意义,在我们的诗歌疗法中就可以有选择地使用。后面请大家做好心理准备,后面的内容会更专业了。刚才讲的诗歌方面的知识较多,现在我们讲精神疗法。

我们来看茨威格的一个观点。茨威格不是一个精神病学家,不是心理学家,他是一位传记作家。他的传记写得非常漂亮,他的传记是专门写那些优秀人物的,那些有名人物的。他有一本书叫《与魔鬼打交道的人》。我建议在座的都读一读他写的《与魔鬼打交道的人》。另外,他还专门有一本写"精神疗法"的书,是写从事精神疗法的三位杰出人物的书。他对精神疗法的历史进行了梳理。他说:"在人类形成的早期,争夺健康的斗争并不意味着战胜单一的疾病,而是一场争夺神的搏斗。"在座的都是未来的医生,你们知道你们的祖先,就是你们的祖师爷啊,最早他做医生时主要做什么吗? 他不是治病的,他主要是针对神的。人的身体、人的命运是由神来决定的,也就是神叫你生,你就生;神叫你生病,你就生病;神叫你去死,你就去死。那个时候不存在我们现在的医学。但是,后来出现了一种转变,就是说从与神的一种搏斗到了关注人的现代医学。现代医学过分强调药品的有效性,强调手术,强调治疗。在这种状况下,就是我们要讲到的帕拉塞尔苏斯。他是第一个起来反对,起来揭穿医疗奇迹面纱,反对医疗失去灵魂的。如茨威格所言,他以他那农民式的粗鲁举起棍棒发难反对"医生"们,指控他们干巴巴的书本知识,反对他们把人体内的微观世界像人工制造的钟表一样拆卸开再拼凑到一起……这个人的精神上的影响却似乎在时代的表层下继续发展,随后在19世纪初期的所谓"浪漫"的医学中断裂开,这种医学是哲学—文学运动的一个分支,它再一次努力寻求肉体—精神的更高层次的统一。通过浪漫派的医学,疾病、器官和治疗问题第一次重新被当作一个整体来看待。他强调的就是,除了治疗之外,对肉体和精神的一种关注。这有一个概念,就是灵魂。如果最早的与神的搏斗更关注的是灵魂,后来医学较为公正地观察着"通过精神来治疗"的各种现象,并且终于对它们的规律性有了好奇心。几百年以来,单方面研究人体的材质和形式的严密的科学已经追根穷底,这时,关于"建筑了人体的精神"的问题又再一次提了出来。所以经过了很多的磨难,比如说出现了有人打着精神治疗的幌子去行骗。美国当时有一位女人,叫贝克尔-埃迪,后来成为一位非常有名的精神疗法的大师。最后发现,她可能是一个骗子。但是不可否认,她治好了很多人。为什么能够治好? 就是因为她把这些病人放到了比较特殊的环境中,给他们一种心理的安慰,有意识给他创造一种舒缓的环境,通过这样的一种环境,并不是通过什么药物、什么方法来实现的。所以就有人发现语言非常重要。所以茨威格说:"语言可以在治疗技术领域产生奇迹。语言,这种充满创造力的话语所能起的作用,这种嘴唇的滑向虚空的充满魔力的震颤,它建造了无数的世界也破坏了无数的世界,那么他就不会惊讶,在治疗技术这个领域和其他领域一样,仅只凭借语言也可以无数次地发生真正的奇迹,仅仅通过许诺和目光,这种由人及人的交流信号,有时会在完全毁坏的器官中再一次凭借精神重建健康。"

在此我就想起了一位医生,我们福州非常优秀的医生。这次我到医大来,其实还有一个目的,就是来谢恩的。我今天就跟小刘讲,福建有的大学多次请我作讲座,我都拒绝了,但是医大第一次请我,我就来了。(学生热烈掌声)什么原因?就是医大救了我妻子的命。这与后面讲到的诗歌疗法的具体操作有直接关系。

我妻子,两年前在学校体检的时候就已经发现她的子宫有阴影,但是我们不知道子宫有阴影的严重性。校医院非常负责任,他们专门打电话到文学院办公室,文学院办公室主任又给我打电话说:"王老师,代老师体检发现子宫有阴影,一定要到更大的医院去复查一下,我们校医院只有普通B超,没有彩色B超。"我们比较忙,当时我非常愚蠢,我对我妻子说,你怎么回事啊?怎么体检说你要去复查?我妻子说,没事的,只不过是子宫有阴影嘛,小事情嘛。大半年以后,她的肚子慢慢地大起来了,越来越大。我们就认为是消化不良。最后到协和医院去,就是我们医大的协和医院,协和医院消化科的李主任一看就不对,马上让她住院。她给我讲,没救了,生命只有一两个月。因为腹水已经很多了,癌症晚期。在这样的情况下,协和医院的医生非常重视,你们的副校长还亲自去病房看了我妻子,让我们非常感动。后来我妻子就转到了肿瘤医院。肿瘤医院的一位姓陈的主任,我就认为语言的力量起了作用。她首先对我妻子讲:"代老师,你现在已经是癌症三期,谁都救不了你。我救不了你,现代医学也救不了你,我们的设备也救不了你,对你非常好的你的丈夫也救不了你,唯独能救你的是谁?就是你自己。"现在我可以很欣慰地告诉大家,我妻子经过了六次化疗,然后再做了手术,子宫切除术,再做了一次化疗。现在已经上课了。(热烈掌声)今天,她特意叫我来感谢医大,感谢医大的学生,她希望医大的学生最后都成为像协和医院的李主任、肿瘤医院的陈主任——两位都是女性——一样优秀的医生,对病人负责任的医生,能够给她活下去的勇气的医生。后来我妻子在肿瘤医院是公认的最快乐的病人,她是最严重的,而其他人都是中期,她是晚期。为什么呢?因为陈主任就是一位最快乐的医生。每次我们在病房里,还没见到陈主任就听到她非常急速的脚步声和非常爽朗的笑声,有一种"风风火火闯九州"性格的这样一位女医生,五十几岁的女医生,给很多人带来了希望。

我记得我们病床旁边有一位老大姐,她担心自己会死掉,她的儿子才上初二,她死了她的儿子怎么办?这也是我们后面要讲的一个话题,叫做焦虑,焦虑比恐怖更可怕。心理疗法最重要的就是消除焦虑。恐怖是怎么引起的?比如说我走出去,头碰了一个包,恐怖就是它会痛,这是现实的恐怖。焦虑就是,我头碰了一个包,我会担心会不会碰成一个傻瓜蛋,我的教授还能不能当,教授不能当了,我儿子还没有长大,他还没有娶媳妇,还没有给他买房子……这样想下去,越想越怕,你根本就无法活下去。后面我们会具体讲,焦虑是怎么形成的,如何消除的。那位老大姐只是一位中期病人,陈主任给她讲了一番话,说:"你算是很幸福的,你要想到海啸突然一下死掉那么多人;你要想到地震一下死掉那么多人。如果怕死的话,说不定你今天走出去就会被车子碰到的,是不是?"同学们都知道,做化疗头发都要自动掉,化疗前都要把头发剪掉。陈主任对她讲:"你怕什么呢,你做了化疗之后,头发还会长出来的。你到我们门诊部去看,好多好多长着卷头发的漂亮妹妹。因为化疗之后,头发长出来是带卷的,这样就成了洋妞了吗?你应该感到很高兴吧?"她就用这样的方式消除病人的焦虑。现在我太太的头发长起来了,我们就叫她"洋妞"。朋友们都说王珂赚了啊,过去的妻子是个中国美眉,现在的妻子是个外国美眉,因祸得福,得了个"洋妞"。呵呵……(笑声)。

我们这儿讲到语言的力量是无穷的,所以在福建省肿瘤医院,她们的那个科室,医生、护士都是面带微笑的。她们被评为"全国三八妇女岗"。我妻子本来要去北京肿瘤医院,大家知道,北京肿瘤医院是中国最好的肿瘤医院,而且那边已经联系好了。我妻子坚决不愿意离开福建省肿瘤医院。她认为,陈主任像一个大姐一样,尤其是陈主任的语言让她有安全感。她认为看设备、看技术可能没有北京好,但是在心理这一方面,陈主任是一流的。她很信任她,到了她那儿,就有一种到家的感觉。所以,就在福州治疗,她得救了。到现在我还没有告诉协和医院的李主任我妻子还活着,下次我会专门去告诉她。如果在座的有谁知道她,你们就转告她,就是消化科的李主任。

这儿再回到我们的话题来——生命的三大任务及人类三大问题。首先是生命的三大任务。我们要去给别人去做心理治疗,去做心理安慰,要使他们明白,我们为什么活着?我们该怎样活着?所以就要弄清楚生命的三个任务。奥地利心理学家阿德勒认为,人类有三个约束:第一,我们都生活在地球这个小行星上,而非其他地方。我们尽量利用地球上的各种资源和限制而生存。第二,无人是人类的唯一成员,我们身边有其他人,我们与他们息息相关。第三,人类由两性构成。个人以及团体生命的维持都须顾及这一事实。爱情和婚姻就属于这个约束。因此,人类就有三大问题:第一是职业类的,职业问题;第二是社会类的,社会问题;第三是性类的,就是性别类的问题。任何人都躲不掉。尤其是第三者,人类是由两性构成的,所以我特别提醒一下在座的女生重视这件事,不要成为"剩女",尤其不要成为"灭绝师太"这样的人物。我们招不到博士,为什么招不到博士?大家说这个世界上有三种人:男人、女人、女博士。如果真有那样的女博士,那么她就没有处理好人类的三大任务中的第三大任务。人类是由两性构成的,两性应该和谐相处,所以我们必须要去做这样的调整。阿德勒认为:这些精神病患者为什么会患精神病呢?他们的原因就是,所有的失败者,我把他们称作人生的失败者,但是我们对于病人,不要认为他们是失败者,不是这样的,我们这里是从另外一个层面去讲的,精神病患者之所以失败,就是因为他们缺少同类感和社会兴趣。他们在处理工作、友谊和性生活中的问题时,都不相信这些问题能通过相互合作得到解决。他们所赋予生命的意义是一种个人所有的意义。那就是:任何人都不能从个人成就中获益。这种人成功的目标实际上仅仅是谋求一种虚假的个人优越感,而他们的成功也只对他们自己有意义。这不是我说的,这是阿德勒说的。阿德勒有一本书叫《生命对你意味着什么》,我建议大家去读一读。

我们现在这个时代是怎样一个时代呢?是一个幸福的时代,是一个动荡的时代,也可能是一个病态的时代。所以,我们这个时代有一种人格叫病态人格。我们的精神病人实际上就有一种病态人格。美国有一位著名的心理学家叫荷妮,她有一本书叫《我们时代的病态人格》。这儿老师有意识地把一些诗疗参考书告诉大家,医学专业的同学是需要看的。她认为:"神经症不只是由于偶然的个人经历才产生的,而是由我们生活于其中的特定的文化处境所产生的。事实上,文化处境不仅使个人的经历显得重要而可信,而且它最终决定它们的特殊形式。"她主要是针对弗洛伊德而讲的。因为弗洛伊德认为,神经病主要是因为生理的原因引起的,尤其是因为性压抑造成的。但是她认为更多的是因为社会环境造成的。事实上,文化处境不仅使个人的经历显得重要而可信,而且它最终决定它们的特殊形式。所以她有一个结论:神经症患者乃是正常人的偏离。这一标准极为重要,尽管它还不是十全十美。很多人可能偏离了一般的生活模式而不具有神经症特征。另一方面,很多人可能具有严重的神经症,尽管表面看来他非常适应现存的生活模式。正是这些病例,使得精神的或医药的观点极为重要。她就认为,什么是神经病?神经病就是脱离了正常人的模式。

所以,健康的人使他的巨大的不幸的经验局限于某一他能控制的年限,而神经症患者则使它们处于不能控制的年限,结果,他的无助对这些不幸发生了反应,就形成了焦虑。焦虑就是这样形成的。这是荷妮在《我们时代的病态人格》中讲的。

我们来看弗洛伊德怎样论述焦虑,今天除了大的诗疗理论之外,我们主要讲两点,什么是焦虑? 焦虑是怎样形成的? 另外就是如何建立自信? 讲两个关键词,我们诗歌疗法中,我们的心理危机干预及心理疗法中有很多关键词。其实,我认为最重要的关键词,一是焦虑,而不是情绪;然后是自信。防止焦虑,他就不会患精神病,就不会跳楼了;建立自信,他就可以健康地生活了,不仅可以健康地生活,而且可以过上很向上的、很有作为的生活。

弗洛伊德这样论述焦虑:"大多数神经症患者都抱怨焦虑,把它说成是自己的最大痛苦,而且焦虑事实上还可变本加厉,导致他们采取最疯狂的举动……焦虑问题是一个重要的核心问题,我们若是弄清楚了这个问题,便可以明了我们的整个心理生活了。"每个人都有焦虑。我在哪儿作讲座都是谈笑风生的,我的口才很好。我的普通话不好,但是我的口才很好。但是昨天晚上我就睡不着觉,所以我妻子调侃说,正在研究焦虑的人变得焦虑起来了。这段时间我一直在研究怎么通过诗歌疗法来消除焦虑,压力太大,我就有焦虑了。焦虑是最可怕的,它可以导致最疯狂的举动。我认为,只是王珂教授个人认为,富士康跳楼员工并不是因为恐惧,并不是因为怕困难,主要原因就是因为焦虑。焦虑使他们产生了疯狂的举动。弗洛伊德说:"我们把焦虑描述为某种情感状态,也就是说,它是欢乐和痛苦系列中的某些情感的混合物。"它是欢乐和痛苦系列中的某些情感的混合物,它不完全是欢乐的,也不单单是痛苦的,而是欢乐与痛苦的混合物。"它具有各种相应的释放性神经兴奋作用和对这些作用的知觉,但它也可能是某种特别重要的事件的积淀通过遗传呈现出来——人们也许可以把它比拟为个体身上具有的歇斯底里的(hysterical)发作。"精神病人最重要的一个表现就是hysterical(歇斯底里的)发作。"……婴儿的恐惧和焦虑性神经症中对焦虑的预期,为我们提供了神经症焦虑产生的一条道路中的两个实例:这种道路就是力比多的直接转化。"弗洛伊德更多的是从人的身体本身来考虑焦虑问题的,焦虑是从哪里来的? 焦虑是从身体内部来的,尤其是因为你的力比多过剩,也叫性压抑,有可能产生焦虑。

焦虑有很多种,这儿就不仔细地讲这些种类了。大家去读弗洛伊德的一本书,叫《精神分析导论讲演》,有对焦虑详细的解释。焦虑,我刚才讲到焦虑会使人产生极端的行为,焦虑会使人疯狂。刚才,我作出结论说我们有很多人跳楼都是因为焦虑造成的,而不是因为恐惧造成的。

　　荷妮在《我们时代的病态人格》一书中说："恐惧乃是对一个人不得不面对的危险的一种适当的情绪反应,而焦虑则是对这种危险不适当的反应,或者甚至是对想象出来的危险的一种反应。"它是对想象出来的危险的一种反应。这种危险非常可怕。这种危险没有办法预测,它会无限地扩展。"关于焦虑,这不仅表明我们可能有我们未曾意识到的焦虑,而且还表明这种焦虑很可能是我们生活中的决定因素,而我们并未意识到这一点。事实上,我们仿佛在极力地逃避焦虑,或者避免感受它。对此有很多的原因,最常见的原因就是,强烈的焦虑是我们所具有的最折磨人的情感。""那些遭受过强烈焦虑的病人们,他们宁死也不愿再体验焦虑的感受。此外,焦虑中还包含着某些因素,这些因素对病人尤为难以承受。其中一个因素就是无助。在面对巨大的危险时,人们可能会变得积极而有勇气。但是在焦虑状态中,事实上,人们感到非常无助。"

　　我只讲焦虑对病人的影响。我妻子从不焦虑,她一直坚信她能够活下去,当然,我们也做了努力。在协和医院,因为我们校方希望协和医院的医生保密,所以没有给她讲她得了什么病,更没有给她讲她的病的严重性。但是当医大的副校长派人去看她的时候,就是协和医院的副院长去看她的时候,她就意识到可能有问题了。因为院长去看她,是我们学校的副校长给医大副校长打了个电话。她就想到,"如果我的病要是不这么严重的话,我们校长不会出面吧。"到后面,转院到了肿瘤医院,医生就摊牌了,告诉她是癌症,是晚期,但是没有给她说她应该是叫做三期。我们是怎么给她解释的呢? 癌症分五期,从某种程度上,在这一方面癌症就是分五期,但实际上,在通常情况下癌症分的是四期,三期就基本上应该属于晚期了。这就是协和医院断定为什么她很快会死掉,就是因为她的病被称为晚晚期了。我们告诉她是三期是中期,这一说法给了她一种生存的信心。另外就是我们这代人跟你们这代人不一样,我们经过了很多的磨难,尤其是她高考考了三次,才考上大学,所以她那种面对挫折生活的一种能力、自我免疫的能力比较强。医生,包括我们家属,给了她很多很多支持,她治疗就比较有效果。

　　这里我们介绍几种处理焦虑的方式。这不是我的观点,是荷妮的观点。荷妮认为,逃避焦虑有四种方式:理性化、否认、麻痹、躲避。第一种方法是理性化,乃是避免责任的最佳解释方法。它包括将焦虑转化为理性的恐惧。第二种是否认它的存在,就是觉得焦虑根本就不存在。事实上,在这种情况下,除非否认它,也即是说将它从我们的意识中排除出去,否则我们也拿焦虑没有办法。第三种消除焦虑的方法就是麻痹，这一点可以有意识地做到。比如说通过吸毒、通过酗酒。就像我失恋后的痛苦，其实就是一种焦虑，然后就去抽烟，我之前从来不抽烟，出去喝酒，还通过唱歌，通过麻痹的自我的阿Q精神唱"管她妈的去爱谁"，然后让自己解脱，这一点实际上就是一种麻痹方式。另外还有一种方式，即第四种方式，就是最极端的方法，就是躲避，包括躲避那些可能会产生焦虑的一切情景、念头或感觉。比如说害怕爬山的人不去爬山了，害怕开车的人不去开车了。

最有效的消除焦虑的四种方式是关爱、顺从、权力、逃避。我希望在座的同学们都把这个记一下，我认为是最管用的，这不是我的研究啊，这是美国著名的心理学家荷妮在《我们时代的病态人格》中讲的。她说有四种方式可以消除焦虑。第一种方式，就是获得任何形式的关爱都可以用作对焦虑的强有力的防止。她的格言就是"如果我爱你，你就不会伤害我"。比如说在座的你们的老师小陈，可能对我有什么意见，我们两个是同事，但是我对你好，我想我对你好，我爱你了，你肯定不会伤害我了。这是一种方式，这是处理同事之间的，甚至包括配偶之间的一个很重要的手段。第二种是顺从，顺从是可以按照是否关系到特定的个人或制度而加以粗略地区分。比如说班上搞一个活动，我本来不想去，但是碍于大家都去了，我就去了，那叫羊不离群不挨打，我就随大流跟着去了。她的格言是"如果我放弃，我就不会受到伤害"。我顺从你，我不对抗，我也不会受到伤害。第三种方式是通过权力——力图通过赢得实际的权力或成功、或占有、或钦佩、或智力优势而达到安全感。这是我特别主张的我们在座的同学应该采用的最佳方式，就是："如果我有权力，就不会有人来伤害我。"如果我是老大，你们谁拿我也没有办法，这是一种方式。但是这种也会走到一种极端，像独裁政策，比如像希特勒的纳粹政治为什么会出现，这需要大家思考。采用上述保护措施的群体都心甘情愿地满足于世界，用一种或另一种方法来应付世界。而第四种方式就是逃避，她的格言是："如果我逃避，就没有事情能伤害到我。"大家记住这四句格言："如果我爱你，你就不会伤害我。""如果我放弃，我就不会受到伤害。""如果我有权力，就不会有人来伤害我。""如果我逃避，就没有事情能伤害到我。"

实际上驱逐焦虑、防止焦虑是一个部分，更重要的是要建立自信。自信是人格健全的核心要素。针对大学教育，我提出了这样一个理论，大学教育也包括研究生教育，我们有四大任务。哪四大任务？我们现在提问，谁知道大学里应该有哪四大任务？有没有同学知道？你们说在大学里面四大任务是什么？

我们看第一排的,请你说,你说大学里面,如果你的大学里主要有四大任务,你主要来做什么事? 第一大任务是谈次恋爱,第二大任务是找个好工作……这肯定不是的,你说,(回答:按自己想的。)按自己想的,你说大学生最重要的该干几件事情,四件事情,当然是学习上的,是正面的。(回答:第一就是学习啊。)对,学习知识。第二,(然后就是可能像你刚才说的爱情吧)好,看来你们有紧跟我的提示,可能我提示的有问题,请坐下。大学里面我认为有四大任务:学习知识、锻炼能力、健全人格、健康心理,就是知识、能力、人格和心理最重要。甚至我认为后面两者比前面更重要,因为知识你八十岁、你一百岁了你还是可以学的;能力你八十岁还是可以去锻炼的,当然有的能力,比如爬山这种能力你是锻炼不了的,可能比较难。一个人的幸福我觉得不是由他的能力和知识决定的,最重要的是他的心理健不健康,他的人格健不健全,而自信是人格健全的一个最重要的核心要素。人格包括有很多种内容,最重要的就是自信。所以我每次给新生上课,我就会提这样的问题,王老师最讨厌三种人:不自信的人、不认真的人、懒惰的人。你给我排序,我们很多同学都会认为王老师最讨厌懒惰的人,因为我们民间有句话叫"万恶懒为首"。所有的这些恶里面就懒惰是最可怕的。实际上我最不怕懒惰的学生,你懒惰我今天叫你给我写三千字,或者叫你写五千字。比如今天中午我的PPT,原来是通知我的五个研究生,我一点钟做好后交给他们帮我找错别字,结果我做到两点钟。我两点钟发过去,四点钟必须给我发回来。再懒惰的人都会跑起来。但是,自信是人格方面的,老师很难纠正,尤其是女同学,我这并不是重男轻女。第二点是认真,认真是种习惯。有的同学、有的孩子从小就是"马大哈",他没办法认真起来,老师纠正起来也是非常困难的。这儿前面在座的几位老师可能知道老师不怕学生懒惰,我们就怕学生不自信,就怕学生做事情不认真,纠正起来是比较困难的。那我们的心理疗法就要想办法去提高学生的、提高患者的自信心。

这儿我们做出这样一个结论:"诗人做白日梦有利于防焦虑、增自信。"弗洛伊德说诗人实际就是个白日梦患者。其实,做白日梦是有利于防止焦虑和增加自信的。弗洛伊德是这样讲的:"如果我们对富于想象力的作家和白日梦者,诗歌创作和白日梦之间的比较是有价值的,那么首先,这种价值必须以这种或那种方式显示出自己的富有成效……我们应该期待:一种强烈的现实体验唤起了作家对先前体验的记忆(通常属于童年期),从这个记忆中产生了一个在作品中获得满足的愿望。作品自身展示为最近的诱发场合和旧时的记忆两种因素。""诗歌艺术最根本的诀窍在于一种克服我们内心反感的技巧,这种反感无疑跟起于单一自我和其他自我之间的隔阂相关联。我们可以猜测到这个技巧所运用的两种方法。作家通过改变和伪装而软化了他的利己主义的白日梦的性质,他通过纯形式的——亦即美学的——乐趣取悦于我们,这种乐趣他在表达自己的幻想时提供给我们。我们称这种快乐为'额外刺激'(incentive bonus)或'前期快乐'(fore-pleasure)。向我们提供这种快乐是为了使产生于更深层精神源泉中的快乐的更大释放成为可能。在我看来,所有作家向我们提供的美学快乐都具有前期快乐的特征。富有想象力的作品给予我们的实际享受来自于我们精神紧张的消除。甚至有可能是这样,这个效果的不小的一部分归功于作家使我们开始能够享受自己的白日梦而不必自我责备或感到难为情。"因为作家给我们创造了个白日梦,我们平常闭着眼睛想我们的白马王子,老觉得有负罪感。但是你如果看,连王珂教授都想白雪公主,我为何就不能想白马王子。他会想什么白雪公主,他会有这种幻想,那你就没有负罪感了。所以这里得出一个结论:"诗人做白日梦有利于防焦虑增自信。"也就是说不管你是读诗或写诗,你都是在做白日梦,这时候你的焦虑可以除掉,也可以提高你的自信。

　　另外还有一个结论是:诗歌欣赏或创作是特殊的感官体验。前面我们讲到了语言的重要性,其实语言的最重要体现是什么? 当然医生对病人的那种安慰性的话,甚至一些强制性的话,那些语言是非常重要的。实际上,最有效果的就是艺术的语言。因为诗歌的写法,前面我们讲到,滨田正秀给诗下了一个定义,诗是象征的语言艺术。诗最重要的手法是象征,采用象征的方式。大家不要小看象征,不要认为象征只是作家、诗人们才干的事情。有一位著名的心理学家叫弗罗姆,弗罗姆这样分析象征,他说:"什么是象征? 一个象征通常被界定为'代表他物的某物',这个定义似乎令人失望,然而,如果我们自己关注对这些看、听、闻、抚摸的感官表达的象征,关注那些代表内在经验、感觉、思考等'他物'的象征,那么,这个定义就会更加引人入胜。这种象征是外在于我们的东西,它的象征物存在于我们的内心深处。象征语言是我们表达内在经验的语言,它似乎就是那种感官体验,是我们正在做的某物或物理世界对我们产生影响的某物,象征语言是这样一种语言,其中,外部世界是内在世界的象征,是我们灵魂和心灵的象征。"这儿他最高明之处,就在于说了象征的语言实际上就是一种感官体验。也就是说我们为什么读一首诗或者写一首诗自己会被感动? 原因就是,与其说我们在使用语言、在欣赏语言,不如说我们在做一种感观的体验。它跟我们的身体有直接的关系,语言与心理,语言与身体有直接关系。这就是我们认为诗歌欣赏和创作会对人的心理，甚至生理产生影响的一个重要原因。诗歌欣赏和创作正是一种感观的体验。

刚才都是纯理论的知识啊，我看一些同学连续听了两个小时，听累了，现在讲点好玩的——诗歌疗法的具体实践。

本来有些东西我们是不应该讲的，尤其今天我们的录像会放到超星图书馆上。我妻子今天就抗议说你不能讲我们身边的事情，好像在说我们的隐私。我说为了治疗，为了我的教学效果更好，所以我还是要讲，讲别人的你们都不相信。我举几个例子，第一个是王珂教授以诗救人的经历，第二个就是王珂教授以诗自救的经历。我们先看以诗歌去救人的经历，第一是救助大学生，第二是救助自杀者。刚才我讲，大学有四大任务：传授知识、培养能力、健全人格、健康心理。怎样才能获得健全人格、健康心理呢？我提倡用写诗的方式。比如说我的研究生，我是文艺学的导师，我要求我的研究生第一学期都必须写诗。今天也有研究生听讲座。为什么第一学期必须写诗？因为我有一个违法的规定。我建议研究生第一学期不谈恋爱。有点违法的规定哦，为什么不允许谈恋爱？其实也是为了他们好。我校有很多学生忙于考研就没有时间谈恋爱。但是上了研究生以后，觉得解放了，比较轻松了，就想谈恋爱，但是我不赞同。我不是不允许谈恋爱，是建议不要谈恋爱，因为第一学期情况不了解。我校有位教授就形容研究生的三年是怎么过的，第一年处于热恋状态，第二年处于失恋状态——热恋状态处于兴奋状态，失恋状态处于悲愤状态——第三年找工作处于惶恐状态。三种状态，无论是兴奋、悲愤还是惶恐状态，都不适合学习，所以研究生三年学不到什么东西。我不准人家谈恋爱，那么力比多过剩怎么办呢？有个好办法——写诗。

大一的学生，我给他们上课，我更会建议大家写诗。通过写诗，释放青春期的情感，舒缓心理的压力。下面讲一位大二女生的经历，她性格很孤僻。大一的时候，我就一直动员她写诗，她现在在我校上研究生，还在我们学校读书。我只是把她2006年2月9号给我的信的一段念给大家听。内容涉及两个方面：怎么与人相处与写诗的好处。

"那时我还问您学习和生活两者应该如何取舍。您告诉我要从他人身上找到快乐等等。后来经历得多了，学会在两者之间寻求一种平衡，学会在和人的交往中寻找爱和被爱的归属感，学会在奋斗中满足自我实现的需要……我追求真实的东西。我不敢说我已经发现了，但至少在文学里我找到了一种真实……我还是喜欢和您谈谈诗。上大一时我可从来没有想过让您在我的诗上写个'好'字……我的诗难怪只有您读得懂了,因为我写的时候下意识的读者就是您。不过以后我会尝试着写得更广泛一些。我会好好努力的。您能和我分享这种精神上的快乐,我很高兴。毕竟现在读诗的人是那么少。"

大家通过这封信可能会猜想,哎呀,这位女生和我们王老师是不是有什么特殊关系啊?我告诉你们,没有!我很长一段时间都不知道她是谁。我给大家作讲座后,还有大学里上完第一节课后,我会告诉同学们我的邮箱。我说:"为什么告诉你们我的邮箱,就是你们写的诗传给我,我会看。你们将是很幸福的人,为什么呢?你们写的诗只有两个人看,第一就是你的白马王子或是你的白雪公主;第二就是王珂教授。上完整门课后,我就不看了,那不是我的事了,那你只给你的白马王子或白雪公主看。"我为什么会看学生的诗作?因为我可以从他的诗作里发现这个学生有没有心理问题。这一位女生,我就从她的诗作里发现了她的心理问题。我们每个星期要交作业,我就给她批了个"好"字,她就得到了鼓舞。她觉得,我写诗,王教授都说好了,那就继续写下去了。我一直不知道她是谁,我们就这样一直通信。电子邮件通了两年多,一直到了大四的时候,我才知道她是谁。她后来因为保送上了我们学校的研究生,不是我的研究生,我才知道她是谁。我要讲的就是,我采用的就是那种心理的疗法。首先让她去学会融入社会。她是一个很孤僻的孩子,我劝她要学会跟人相处,学会在他人身上找到快乐。她就学会了在生活和学习之间找到一种平衡,学会在与人交往的过程中寻找爱和被爱的归宿感,学会在奋斗中满足自我实现的需要。其次通过写作,许多诗直接给我写的,我就一直鼓励她。后来,就在邮件中叫我哥,我就当她的哥,当大哥。她度过那段心理危机后,她就可以自由地去翱翔了,一只小鸟终于长大了。

后面这首诗太长,我们今天没时间朗诵。这首诗大家可以到我的博客上去看,叫《沉淀黑暗》。大家看"沉淀黑暗"就知道跟海子的《面朝大海,春暖花开》一样,是具有鼓励色彩的一个题目。实际上和刚才讲的驱逐焦虑是一回事情。这首诗是我1988年写的。当时我在上研究生,那时候还没有意识到诗的治疗功能,还不像现在一样在做诗歌疗法的研究,那个时候只知道自己写诗。自己因为失恋以后就写诗,写诗之后就不自杀,知道写诗有许多好处。当时心理学专业的一个女孩子跟我聊天,她也写诗。她跟我聊天的时候,我就觉得她有点不对劲,写的《向往黑暗》一诗暗示她要轻生。我就给她写了《沉淀黑暗》这首诗。

其实,救助自杀最重要的就是让他有所改变。刚才讲过,人是一切都能改变的,改变他的观念,改变他的体验,改变他的行为。救助自杀的时候一定要记住,自杀的人是一定会反复的。就和吸毒一样,有人认为,吸毒的重复率高达百分之九十九,自杀的重复率也有可能这么高。如果自杀者不改变,没有任何意义,必须要改变。所以,《沉淀黑暗》就是要求她改变生存观念。比如这首诗的最后一节:

> 那一个诱惑的一瞬
> 七色花纷纷姹开
> 远古冰川纷纷消融
> 一条内流河由宽而窄
> 由窄而宽
> 你冷冷地坐着
> 体验黑暗
> 冷静如深潭的卵石
> 听任河床衍变
> 瀑布砸碎阳光

这首诗写得比较隐晦,因为她也是写诗的。这位曾经轻生的朋友现在活得非常好。后来我把这首诗和这个故事写成一篇文章,发在安徽省的一个妇女刊物上。发表了之后,就有一位曾想要自杀的甘肃省女读者给我写信说,王珂先生,我看到你那篇文章,读了你那首诗,原本想自杀,现在不想自杀了。

后面再讲我自己的一段经历,就是用诗反抗"过劳死"的经历。在劳动中我们都会很劳累,都会非常的劳累。我非常劳累的时候就写几首诗,比如我在最劳累的时候,在鼓浪屿岛上,于2006年6月1日,写了一首《多想在鼓浪屿浪来浪去》:

> 多想在鼓浪屿　　浪来　　浪去
> 在鼓浪石上　　品味　　海浪
> 在日光岩顶　拥抱　　朝阳
> 在琴声　鸟语中　　欣赏
> 梦的　　衣裳　诗的　芬芳

终于在鼓浪屿　　浪来　　浪去
踱进历史的深巷读出岁月的沧桑
浪去的是忧伤　　浪来的是希望
在休闲的天堂游子不再思念故乡
生活不再是一张密不透风的　网

游鼓浪屿，我的感觉就是"在休闲的天堂游子不再思念故乡/生活不再是一张密不透风的网"。所以在座的同学，如果心理上有些压力，你想通过写诗"浪"一下，如果觉得有负罪感，你就想，王珂教授都这么写，我也敢写，是吧？

每个人都可能有心理危机，比如我遇到多次心理危机，我早年失恋就是一次心理危机。（游鼓浪屿）那次就是工作压力太大，每周上七门课，累得真的想哭。我跟领导说，最近累得想哭。而且还出现一个情况，我到超市去，看到一个彩电8000块钱，一看到就不假思索地买回来了。后来我们校长就说："王珂呀，你最近肯定心理有问题了。"于是就到鼓浪屿去休整，我就写了这首诗，写了以后就觉得比较轻松，因为去度假也缓和了一下，回来又可以很阳光地投入我的紧张的教学科研生活。

第二次是在汶川大地震时期，相信在座的都受到汶川大地震的影响。汶川大地震刚发生后的那几天我每天坐在电视机前，什么事都不想干，非常非常难受。于是我就写了一组诗《献给五·一二汶川大地震中遇难的学生》，写完以后我就感觉到心情要稍稍好一些。其中一首是《献给死难的学生》：

于无声处　　没有惊雷响彻
一个个年轻灵魂鱼贯而出
优美的姿态让活着的心灵
酸楚　　疼痛　　煎熬　　无助

号称母亲的大地杂草丛生
没有为孩子提供空间返回
琅琅书声回荡成永久哀鸣
所谓摇篮的校园长出墓碑

在人的地狱没有天摇地动

鲜嫩的躯体可以尽情生长
在神的天堂不怕飞沙走石
青春的魂魄可以放声歌唱

寒月将你的冤屈撒遍大地
艳阳定会带给你温暖温情
你的躯体让地狱更静更美
你的魂魄让天堂不再安宁

我最难受的时期,最大的心理危机就是我妻子生病。我妻子生病,在最开始的时候,我们平时都觉得自己非常坚强,认为什么都可以扛住,但是我告诉你,有的挫折是扛不住的。当协和医院的李主任给我讲妻子癌症已是晚期的时候,我眼泪当时就涌出来了。后来我马上去见妻子,假装着笑脸。回去每天晚上我在房间大哭,见着我们院长我在办公楼号啕大哭。这时候你才知道人有非常软弱的时候,会有出现心理危机的时候。我当时就赶快给我堂姐——心理学家王利群打电话。我说:"我受不了了,我必须要你进行心理危机干预,不做心理危机干预我肯定要出事。"后来她就在北京打电话给我做心理危机干预。我好长一段时间不写诗了,那段时间我就写了《在妇科肿瘤病区体悟生命与爱情》。在讲到子宫癌时,我这样写道:

子宫　生命的大殿堂
爱情的小木屋

子宫　儿子的绿摇篮
女儿的小学校

最安全的地方最危险
最圣洁的地方最黑暗

妻子的子子宫的子
两个子字怎能分离

因为当时子宫要切除,然后就写到手术。写到手术的时候,我最后的感受就是:

刀光下的人多么无能
性别符号完全抹掉
女人还是女人女人
爱情仍是爱情爱情
夫妻总是夫妻夫妻

就是不管她发生什么事情,爱情仍然存在,夫妻仍然存在。这是我的一段用诗自我治疗的经历。

另外再介绍一下王利群教授的诗疗方案。刚才讲到她在北川地震灾区采用诗歌做了很好的一个诗歌疗法应用。她当时主要是采用诵读的方式,她选了六首诗采用集体诵读的团体疗法,让一群受灾的学生在一起诵读,读了这么几首诗:第一首是臧克家的《烙印》。今天因为时间关系没办法朗读了。为什么选择《烙印》呢?她的目的就是想让大家知道,你的灾难不是你个人的,其实还有更大的灾难;你的痛苦不是只有你现在才有,还有更大的痛苦,让他们的痛苦宣泄起来。第二首是北岛的《一切》,北岛的《一切》是比较悲观的。然后再用了梁小斌的《中国,我的钥匙丢了》。再用了我们福建的著名诗人舒婷针对北岛的《一切》写的一首诗——《这也是一切——答一位青年朋友的〈一切〉》,就是强调希望是很重要的,比如舒婷的诗的最后两句是“希望,而且为它斗争,请把这一切放在你的肩上”。最后就是食指的《相信未来》。这一组诗不管是在做心理咨询的时候,或者是在对单个人进行心理治疗,或对集体进行心理危机干预,效果都非常好。大家可以把这个药方抄一下。

下面我们讲第四部分:诗疗的注意事项。你如果要对别人进行诗歌疗法,有几点是需要注意的。第一,诗疗师应是人格健全、心理健康的乐观主义者。像王老师这样乐观,我可以给你带来阳光、带来笑声。尽管现在是黑夜,尽管现在是九点半,但是明天太阳还会照常升起。所以我们自己人格健全、心理健康,是个乐观主义者是非常重要的。现在有很多心理咨询师,他(做治疗)为什么效果不好?他本身就是个悲观主义者,他怎么去动员别人呢?第二,诗疗师应该是知识多、能力强的跨学科的学者。诗疗不是一个学科能够解决的,它需要文学的、医学的、心理学的知识。所以,昨天北京有位心理学家建议,希望我们更好地合作——这儿也希望和医科大学进行合作——就是医学界的、文学界的、心理学界的专家合作。诗歌界、心理学界、医学界三者,联合来做这样的事情。第三,诗歌疗法应兼顾体验与行为。第四,要重视道德情感和道德愉快,但"诗疗"大于"诗教"。第五,要因人而异选择供欣赏的诗作和供写作的主题,警惕"负面情绪"和"妄想症"。

　　这里我们简单地总结一下。首先,诗疗师应该是乐观主义者。什么是乐观主义者?我把他描述为,是一个自信的人,是一个勇敢的人,能够正确处理压力和压力感的人,是一个宽容的人——就像我们福州讲的"海纳百川,有容乃大"的精神,还应该是一个乐于助人的人,最重要的是要会品味幸福的人。海子的诗《面朝大海,春暖花开》说"从明天起,做一个幸福的人"。而我要说如果你要作为心理咨询师,如果你要用诗歌去治疗别人,我建议你从"今天"起,做一个幸福的人。所以,哈佛大学开设了一门课,名称就叫作"幸福课"。通过这门课让学生去体会到生活是美好的,是幸福的。其次,诗疗师应该是跨学科的学者,是除了知识完备以外还是能力强的人。如解读诗歌能力、朗诵能力、创作能力、使用多媒体能力、组织能力、主持能力、调动现场气氛能力。

　　其中有一个需要注意的是应该重视道德情感和道德愉快。我们古人讲:人高则诗亦高,人俗则诗亦俗。要尽可能地用高级的情感、高层次的情感去对抗低层次的情感。有一位著名的心理学家,专门做心理咨询、心理疗法的,叫许又新教授。许又新教授是北京医科大学的精神病学的教授。我想把他的一本书推荐给大家,叫《心理治疗基础》。许又新的《心理治疗基础》是最好的、最实用的、最具有操作性的一本书,心理治疗的一本专业书。他说:"低层次的心理对高层次的心理起不了调节作用,这就是为什么物质生活的享乐填补不了精神上的空虚。同一层次的心理活动之间的代偿,其调节作用是有限的,例如,用虚荣心代偿个人耻感,往往使人争强好胜而又输不起,到头来有可能陷于心理冲突之中而难以自拔。只有高层次心理活动对低层次心理活动的调节才是最有效的和健康的。神经症病人把'应该'当作他们的需要,是一种根本性的自我歪曲。道德愉快是社会性肯定评价的个人化和体验化,是社会性奖励的内在化。道德愉快是最高层次的自我肯定。道德行为由于它本身能引起愉快而使行为者感到满意,手段也就目的化了。因此,可以说,道德愉快是手段目的化之最高形式。也可以说,道德愉快成了利他行为之内目的。凡是坚信所有人都自私自利的人,他们不仅自己没有体验过真正的道德的愉快,也不能投情地体验别人的道德的愉快。"地震灾区的受难者、幸存者,他们为什么能够得到救助？因为他们至少有一个坚定的信念，就是说这个人间充满爱，一定会有人来救我。如果他是个自私自利者，他想到平常我都是不去管别人，现在肯定没人来管我，他很快就会死掉。这是非常重要的。这就是为什么我们在心理治疗、心理危机干预中，尤其在精神疗法中特别强调那种道德愉快、道德情感，这不是唱高调，是确实有用的，在实践中也是有效果的。但是我们要注意的就是诗歌疗法它毕竟是用来治疗的，不是用来教育人的。所以诗疗应该大于诗教。另外还要注意不能过度地采用诗歌疗法，要因人而异地选择作品和诗作主题，然后来进行研究，对创作作品和主题进行研究。

下面是我们讲座的最后一个内容。今天很对不起，因为时间的关系，因为内容太多，我们最后就做一个实验——诗疗实验二：情感升华。

我给大家读里尔克的《沉重的时刻》：

此刻有谁在世上某处哭，
无缘无故地在世上哭，
哭我。

此刻有谁在夜里某处笑，
无缘无故地在夜里笑，
笑我。

此刻有谁在世上某处走，
无缘无故地在世上走，
走向我。

此刻有谁在世上某处死
无缘无故地在世上死，
望着我。

这是里尔克的很悲观的一首诗——《沉重的时刻》，但是他还有一首诗，《给沃尔夫·冯·卡尔克罗伊德伯爵的挽歌》，我们只希望同学们能记住其中两句。全诗是：

命运是怎样地,在诗中一去永不复返,
它是怎样地,在诗中成为模糊的影像?
所有发生过的事物,总是先于我们的判断,

我们无从追赶,难以辨认。
不要胆怯,如果有死者与你擦肩而过,
同他们,平静地对视吧。

无数人的忧伤,使你与众不同。
我们目睹了,发生过的事物,
那些时代的豪言壮语,并非为我们所说出。

有何胜利可言?
挺住就是一切。

有何胜利可言?挺住就是一切。让我想到以前的一句话:站直了,别趴下。下面给大家播放一下MTV——冰心的《纸船——寄母亲》。我们为什么不自杀?请大家思考这个问题,为什么当你想自杀的时候,但是最后还是没有自杀?大家可以思考一下,为什么不自杀?

大家得到答案了吧,为什么不自杀?为什么不跳楼?最重要的是我们有老爸老妈,因为有爱我们的母亲。正如肿瘤医院的陈主任讲:"一位癌症晚期病人,医院救不了她,设备救不了她,药品救不了她,医生也救不了她,丈夫也救不了她,唯一能救她的就是她自己。"我们讲到诗歌疗法有很多的好处,但最重要的、能够救我们的还是我们自己。我们怎样来救自己?就是一定要相信未来。下面我建议大家都站起来,一起朗诵一下食指的《相信未来》。(全诗略)

现在离十点钟还有十分钟,我们还可以来个"十全十美"。实际上讲座已经完了,愿意离开的就离开,愿意提问的有十分钟的时间,我们十点钟告别,有什么问题,大家抢着问一下,其他的同学有事的可以先走,老师再留十分钟,有没有问题?有的同学说王老师把名片都发完了,提问也没有了,我还留着呢!

一男生提问:就是你开始讲的男人多看一些美女会活得更年轻,但是要是女人多看一些漂亮的男人会不会有同样的效果?

王珂回答：会，效果是一样的。我相信男人可以活140岁，女的可以活180岁。（笑声）

一男生提问：你刚才说的诗歌是情感的表现，是表达情感的语言艺术，用诗歌疗法对一个平常的人，他又不懂得鉴赏一些比较深奥的一些诗歌艺术作品，你有什么更好的方法？

王珂回答：我们最后一个讲到的注意事项，诗疗一定要因人而异，因人而异地选择你的诗歌作品，因人而异其中包括这么几个方面，第一就是他的具体的病情。因为我们在做精神疗法的时候，医大的同学都知道，他为什么会得这种精神病？他是因为一些童年的刺激，或者现在的生活中的刺激，如大学生因为失恋的刺激。要去选择，有针对性地选择这样的作品。另外还要考虑接受者，也就是病人的接受程度。如果他的文化水平比较低，那么我们就可以选民歌啊、山歌啊这种比较通俗易懂的作品。大家看我写的《沉淀黑暗》这一首诗，这个诗我念了一段给大家听，大家还是听不懂。因为我是写给一个诗人的，她是一位很优秀的女诗人，她就能够读懂。如果我写得太直白了，她一下子就看懂了，反而对她产生的影响比较小。但是，也不一定是因为力比多过剩，我们给他读色情作品，不是这样的。我们有的时候会给他更高级的一些情感，就像现在你们读大学的时候，开的思想品德课，要你们建立社会主义的恋爱观。是吧，这样一些东西，它实际上是有效果的，是有意义的。我们强调集体主义精神，反对极端的个人主义，（集体主义）实际上是有价值的，这并不是唱高调。我不从政治学的角度来解释这个话题，我是从治疗这个角度。语言也是这样的，要有意识地去选择有一定难度的语言。通过诗歌的语言、诗歌的形式转移他的注意力、消除他的焦虑。这也是一种手段。当然有些选择可能不是特别有效果。我们举个例子，去年有个新闻，大家都知道，精神病院唱红歌，是吧？网上都在炒作四川的一所精神病院组织精神病人唱红歌，有很多人都认为这完全是领导想去迎合政治。实际上，我认为做得有些对，成功之处有几点。第一点就是那个唱红歌它是集体唱，像刚才我们集体朗诵食指的《相信未来》一样，你会产生一种共鸣，这是一种效果。第二点就是，精神病人普遍是唱红歌长大的，他对这些歌很熟悉。另外红歌里面有一种让人向上的力量，这种力量实际上有助于生产那种我们叫作的道德情感和道德愉快，对他的那种低层次情感的升发是有所帮助的。弱点呢？可能就是因为没有因人而异。如果让所有的精神病人都来唱红歌，就没有根据病情来决定。另外，也可能没有针对文化程度来决定。精神病院有的人文化程度高，有的人文化程度低，所以统一采

用唱红歌的方式,不一定能达到效果。(热烈掌声)

一男生提问:您提倡那个诗疗想通过诗歌这样的一种方式来对一些病人或者患者的心理疾病进行治疗,但在某种程度上是不是相当于一种"话疗",说话的话,流行歌曲是不是比诗歌更加有效果?像闽南语的《爱拼才会赢》之类。

王珂回答:对,那样效果会更好。所以今天老师用的题目是诗歌创作和欣赏,我没有只用"诗"一个词。实际上,在我们这个研究领域,诗和歌是不分家的,一些歌曲的歌词实际上都是诗人写的。有些歌词,包括大家非常喜欢的周杰伦的一些歌的词作者方文山的歌词就写得非常好,特别有古典的意味。比如我最开始时放的我喜欢的《恰似你的温柔》,就是写得非常好的诗。实际上在这个治疗效果中,你说得很对,流行歌曲,它的效果往往比诗还要好,但针对的是一些轻微的,或者普通的病人。因为流行歌曲最大的问题,就是流行歌曲是娱乐的,娱乐大于意义。所以我们刚才讲到,在精神疗法里面,我们希望用高级情感去冲击低级情感。而流行歌曲经常抒发的不一定是高级情感,它可能是初级情感,或者是比较高级的情感。那么你们,可能有些同学会反驳我说:"王老师唱红歌就很好啊?"唱红歌的方式,我这里就不做评说,它有它的积极的因素,同时也是必要的。有一点我比较赞同,它是采用一种高级的情感来刺激那种低级的情感。流行歌曲,它的内容方面比较单一,它比较强调娱乐性,比较强调抒情性。另外,流行歌曲一般是忧伤的、比较忧伤的歌曲。我带同学去卡拉OK唱歌,大家一个唱得比一个忧伤,一个觉得比另一个活得惨,整个忆苦去了。流行歌曲内容比较单一。所以诗歌有很多种内容,尤其是现代诗歌,它更能够通过高级情感,通过道德情感产生道德愉快来治疗病人。不知道我解释得清不清楚。(热烈掌声)

我觉得医大的同学很不绅士啊,我是学外语出身的,我本科是外语系的,西南大学外语系的。我们学外语的都知道,lady first,女士优先。我们这里女生多,刚才朗诵的那位女生,很感谢,你又回来了,真担心我的讲座你不回来了。但是,在讲到你的时候,你又回来了。

朗诵《假如生活欺骗了你》的女生发言:真的,今天的讲座我很开心。不像刚才那样很紧张,真的。我现在很放松,因为我感觉到大家都投入其中了,然后大家都有种善心在。我刚才出去了三次,每次都是因为我情绪不能控制。也许是我听到了歌,也许是听到老师对我的鼓励,看到我的现实,看到我今天受伤了,我就情不自禁地软弱了。但是第一次出去,我只是去了一趟厕所。第二次出去我找了一位我的朋友。第三次出去,我想在放松的同时,做一件有意义的事情。那就是今天我去装水的时候,发现装水的那个热水器下面的孔,被茶叶堵住了。一开始没注意嘛,开始开的太大了,把自己的手烫伤了。我就在想,为什么大家要忽视它?为什么我会被烫伤呢?因为我忽视了它。我们没有尊重茶叶。因为我奉行的是尊重万物,我在想我要做什么?把它用白纸包起来放在垃圾桶里。后来,我想它不是垃圾啊,它曾经给人带来芳香啊,给人提神了,其实它是很伟大的。茶叶(的归属)不属于垃圾桶,它属于茶树的,属于大地的。接着我就把茶叶放到了有泥土的地方。

王珂回答:也就是说你做了一件好事。对,这就是我们这次讲座的目的。有些同学会误解说,会不会王老师的这次讲座是做政治思想教育,不是这样的。我是从医学角度强调道德情感和道德愉快,人助我,我助人,就是施救和被救,这是非常有必要的。这就是你在生活当中能够获得更多快乐的原因(女生说我想结合自己喜欢的,喜欢诗歌,喜欢写作,喜欢用自己的言行去感化别人)。但是我想提醒一点,诗歌写作,把它作为治疗是有必要的,如果把它作为自己生活的方式,是有问题的,很容易写出精神病来。这就是我们文学院的学生,大一我让他们写诗,大二我就不让他们写诗了的一个很重要的原因,我有好几个朋友都出现了这种情况。好了,还有哪位同学有什么问题没有?(女生答没有,谢谢)好的,谢谢你。我就想说一下我们诗歌疗法的最重要的一个原理,最重要的一句话:一切都可以改变。观念、体验和行为都可以改变,如果改变了这三者一切都会改变。只要一改变,太阳每天都是新的。

一男生提问:您说诗歌让人产生很大的期待,有良好的治疗效果。但是,就我个人感觉来说,通过诗歌疗法主要是提高一种精神境界,让人找到精神家园,找到港湾。虽然诗歌疗法可以帮助人渡过难关,但是渡过之后,人很难真正成长。一旦人失去这个寄托,失去了这个港湾之后,或者诗歌描述的与现实格格不入,这个时候他就会感到一种抵触情绪,或者一种厌世。也就是说它很难从根本上改变人。请问如何看待这一问题?

王珂回答:好!你的意思我明白了。大家可能对讲座的内容有一些误解。过去中小学教育对你们产生了误导,你们就认为,诗歌都是写高尚的东西,都是写教育人的东西,实际上我们今天一直强调的就是:诗疗大于诗教,诗歌的治疗大于诗歌的教化。而且我们今天有意识地讲到身体,讲到性。因为某种原因,老师不可能完全按照心理学的内容去讲,不能像对我们的研究生那样去讲你们很难理解的一些东西。我的意思是说,诗歌的功能是丰富多彩的,不只有教化功能。

我现在用两句话来回答你,也结束今天的讲座:"诗是纯洁的,也是淫荡的;诗疗大于诗教。"希望同学们在以后的实际工作中去体会王老师的这个结论。好的,谢谢大家。(热烈掌声)

第二节　福建省图书馆诗歌疗法讲座录音

讲座题目:诗歌欣赏与诗歌疗法。

时　　间:2011年12月17日9点半到11点半。

地　　点:福建省图书馆"东南周末"讲坛。

听　　众:福州市民、福州诗人和福建师范大学研究生200多人。

讲座前播放歌曲《恰似你的温柔》营造气氛。

各位朋友:

早上好!

很高兴到省图与大家一起探讨生活的艺术,讨论人如何才能健康快乐。今天我的讲座题目是"诗歌欣赏与诗歌疗法",可以简称为"诗疗"。主要有四大内容:一、诗疗的意义;二、诗疗的历史;三、诗疗的原理;四、诗疗的实践。先请大家记住"诗疗"的三大名言。

第一句是:"人类无疑是有力量有意识地提高自己生命质量的。"这句话是美国散文家梭罗说的。关于这句话,"老先生"们可能更有发言权:人生过了很多年,回首往事,你会发现,每当遇到挫折,遇到灾难的时候,你都有办法闯过去。我们有俗语讲:"车到山前必有路""柳暗花明又一村"。到底有没有路,有没有村,不完全取决于运气,我们说"天时地利人和",其实最重要的在于生活的艺术、生活的技巧。福建有一位非常有名的文人叫林语堂,林语堂就格外强调生活的艺术。在近年的中学教学教改中,特别是在语文教材的改编中,出现了这样一种倾向:把鲁迅的作品取消了很多,而把林语堂的作品放进来了。所以有人嘲笑说,现在的中学语文改革是让鲁迅走了,让林语堂回来了。我是比较主张这种改革的,因为我觉得我们没有必要让我们的孩子过早成为怨天尤人的人,我不太主张我们年轻人过早成为"愤青"。林语堂格外重视生活的艺术,重视如何面对挫折,如何采用科学的方式,采用艺术的方式来渡过生活的难关。

第二句是："诗歌在治疗过程中是一种工具而不是一种说教。"这是美国心理学家阿瑟·勒内说的。我们从小接受的是"诗教"：诗是拿来干什么的？诗是拿来教育人的。我们古代的诗歌讲"诗言志"，"诗教"功能一直是中国诗歌最重要的一个功能，但是这里我想请大家改变一下这种观念，我们这里更强调的是"诗疗"。诗歌的功能更多的是什么？诗是拿来救人的，诗有治病的功能。今天我站在这个地方的身份，三分之一是个诗歌研究者，也是个教授，三分之一是个诗人，还有三分之一，或者更多一点，我现在是一个心理学家、心理分析师，或者是个治愈心理疾病的人。很多人听到这话可能很不高兴："王教授，你一来就认为我们有病，把我们当病人治。"我说："是的。"我的诗歌疗法讲座，就是把听众当成病人，强调治疗。在座的很多人生活经验比我丰富，在事业上做出的成绩比我大，但是我可以说："我们每个人可能都有心理疾病，包括我自己。"

第三句话是在做心理治疗的时候，心理学家最常用的一句话。当某个人遭遇心理危机的时候（我们每个人都可能遇到突发事件，比如说汶川大地震，比如说一次车祸，如近期新闻报道的校车事故），我们怎么办呢？一定要改变自己，改变自己是渡过心理危机最基本的一个任务，所以心理学家会请你记住这句话："人是一定能改变的。"

这三句话是诗歌疗法最基本的三句名言，也说明了诗歌疗法的基本原理。

有一首非常有名的抒情歌曲，是蔡琴唱的，当年邓丽君也唱过，歌名叫《恰似你的温柔》。这里我想告诉大家一个隐私，当年王珂先生就是唱着这首歌和自己心爱的初恋女孩子分手的，而且是在十分浪漫的环境中，是在非常美丽的嘉陵江边。她那天说："我学了一首非常美丽的歌曲，很好听，我能不能教你唱？"我说："你唱一遍吧。"她就唱了一遍，我觉得真好，我说："你教我吧。"然后我就学，一会儿我就学会了。学会了以后她就跟我讲："我们一起合唱好不好，你看今天的景色非常美。"于是我们就合唱了，当我们唱到后面"到如今，年复一年，我不能停止怀念，怀念你，怀念从前"时，我突然感觉到，不对劲啊，今天怎么回事？怎么会唱这首歌？我们笑着分开了，但是我心情比较沉重，觉得初恋可能会结束了。第三天就收到了她寄来的新年明信片，上面写着："往事如流水，永远不再来。"我的初恋就这样与我告别了。分手有很多方式，采用这样一种很诗意的分手方式，让我几十年后都很怀念。其实这样一种分手方式在某种程度上就是一种诗歌疗法。通过这首诗，通过这首歌，缓解了我们之间的矛盾，缓解了失恋带来的那种悲哀，还有那种低沉的情绪，甚至减少了痛苦。

当我们生活很艰苦的时候,人感觉比较枯燥、烦闷的时候,其实我们可以走进大自然,如《在这个时刻》这首歌所唱:"在这个时刻放慢脚步,看看花,看看树,听鸟唱歌,在这个时刻来到窗口,望繁星,凝明月,走进大自然。在这个时刻开放自己,伸出你的双手触摸这世界,愿这个时刻打开心门,使美善意念宁静心思,源源流入。"又如《走在乡间的小路上》所唱:"走在乡间的小路上,暮归的老牛是我同伴,蓝天配朵夕阳在胸膛,缤纷的云彩是晚霞的衣裳。荷把锄头在肩上,牧童的歌声在荡漾,喔喔喔喔他们唱,还有一支短笛隐约在吹响。笑意写在脸上,哼一曲乡居小唱,任思绪在晚风中飞扬,多少落寞惆怅,都随晚风飘散,遗忘在乡间的小路上。"大自然可以让失意的人忘掉所有的落寞惆怅。

我的诗歌疗法既强调高级情感,又强调低级情感,人只有高级情感是活不下去的。我记得有一位伟人在悼念另一位伟人时说了这样一段话:"一个人能力有大小,但只要有这点精神,就是一个高尚的人,一个纯粹的人,一个有道德的人,一个脱离了低级趣味的人,一个有益于人民的人。"其实我也想做这样一个人,但是我觉得如果一直做"一个高尚的人,一个纯粹的人,一个有道德的人,一个脱离了低级趣味的人",一个"高大全"的人,我是活不下去的,在座的也是活不下去的。

"郁闷"是现代社会的流行词。年轻朋友最喜欢说"郁闷"。这使我想起莱蒙托夫的一句诗:"反顾过去,往事不堪回首;遥望将来,竟无一个知音。"这是我失恋以后的最深刻感受,这跟我们古人讲的"车到山前必有路""柳暗花明又一村"完全不是一回事,而是一种非常绝望的感觉。当然古人也有非常痴情的诗句,如柳永的"衣带渐宽终不悔,为伊消得人憔悴"。

现在请大家欣赏一首诗:

苦闷又忧愁

莱蒙托夫

苦闷又忧愁,当痛苦袭上心头,

我又能向谁伸出求助的手?

期望……总是空怀期望有什么用?

唯见岁月蹉跎,韶华难留!

爱……去爱谁？钟情一时何足求，
而相爱不渝又万万不能够。
反身回顾？往事消逝无踪无迹：
欢乐、痛苦，一切不堪回首……

激情是什么？须知那些甜蜜的沉迷
迟早烟消云散——只消理智一开口。
而人生，只要你冷眼四周看看，
便知是儿戏，空虚喧闹直到头。

　　我在大学时代非常喜欢这首诗，当我忧愁的时候，我就喜欢读那些抒发苦闷忧愁的诗。还有一首诗，也是让我很伤心的，因为写出了我失恋的绝望情绪。很多失恋的朋友都喜欢这首诗。

我俩分离了，但你的姿容

莱蒙托夫

我俩分离了，但你的姿容
依旧在我的心坎里保存。
有如韶光留下的依稀幻影，
它仍愉悦我惆怅的心灵。

我虽然委身于新的恋情，
却总是无法从你的倩影上收心，
正像一座冷落的殿堂总归是庙，
一尊推倒了的圣像依然是神！

　　这首诗写失恋，写我们所说的"旧情难忘"："我虽然委身于新的恋情，却总是无法从你的倩影上收心，正像一座冷落的殿堂总归是庙，一尊推倒了的圣像依然是神！"写得非常巧妙。
　　刚才两首诗，实际上写出了个人的痛苦、忧伤和焦虑。现在社会最大的问题是出现了"社会的焦虑"，我们整个社会出现了一种焦虑现象，针对个人叫"郁闷"，针对社会叫"焦虑"。昨天我在《文摘报》上看到一篇文章，题目是《社会焦虑的负面效应不能忽视》。文章的内容是这样的："现在社会上出现了一种情绪：社会焦虑。它使一些社会成员缺乏一种应对社会的从容心态，缺乏从长计议的理性安排。由于目前人们普遍存在着一种心理焦虑，加上社会不公现象的存在，致使一些社会成员存在着不公正的心理感受。"这种感受好像很多人都有，包括我自己都会有，老是觉得社会对我不公平，或者是单位对我不公平，实际上这种不公平有时候是由于个人原因造成的，有时候是受社会焦虑这种大环境影响的。

大家知道，在2010年1月13日到5月26日，富士康集团共有12人跳楼自杀。为什么发生这样的悲剧？我们来看三位心理学家的观点。

北京师范大学心理学院教授刘翔平说："连续发生自杀事件的根本原因是劳动时间太长，造成员工身心疲惫。"清华大学心理学系主任彭凯平认为："社会关系疏离是自杀主因。"装甲兵工程学院心理学教授王利群认为："不能适应环境是自杀的主因。"三个理由我认为都存在，但是我更赞成第二和第三项，"社会关系疏离是自杀主因"以及"不能适应环境是自杀的主因"。因为跳楼的往往不是老员工，如果跳楼的是老员工，就能够证明第一个理由："劳动时间太长，造成员工身心疲惫。"当然不可否认第一个理由的局部合理性。

我们再来看一下中国高校的自杀危机。中国高校的自杀事件，可能大家看报纸或者通过网络知道一些，很多媒体都在报道甚至炒作大学生自杀事件。我们现在的大学最害怕的就是学生自杀，比如我在大学就是有名的"魔鬼教练"，认为严师加慈师，才能出高徒，在情感上、生活上我对学生百依百顺，甚至有女学生称我为"小爸爸"。"老爸爸"负责他们的身体成长，"小爸爸"负责他们的知识成长。我的口号是："要么干事，要么跳楼。"我为学生上课的教室只敢选到第一层，比如说我在诗歌教学中说要求某某学生上台朗诵，他不敢上来，那么你就去跳楼，教室在一层无楼可跳，他必须完成老师交给他的任务，这样他就上来了。可是我现在不太敢这样训练学生了。一些领导和我妻子也劝我不要再提"要么干事，要么跳楼"的"王珂口号"。因为学生的心理素质越来越差，特别是"90后"与"80后"有较大差别。现在相当多的大学生存在不同程度的心理问题。我们来看一些数据：

北京工商大学林永和教授提供的数据表明，近几年，北京高校大学生自杀率为十万分之零点四六。教育部官员曾在中山大学一次会议上说，北京高校中每八十万人中有十五人自杀，低于社会自杀率。因为是高校，所以大家更关注大学生,有些媒体危言耸听,说高校出现了自杀危机,甚至是出现了自杀狂潮。媒体有自己的运作原则,比如说媒体有一个很著名的结论:"这个世界上有三种人,第一种人是男人,第二种人是女人,第三种人是女研究生。"但是我觉得这个世界上其实就只有两种人,男人和女人,没有第三种人。

今天我带了几位女研究生来听讲座。大家看到了,她们都非常美丽,人格健全,心理健康。让在座的各位欣赏女研究生的风采,我是想证明媒体的一些炒作是不对的,甚至是无聊的,对自杀狂潮的渲染是不准确的。另外我还想说明现在的女研究生这么正常,跟我们现在大学的教育方针和教育目的相关。现在的大学,至少我的教学高度重视四点:第一是传授知识,第二是培养能力,第三是健全人格,第四是健康心理。我讲这样一段话好像跟我的讲座没有太大的关系,实际上我就是想劝告在座的爷爷奶奶们,在座的父亲母亲们,让你们的孙女、女儿去考研究生吧!考研究生肯定是大学本科生的最佳选择,是一条非常灿烂、非常光明的道路。

我们再来看一位学者的观点,他长期关注自杀问题,是北京回龙观医院北京心理危机研究与干预中心负责人费立鹏博士。他说:"自杀是抑郁症、遗传、自杀未遂、生活质量差、急性应激强度低等复杂因素共同作用的结果。"他分析自杀有很多种原因,但是最重要的一个原因是急性应激程度低。很多人平常都很厉害,很英雄,但是一遇到重大事件就会惊慌失措,像这样的人我们就叫作急性应急程度低的人,这样的人容易出现自杀、抑郁的情况。湖北省精神医学会主任委员王高华认为,教师、秘书、会计三类人是抑郁症的高发群体。我们现在很多人都想当公务员,我的研究生很多都想去做公务员。其实公务员的压力很大。我国台湾2010年非因公死亡的公务员有220人,其中自杀的有21人,以感情因素最多,有6人。而我们大陆的公务员也有压力,《南方日报》发表了一篇关于公务员的文章,题目是《公务员频现自杀 九成有工作压力》。文章说:"由于受到工作和生活等问题的影响,公务员普遍出现不同程度的心理困扰,主要表现为烦躁、心累、厌倦、抑郁、孤独、精神恍惚,仅2.88%没有出现任何不良心理症状。公务员的工作服从性高、规定性强,这使成就动机水平高的公务员常会有较强的无奈感和压抑感。此外,社会关系的维系,方方面面的沟通、协调和应酬等人际重负,使得公务员长期处于心理疲劳甚至心理恐慌状态。"

为什么公务员会出现心理危机?我想起前一段时间福建省发改委请我去给领导干部讲诗歌疗法的事情。当时我调侃说:"诗疗肯定有用,但是实际上,我觉得诗歌疗法并没有那么明显的作用。如果真的有作用的话,那就是让公务员跳楼的时候,楼层选择低一些,落得慢一点。"去年冬天福建省地税局也请我去跟税务人员讲诗歌疗法。这说明一个问题,就是我们公务员现阶段的心理状况不是很好。

另外一个原因是公务员心情排解方式不科学。这篇文章认为:"其中,27.89%的公务员憋在心里,什么都不做,11.62%的人睡觉,9.63%的人抽烟喝酒,甚至有14.94%的人每天抽烟10支以上。"在座的抽烟的朋友,请思考一下你为什么抽烟。有时并不是烟瘾发了,而是因为感觉到太压抑,太焦虑,或者是心理疲劳、心理恐慌。

现在我们来看另外一组数据——中国当代诗人自杀统计:

蝌蚪(1954—1987),1987年3月的一天,在寓所用刀割断了大腿静脉,结束了人生。

海子(1964—1989),1989年3月26日在山海关卧轨自杀。

方向(1962—1990),1990年10月19日服毒自杀。

戈麦(1967—1991),1991年9月24日自沉于北京万泉河。

顾城(1956—1993),1993年10月8日在新西兰激流岛自缢身亡。

昌耀(1936—2000),2000年3月23日在肺癌的折磨中跳楼自杀。

谌烟(1984—2004),2004年6月3日晚23时左右服毒自杀。

周建歧(1971—2005),2005年11月11日下午6点,在家中自缢身亡。

余地(1977—2007),2007年10月4日在家中割喉自杀。

吾同树(1979—2008),2008年8月1日在家中自缢身亡。

从以上统计可以看出,当代已经有多名诗人自杀。为什么诗人会自杀?我们后面会讲,但是,这并不能说明诗歌疗法没有效果。因为诗人自杀的主要原因不是因为他写诗,而是因为他们本身就是病人,本身就有心理疾病。因为诗人的自杀率就如同大学生的自杀率一样,远远低于社会的平均水平,只是因为这样一种社会角色会受到更多的社会关注。另外,由于多种原因,特别是将中国古代诗人的风流倜傥与外国浪漫主义诗人的浪漫多情结合,当代诗人的公众形象不好,常常被公众视为精神病人甚至坏人。整个社会认为诗人要么是疯子,要么就是坏人。换句话说,如果说这个人是个诗人,就是说这个人有病。当然,这也是社会对诗人的误解。其实很多诗人在社会生活中是优秀的人,在单位也是优秀员工。

今天非常幸运,请到了福建师大文学院的博士研究生鄢冬和硕士研究生陈琴。先请鄢冬同学来朗读朗费罗的《夜的赞歌》。

夜的赞歌

朗费罗

我听见夜的垂曳的轻裳
拂过她的大理石厅堂！
我看见她的貂黑的衣裾
缀饰着天国宫墙的荧光！

从那强大的魅力，我察觉
她的丰姿从上空俯临；
夜的端凝，沉静的丰姿，
宛如我的恋人的倩影。
我听到欢愉的、哀怨的歌声，
多种多样的柔和的韵律，
洋溢在精灵出没的夜宫。

好像古代诗人的诗句。
午夜的空气如清凉的水池，
灵魂向这里汲取安舒；
永恒和平的神圣泉水
就从这些深池里流出。

夜啊！你教我学会忍受
人们曾经忍受的一切！
你手指轻触"忧伤"的唇吻，
他便悄然停止了呜咽。

像奥瑞斯忒斯，我祈求宁静！
受欢迎、被祈求、最可爱的夜
展开她广阔无垠的翅膀
飞行着，降临我们的世界。

谢谢鄢冬同学！刚才听诗的时候，可能有人会想，人家外国人会听汉语吗？不会的，那么这种翻译过来的诗会不会失去治疗的效果呢，我想肯定地回答，会的！因为汉语和外语是有巨大的差异的。但不会完全失去效果。

下面请陈琴同学为大家奉献一首原汁原味的《夜的赞歌》。

Hymn to the Night

Henry Wadsworth Longfellow

I heard the trailing garments of the Night
Sweep through her marble halls！
I saw her sable skirts all fringed with light
From the celestial walls！

I felt her presence，by its spell of might，
Stoop o'er me from above；
The calm，majestic presence of the Night，
As of the one I love.

I heard the sounds of sorrow and delight，
The manifold，soft chimes，
That fill the haunted chambers of the Night，
Like some old poet's rhymes.

From the cool cisterns of the midnight air
My spirit drank repose；
The fountain of perpetual peace flows there，——
From those deep cisterns flows.

O holy Night！ from thee I learn to bear
What man has borne before！
Thou layest thy finger on the lips of Care，

And they complain no more.

Peace！ Peace！ Orestes-like I breathe this prayer！
Descend with broad-winged flight，
The welcome，the thrice-prayed for，the most fair，
The best-beloved Night！

谢谢陈棽同学！大家看看女研究生是媒体渲染的"第三种人"吗？绝对不是，这位女研究生多么优秀！

刚才大家听研究生朗诵《夜的赞歌》，不知道大家有没有感受到诗疗效果。不管你们有没有感受到，反正我是感受到了，我感到特别的轻松。

下面是首都师范大学文学院教授、博士生导师、中国当代文学研究会副会长兼秘书长吴思敬教授接受中国社会科学网记者采访时的对话。

记者问："您刚才谈到诗有宣泄情绪、心理疏导的作用。那么，我联想到另外一个问题，就是诗歌与心理之间的关系。在当今这个浮躁的时代，人的心理特别浮躁，出现了这样那样的心理疾病。我一直认为诗歌是人安放灵魂的居所，对疗治心理具有重要作用。以色列诗人耶胡达·阿米亥早就说过'诗歌是一种治疗'，这两年福建师范大学的王珂教授也开始关注'诗歌治疗'这种功用，翟永明前不久在深圳一次研讨会上也做了《写诗是一种心理治疗》的发言，甚至还存在一个国际诗歌治疗协会。据我了解，您曾在20世纪80年代开始便以多部著作和多篇论文对诗歌与心理的关系进行过系列探讨，您对诗歌与心理之间关系的探讨与这种'诗歌治疗'是否有关？您如何看待'诗歌治疗'"？

吴思敬教授回答："现在有一种医学观念，叫'整体医学观'。'整体医学观'把人的健康不是仅仅看成身体的健康，而是看成生理、心理、自然、社会等多种因素综合的结果。这种医学观认为：人的机体内存在着两种平衡，生理平衡和心理平衡；外部也有两个平衡，自然生态平衡和社会生态平衡。一旦外部的自然生态和社会生态不平衡，就会导致心理不平衡，比如人由于其所处的社会地位的不同，所扮演的社会角色的不同，而产生心理不平衡；而心理不平衡，又往往会导致人的生理不平衡，由此导致各种疾病。可以说，人的身体疾病，往往是由心理不平衡的心理疾病引起的。音乐，有陶冶人的情操和平静人的心灵的作用。同样，书法也有。有些擅长书法的人在不痛快或有些郁塞

的时候,他不会找别人发泄情绪,而是拿起笔来用狂草书写一番,就能把心里的情绪发泄出来,使心情平静下来。这些艺术形式都有心理宣泄的作用。同样诗歌的这种作用也是非常明显的。一个是阅读诗歌。在你心情不舒畅的时候,读几首与你心境相近的诗,很可能心情就平静下来了。另外是创作诗歌,你拿起笔来在创作中用诗的形式很快就把内心不愉快的情绪排解出来。我国诗人李广田在20世纪40年代便说过,他觉得现在这个时代青年人的压力都非常大,内心很苦闷,如果不找一个宣泄口把内心郁积的东西发泄出来,那不是要把人闷死吗?他觉得诗就是一个非常好的宣泄口,因此他把青年人写诗当成一种心理的、精神的卫生,或是一种'情感的体操'。他实际上就谈到了诗对郁积的心理情绪的发泄,平衡人的心理的作用。所以我觉得诗对人的治疗作用主要就在于这种心理疏导作用。当然,诗并不能包治百病,否则我们就不用去医院看医生了,只要开一些诗歌的学习班就行了,但那是不可能的。"

吴思敬先生的答记者问比较全面地阐述了我们现在的诗歌疗法的内容和功能。吴老师是我的博士后导师,我的诗歌疗法受到了他的诗歌心理学研究成果的影响。

阅读疗法是诗歌疗法的基础,阅读疗法的研究和实践在中国起步很晚,但发展势头迅猛。2009年9月27日,中国图书馆学会阅读推广委员会在苏州成立,下设十五个专业委员会,其中之一是"阅读与心理健康委员会"。《大学图书馆学报》执行主编王波任首届主任。近年也有一些学者做研究,比如:

申健、王文亮、张媛媛:《诗歌——缓解大学生压力的良方》,《河北北方学院学报(社会科学版)》2010年第4期。

陈敏:《诗歌疗法》,《科普天地(资讯版)》2009年第9期。

刘荣、孔秀敏、杨东琪:《阅读疗法在乳腺癌化疗期心理护理中的应用》,《河南省肿瘤护理职业安全与临床护理新进展研讨会资料汇编》2007年版。

还有一些硕士学位论文:

方婧:《阅读疗法在高校图书馆的应用研究》,东北师范大学,2009年。

申西:《基于阅读疗法的大学生心理问题治疗研究》,西南大学,2009年。

宗妮:《阅读疗法理论与应用研究》,东北师范大学,2008年。

陈音:《阅读爱好对人格影响的研究》,广州中医药大学,2006年。

诗歌疗法还借鉴了心理学研究的新成果——书写表达。陕西师范大学心理系的王永、王宏振发表的文章《书写表达及其对身心健康的作用》认为:"书写表达作为人类特有的一种行为方式,最初只是用于记录信息,后来逐渐发展成为信息表达、交流和创作的手段。80年代研究人员发现，按一定的结构书写表达与创伤经历有关的感受和想法可以改善健康状况，且具有长期的效果（Pennebaker & Beall, 1986）……大量的研究结果显示，书写表达对干预对象（包括健康人群和临床病人）的身体健康和心理健康都具有显著的促进作用。研究者们把这种通过书写披露和表达与个人重要经历有关的感受和想法，由此促进身心健康的心理干预方法统称为书写表达。"

我们当年接受的教育是有问题的。以爱情为例，当年我们接受的教育是"在一棵树上吊死"。我二十岁时恋爱失败了，就认为自己在这个世界上再也没有爱情了，我也不可能再爱别的女孩子了，没有爱情我活着还有什么意义呢？只有一条出路就是自杀。我没有自杀就是因为疯狂地写诗，这些诗就是我创伤的经历的书写表达，也是我对未来的一种渴望，通过写诗使自己的身心压力得到了缓解。那个时候是20世纪80年代，那是一个诗歌的年代。读诗也拯救了我，当我读到莱蒙托夫那首诗中的"回首过去，往事不可回首，遥望将来，竟无一个知音"，感到真是写出了当时的心境，虽然悲哀万分，但是宣泄了低级情感。后来又读了一首高级情感的诗，普希金的《假如生活欺骗了你》。这两首诗救了我，使我从失恋的痛苦中走了出来。

诗歌疗法有两种方式，第一种方式是读诗，第二种方式就是写诗，诗是我们每个人都可以写的，这让我想起了台湾著名诗人痖弦先生。他最大的贡献是推广诗歌，2010年他曾在福建省图书馆做过讲座，题目就是"人人都可以成诗人"。他是从艺术欣赏角度，也是从抒情角度来考虑的。这里，我借用这个标题倡导写诗。我为什么倡导人人都可以写诗呢？因为人人需要做心理治疗，每个人都可以通过写诗的方式来治疗自己的心理疾病。

下面讲诗为什么能够治病，诗的要素与功能有利诗疗。

诗的三大要素：（1）写什么（内容）。（2）怎么写（形式）。（3）如何写好（技巧）。

诗的三大功能：（1）抒情言志。（2）游戏审美。（3）启蒙宣传。

现在的文学研究比较否定诗歌的启蒙宣传功能。在座的老先生们都知道，"文革"期间特别强调诗歌的宣传功能，毛泽东时代强调宣传功能是有必要的，诗歌是人们政治生活斗争的一种武器，但是不能过分强调诗歌的启蒙宣传功能。我的诗歌疗法也重视诗歌的启蒙宣传功能，因为诗歌的启蒙宣传功能产生的是高级情感，人需要有高级情感才能活得下去。如果我总是想在鼓浪屿浪来浪去，是活不下去的，我还需要精神上的东西，尽可能做一个高尚的人、一个纯粹的人、一个有道德的人、一个脱离了低级趣味的人。

色情诗针对的是低级情感，一种必须宣泄的情感，比如说我对色情诗的观念是这样的：每个人都可以写色情诗，但是要有一个原则，不要去误导小孩子、误导社会。写什么应该没有太大的限制，但是传播的时候需要有限制。而抒情功能就可以针对我们的低级情感。我们人类还有一种本能，就是审美的需要，它跟玩游戏有关系，就是觉得好玩，也就是说，诗是最高的语言艺术，它是重视技巧的，在写诗中锤炼了我们追求技巧的意识，这种意识可以转化到我们的日常生活中去，让我们重视内容也重视技巧，重视生活的艺术。诗歌写作的技巧意识可以转化到生活中来，尤其在重大灾难降临的时候以之应对心理危机，所以这种技巧意识是非常有必要的。

所以加登纳说："在诗人身上，我们极清晰地看到了语言的核心操作能力在起着作用。诗人有对文字的敏感性，一位个体正是凭着这种敏感性才能看出'有意识地''故意地'或'有目的地'打泼墨水这三种表达之间的微小差异。诗人有对文字排列的敏感性——有遵循语法规则，而在精心选择的场合下则又有打破这种语法规则的能力。从某种较高感觉层次上（对声音、节奏、回折及文字节拍的敏感性）说，诗人又具有那种能使诗歌即便在翻译成外文之后也仍然优美动听的能力。他还有对语言的不同功能（其便于朗诵的特征、其说服力、激发力、传达信息或使人愉快的力量）的敏感性。"

诗歌为什么能治疗病人，还有一个原因是诗的语言是象征语言，而象征语言是一种可以与心灵情感契合的语言。心理学家弗罗姆说："象征语言是这样一种语言，其中，外部世界是内在世界的象征，是我们灵魂和心灵的象征。如果我们自己关注对这些看、听、闻、抚摸的感官表达的象征，关注那些代表象征语言是我们表达内在经验的语言，它似乎就是那种感官体验，是我们正在作的某物或物理世界对我们产生影响的某物。"这是诗疗重要的理论基础。为什么诗疗有很好的效果，小说疗法、散文疗法的效果没有诗疗效果好，答案是诗歌疗法更多的是从精神上去治疗，是通过诗歌语言，即象征语言去治疗。

我会让我的大一学生读三本书，第一本书是写个人奋斗的，是杰克·伦敦的《马丁·伊登》；第二本书是司汤达的《红与黑》，也是写个人奋斗的；第三本书是奥斯特洛夫斯基的《钢铁是怎样炼成的》。我最喜欢背诵其中的一段名言："人最宝贵的是生命。生命属于人只有一次。人的一生应当这样度过：当他回首往事的时候，不会因为碌碌无为、虚度年华而悔恨，也不会因为为人卑鄙、生活庸俗而愧疚。这样，在临终的时候，他就能够说：'我已把自己整个的生命和全部的精力献给了世界上最壮丽的事业——为人类的解放而奋斗。'"

　　尽管这段话在今天的人们看来"左"得可爱,但这种有追求的生活是非常有意义的,在任何时代都不过时。甚至这种信仰也是很有必要的。但是我也强调个人奋斗,强调个人和集体的双赢。

　　象征的语言可以让我们尽情地想象。这里有两首诗,第一首是顾城的《一代人》:"黑夜给了我黑色的眼睛,我却用它寻找光明。"这首诗是作者在"文革"期间写的,它写出了一代人对自由的一种渴望,我们称这是一代人的独立宣言。第二首诗,是意象派著名的代表诗人庞德的《地铁站上》:"人群中出现的这些脸庞,潮湿黝黑树枝上的花瓣。"这是现实生活中写景的,是描写现场情景的一首诗,他采用了意象的方式,这种方式使我们可以尽情去解读这首诗。比如说《一代人》,我在好多场合看到这首诗被引用。在求职的简历上面,封面上就有"黑夜给了我黑色的眼睛,我却用它寻找光明"。还有一首有名的诗,海子的《面朝大海,春暖花开》,现在很多房地产公司的广告都会打着"面朝大海,春暖花开"的宣传语。

　　有人调侃说,为了促进当地的旅游业的发展,应该在鼓浪屿轮渡码头,打两块招揽游客的广告牌。第一块广告牌就是海子的"面朝大海,春暖花开",吸引文人雅士到鼓浪屿享受这个被称为音乐岛、诗歌岛的文雅。第二个广告牌就是王珂教授的《多想在鼓浪屿浪来浪去》,吸引平民百姓甚至浪子去追求浪漫。后者可能更能够促进鼓浪屿的旅游经济发展。尽管没有这样的广告牌,但是《多想在鼓浪屿浪来浪去》确实起到了"广告"作用,它被收进了促进鼓浪屿旅游的宣传画册《鼓浪屿诗影集》中,而且被放在首页。《多想在鼓浪屿浪来浪去》竟然被当成了一首广告诗放在风景影集中。这首诗有的人认为是色情诗,有的人认为是广告诗,而我当时是因为工作太劳累了,想在鼓浪屿放松,于是就写了这首诗。为什么会产生这种多样解读,甚至相反的阅读效果,就是因为诗的语言是象征语言,我们读这首诗的时候,它可以迎合个人的很多情绪,呈现不同的诗歌功能。我在网上看到很多人引用这首诗,其中一位网友在引用这首诗前说:"用前辈诗抒发自己感情。"证明这首诗确实说出了一些去鼓浪屿游玩的人的心声。

　　诗疗能够产生效果还有以下原因。

　　诗是与音乐相关的抒情艺术。闻一多说:"诗的实力不独包括音乐的美(音节),绘画的美(词藻),并且还有建筑的美(节的匀称和句的均齐)。"我们现在听一首歌,歌词是郑愁予的《错误》,罗大佑谱的曲:

我打江南走过，
那等在季节里的容颜如莲花的开落

东风不来，三月的柳絮不飞
你底心如小小的寂寞的城
恰若青石的街道向晚
跫音不响，三月的春帷不揭
你底心是小小的窗扉紧掩

我达达的马蹄是美丽的错误
我不是归人，是个过客……

大家刚才听这首歌的时候，也是一首诗，可以清楚感受到诗歌可以治疗精神心理创伤。一个很大的原因就是，诗具有音乐性。

诗是与人的本能相关的艺术。诗抒发的很多是人的本能情感，这儿有一个重要的诗歌观念，就是现代诗歌的观念。19世纪的浪漫主义诗人就重视诗的抒情功能，英国诗人雪莱说："诗人是一只夜莺，栖息在黑暗中，用美妙的声音唱歌，以安慰自己的寂寞。"很多诗人都是在黑暗中唱歌来安慰自己寂寞的夜莺。所以近年诗歌界"个人化写作"流行。

现代诗越来越重视人的普通生活和自然情感。英国现代主义诗人奥登总结说："诗不比人性好，也不比人性坏；诗是深刻的，同时却又浅薄，饱经世故而又天真无邪，呆板而又俏皮，淫荡而又纯洁，时时变幻不同。"这个定义对理解现代诗的功能非常重要。这就要我们反思过去和现在的诗歌观念。我们要用多元的观点来理解诗，诗歌是丰富多彩的，诗歌功能是多元的。

日本文论家滨田正秀曾经给抒情诗下了一个定义："所谓抒情诗，就是现在（包括过去和未来的现在化）的自己（个人独特的主观）的内在体验（感情、感觉、情绪、愿望、冥想）的直接的（或象征的）语言表现。"也就是说，现代诗歌主要写五种内容：感情、感觉、情绪、愿望、冥想，而不能只停留在愿望层次，只写"诗言志"这样的作品。五种内容可以决定出五种功能：抒情、叙事、宣泄、言志和哲理。

1999年，我也给当代新诗下了一个定义："诗是艺术地表现平民性情感的语言艺术。"强调诗的情感的世俗性。这里有两首诗，是新诗史上的名诗，大家都很熟悉。其实是很生活化的，是非常"个人化"甚至"私人化"的写作。

一首是徐志摩的《沙扬娜拉》。

沙扬娜拉

徐志摩

最是那一低头的温柔，
像一朵水莲花不胜凉风的娇羞，
道一声珍重，道一声珍重，
那一声珍重里有蜜甜的忧愁——
沙扬娜拉！

另一首诗是戴望舒的《烦忧》，这首诗写得非常巧妙。

烦 忧

戴望舒

说是寂寞的秋的清愁，
说是辽远的海的相思。
假如有人问我的烦忧，
我不敢说出你的名字。

我不敢说出你的名字，
假如有人问我的烦忧。
说是辽远的海的相思，
说是寂寞的秋的清愁。

诗歌还有一种作用，便是催眠。为什么诗歌会有催眠的效果？是因为艺术提供了大量的感应技术的模式。根据"神经语言程序"理论的研究，精神催眠活动已经扩展到了写作的范围里，因为作品是在跟读者进行无意识交流。诗歌有宣泄情感、缓和情绪的作用，如我们古人陆机所讲："诗缘情而绮靡。"

诗歌为什么可以进行心理危机干预，是因为诗歌可以改变创伤者的观念、

体验和行为。成功的心理危机干预除了需要社会支持系统外,个人应该从三个方面改变:

一、改变观念。

二、改变体验。

三、改变行为。

诗不仅可以给人思想启迪,更可以给人快感美感。柯勒律治说:"诗是一种创作类型,它与科学作品不同,它的直接目的不是真实,而是快感。与其他一切以快感为目的的创作不同,诗的特点在于提供一种来自整体的快感,同时与其组成部分所给予的个别快感又能协调一致。"波德莱尔也说:"只要人们深入到自己的内心中去,询问自己的灵魂,再现那些激起热情的回忆,他们就会知道,诗除了自身外并无其他目的,它不可能有其他目的,除了纯粹为写诗而写的诗外,没有任何诗是伟大、高贵、真正无愧于诗这个名称的。"马斯洛说:"在某些人身上,确有真正的基本的审美需要。丑会使他们致病(以特殊的方式),身临美的事物会使他们痊愈……审美需要与意动、认知需要的重叠之大使我们不可能将它们截然分离。秩序的需要,对称性的需要,闭合性的需要,行动完美的需要,规律性的需要,以及结构的需要,可以统统归因于认知的需要,意动的需要或者审美的需要,甚至可以归于神经过敏的需要。"诗的艺术美,特别是形式美,如音乐美和排列美都可以满足这种审美需要。

不同种类的诗能满足人的不同需要。马斯洛把人的需要分为七个层次:生理需要、安全需要、归属与爱的需要、尊重的需要、认知需要、审美需要以及自我实现的需要。自我实现的需要被看作是人的最高需要。其实我们的诗是很丰富多彩的,一般都能够满足这些需要。最重要的是,诗可以培养健全的社会和健康的人。那么什么样的人才是健康的呢?美国心理学家埃里希·弗罗姆有这样的定义:"精神健康的人,是富有创造力而未被异化了的人;他与世界建立友爱的联系,他利用自己的理性去客观地把握现实;他觉得自己是独一无二的单一的个体,同时又感到自己和他人是同一的;他不屈从于非理性的权威的摆布,而愿意接受良心和理性的权威控制;只要他活着,他就会不断地再生,他把生命的赋予看作是他所得到的最宝贵的机会。"每个职业对健康的人都有一定的要求,如我认为从事中文的,特别是从事文学的,要重视情感、浪漫、诗意、文采,还有幽默。我平时就是这样来要求自己的。

诗的题材多样,有利于解决人类的三大问题,人类面临的三个问题是职业类问题、社会类问题和性类问题。职业类问题就是我们的地球家园有种种限制,怎样在此限制下找到一个赖以生存的职业。社会类的问题是如何在同类中谋求一个位置,用以相互合作并且分享合作的利益。性问题就是人有两性,人类的延续依赖这两性的关系,我们要学会如何与异性相处。这些问题在诗的作品中得到大量反映,被很多诗人思考过。这些思考有助于我们的现实生活。

诗疗的主要任务是治疗焦虑。我们刚才讲过,有个人的焦虑,叫郁闷,也有社会的焦虑,焦虑比恐惧还要可怕。诗疗的最大目的是建立自信,我们强调人格健全,自信是人格健全的核心。诗人做白日梦有利于防焦虑增自信。

我们看诗疗的具体实践,以我的经历为例。

汶川大地震发生后,我每天对着电视,边看新闻边掉眼泪,特别地难受,掉了十多天眼泪,后来写了《献给五·一二汶川大地震中遇难的学生》,心里好受一些了。全诗如下:

于无声处　没有惊雷响彻
一个个年轻灵魂鱼贯而出
优美的姿态让活着的心灵
酸楚　疼痛　煎熬　无助

号称母亲的大地杂草丛生
没有为孩子提供空间返回
琅琅书声回荡成永久哀鸣
所谓摇篮的校园长出墓碑

在人的地狱没有天摇地动
鲜嫩的躯体可以尽情生长
在神的天堂不怕飞沙走石
青春的魂魄可以放声歌唱

寒月将你的冤屈撒遍大地
艳阳定会带给你温暖温情
你的躯体让地狱更静更美
你的魂魄让天堂不再安宁

作为诗疗的鼓吹者,我不得不有科学精神,向大家说明真相:实际上诗疗并不是特别有效的,不是灵丹妙药,现代人必须相信科学。特别是在使用不当的情况下,会出现"过度治疗",这正是有些诗人,特别是女诗人,越写诗越狂躁的原因,也是近年一些诗人自杀的主要原因。我特别担心我的诗疗会误导大家,所以请大家看诗疗的六大注意事项,即要有这些基本观念:

一、生理大于心理。

二、变态大于常态。

三、诗疗大于诗教。

四、医学大于文学。

五、工具大于说教。

六、治病大于防病。

我们在重视和承认人的七情六欲的同时,还应重视道德情感和道德愉快,这些道德情感和道德愉快会比低级情感,特别是生理快感产生更好的效果。北京医科大学精神病学教授许又新在他的著作《心理治疗基础》中说:"低层次的心理对高层次的心理起不了调节作用,这就是为什么物质生活的享乐填补不了精神上的空虚。同一层次的心理活动之间的代偿,其调节作用是有限的,例如,用虚荣心代偿个人耻感,往往使人争强好胜而又输不起,到头来又可能陷于心理冲突之中而难以自拔。只有高层次心理活动对低层次心理活动的调节才是最有效的和健康的。""道德愉快是社会性肯定评价的个人化和体验化,是社会性奖励的内在化。道德愉快是最高层次的自我肯定。道德行为由于它本身能引起愉快而使行为者感到满意,手段也就目的化了。因此,可以说,道德愉快是手段目的化之最高形式。也可以说,道德愉快成了利他行为之内目的。凡是坚信所有人都自私自利的人,他们不仅自己没有体验过真正的道德愉快,也不能投情地体验别人的道德愉快。"这一段论述可以说是非常精彩的。

诗疗还要兼顾体验与行为。如许又新教授所说:"行为治疗重视行为而轻视情感体验,心理分析重视情感体验而轻视行为。此二者不但各有所偏,并且它们都同样对行为和体验之间的相互作用没有给予足够的重视……一个人的行为受着社会要求和个人自我需要的双重制约。既符合社会要求又满足自我需要的行为可称之为两全行为,这是精神健康的特征性行为。在满足个人需要的同时却与社会规范背道而驰的行为,是反社会性行为。遗憾的是,以反社会性行为模式为特征的人格,其个人需要总是停留在较低层次而不能发展到高层次的水平。符合社会规范却与个人需要背道而驰的行为是自我折磨,这是神经症性行为的特征,也是心理冲突的典型表现。"这段话的意思是说我们要对症下药,选好诗作,不能过分夸大诗疗的作用。要处理好精神与肉体、心理与生理治疗的关系,防止诗人的偏执、偏激。诗人易自杀,诗人易得精神病。同时不要过度治疗,特别是采用"书写表达"(写诗)手段时,要警惕"消极情绪""自恋"和"妄想症(白日梦幻者)"。

接下来,请欣赏朗费罗的《人生礼赞》,这是世界上很多国家都喜欢用的诗疗代表作:

人生礼赞

朗费罗

不要在哀伤的诗里对我说,人生不过是一场幻梦!
昏睡灵魂等于是死的,事物的真相和外表不同。
人生是真切的! 人生是实在的! 它归宿并不是荒坟
你本是尘土,仍要归于尘土,这话说的并不是灵魂
我们命定的目标和道路,不是享乐,也不是受苦;
而是行动,在每个明天;都要比今天前进一步。
艺术永恒,时光飞逝,我们的心,虽然勇敢坚决;
仍然像闷声的鼓,它在伴奏向坟墓送葬的哀乐。
在这世界的辽阔战场上,在这人生的营帐中;
莫学那听人驱策的哑畜,要做战斗中的英雄!
别指靠将来,不管它多迷人! 让已逝的过去永久埋葬!
行动吧! 趁着现在的时光! 良知在心中,上帝在头上!
伟人的生平昭示我们:我们能够生活得高尚,
而当告别人世的时候,留下脚印在时间的沙上;
也许我们有一个弟兄航行在庄严的人生大海,
船只沉没了,绝望的时候,会看到这脚印而振作起来。
那么,让我们起来干吧! ,对任何命运抱英雄气概;
不断地进取,不断地追求,要学会劳动,学会等待。

下面我们放一首我的诗歌疗法讲座很喜欢放的一首诗,请大家欣赏,就是海子的《面朝大海,春暖花开》。(全诗略)

下面请大家一起朗诵食指的《相信未来》!(全诗略)

我就用这首诗的最后一句话来结束今天的讲座:相信未来,热爱生命!谢谢大家!

第三节　福建省妇联诗歌疗法讲座录音

题目:传统文化(诗教)与科学精神(诗疗)——做幸福完美的现代女干部。

时间:2012年4月13日8点半到11点半。

地点:福建省妇女干部学校。

听众:2012年第一期福建省妇女干部培训班学员60多人。

各位学员:

早上好!

很高兴见到大家。

我不是党员,但是我妻子曾是党支部书记,所以我始终是在党的领导下生活的。刚才听福建省妇女干部学校校长介绍,在座的很多人都是书记,有六十多位书记,我觉得还是有点"怕"。当然我并不是怕"党的书记",而是有点"怕"女同胞。我在福建医科大学、东南大学等多所大学,在福建省发改委、地税局等多个部门做过讲座,有各种各样的听众,但是做全都是女性听众的讲座,还是第一次。我"怕"的最大原因是今天讨论的话题是"女性如何幸福成长?"今天讲座的题目是"传统文化与诗教,科学精神与诗疗",副标题是"做幸福完美的现代女干部"。看到这个副标题,有人会觉得王珂教授真是狂妄,我们身为女人,又是干部,知道该怎么做,不需要你这个男教授来教。我想说,旁观者清,因为我是男人不是女人,所以我以男人的身份来谈论这个话题,说不定会有独特的看法,有一些与女性不一样的观点。

先请大家听一首歌曲,目的是让你回到过去,把你们最近这段时间接受的正统教育做一些调整。

(播放邓丽君的歌曲《恰似你的温柔》)

欣赏完这首特别抒情的爱情歌曲,大家可能马上就明白了王老师的用心,就是请你忘掉你现在的干部身份,尤其忘掉你现在的书记身份,其实有的同志已经忘掉了,随着歌声,有些同志也跟着唱起来,回到了过去那种非常难忘又动人的时光。所以老师在PPT上写了这样一句话:"女人是在爱与知的追求中获得完美。"请大家记下这句话。女人怎样才能完美? 也就是说女人的完美是由两个方面来决定的,第一个是对爱(爱情)的追求,我们要大胆地说我要爱,我需要爱;第二是对知(知识)的追求。女人只有在对爱的追求和对知识的追求中才能获得完美。其实换一句非常浅显的话就是:事业爱情双丰收。

这里我归纳出女干部幸福完美的四大标志:作为女干部,第一要知识渊博,第二要能力全面,第三要人格健全,第四要心理健康。知识、能力、人格、心理,四者都必须具备。我在大学执教20多年,发现过去大学教育的目的和现在的大学发生了质的变化。过去的大学教育更关注知识的传授,现在的大学教育更关注心理的健康。特别是我的大学教育目的,尤其是研究生教学目的就发生了这样的巨变:第一个阶段只重视知识的传授,师者,就是传道授业解惑的人。但是后来发现,人仅仅有知识是不够的,只会培养一些书呆子,不知道怎么去爱人,怎么去体贴人。不会善解人意的人,不但不能够进入社会,不能够搞好自己的工作,还不能够很好地组织自己的家庭。所以不能只传授知识,还需要培养能力。后来又发现有知识有能力,在这个社会还是没办法生存。为什么呢? 我们还需要人格健全,还需要心理健康。人格健全最重要的一点就是自信,有对挫折的承受能力,健全人格实际上就是培养自信。在四大目的中,心理健康最重要,大家都知道现在的社会变化非常快,工作及生活节奏都非常快,很容易给人带来心理压力,所以心理健康问题已经成了一个非常重要的话题。如果你想要做一个幸福完美的女干部,必须要知识渊博、能力全面、人格健全、心理健康。

所以我今天的讲座主要针对心理健康。我们推出了一个新的术语,叫"诗疗",什么叫诗疗? 诗疗就是通过诗歌,对人进行心理治疗。诗疗主要有两个方法:第一个是读诗疗法,又分为读诗和诵诗;第二个是书写表达,写诗。诗疗有两大任务:治病与防病。诗疗的基本概念是:通过诗歌欣赏和诗歌创作,治疗精神性疾病,特别是在突发事件中进行有效的心理危机干预。

诗疗不只是用来进行常规治疗,更多是用来对付心理危机的。在日常生活中,每个人都可能出现心理危机。比如说,我觉得我是个十分坚强的人,心理非常健康,在任教的大学被学生称为"阳光大男孩"。学生都很喜欢我,我去参加学生的晚会,学生会齐声高喊:"王珂我爱你!"平时我也觉得自己十分坚强,绝对不会被生活的挫折击垮。但是有一次,我突然得知妻子得了肿瘤,医生告诉我她只能活一个月,我就"崩溃"了,失声痛哭,难受万分。赶快给当心理学家的堂姐打电话,我说:"堂姐,我受不了,需要你对我进行心理危机干预。"她采用科学方法帮助我度过了心理危机时期。每个人都会有心理危机,每个人都会遇到挫折,我们用什么方式来对付危机,来解决问题?科学的心理危机干预,科学的心理治疗是非常有必要的。

这种突发事件及心理危机在座的可能都遇到过和体会过。我是1966年出生的,1987年大学毕业,1990年研究生毕业。现在我的大学同学大多数从事两种职业,一种是教师职业,一种就是跟你们一样,当公务员,有的也升到了厅级、处级这样的职位。我们从事大学教师职业的也会评职称,从助教、讲师、副教授到教授,教授又分为四级,当了教授还要评博士生导师。不管从事什么职业,都有晋级升迁的考验,都有可能不能如愿以偿,甚至受委屈。我37岁当教授,41岁当博士生导师。别人都以为我晋级顺利,其实我也是"久经考验"的老战士。如我当了6年的副教授,评副教授评了两次,评教授评了三次,评博导又评了三次,整整十年不得安宁。开始时还无所谓,如第一次评博导被校学术委员会投票时因差一票落选,长期关心我的副校长担心影响我的工作,打电话安慰我。我告诉他说:"王珂一生不关心名利,只关心学生与学问。与这四个字有关的事情才会影响我的情绪和工作。"后来连续失败就有些难受了,心理很不平衡,觉得委屈,甚至出现了"心理危机"。因为落选的原因有时是体制的,有时是人际的,与个人才能及工作业绩没有什么关系。

在座的各位领导干部可能也有这种经历,觉得某个职位非我莫属,我过去干得最好,从业绩、从能力、从岗位需求等方面看都最适合,怎么到了最后这个职位又不是我的了,就会心理不平衡。这种挫折感,就是因为晋级升职未成导致的挫折感,在职场上是经常出现的,很容易产生心理危机,尤其是在公务员职场上,更容易产生这样的挫折感及心理危机。即使在淡泊名利的大学校园,也会出现升职危机,甚至有教师因为职称未评上想跳楼的。所以大学的领导,特别是书记,有很大部分时间和精力是用来安抚下属的,承担心理医生的职责。在座的书记们应该有同感。作为书记,你们的一大任务就是"做下属的思想工作",这里不仅有"政治思想工作",更有"心理疏导工作",有时还不得不对在突发事件中受到心理创伤的员工进行有效的心理危机干预。

诗歌疗法讲座还有一个很重要的目的——在场治疗。听众听诗疗讲座的过程就是接受心理治疗的过程。诗疗肯定低级情感,倡导高级情感,在听讲座过程中,听众可以宣泄情感和净化情感。我的诗歌疗法讲座通常有五大目的:一是为了心理治疗和精神危机干预。二是为了普及中外诗歌,特别是中国现代新诗。三是为了宣传文化,特别是博大精深的中国传统文化,如"诗教"传统文化。四是为了倡导科学精神,诗疗既是艺术,更是科学。五是为了倡导民主意识,对人,特别是对个体的人的重视,尤其是对生命的重视,是现代社会及现代政治应该重视的基本理念。艺术,特别是诗歌艺术常常与人追求自由的天性不谋而合。诗疗要求人从生理、心理到精神尽可能全面放松,与政治学上的民主自由休戚相关。推广诗疗与倡导民主,在现代社会追求宽松而有节制的上层建筑,有异曲同工之处。根据受众的不同,目的有所不同。在座的是领导干部,第五点就比较重要。当然,最重要的是第一点。

大家是2012年第一期福建省处级妇女干部培训班学员,绝对没有想到王珂教授是这样"培训"干部的。一进教室听到的就是一首歌曲,邓丽君唱的《恰似你的温柔》,为什么老师选择邓丽君唱的,而不是选择蔡琴唱的,因为在座的跟我年纪相近,我们当年都是偷听邓丽君的歌曲的。当年偷听邓丽君的歌曲都是要被批判的,如果是军人要被处分的,是老师也要被处分的。我小时候听邓丽君的歌曲,那时候可能是十一二岁,打开收音机找电台,突然一个特别温柔的声音飘来,感觉全身都有点发软。大吃一惊:"哇!世界上还有这么甜美的声音!"中国改革开放前,是不允许人民听邓丽君的情歌的。今天让大家听邓丽君的歌曲,实际上是想让大家回到你们的少女时代。著名诗人歌德有一句诗:"哪个少年不多情?哪位少女不怀春?"尽管各位朋友大都过了不惑之年,我们仍然有"怀春"的权利,仍然有呼唤和享受爱情的能力。

让你回到怀春的时代去,这个目的跟这次处级干部的培训目的好像有巨大差异,好像在颠覆你们在前段时间接受的正统培训,特别是政治思想教育。但实际上不完全是这样的,因为诗疗也倡导高级情感。所以大家不要恐慌,大胆地回到少女时代去吧,如一首歌所唱的:"妹妹你大胆地往前走啊,往前走,莫回呀头。"这里应该改为"往后走",走回到青春浪漫时代。

我现在就来为大家做一些治疗。我每次做诗疗讲座,不管下面是厅级干部还是处级干部,是精神科的医生还是学生,我都是把受众视为我的病人。记住:我现在就是一个心理治疗师,你们都是我的病人。

让我们在做诗疗前,记住有关诗疗的三大名言。

第一句名言是:"人类无疑是有力量有意识地提高自己生命质量的。"

第二句名言是:"诗歌在治疗过程中是一种工具而不是一种说教。"

第三句名言是："人是一定能够改变的。"

这句话是心理学家王利群说的。这句话既是心理学家进行心理危机干预的基本理念，更是诗歌疗法的基本原理。如果我们平常就记住这句话，坚信"人是一定能够改变的"，在工作中受到挫折，或者在家庭生活中遇到变故时，想到一切都是可以改变的，太阳每一天都是新的，为什么不能把这个难关闯过去呢？

今天的讲座分为上、下半场，上半场是诗疗与科学精神讲座，下半场是诗教与传统文化讲座。分为四大部分：第一部分讲诗歌疗法实践，有低级情感治疗、中级情感治疗、高级情感治疗。第二部分是讲诗歌疗法理论，讲历史、原理、方法和目标。第三部分讲诗教与传统文化，一是中国诗歌传统与中国诗歌精神，二是中国古今优秀女性诗歌欣赏。第四部分讲诗疗与科学精神，中国传统文化的三大弱点和女干部的职业责任和生活权利。这里我毫不客气地说："每个人都有做好职业工作的责任，也有追求幸福生活的权利。"

下面进入讲座的第一部分诗歌疗法实践，首先是低级情感治疗。

请大家以失恋女子的身份再听一次邓丽君唱的《恰似你的温柔》。（播放歌曲）

恰似你的温柔

梁宏志　词曲

某年某月的某一天
就像一张破碎的脸
难以开口道再见
就让一切走远
这不是件容易的事
我们却都没有哭泣
让它淡淡地来
让它好好地去
到如今年复一年
我不能停止怀念
怀念你，怀念从前
但愿那海风再起
只为那浪花的手

恰似你的温柔

某年某月的某一天
就像一张破碎的脸
难以开口道再见
就让一切走远
这不是件容易的事
我们却都没有哭泣
让它淡淡地来
让它好好地去
到如今年复一年
我不能停止怀念
怀念你，怀念从前
但愿那海风再起
只为那浪花的手
恰似你的温柔
到如今年复一年
我不能停止怀念
怀念你，怀念从前
但愿那海风再起
只为那浪花的手
恰似你的温柔

请大家以怀春女子的身份听邓丽君的《在水一方》。（播放歌曲）

在水一方

琼瑶词、林家庆曲

绿草苍苍，白雾茫茫，
有位佳人，在水一方。
绿草萋萋，白雾迷离，
有位佳人，靠水而居。
我愿逆流而上，

依偎在她身旁。

无奈前有险滩,

道路又远又长。

我愿顺流而下,

找寻她的方向。

却见依稀仿佛,

她在水的中央。

我愿逆流而上,

与她轻言细语。

无奈前有险滩,

道路曲折无已。

我愿顺流而下,

找寻她的足迹。

却见仿佛依稀,

她在水中伫立。

绿草苍苍,白雾茫茫,

有位佳人,在水一方。

　　刚才这两首歌,大家都非常熟悉,很多人都忘记了处级干部身份,成了多情的少女,都情不自禁地唱了起来。你们的表情好生动!

　　这两首优美动人的歌曲,确实会让我们"旧情难忘",唤醒沉睡多年的情愫,让自己年轻一回、浪漫一回。我也情不自禁跟着邓丽君唱了起来,但是觉得没有邓丽君唱得好,还是控制了一下电脑音量。

　　接下来请看一个非常美丽的岛屿,大家非常熟悉的一个岛屿。(展示图片)

　　这是厦门的一个岛,这个岛,我认为是世界上最美丽的岛。厦门来的学员,我不是在为你们厦门打广告,它确实是我的休闲天堂。我平常工作特别忙,我跟我的研究生讲:"男研究生每天必须工作12小时,女研究生每天必须学习10个小时,我作为他们的教授,每天必须工作11个小时。"从2004年到现在,我每周上六七门课,从博士生到本科生的课程,带了10多位研究生,每天要写几千字的文章,每两年完成一部学术著作,每年发表几十篇文章,每年要到全国各地参加20多场学术活动,举办多场学术讲座,非常忙。因此我总是觉得很对不起我家"书记"。我家"书记"对我的唯一要求是:"王珂先生,我嫁给你这么多年,分居了11年,我只有一个要求,每年希望你把手机关掉,把所有的事推掉,陪我在鼓浪屿上住一个星期。"我尽可能每年陪她在鼓浪屿住一个星期,这个星期她在放松,我也在"大休"。

大家看大屏幕上有一个题目《多想在鼓浪屿浪来浪去》,各位有这种想法吗?特别是在工作压力太大的时候,是否有这样的"需求"?也许有人觉得有这种想法是不正常的,有失领导干部身份。但我要大声地告诉你:"亲爱的书记同志,没有这种想法才是不正常的!"这句话道出了很多人,尤其是工作压力特别大的公务员,或者是教师的心声。

请听一首诗!(放诗朗诵《多想在鼓浪屿浪来浪去》)

多想在鼓浪屿　　浪来　　浪去
在鼓浪石上　　品味　　海浪
在日光岩顶　拥抱　　　朝阳
在琴声　鸟语中　　　欣赏
梦的　衣裳　　诗的　芬芳

终于在鼓浪屿　　浪来　　浪去
踱进历史的深巷读出岁月的沧桑
浪去的是忧伤　　浪来的是希望
在休闲的天堂游子不再思念故乡
生活不再是一张密不透风的　网

大家看到这个题目和听到第一句诗时,很可能会觉得写这首诗的人品德有问题,觉得一定是一首低级趣味的诗。如果我告诉你,这首诗就是站在你们面前的王珂教授写的,这首诗还被收入了《鼓浪屿诗影集》,而且是放在首页的诗,你们会大吃一惊吗?

在座有来自厦门的朋友,你们愿意在鼓浪屿轮渡旁边立两个广告牌吗?第一个广告牌上的广告词是海子的"面朝大海,春暖花开",这个广告牌可以吸引很多文人雅士游鼓浪屿。另一个广告牌的广告词就是王珂教授的"多想在鼓浪屿浪来浪去",可以吸引很多凡夫俗子,包括街上的小痞子都会到鼓浪屿"浪来浪去",鼓浪屿的旅游人数就会大大增加,可以促进厦门的旅游经济。

但是尽管我说出了很多游客想说而不敢说的心里话,还是不愿意我的这个诗句登上广告牌。为什么呢？因为自从我写了这首诗以后，网上就有人攻击我说："《多想在鼓浪屿浪来浪去》，充分说明了王珂教授白天是教授，晚上是野兽。说明'王'教授是'黄'（色）教授。"我毫不客气地回击说："如果王珂教授白天是教授，晚上也是教授，那是不正常的，那才真的是变态。就因为王珂教授白天是教授，晚上是野兽，所以王珂教授到现在都没有离婚，夫妻十分恩爱。"我的这种"针锋相对"让一些人，特别是那些道貌岸然的正人君子们大惊失色。其实这并非"惊世骇俗"之言，我事业成功，家庭幸福，这就是我成功的"经验"。当然，不可否认，这种说法有些极端，有些调侃的成分。我一直追求做一个"剑胆琴心"的男人，一个在外善解人意，在家通晓风情的男人，一个家事、国事、天下事，事事关心，带着激情和责任感去干任何事情的男人。那才是一个"正常"的男人，甚至可以说是一个"完美"的男人。我还冒着一些同行的"诗人王珂把学生教坏了"的"风险"，把"剑胆琴心"四个字送给我所有的学生，特别是文学院大学一年级的新生。因为我的教学有四大目的：传授知识、培养能力、健全人格和健康心理。我最重视的是最后两大目的，一个人格不健全、心理不健康的人是无法在现代社会立足的。人格健全的标志是"自信"，"剑胆"就是要求学生"自信"。心理健康的标志是"有幸福感"，一个有正常情感，特别是有人的七情六欲的人才会有"幸福感"，"琴心"要求学生学会施爱与被爱，学会与别人，特别是与异性和谐甚至亲密相处。

我的写作原则和教学原则是："在社会礼义允许的范围内，把事情的真相告诉给大家。"这是启蒙主义大师法国作家蒙田的写作原则。所以王珂教授不以写了这首诗为耻，反而以此为荣。并不是因为王珂教授没有道德感，而是想倡导一种健康、科学的生活，一种尽可能不压抑自己的生活。我是想让别人，特别是普通人读了这首诗说："王珂教授敢在鼓浪屿浪来浪去，我也敢。"我是在倡导一种现代生活观念：张弛有度、劳逸结合的正常人的生活。很多人都感叹说王珂是"铁人""工作狂"，却没有"过劳死"。我怎么会"过劳死"呢？如果我感觉不堪重负，我就去鼓浪屿放松自己：在鼓浪石上品味海浪，在日光岩顶拥抱朝阳，在琴声鸟语中欣赏梦的衣裳、诗的芬芳。在鼓浪屿浪来浪去，蹚进历史的深巷读出岁月的沧桑，浪去的是忧伤，浪来的是希望，在休闲的天堂游子不再思念故乡。

这首诗不是像网上有人所攻击的是一首"色情诗"。我是把鼓浪屿的著名景点鼓浪石、日光岩、鸟语林等和它们的旅游功能串起来了，并写出了游客的真实感受。所以这首诗成了当地旅游部门编辑的《鼓浪屿诗影集》中最重要的"广告诗"之一,受到了游客的喜爱。

我是重庆人,是1996年作为人才引进到福建来的,除在北京学习、生活了五年外,其余时间都在福建,乐不思蜀了。这首诗写于2007年6月1日,我应邀参加第一届鼓浪屿诗歌节,会议主办方请到会的几十位诗人写鼓浪屿,我就写了这首诗,当时既没有想写"广告诗",更没有想写"色情诗",只是随手把自己的真实感受写了出来。

请大家注意,虽然这首诗写出了我的真情实感,但是我还是认为这种情感更多属于"低级情感",所以我把这首诗放在"低级情感"治疗这一环节中,没有放入中级情感和高级情感治疗中。

现在我们进入"中级情感"治疗环节。

因为有关部门要求我将今天的讲座与中国传统文化,甚至与"国学"连接起来,所以在这里我有意识地选了一首词《水调歌头·明月几时有》,它是宋词中的精品,作者是宋代大文学家苏轼。请大家欣赏!

水调歌头·明月几时有

[宋] 苏轼

明月几时有?把酒问青天。不知天上宫阙,今夕是何年。我欲乘风归去,又恐琼楼玉宇,高处不胜寒。起舞弄清影,何似在人间。

转朱阁,低绮户,照无眠。不应有恨,何事长向别时圆。人有悲欢离合,月有阴晴圆缺,此事古难全。但愿人长久,千里共婵娟。

下面请大家听一首有名的现代诗,徐志摩的《再别康桥》。为什么选择这首诗呢?还有一个很重要的原因,大家可能对徐志摩的诗作及文学成就不了解,但是对徐志摩的爱情故事很清楚,徐志摩的一段爱情故事与我们福建相关,他喜欢过福建才女林徽因。1931年徐志摩飞机失事,1934年林徽因发表了《你是人间的四月天》来悼念徐志摩(也有人说这首诗是她写给儿子的)。全诗如下:

我说你是人间的四月天;
笑音点亮了四面风;
轻灵在春的光艳中交舞着变。

你是四月早天里的云烟，
黄昏吹着风的软，
星子在无意中闪，
细雨点洒在花前。

那轻，那娉婷，你是，
鲜妍百花的冠冕你戴着，
你是天真，庄严，
你是夜夜的月圆。

雪化后那片鹅黄，你像；
新鲜初放芽的绿，你是；
柔嫩喜悦，
水光浮动着你梦期待中白莲。

你是一树一树的花开，
是燕在梁间呢喃，
——你是爱，是暖，是希望，
你是人间的四月天！

很多人得出结论说徐志摩是一个情种，前几年有一部热播的电视连续剧《人间四月天》，讲述诗人徐志摩与三位女子的浪漫爱情故事，其中一位女主人公就是林徽因。

徐志摩不仅重视爱情，也重视普通人在日常生活中的世俗情感，如对母校的感情。1928年他重游母校英国剑桥大学。1920年10月到1922年8月，诗人曾游学于此。1928年11月6日，他在归国途中的船上，写成了这首诗《再别康桥》。

校园生活是人一生中最纯洁、最美丽的一段经历，请听诗人是如何赞美母校的。（播放《再别康桥》诗朗诵）

我播放《再别康桥》还有一个目的，就是希望各位在自己郁闷时，放飞心情，到你当年的大学校园或者是中小学校园走走。因为校园是非常美好的，是最令人回味的。如果现在你到福建师范大学的仓山校园或者旗山校园，就会发现校园生活是有些超凡脱俗的,会让你找回青春活力。实际上,当我们遇到挫折,遇到困难,难受的时候,我们需要一种转移,就是移情的作用,要转移,就不要陷入现实。转移的方法多种多样:你可以到鼓浪屿浪来浪去,远离尘嚣,躲进大自然;你还可以到你的大学或中学的校园寻梦,轻轻地来,悄悄地去,暂时忘掉眼前世俗的纷争;你还可以回到故园,让故乡的情、故乡的爱给你生存的勇气,让故乡的风、故乡的云修补你的创伤。

请听诗朗诵,余光中的《乡愁》,还有费翔演唱的歌曲《故乡的云》

乡 愁

余光中

小时候,
乡愁是一枚小小的邮票。
我在这头,
母亲在那头。

长大后,
乡愁是一张窄窄的船票。
我在这头,
新娘在那头。

后来啊,
乡愁是一方矮矮的坟墓。
我在外头,
母亲在里头。

而现在,
乡愁是一湾浅浅的海峡。
我在这头,
大陆在那头。

故乡的云

小轩词、谭健常曲

天边飘过故乡的云

它不停地向我召唤

当身边的微风轻轻吹起

有个声音在对我呼唤

归来吧归来哟

浪迹天涯的游子

归来吧归来哟

别再四处漂泊

踏着沉重的脚步

归乡路是那么漫长

当身边的微风轻轻吹起

吹来故乡泥土的芬芳

归来吧归来哟

浪迹天涯的游子

归来吧归来哟

我已厌倦漂泊

我已是满怀疲惫

眼里是酸楚的泪

那故乡的风和故乡的云

为我抹去创痕

我曾经豪情万丈

归来却空空的行囊

那故乡的风和故乡的云

为我抚平创伤

啊……

通过前面两种情感体验及低级情感和中级情感的治疗,可以得出这样的结论:如果你很难受,你可以回到自然,去拥抱大自然;你也可以回到校园,把自己变年轻;另外你可以回到你的家园,你的故土,回到童年时或者幼年时的山啊水啊、小溪啊等地方去。这些都可以给你带来心灵的安慰。

普通人需要低级情感、中级情感，也需要高级情感，特别是在座的各位领导干部，必须要有高级情感。在高级情感治疗中，我挑了两首诗，一首是艾青的《我爱这土地》，还有一首是舒婷的《祖国啊，我亲爱的祖国》。为什么王老师选了这两首诗？我是有意识为干部们选的。

请听这两首诗的朗诵。

我爱这土地
艾　青

假如我是一只鸟，
我也应该用嘶哑的喉咙歌唱：
这被暴风雨所打击着的土地，
这永远汹涌着我们的悲愤的河流，
这无止息地吹刮着的激怒的风，
和那来自林间的无比温柔的黎明……
——然后我死了，
连羽毛也腐烂在土地里面。

为什么我的眼里常含泪水？
因为我对这土地爱得深沉……

祖国啊，我亲爱的祖国
舒　婷

我是你河边上破旧的老水车
数百年来纺着疲惫的歌
我是你额上熏黑的矿灯
照你在历史的隧洞里蜗行摸索
我是干瘪的稻穗，是失修的路基
是淤滩上的驳船
把纤绳深深
勒进你的肩膊

　　　　—— 祖国啊！

我是贫困
我是悲哀
我是你祖祖辈辈
痛苦的希望啊
是"飞天"袖间
千百年来未落到地面的花朵
　　—— 祖国啊

我是你簇新的理想
刚从神话的蛛网里挣脱
我是你雪被下古莲的胚芽
我是你挂着眼泪的笑窝
我是新刷出的雪白的起跑线
是绯红的黎明
正在喷薄
　　—— 祖国啊

我是你十亿分之一
是你九百六十万平方的总和
你以伤痕累累的乳房
喂养了
迷惘的我，深思的我，沸腾的我
那就从我的血肉之躯上
去取得
你的富饶，你的荣光，你的自由
　　—— 祖国啊
我亲爱的祖国

　　为了研究和治疗方便，我把人的情感大致分为三种：一、低级情感，是个人性情感，如个体的爱情和亲情，尤其是指生物性情感，如人的本能情感。爱情既有生物性情感，也有心理性情感。色情诗写作常常是因为作者力比多过剩，是生命力受到压抑的结果。二、中级情感，是群体性自然情感，如乡情、故园情。一方水土养一方人，有些民族特别重视这种情感，如中华民族格外重视乡情，有"故土难离""落叶归根"等说法，甚至还有"父母在，不远游"等极端说法。这种群体性情感既是文化情感，也是自然情感。三、高级情感，是群体性伦理情感。通常是人类的普遍情感，如爱国情感、爱人类情感、爱本民族情感。这种情感既有普世情感，也有各民族、各个国家甚至各个地区的独特情感。这种情感常常受到时代、社会流行的伦理道德观念影响，也受到政治文化传统影响。如中国人特别重视"家国情怀"，既有别的国家少有的"祖先崇拜"，更有源远流长的"爱国传统"。流行以下说法："天下兴亡，匹夫有责""人生自古谁无死，留取丹青照汗青""先天下之忧而忧，后天下之乐而乐""精忠报国""达则兼济天下，穷则独善其身""当官不为民做主，不如回家卖红薯""为人民服务"……每一个中国人都想当这样的富有家国情怀的仁人志士，乐于奉献，甚至"大公无私"被视为人生的一种高级境界。这种具有中国特色的高级情感不仅被古代官员所推崇，也是共和国的当代干部应该具备的。作为文人，我的感受很深刻，我从小接受的就是这种爱国教育。尽管我不是共产党员，但我还是很爱国的。我父亲也是文人，是教师，也不是共产党员，但他一直以一名优秀党员的标准要求自己。他也这样要求我："你组织上形式上可以不入党，但是各方面的表现一定要像一名优秀共产党员一样好。"所以我认为人活着还是需要有一些责任感的，每个人都应该有一定的使命意识。尤其是领导干部，承担着更多的社会责任，更要"执政为民"，更应该不辱使命。

2011年12月，我在给福建省发展和改革委员会的干部做诗歌疗法讲座时强调说："福建省的发展，特别福建省的经济发展，包括文化经济全方位的发展，跟在座的各位领导干部有非常直接的关系，希望大家在其位谋其政，真正发挥出福建精英的作用。"今天我也要强调说："福建省的政治、经济和文化的发展，尤其是福建省的妇女解放运动，跟在座的各位都有直接的关系，因为在座的都是福建精英，是福建女性中的精英。在座的有60多位女处级干部，来自福建各个地区、各个部门，你们德才兼备、人格健全、身心健康、事业有成、家庭幸福，可以带动很多人，特别是福建妇女的进步。"

来自文学院的王珂教授在此大谈责任与义务、奉献与使命，并不想象党校教授那样，对你们进行"道德教育"甚至"党性教育"。而是因为热爱人民、热爱国家是公民的基本职责。天下兴亡，匹夫有责。领导干部更应该以身作则，承担起天下的兴亡大任,至少要为本单位、本部门和本地区的发展做些贡献。

尽管我大学本科毕业于西南大学外语系英语专业,接受的是比较西化的教育,特别是美式教育,但是美国教师给我留下了非常深刻的印象,就是他们特别爱国。所以在大学我是一个比较保守的教授,坚持用中国传统的教育理念来教育学生。特别强调个人利益和国家民族利益结合,将个人奋斗与国家富强结合,强调"双赢",甚至我还把国家利益、学生利益看得比个人利益更重要,我的一生最宝贵的青春也奉献给了我爱的祖国,我的24岁到30岁是在条件艰苦的大西北度过的。在20多年的教学生涯中,一直坚持"学生利益至上",把"学生学问"视为人生最大的"事业"。

正是追求这种乐于奉献的高级情感,也不拒绝"在鼓浪屿浪来浪去"的低级情感,还重视友情、乡情等中级情感,我才能够经受住一般人少有的磨难。我先后在西南、西北、东南、华北地区工作学习,不"投靠"任何组织与个人,又能与各种人和谐相处,与各种组织有效合作。与妻子分居11年,多年承受着家人重病的辛劳,长期超负荷地教书育人做学问。在我的生活之路上既有鲜花,也有荆棘,接连不断的挫折和成功使我越来越坚强,人格更健全,心理更健康,40多岁了还被学生们称为"阳光大男孩",能够如此自信、快乐地站着你们面前,让你们情不自禁感叹:"王珂教授真是年轻!"

综上所述:一个健康的人需要低级情感、中级情感和高级情感,诗歌疗法需要做的,正是要满足人的低级情感、中级情感和高级情感。特别是要将三种情感有机地、科学地结合,才能达到治疗目的。

现在进入到本讲座的理论部分,请大家学习诗歌疗法的理论。

请大家注意这个观点:现今我国的精神卫生现状不容乐观。2011年5月我在福建省地税局做诗歌疗法讲座后,一位女干部对我说:"王教授,我有一个意见,能不能提?"我说:"没关系,有意见尽管提!我们都不是完美的。"她说:"您的讲座我们都觉得好,但是我觉得你对我们有点儿轻视,甚至有点侮辱。"我说:"我不明白你的话,我生于书香世家,作为教师,我从来不轻视、蔑视和侮辱学生。何况你们很多人是我的同龄人。"她说:"我是学社会学的,我不会像你那样在作讲座时武断地下结论说听众都有病。你这么说我们会产生逆反心理,认为你才有病呢,一上台就说别人有病的人肯定自己有病,希望你不要把我们都当病人。"

我能够理解她的委屈心情,如同在座的各位,在单位都是"书记",谁敢说"领导"有病?如果是针对其他学术讲座,她的看法是有道理的。但是我做的是诗疗讲座,讲座的主要任务就是对听众进行在场治疗,而普及诗疗知识的任务是次要的。最重要的是,我的这个结论是有科学根据的。你看了以下统计数据就知道自己可能就是病人,就知道不是王珂教授在危言耸听地乱下结论,更不是在轻视听众。

中国疾病预防控制中心精神卫生中心2009年初公布的数据显示,我国各类精神疾病患者人数在1亿人以上。

第六次全国人口普查主要数据显示:中国现在总人口是137053.69万人,也就是说约十分之一的人都有精神疾病。每年福建师范大学新生进校都要做心理测试,会测出上百人存在心理问题。我长期负责福建师范大学文艺学硕士点,发现一些研究生也存在自恋、自卑甚至自闭、狂躁等心理问题,所以我要求他们写一学期的诗来舒缓心理和生理压力。在研究生教育中,我始终坚持情商与智商一起抓。

我们可能以为自己没有问题,但是实际上是有问题的,只是自己不知道。这么多人有精神疾病,跟我们现在的社会休戚相关。因为社会变化得太快了,生活节奏太快了,竞争太大了。生活压力,特别是对未来的不可预测性,导致很多人有焦虑感。领导干部承担的责任多,更需要与人打交道,更容易出现焦虑情绪。

焦虑问题已经成为一个社会问题,我们这个社会的病态人格,在一定程度上正是因为社会焦虑造成的。吴忠民2011年12月6日在《光明日报》发表文章,题目是《社会效应的负面效应》,他认为:"现在社会上出现了一种情绪:社会焦虑。它使一些社会成员缺乏一种应对社会的从容心态,缺乏从长计议的理性安排……由于目前人们普遍存在着一种心理焦虑,加上社会不公现象的存在,致使一些社会成员存在着不公正的心理感受。"我很赞成他的观点。这种心理焦虑常常会因为传媒的发达而被放大,个体的心理焦虑会转化成群体的社会焦虑,一些群体事件正是社会焦虑的结果。

改革开放使中国发生了天翻地覆般的变化,一个大国正在东方崛起。改革开放也使中国进入了前所未有的社会文化大转型期,特别是缺乏顶层设计的"摸着石头过河"式的改革,导致了一些新矛盾和新问题,如社会财富分配不公,政治改革滞后等,使人容易产生一种不公正的心理感受。包括我们在座的各位,在普通人眼里,你们多么优秀,肯定是标准的女强人。你们自己也会觉得自己干得很好,但是仍然会不满足,甚至经常会产生失落感,甚至焦虑感。至少有时会觉得"郁闷"。这种"郁闷"不仅来自女人的身体,还来自家庭,也来自工作单位。

整体上我如学生所言是一个"阳光大男孩",我也有郁闷甚至焦虑的时候。按照社会通行标准,我应该是"成功男人",才40多岁,就是教授、博导,但是我有时还是觉得自己委屈,觉得社会甚至单位对自己不公正,觉得自己付出的多,得到的少。特别是与人打交道时,常常有一种被人"误解"甚至"利用"的感觉。其实很多问题是"诗人的敏感"造成的,有些"敌人"是"假想敌"。为了避免这种不良情绪,在人际交往中,我总是坚持自己只有"爱人",没有"敌人"的单纯想法,以助人为乐,以损人为耻。

遇到复杂的事情出现焦虑情绪既是人的正常反应,更是特定社会、特定时代的反应。社会焦虑有时如一种流行病,会泛滥开来。如与喜欢抱怨的人在一起,自己也会变得敏感,"愤青"与"愤青"在一起,更会产生不满情绪。这也说明我们的社会进步了,越来越民主了,个体才敢抱怨,甚至还可以把不满表达出来。我们的父辈,他们感到不满时从来不能说出来。但是我们必须警惕社会焦虑的负面效应,它可能加剧国人的心理疾病。当我遇到心理危机时,会有意识地让自己与可能产生负面情绪的人或事隔绝。

大家再看普通民众的情况。2010年1月13日到5月26日,富士康集团共有12人跳楼自杀。去年12月份我到了深圳富士康集团所在地的街道办,遇到我的一个学生,她告诉了我一些关于富士康员工的极端行为的情况,确实令人震惊、惋惜。

富士康的"十二跳"曾引起轰动。我们看心理学家是怎么分析的。

北京师范大学心理学院教授刘翔平认为:连续发生自杀事件的根本原因是劳动时间太长,造成员工身心疲惫。所以在座各位的工作时间不能太长。我是有针对性的,对女性并不是歧视,有位领袖主张:"妇女能顶半边天。"我是不同意这句话的,我强调男女有别,有差异:有体质上的差异,有情感上的差异,有个性上的差异。所以我要求男研究生每天必须学习12个小时,女研究生只能学习10个小时,女研究生们非常不服气,找到我说:"王老师歧视我们,他们为什么学12个小时,我们只学10个小时。"我回答说:"除体力外,女生日常生活需要更多的时间。男生学12个小时,晚上他可以洗了澡就上床,甚至不洗澡就上床,女生就不行啊,早上出门要打扮一下,晚上回去要做个人卫生,这些事情至少需要1个小时。最主要的原因是女研究生的心理承受能力普遍不如男生,需要时间消化情感压力。"

清华大学心理学系主任彭凯平认为社会关系疏离是自杀主因。现在的大工厂机械化程度高,机器特别冷漠,在流水线上作业,工人也变成了机器,相互之间缺乏温情。几年前我到广州,听到一句名言,让我大吃一惊,因为我是做社会科学研究,做文学研究,尤其做诗歌研究的,对情感很重视。我曾主张"情感丰富"是文学从业者最基本的条件。广东企业界的友人却对我说:"王教授你不要对工厂的不人性不人道大惊小怪,我告诉你,我们都是先把人变成机器,然后再从机器变成人。"学生在温情脉脉的学校,受过很多的情感教育,进工厂后遇到的却是冷漠的机器甚至冷漠的管理,很容易让人失望以至于绝望。所以跳楼的几乎都是新员工,特别是刚从学校出来的年轻人。他们没有过这种机械生活的心理准备,没有抗击这种冷漠及孤独的能力和技巧,所以容易走极端而放弃生命。

不仅在工厂,在其他部门,甚至事业单位,工作时间过长和社会关系疏离也是造成自杀的主要原因,这叫做"身心疲惫"。以公务员为例,今天绝大多数公务员过的已经不是那种休闲生活,依靠一杯茶、几张报纸打发日子。有的机关甚至要求公务员"五加二""白加黑"地工作。一旦加班,就可能几天几夜不睡觉。公务员的"过劳死"已经引起了社会的重视。

公务员也存在社会关系疏离问题,公务员之间的人际关系是非常复杂的,甚至有"办公室政治"这样的说法。目前干部升迁制度还不十分完善,甚至在一些部门,"人脉"比"业绩"更重要,人际关系就会更加紧张,就造成了人与人关系的疏离甚至对抗。尽管有"文人相轻"的说法,我感觉到和一群教师坐在一起用餐更能够畅所欲言、更轻松愉快,而不太习惯与一群官员用餐,不仅在座次上、敬酒顺序上等级森严,而且说话不自由。多年来,我参加过各级官员的饭局,发现一个现象,官员说话很谨慎,在官员的饭局上,谈风月的多,特别是谈黄色段子多,谈政治的,特别是谈本职工作及业务的少。有的什么都不敢谈,只管喝酒,但是又怕喝醉,怕酒后失言得罪人。

装甲兵工程学院心理学教授王利群认为,不能适应环境是自杀的主因。这也是公务员自杀的一大原因。因为现在的公务员和过去的不太一样,过去常常是在一个地方升迁,现在实现了干部轮换制,特别是重要干部,不仅要换地方,还要换部门,环境变化得非常快,让人很难适应。所以不能适应环境,是公务员出现心理问题的重要原因。

欧旭江2011年3月15日在《南方日报》发表文章指出:"由于受到工作和生活等问题的影响,公务员普遍出现不同程度的心理困扰,主要表现为烦躁、心累、厌倦、抑郁、孤独、精神恍惚,仅2.88%没有出现任何不良心理症状。""公务员的工作服从性高、规定性强,这使成就动机水平高的公务员常会有较强的无奈感和压抑感。此外,社会关系的维系,方方面面的沟通、协调和应酬等人际重负,使得公务员长期处于心理疲劳甚至心理恐慌状态。""五成公务员心情排解方式不科学,其中,27.89%的公务员憋在心里,什么都不做,11.62%睡觉,9.63%抽烟喝酒,甚至有14.94%的人每天抽烟10支以上。"

女性公务员一般不抽烟不喝酒,大多采用这些方式:憋在心里,然后睡觉。年轻的,三十岁左右睡得好,四十岁左右的公务员想睡都睡不好。夫妻感情好的可以回到家里倾诉一下,但是有些公务员,特别是级别较高的女干部,"女强男弱"导致婚姻不是很幸福,无人倾诉,只能憋在心里。

台湾省的公务员也有自杀者。2011年10月我到台湾去,了解到台湾公务员也有很大的压力,也存在心理问题。台湾2010年非因公死亡有220人,其中自杀的有21人,因感情因素自杀的占了6人。所以说公务员的心理问题,公务员患精神性疾病是普遍现象,这是我们无法回避的,必须引起公务员自己、家人和单位的高度重视。

尽管中国的诗教传统源远流长,古代也有诗疗例子。

杜甫的好朋友郑少文妻患"情志病",相当于现在的抑郁症,杜甫就写了一首诗,让她反复吟诵其中两句:"夜阑更秉烛,相对如梦寐。"她的病情逐渐好转。这两句诗出自《羌村三首》第一首,全诗如下:

> 峥嵘赤云西,日脚下平地。
> 柴门鸟雀噪,归客千里至。
> 妻孥怪我在,惊定还拭泪。
> 世乱遭飘荡,生还偶然遂。
> 邻人满墙头,感叹亦歔欷。
> 夜阑更秉烛,相对如梦寐。

陆游是诗人也是医生,他曾对一位向他求药的患头病的老者说:"不必更求芎芷药,吾诗读罢自醒然。"

全诗如下:

《山村经行因施药》(五首)

陆游

其一

闲行偶复到山村,父老遮留共一尊。曩日见公孙未晬,如今已解牧鸡豚。

其二

耕佣蚕妇共欣然,得见先生定有年。扫洒门庭拂床几,瓦盆盛酒荐豚肩。

其三

儿扶一老候溪边,来告头风久未痊。不用更求芎芷辈,吾诗读罢自醒然。

其四

驴肩每带药囊行,村巷欢欣夹道迎。共说向来曾活我,生儿多以陆为名。

其五

逆旅人家近野桥,偶因秝寒暂消摇。村翁不解读本草,争就先生辨药苗。

下面讲解诗疗的原理,首先介绍诗疗的两种基本方法。

第一种是读诗,即诗歌阅读疗法,包括默读与朗读。采用的是心理治疗中的读书疗法,就是通过阅读诗歌达到治疗效果。瑞典神经病理学家亚勃罗·比尔斯特列是现代读书疗法的首倡者。他主张通过对病人的阅读指导,使其消除萎靡不振、担忧、焦躁等消极情绪,主要是防止焦虑。这让我想起2009年重庆推行的干部读经典运动。由市政府请西南大学教授选编《读点经典》小册子,每月一辑,包含古今的经典语录、诗词佳作和散文精粹。重庆近6000名市管干部和2万余名各级干部几乎人手一册。让干部多读书的出发点是好的,读书总比打麻将好,总比喝酒好。我是重庆人,1996年离开重庆到福州工作,经常回重庆。以前重庆到处都是麻将声,餐饮业十分发达,"火锅"甚至成为了城市"名片"之一。干部应酬太多,打麻将浪费时间,喝酒伤身体又浪费钱,还影响工作。倡导甚至强制干部读书非常有必要。但是这种读经典活动有两大问题。一是为了"政绩",把正常的读书活动搞成了"政治运动",搞形式主义,有人弄虚作假,有人消极抵制。二是阅读材料的选择有问题,过分迎合"政治目的"，推崇"道德教育"，甚至太"左"，只注重了人的高级情感，没有注重人的中级情感，甚至低级情感，无法引发干部的阅读兴趣，即"诗教"大于"诗疗"，忽视了阅读的一大目的是让干部的心理健康。

诗疗一定要坚持将三大目的有机结合，心理健康教育与道德教育、审美教育一样重要。甚至应该将心理健康教育放在首位。只有心理健康的人才能够有效地接受道德教育与审美教育。

要想诗歌阅读疗法有效，特别是对病人使用诗歌阅读疗法，必须将高级情感、中级情感和低级情感兼顾，三者都不能走极端。一个低级情感泛滥的社会是没有上进心的社会，是一个"颓废社会"。一个高级情感泛滥的社会是太有上进心的社会，是一个"激进社会"。如爱国情感常常会被政治野心家利用，如德国希特勒发动的纳粹运动。这两种社会都是"病态"的。人不可能都被高级情感控制，不仅会出现个体的病态人格，也会出现群体的社会骚乱，甚至会把一个国家搞乱。所以重庆出现"唱读讲传"运动，唱红歌、读经典、讲故事、传箴言运动时，一些学者就有异议。2010年6月2日，我在福建医科大学做诗疗讲座，讲到高级情感的重要性时，那时全国正流行"唱红歌"，没有人敢公开否定"唱红歌"运动。我就大胆地得出了这样的结论："去年有个新闻，大家都知道，精神病院唱红歌，网上都在炒作四川的一所精神病院组织精神病人唱红歌，有很多人认为这完全是领导想去迎合政治潮流。实际上，它有几点成功之处。第一点，唱红歌是集体唱，像刚才我们集体朗诵食指《相信未来》一样，会形成'气场'，会产生一种共鸣，这是一种效果。第二点，精神病人普遍是唱红歌长大的，他们对这些歌很熟悉，容易组织唱。第三点，一些红歌确实有一种让人向上的力量，这种力量可以唤醒诗疗理论所讲的'道德情感'和'道德愉快'，对病人的低级情感、本能情感是有所纠正的。弱点是没有因人而异。如果叫所有的精神病人都来唱红歌，就没有根据病情来决定。另外，也没有针对病人的文化程度采取不同的方式，有的精神病人文化程度高，有的文化程度低，所以统一采用唱红歌的方式，不一定能达到治疗效果。"

心理学家王永与王宏振的文章《书写表达及其对身心健康的作用》，发表于《心理学科学进展》2010年第2期，较详细地介绍了书写表达："20世纪80年代研究人员发现按一定的结构书写表达与创伤经历有关的感受和想法可以改善健康状况，且具有长期的效果……这一实验结果受到了广泛关注，书写表达也逐渐发展为一种较成熟的心理干预方法……它们都强调以书写的方式表达、披露与创伤经历或积极事件有关的感受和想法，以此对个体进行干预。大量的研究结果显示，书写表达对干预对象（包括健康人群和临床病人）的身体健康和心理健康都具有显著的促进作用。研究者们把这种通过书写披露和表达与个人重要经历有关的感受和想法，由此促进身心健康的心理干预方法统称为书写表达。""书写表达可以主要是通过暴露、引导注意转向、促进适应和认知重构/重评等途径改善身心健康。"

很多人的写作，如写日记，特别是写情感性东西，如写诗，写抒情散文，尤其是写情书，就可以视为书写表达，但是心理治疗上的书写表达的治疗目的更明确，写作内容更科学，有的放矢，针对性更强。在日常生活中，我们也会感受到"写作是一件快乐的事情"，有时有不写不快的感觉。因为通过写作，宣泄了被压抑的情感，释放了过多的"力比多"（libido），身心都得到了解放，所以就会轻松愉快。

在福建师范大学，我负责文艺学硕士点，要求每位研究生在第一学期的每周要写一首小诗、一篇抒情散文和一篇小小说。我为什么要让学生写诗，并不完全是因为他们是文学研究生，而是因为想对他们进行诗歌治疗，通过诗歌写作来让他们身心健康。因为我有一个观点，有点违背高等教育法。高等教育法规定本科生都可以结婚，我却不太希望我的研究生在第一个学期谈恋爱，为什么呢？因为本科他没有时间谈恋爱，所以他在研究生第一学期的时候就想放松一下，很容易把三年学习时光浪费掉。研究生第一年属于激情状态，一入学就谈恋爱往往会出现"饥不择食又情况不明"，选择不当，第二年就分手了，第二年就处在悲情状态。第三年找工作，处在惶恐状态。三年都情绪不宁，心理不健康，当然学不到什么东西。研究生入学时一般都是22岁，在座各位的孩子可能正处在这个年龄。22岁谈恋爱当然是合情合理更合法的，但是我是从效益角度考虑的，第二学期、第三学期就可以谈了。但是第一学期我必须要让研究生有一个情感，特别是低级情感的发泄渠道，现在文学女研究生约占该专业研究生总数的十分之七，女性的情感更丰富，她们正处在"怀春的年龄"。绝对不能压抑她们的自然情感甚至七情六欲。导师们常说："当研究生导师最大的悲哀就是让阳光少女三年后变成了老太婆。"我鼓励甚至强制研究生写诗，写抒情散文，目的就是让她们有一种宣泄的方式，即通过"书写表达"来治疗心理疾病。由于考研究生情感压抑，尤其是那些连续考了多年才考上的研究生，特别是大龄女生，心理问题普遍比本科生严重。我进行过多年写作实验，效果非常好。经过有意识的纠正，我的研究生毕业时心理健康、人格健全，智商与情商都好，颇受用人单位欢迎。

为什么写诗有这么好的效果呢？写散文，写小说，写日记，所有的书写都可以改善身心健康，但是诗歌是抒情的艺术，抒写方便，所以效果会比其他文体好。因为诗有三大因素：第一是写什么，第二是怎么写，第三是如何写好。它要求对内容、形式、技巧都重视，对内容、形式、技巧的重视，都可以改善你的身心健康。因为诗有三大功能：1.抒情言志，2.游戏审美，3.启蒙宣传。这三种功能都能对应人的低级情感、中级情感和高级情感，它会达到混合治疗、组合治疗的效果。

诗是最高的语言艺术。诗歌语言特别讲究，与常规语言有差异，有"诗家语""陌生化"的说法，人注意语言上的表达，就会转移情感上的注意力。如古代文论家刘勰在《文心雕龙》中提出了写诗要"感物吟志"，即把诗的生成分为"感物"和"吟志"两大过程，这个过程会让人的自然情感伦理化，让人的低级情感——本能情感，向高级情感——道德情感转化。写诗和读诗对诗的语言形式和做诗技法的重视，都可能改变人的情感结构，常常有情感转移和情感升华的效果。

诗歌具有的独特艺术形式，特别是诗的音乐性和绘画性是诗疗产生治疗效果的重要原因，会同时具有音乐疗法和绘画疗法的治疗功能。闻一多在《诗的格律》中说："诗的实力不独包括音乐的美（音节），绘画的美（词藻），并且还有建筑的美（节的匀称和句的均齐）。"美国诗论家昂特迈尔也在《诗的门槛》中作出结论说："诗不是一种特殊的艺术（Peculiar Art），却是所有艺术中最有威力的艺术，除戏剧以外，它是唯一的既需要耳又需要眼的，融视觉与听觉于一体的艺术。所有的艺术都需要耳或者眼，但并不是两者都需要。因此，诗不是可以从每天的经历中分离出来的奇怪的书写，恰恰相反，它是我们日常生活中不可分割的一部分。我们不断地让它靠近我们，使用它并享受它，我们常常在没有意识到它的源流时重复它。"

诗歌的形式是非常有意思和有意义的，它的音乐形式与视觉形式，都可以产生美，也可以转移你的注意力，产生"通过移情产生阻力"的心理干预效果，达到治疗目的。

诗歌艺术是一种音乐的艺术，节奏的艺术。为什么刚才让大家听歌？歌也是一种诗歌形式，歌词就是诗，是为了让大家更好地体会诗歌艺术的节奏感和音乐美。美国文论家苏珊·朗格在《情感与形式》中说："生命活动最独特的原则是节奏性，所有的生命都是有节奏的。在困难的环境中，生命节奏可能变得十分复杂，但如果真的失去了节奏，生命便不再继续下去。生命体的这个节奏特点也渗入到音乐中,因为音乐本来就是最高级生命的反应,即人类情感生活的符号性表现。"阅读诗歌,特别是朗诵诗歌时,会让人真实地感受到节奏,让生命节奏与诗歌节奏产生共鸣,如同音乐,诗歌也成了人类情感的符号性表现。因此富有节奏的诗歌不仅使人能够获得情感安慰,还可以获得音乐享受及审美情感。如大家听徐志摩的《再别康桥》,就会有这样的多重收获。如果选择这样的诗作为诗疗"药品",就具有诗歌疗法和音乐疗法的双重效果。

请看台湾诗人詹冰写的图像诗《水牛图》,体会为什么说诗是最高的语言艺术,感受诗的精致性和奇特性,特别是要明白诗是视觉的艺术。这首诗的视觉形象是一头牛,有角、眼睛、尾巴等。这首图像诗说明,除了大家习惯了的诗是具有音乐性的抒情艺术观念外,还要知道诗也是具有视觉性的语言艺术。

大家不要轻视诗的视觉形式。人天生具有视觉思维,还随着时代的进步而发达。如现在已经进入图像时代,现在的孩子都是看动画片而不是读书长大的,他们的图像思维特别丰富。语言思维与图像思维颇有差异,语言思维重视时间关系,更多是线性思维;图像思维重视空间关系,更多是平面甚至立体思维,后者更容易产生创造性思维。美国心理学家鲁道夫·阿恩海姆在《视觉思维》中说:"艺术乃是一种视觉形式,而视觉形式又是创造性思维的主要媒介,要想使艺术从它的非创造性的孤立状态中解放出来,就必须正视这一点。"正是因为视觉形式是创造性思维的主要媒介,诗的视觉形式有利于开发病人的创造性思维,使他成为弗洛伊德所说的"做白日梦"的艺术家,达到心理治疗的目的。

下面请听由一首诗谱成的歌,是台湾诗人郑愁予的《错误》,台湾音乐家罗大佑作曲。(播放)

这个错误是什么,是个美丽的错误,这首诗入选了中学语文课本,有很多种解释,有人说是写给母亲的,有人说是写给情人的,作者说是写给母亲的。这首诗非常有名,特别是最后两句:"我达达的马蹄是美丽的错误/我不是归人,是个过客……"不管哪种解释,这首诗都写出了日常生活中常见的场景,表达了生活的经验和普通人的情感,特别是漂泊在外的游子的情感。这样的诗对治疗患怀乡病,受到乡愁伤害的病人,十分有用。

古代也有写离情别绪的诗词,有的写得相当动人,如宋代的婉约词,十分细腻多情。如陆游的《钗头凤》和柳永的《雨霖铃》。

钗头凤

陆 游

红酥手,黄縢酒,满城春色宫墙柳。东风恶,欢情薄,一怀愁绪,几年离索。错、错、错。

春如旧,人空瘦,泪痕红浥鲛绡透。桃花落,闲池阁,山盟虽在,锦书难托。莫、莫、莫。

雨霖铃

柳 永

寒蝉凄切,对长亭晚。骤雨初歇,都门帐饮无绪,留恋处,兰舟催发。执手相看泪眼,竟无语凝噎。念去去,千里烟波,暮霭沉沉楚天阔。

多情自古伤离别,更那堪,冷落清秋节。今宵酒醒何处?杨柳岸,晓风残月。此去经年,应是良辰好景虚设。便纵有千种风情,更与何人说!

　　我更主张诗疗用徐志摩的《再别康桥》、郑愁予的《错误》这样的现代诗歌。为什么现代诗歌比古代诗歌好,因为现代诗歌的抒情功能与诗疗的移情功能有异曲同工之妙。人类的诗歌观念,特别是古代诗歌到现代诗歌,已经发生了巨大变化,现代诗歌非常重视人,重视世俗生活,重视情感和情绪,特别是情绪。诗人华兹华斯说:"诗是强烈的情感自然流露。"诗人雪莱认为:"诗人是一只夜莺,栖息在黑暗中,用美妙的声音唱歌,来安慰自己的寂寞。"华兹华斯和雪莱都是19世纪后期的浪漫主义诗人。奥登是20世纪上半期的现代诗人,他给诗下了一个定义:"诗不比人性好,也不比人性坏;诗是深刻的,同时却又浅薄,饱经世故而又天真无邪,呆板而又俏皮,淫荡而又纯洁,时时变幻不同。"

　　学者林以亮认为奥登的这个定义最能呈现现代诗精神。没有从事诗疗研究前,我就很赞成这个诗观。受它的影响,1999年,我给中国新诗下了这样一个定义:"诗是艺术地表现平民性情感的语言艺术。"近年做诗疗,我更觉得奥登的定义十分高明。淫荡的诗可以满足低级情感,纯洁的诗可以产生高级情感。两类诗都有存在的必要。

　　从奥登的诗的定义中还可以发现诗是丰富多彩的,功能也是多样的,各种各样的诗都可以找到。我们把每一首诗当成一味中药,这是当归,那是杜仲,还有甘草、黄连等，合在一起就成了一服中药，就可以治病了。就像我们今天的讲座，老师开出了一个治疗处级女干部心理疾病的药方，把几首诗歌合为一体，兼顾人的低级情感、中级情感和高级情感。

人类诗歌已有三千多年历史，产生了不计其数的诗作，不同种类的诗能满足人的不同需要，达到不同的诗疗效果。心理学家马斯洛把人的需要分为七个层次：生理需要、安全需要、归属与爱的需要、尊重的需要、认知需要、审美需要以及自我实现的需要。自我实现的需要被看作是人的最高需要。马斯洛特别重视人的审美需要，他说："在某些人身上，确有真正的基本的审美需要。丑会使他们致病（以特殊的方式），身临美的事物会使他们痊愈。他们积极地热望着，只有美才能满足他们的热望……审美需要与意动、认知需要的重叠之大使我们不可能将它们截然分离。秩序的需要，对称性的需要，闭合性（closure）的需要，行动完美的需要，规律性的需要，以及结构的需要，可以统统归因于认知的需要、意动的需要或者审美的需要，甚至可以归于神经过敏的需要。"读诗和写诗都能够满足人的这些需要，特别是艺术性强的诗能够满足人的审美需要。

在座的各位大多不会写诗，如果是在古代，第一，你们就成不了领导干部，因为在古代写诗才能当官。第二是社会生活，特别是官场生活需要。当官要社交，"以诗会友"是社交的重要方式。即使你混进了官场，你也很难生存下去。古代，特别是在清代也有花钱买官位的。古代官场上不许拉帮结派，但可以搞"诗社"，通过诗社结交政治盟友。晚清主张改革的官员还形成了诗社，如林则徐在1830年（道光十年）与黄爵滋、龚自珍、魏源等结"宣南诗社"。"宣南"指北京宣武门宣武坊南面的龙树院。《云左山房文钞》卷一有林则徐所撰《龙树院雅集记》一篇，记录当时社中34人文酒聚会的情况。"宣南诗社"是著名的"南社"的先驱。"南社"成立于1909年，主要的诗人有陈去病、柳亚子、苏曼殊等，是近现代非常著名的文人团体。

中国之所以成为诗国，不仅与以诗取士的科举制度有关，更与从官方到民间的诗社传统有关。现在很多地方都有诗社，如在福州的"反克诗社"、厦门的"菽庄诗社"，有些诗社的主要成员就是干部，有的级别较高。在诗社互相学习写诗是主要目的，还有一个重要目的，就是通过诗社可以形成一个社交圈子，建立人际关系平台，实现资源互享。

在古代中国，写诗是官员的基本素质，有以诗取士的科举制度，还有以诗会友的"诗社"传统。诗在民间也非常流行，进入了普通人的生活，以举子文人苏轼和平民诗人张打油的传说为例。

先以苏东坡与苏小妹的打油诗为例。苏东坡脸长,苏小妹额高。两人相互以打油诗戏之。一天,苏小妹到苏东坡书房去,苏东坡笑着说:"我早知道你来了。"苏小妹问原因,苏东坡回答:"未出绣楼三五步,额头早到画廊前。"苏小妹回敬兄长说:"我也知道你早盼着我来,原因是你脸上'去年一点相思泪,至今未流到腮前'。"

传说唐代南阳有一位张姓油匠,人称"张打油"。一次天降大雪,众人逗乐,怂恿他以雪为题作诗一首。他手指被白雪覆盖的大地,大声吟道:"江上一笼统,井上黑窟窿。黄狗身上白,白狗身上肿。"这首诗语言朴实,节奏明快,朗朗上口,描写形象,幽默诙谐,通俗易懂,在民间广为流传。这种诗体被称为"打油体",俗称"打油诗"。这说明普通人也可以写打油诗。

诗疗的目标是培养精神健康的人,建设人格健全的社会。什么是精神健康的人?心理学家弗罗姆说:"精神健康的人,是富有创造力而未被异化了的人;他与世界建立友好的联系,他利用自己的理性去客观地把握现实;他觉得自己是独一无二的单一的个体,同时又感到自己和他人是同一的;他不屈从于非理性的权威的摆布,而愿意接受良心和理性的理智的权威控制;只要他活着,他就会不断地再生,他把生命的赋予看做是他所得到的最宝贵的机会。"希望大家用这段话来评价自己,看自己是否是精神健康的人。我觉得王珂先生是精神健康的人。这与专业和职业有一定关系,在给大一学生上课时,我用五个词、十个字来描述大学文学院或中文系的特点:情感、浪漫、诗意、文采、幽默。即中文系的人要重视情感,追求浪漫精神,追求诗意生活,写文章要有文采,另外还要幽默。这样的人就是精神健康的人。

诗疗需要重点关注人类三大问题:职业类、社会类和性类。奥地利心理学家阿尔弗雷德·阿德勒在《生命对你意味着什么》中总结出这三类问题:"(1)我们的地球家园有种种限制,怎样在此限制下找到一个赖以生存的职业呢?(2)如何在同类中谋求一个位置,用以相互合作并且分享合作的利益?(3)人有两性,人类的延续依赖这两性的关系,我们如何调整自我以适应这一事实。"他认为:"所有失败者——神经病患者、精神病患者——之所以失败,就是因为他们缺少同类感和社会兴趣。"一位优秀的女干部也必须善于处理人类的三种问题,特别是第一类和第二类问题。所以我想送一句话给你们:"在外善解人意,在家通晓风情"。

要在同类中谋求一个位置,用以相互合作并且分享合作的利益,只依靠善解人意是不够的,特别是作为领导干部,还必须要知道这个社会是怎么运作的,尤其是要明白权力在社会生活中的复杂性。法国哲学家福柯认为,任何社会的运作系统都是相互依存的,起源于三个宽阔的领域。第一是控制事物的关系,第二是对他者产生作用的关系,第三是与自己的关系。所以社会在运作时有三个特殊的轴心在起作用,它们分别是权力轴心、伦理轴心和知识轴心,它们形成了规则甚至潜规则。三者相互促进、相互制约,我们有必要分析它们之间相互作用的关系。一个社会、一个组织、一个人,仅仅只有权力是不够的,还必须有伦理和知识。这点是有意识地针对你们这些干部讲的,现在有些干部以为有权就有一切,忽视知识和伦理,是完全不对的。知识就是力量,伦理就是规范,两者的力量有时比权力还要大。

诗疗的中心任务是治疗焦虑。焦虑比恐惧更可怕,人为什么自杀,并不是因为恐惧,而是因为焦虑。荷妮在《我们时代的病态人格》中也认为:"恐惧乃是对一个人不得不面对的危险的一种适当的情绪反应,而焦虑则是对这种危险不适当的反应,或者甚至是对想象出来的危险的一种反应……强烈的焦虑是我们所具有的最折磨人的情感。那些遭受过强烈焦虑的病人们,他们宁死也不愿再体验焦虑的感受……在面对巨大的危险时,人们可能会变得积极而有勇气。但是在焦虑状态中,事实上,人们感到非常无助。"前面我讲到当前中国出现了"社会焦虑",原因是改革开放使中国出现了前所未有的思想波动期和文化转型期,已有的知识和伦理都受到质疑,甚至出现人生信仰缺失,生存价值观混乱,很容易让人处在焦虑状态。所以焦虑问题在中国不仅是人的心理问题,也是社会的心理问题,甚至与政治文化思潮有密切联系。诗疗不仅要关心个人心理,还要关心社会心理,才能更好地治疗人的精神性疾病。当代人的精神性疾病不只是由于身体本能受到压抑造成的,也是受到政治、经济和文化的压抑造成的。

在讲座的情感体验环节,我不惜损害王珂教授的"光辉形象",让大家欣赏《多想在鼓浪屿浪来浪去》,就是想让大家明白弗洛伊德在《论艺术与文学》中的话"能够享受自己的白日梦而不必自我责备或感到难为情"。听了这首诗后,有的女干部一定在想:"王珂教授敢在鼓浪屿浪来浪去,我为何不敢重当怀春的少女呢? 他敢做,难道我还不敢想吗?"

今天的讲座可能让大家很失望,不仅王珂教授俗气,讲座的内容也低俗,王珂教授自己追求浪漫不要紧,还要鼓动已过不惑之年的我们"通晓风情",甚至把通晓风情与善解人意,还有民主与科学并列为讲座的四个关键词,认为幸福完美的女干部必须要懂得民主、科学,要善解人意和通晓风情。

实际上不完全是这样的。诗歌疗法,特别是我近年大力构建的"中国特色的诗歌疗法",十分重视中国国情——中国的诗歌国情和中国的国民国情。中国诗歌重视"诗教",中国又是礼义之邦,高度重视伦理道德。因此我也非常重视道德情感和道德愉快在诗疗中的巨大作用。人类社会能够发展,也是因为有约定俗成的伦理观念,如对生命的尊重,对弱者的同情。请大家思考这样一个问题,为什么在矿难中,有的人能在矿井下坚持七八天? 活下来的人一定是在日常生活中不自私的人,如果他想到没有人来救我,很快就会死掉。正是因为他相信人和人是互助的,社会中存在救护机制,他才能够自信地得出结论:"我的朋友会来救我,我的领导会来救我,政府会来救我。"他就可以坚强地活下去,意志就会产生奇迹。这就是道德情感和道德愉快在起作用。

许又新在《心理治疗基础》中对道德情感和道德愉快有很好的论述:"低层次的心理对高层次的心理起不了调节作用,这就是为什么物质生活的享乐填补不了精神上的空虚……只有高层次心理活动对低层次心理活动的调节才是最有效的和健康的。""道德愉快是社会性肯定评价的个人化和体验化,是社会性奖励的内在化。道德愉快是最高层次的自我肯定。"

我非常赞成他的观点:"道德愉快是手段目的化之最高形式。"各位是领导干部,更需要有道德情感,更应该强调道德情感与道德愉快等高级情感在诗疗中的作用。

在诗疗讲座的最后,让我们一起朗诵食指的诗《相信未来》。在座的很多人当过知青,这首诗写于知青时代,被很多知青传抄,朗诵这首诗,大家可以重温一下知青生活。请全体学员一起朗诵!(全诗略)

让我们用最后一句诗来结束上半场的诗疗讲座,相信未来,热爱生命! 大家都知道海子的诗《面朝大海,春暖花开》。我的问题是,海子为什么自杀? 从诗中可以体现,"从明天起做一个幸福的人",我们为什么不会自杀,因为我们是从今天起就做一个幸福的人,所以我希望大家从今天起做一个幸福的人。

(第二部分　诗教与传统文化部分略)

第四节　南京晓庄学院诗歌疗法讲座录音

讲座题目:诗歌疗法与新诗研究——如何做健康优秀的人。

时　　间:2017年3月21日14点到17点。

地　　点：南京晓庄学院。

听　　众：晓庄学院文学院师生200多人

同学们好：

　　非常高兴到这里来，晓庄学院是我梦寐以求的地方。晓庄学院我已经来过，六年前我路过南京回福州，先在苏州大学开会，我的博士同学，你们现在的秦校长，叫上赵院长，请我喝酒，一下子就喝醉了（笑声），让我体会到晓庄学院是充满酒意的地方，而不是充满诗意的地方。我现在知道晓庄学院是充满诗意的地方。在讲座前，我想首先向晓庄学院的创始人陶行知先生致敬。我觉得到了陶行知前辈创立的晓庄学院这块圣地，讲座开始的第一句话应该是："请让我向陶行知先生鞠躬"。这里我鞠一躬，表示对这位前辈的尊敬。（掌声）

　　今天讲座为什么一开始就提到陶行知先生？有两个原因：第一个原因是陶先生的教育理念，跟王珂先生的教育理念有相似之处；第二个原因是陶先生是我几十年来一直非常崇拜的先生。他的经历，他的身世，尤其是他创办学校这样的经历，对我产生了巨大的影响。我是出生于书香世家的，我家多代人都是老师，都是从事教育的。

　　还有一个原因是我在重庆北碚上的西南师范大学，他在北碚住过很长时间，北碚公园中有他的纪念园，所以很早就知道陶行知先生。我讲这段历史的目的，是想唤起在座的各位同学的自豪感。你们的学校不是像东南大学、南京大学，在南京，你们不是"985"，是吧？你们也不是像南师大这样，是"211"。现在找工作，一般情况下要"911"的学校才好找工作，有的部门专门写了"211"以上的学校才有入职的基本资格，"211"以下免谈。晓庄学院不是"985""211"学校，但是晓庄学院是陶行知先生办的学校。在座的各位走出去可以拍着胸膛讲，我的学校是陶行知办的。这种自豪感如同我所在的福建，福建有的大学也是私人办的，如陈嘉庚办了自己的大学，他的学生以后就说我是什么学校的，是可以获得自豪感的。

　　我知道陶行知是很小的时候，我父母就跟我讲了。我父亲是大学生，我母亲是师范生，晓庄学院以前也是师范学校，我母亲是师范生，是小学老师，自己申请到最偏僻的乡村当乡村女教师，当了一辈子。我吃的是国家供应粮，是在乡村长大的。为什么我母亲那一代师范生，会做乡村女教师，做得特别自豪，特别骄傲，很重要的原因是，她们身受陶行知先生的平民教育观念影响，非常重视工农大众，非常重视民间老百姓的疾苦。

我想起一个细节,不只是在表扬我母亲,我是在表扬所有的小学老师,尤其是在偏远乡村中做小学老师的那一代人。有个小孩,是车祸截肢的,身体下面两肢都是截肢的,他靠什么行走呢?他靠小木凳,这么撑着走。这样的小孩子在乡村是连饭都吃不起的,我母亲把小孩接到家里来,我家在农村小学有房子。小孩就跟我睡一张床。晚上睡觉时,睡着睡着一不小心摸着他截肢后的圆圆的腿,会有种恐惧感。他的脸,包括他的腿,都是我和我的母亲帮他洗。那时小学要上五年,他在我家住了四年。

我这里就讲到我的观念,哪怕在座的以后是做小学老师,也是一件非常幸福的事情。刚才在路上,你们黄老师问我:"晓庄学院很多同学想考研究生,王教授你们东南大学研究生招生怎么样?"我说:"热烈欢迎晓庄学院的同学考东大的研究生。"你们晓庄学院大前年毕业的一位女学生,在你们这地方本科四年毕业,出去当了一年的老师,后报考东南大学的研究生。东南大学研究生说实话真是太难考了,她上了国家线,最后调剂到另一所大学上研究生。这也是大家的出路,一方面可以做小学老师,另一方面也欢迎大家考研究生。尽管超星公司在这里摄像,王老师的这段招收广告会放到网上去,我还是愿意把它讲出来。这不仅是因为你们秦校长是我的博士同学,更是感觉到晓庄学院的学风在南京的大学里面是非常好的,你们的培养质量也是非常好的,你们应该感到非常自豪。东南大学,所谓的"985"中文系,只有3个教授,你们有多少教授?你们有17个教授,你们现在要有自豪感。

第二个我刚才讲到了陶行知的教育观念,跟今天讲座的观念有点一致,我希望同学们听文学教授的讲座一定要有这样的观念,文学教授的讲座,尤其是像王老师这样的诗歌教授的讲座,从来不会把内容说清楚的。小学老师跟大学老师的最大区别是什么?你们知道吗?小学老师与大学老师的最大区别是,你们如果去当小学老师,像我母亲一样当小学老师,尤其是乡村女教师,一定要把不清楚的东西讲清楚,你一定要让学生知道一加一等于二。与大学老师的区别是什么?大学老师一定要把清楚的东西讲得不清楚。今天大家听我的讲座,尽管今天是科学讲座,讲到诗歌疗法,它是科学的东西,但是新诗研究是文学的东西,我也不会把它讲得很清楚,目的是强迫你思考,让你参与。

刚才赵院长介绍说王教授是诗人,很多同学会问:"王老师,怎么写诗?"我告诉大家写诗的秘诀,就是这八个字。我现在教大家怎么写诗了。"诗出侧面,无理而妙。"(在黑板上板书"诗出侧面,无理而妙")一定要从侧面去写,不要直接去写。我在福建师范大学文学院教写作,就规定了文学院同学的求爱方式。如果是其他系的同学，尤其是工科男，他们求爱方式一定是说："王珂我爱你。"直接说，是吧？（笑声）学外语的同学肯定会说："王珂，I love you。"（笑声）如果是中文系的同学，尤其是在座的女孩子，如果哪位小伙子跟你求爱，直接说"我爱你"，一定要坚决把他pass掉。说"I love you"，至少还懂得一点外语，还可以考虑一下。应该怎么说呢？福建师范大学后面是旗山，前面是闽江，应该这样说："旗山上的小松树正渴盼听到闽江里的小浪花唱歌。"男的是旗山上的小松树，女的是闽江里的小浪花，要这样去表述。

这样的表述就回到文学的本质。什么是文学？文学有个最基本的概念，"文学是人学"，文学是研究人的学问。这个观点是著名学者钱谷融先生提出来的，曾经受到批判。今天要讲到新诗研究，什么是诗？诗是最高的语言艺术。（板书"诗是最高的语言艺术"）文学可以从两个方面来界定：第一，文学是写生活的，它直接反映生活。第二，文学是讲究技巧的。什么是情商？情商是跟社会打交道的能力。有人说中文系培养出来的人情商很差。为什么情商很差？中文系培养出来两种人，要么是李白那种人，（板书"李白"）是吧？心高气傲的。为什么第一次我到晓庄学院来喝酒喝醉了，你们晓庄学院的教授们以为王珂真的是诗人，人家李白写旧诗，诗酒都行，李白喝酒很厉害，就以为我喝酒很厉害，写现代诗的人往往喝酒不厉害。还有李白这样的人就特别狂傲，"天生我材必有用"，他不屑跟普通人打交道。这对李白是个误解，李白是很善于跟社会生活中各种人打交道的。在座如果有安徽来的人，安徽现在有个很有名的景点叫桃花潭，是吧？"桃花潭水深千尺，不及汪伦送我情。"汪伦曾任泾县县令，李白可以跟这样的人打交道，证明李白是有很好的社会交往能力的。还有一种人，是很多学中文的人特别羡慕的，陶渊明那种人。陶渊明的口号是"不为五斗米折腰"，好像陶渊明一世不跟别人打交道，其实陶渊明也是能跟人打交道的。

中文系过去的教学，比较忽略情商的教学，忽略文学是人的艺术和重视技巧的艺术。写文章需要技巧。写小说，写散文，尤其写诗，特别讲究技巧，如果把文学的艺术转化成生活的艺术，把文学中的技巧转化到日常生活中去，肯定能够处理好各种人际关系。我衡量某人是不是中文系毕业出来的，首先看他与人相处的灵活性。这里有个结论，中文系的人，学文学的人，情商一定是比较高的。朱光潜有这样一句话，叫做"人生的艺术化"，（在黑板上板书"人生的艺术化"）强调人生的艺术化，也就是说中文系的学生比其他系科的学生更会生活，不仅有浪漫的生活，还有科学的生活。

我们又回到陶行知来,陶行知你们应该比我更清楚了,他有一个很重要的理论——生活教育理论。他提出了三个观点,第一个是生活即教育,第二个是社会即学校,本来我是想提问的,我怕提问把你们难住了。(赵院长说可以提问)那就提一下吧!陶行知的生活教育理论有三句话,很重要的三句话,作为他创办的学校的学生,应该知道这三句话。第一排最前面那位男生,你知道吗?陶行知的三大名言,我说了两大名言,第一是生活即教育,第二是社会即学校,第三句话是什么?(学生起立回答:"教学做合一。")

"教学做合一",厉害!(掌声)谢谢。你知道吗?最早响起掌声的是你们黄老师,我想如果晓庄学院的学生回答不出来,我就问晓庄学院的老师,(笑声)晓庄学院的老师回答不出来,我就问晓庄学院的院长,(笑声)院长回答不出来,今天晚上我就问你们校长。(笑声)这正是晓庄学院的优势。这位同学,明年欢迎你考东南大学的硕士研究生,(学生说他是大二的)(笑声)那就后年再考,到时候与王珂教授联系啊。

为什么举陶行知这三句话:"生活即教育,社会即学校,教学做合一。"很重要的原因是这也是诗歌疗法关注的问题。你们要在社会生活中活得更好,尤其做教师,就要去关注社会的基本问题。有一个很著名的理论家,叫荷妮,(在黑板上板书"荷妮")是女的,她是美国心理学会会长,她有几本书,特别是其中的一本书,建议大家去读一下,书名是《我们这个时代的病态人格》。她和阿德勒都重视社会文化对人的影响。阿德勒提出人生有三个问题必须要解决:第一个是一定要跟地球相处,要保护自然,现在环境污染严重,人类太不爱惜地球了。第二个是活着必须要去创造财富,必须要有工作,要有职业,必须和单位相处。我在东南大学,不管我自己有多伟大,我必须融入我的小团队,在中文系我是独立的老师,也是中文系的一员,我还是东南大学的老师。第三个最重要的,今天上午我跟一群南京大学博士探讨到这个话题,必须要学会跟异性相处,这叫做"性类"问题。我现在是个男的,必须要找个女的,必须安家。

现在有很多教育是有问题的,当然每个人有每个人的生活方式,你可以不结婚,你可以一个人过,是吧?你可以做单身贵族。但是王珂老师主张幸福生活是事业和家庭双丰收的生活。做我的研究生,我要"实行三包":第一,包你拿到文凭;第二,包你找到工作;第三,最重要的一件事是包你嫁出去、娶进来。(笑声)我觉得做老师最幸福时刻是什么,是我的研究生结婚的时候,尤其是女研究生,我和她父亲一起把女孩子的手,新娘的手,牵着放在新郎的手上,(笑声)两个人齐声说:"把她交给你了,我们什么都不管了。"你们的父母,你们的父亲,让你们身体长大的父亲,管身体的父亲,叫做"老父亲"。老师呢是管你们学业的,管你们后面的生活的,叫"小父亲"。我的研究生有时候就叫我"小父亲"（Little Father）,在四川叫"小爸爸"。把她的手放在他的手上后,我就尽情地喝酒,觉得一件事情终于完成了。

做研究生导师最大的悲哀是什么? 刚才那位小伙子,假如说黄老师你们有女学生要到我那儿读研究生,最大的悲哀是,进来读研究生的时候是青春少女,三年硕士,甚至再加上三年博士,六年以后,把青春少女变成了"老太婆",（笑声）男老师会死不瞑目的。如何才能够让青春少女,经过三年甚至六年的学术生活,始终保持着青春气? 你看你们学校现在有很多女博士老师,包括现在的黄老师,是吧? 黄老师现在应该还属于青春少女这一类的,她精神状态多好。为什么她们的精神状态这么好呢? 又回到今天话题来,诗歌的重要性,因为"中文人"有诗为伴。

先讲一些观念,可能今天会对大家有冲击,叫做"洗脑"式冲击。虽然刚才老师讲到,其实老师是调侃的,大学老师把清楚的东西讲得不清楚,我刚才也是尽量把它讲清楚的,从陶行知,从荷妮,从阿德勒,从文学,引入诗歌疗法讲座,线索还是比较清楚的。今天从现在开始,请大家转变一下角色,你现在是病人,你不是晓庄学院的学生。我说你现在是病人,下面有的同学很不服气。每次我作讲座,我讲到下面所有的人都是我的病人,我一直认为做诗歌疗法讲座的时候所有的人都是我的病人,我的身份就变了,我就不是东南大学的博士生导师,不是学者,我是医生。下面有的同学就说:"王教授你才有病呢,你怎么能一来就说我们是病人。"听诗歌疗法讲座的过程,也是治疗的过程,转变一下自己的角色,对讲座会更好,我先强调这一点。

前面早就进入了讲座的内容了,我是从生活的角度,从文学的角度在讲。现在讲科学方面的东西,讲第一部分"诗歌疗法的原理或方法"。今天讲座分为两个部分,第二部分讲的是"《相信未来》《面朝大海,春暖花开》的诗疗诗的解读"。为什么会把两个部分结合起来,过去一般直接讲诗歌疗法。超星公司已多次录过我的诗歌疗法讲座,今天上午给我打电话,他们很厉害,说王珂老师你要在晓庄学院作讲座吗,而且与过去不一样,把诗歌疗法与诗歌研究结合起来了,我们要来录像。我说内容确实变了,你们信息太灵了,欢迎来录像。

我把我做诗歌疗法的历史给大家讲一下。讲这事是想让大家知道,学中文,做文学研究是非常有用的。我是特别偶然地进入诗歌疗法研究领域的。

大家知道2008年汶川大地震,地震爆发以后,我的堂姐王利群到了灾区,她是装甲兵工程学院的心理学教授,军队的上校。大家知道汶川地震的救援活动跟过去不一样,过去地震救援是派解放军去进行物质上的救援。汶川地震这一次,派了很多心理救援小组。军队总政治部、总后勤部派了两个心理援助小组去,王利群教授是其中一个心理援助小组的副组长。在心理救援过程中,大家发现常用的心理救援方法效果不太好。王利群教授就给我打电话,说国外心理治疗在采用什么阅读疗法及艺术疗法,如绘画疗法、音乐疗法,王珂你是做诗歌研究的,你能不能给我推荐几首诗,用诗歌朗诵来治愈受难者的心理疾病,对受难者进行心理危机干预。

王利群面对的是一群学生,大家知道汶川大地震,这里可能有四川来的同学,汶川地震受灾很严重的有个北川县,北川县有个北川中学,王利群刚好负责北川中学。王利群教授在北川中学做心理援救做得非常好,北川中学还把她聘为北川中学的名誉校长。北川中学名誉校长有三个,第一个是心理学家王利群,第二个是总理温家宝,第三个是南京著名的还跟我们江宁有关系的企业家,这里我不提他的名字。这三个人成为北川中学的名誉校长。2009年王利群的父亲去世,北川中学还专门派了校长助理参加追悼会,我也去了,专门赶到成都。

王利群和我商量,选几首诗来对学生进行心理治疗。这是第一次应用诗歌疗法,实际上我没有真正参与,我只是告诉她哪些诗可能有利于学生的心理健康,她最后选了六首诗,有北岛的《回答》、海子的《面朝大海,春暖花开》、食指的《相信未来》,还有梁小斌的《中国我的钥匙丢了》、北岛的《一切》、舒婷的《这也是一切——答一位青年朋友的〈一切〉》,那位青年朋友就是北岛。

第二次接触诗歌疗法,便是我正式做诗歌疗法讲座,2009年3月,福建省医科大学请我给他们心理委员作讲座,刘老师在电话中说:"王教授是做诗歌研究的,也是做文艺理论的,尤其是做文艺心理学的,您能不能把诗歌结合心理学做一场讲座。"你们现在是不是每个班也有一个心理委员,过去是没有心理委员的,现在为什么大学要设心理委员,因为大学生们的心理问题已经变得非常严重,现在做领导的成天担心大学生跳楼问题。(笑声)今天老师就不敢讲得太多了,今天我们在三楼举办讲座。以前我的课都放在一楼上,我管学生极严格,口号是:"要么干事,要么跳楼。"(笑声)我的问题学生必须回答,他不回答,他就跳楼去。刚才老师讲的是调侃的话啊。福建医科大学的老师也不知道什么是诗歌疗法,但提醒我把心理学与诗学两个专业结合起来,我在网上一查发现，国外尤其在美国诗歌疗法已经做得比较好了，居然还有世界诗歌疗法协会。我就开始仔细研究，发现自己早就在进行诗歌疗法的尝试甚至研究，有写诗的自救和救人的经历，还长期研究诗的宣泄功能和抒情价值。

我于2009年6月2号在福建医科大学做了中国第一场以诗歌疗法为题的讲座，比较成功。讲座被超星公司录像，录像后就放到超星学术视频上。超星学术视频录下的诗疗讲座很快产生了比较大的影响，我有次在台湾打开电脑还看到，东南大学人文学院人文心理学系主任何伦教授就是从那里看到我的讲座，请我2010年10月到东南大学做了两场讲座。如果大家听今天的讲座后觉得不完整，超星学术视频上面有我关于诗歌疗法的两个讲座视频，一个是在福建医科大学讲的，一个是在东南大学讲的。还有我在东南大学开的一门选修课："如何做健康的人或优秀的人——弗洛伊德和马斯洛心理学研究"。今天讲座的副标题正是"如何做健康优秀的人"。上面两个讲座的视频和一门课的视频，对大家了解诗歌疗法是有帮助的。对诗歌研究感兴趣的同学，可以看上面我的一门专门研究新诗的课程视频，叫"百年新诗诗体研究"，是我于2010年春天在福建师范大学文学院开的选修课，上面还有讲座录像"如何做诗歌研究"，是我于2011年秋天给福建师范大学文学院学生做的一次诗歌讲座。

今天讲座的第二部分内容是诗歌研究，还出现了"诗疗解读"一词。有个刊物，你们肯定都知道，叫《名作欣赏》，是山西办的。《名作欣赏》从今年，2017年的第一期开始，请我开设了"诗歌疗法和诗歌欣赏"专栏。我独创了"诗疗解读"一词，第一期和第二期刊发的是我于2012年在福建省图书馆的讲座，题目是"治疗是诗歌的一大功能"，强调诗歌的治疗作用。第三期以后就是我对新诗中的一些经典作品的"诗疗解读"。

我把诗歌功能分为三个功能，第一功能是启蒙功能，诗是干什么的？诗是拿来启蒙的，甚至诗是拿来做宣传用的。第二个功能是诗的抒情功能，诗是抒情的艺术。第三个功能是什么？诗是拿来治病的。我现在最关注的是治病功能。对于普通人，如在座的各位，写诗主要是来治病的。你现在也不可能成大诗人，大诗人的东西可能是拿来启蒙的，艾青，甚至包括卞之琳，包括北岛，包括舒婷，他们的启蒙很重要。对于普通人，抒情或治病更重要。《名作欣赏》的第三期刊登了我的诗疗解读文章。我强调诗歌疗法的治病功能，从诗疗角度解读了一首有名的诗——食指的《相信未来》。大家会发现我的解读跟你们教材上的解读，或你们老师讲的截然不同。教材更多是从启蒙功能解读，教材带有一定的政治性,你们老师讲课强调抒情的功能。我的这组文章,包括今天的讲座,更强调诗的治病功能,我探讨食指这首诗如何拿来治病。

诗歌疗法是把诗当药,把每一首诗当作一味药,如当归,(在黑板上板书"当归")中药的一种。有一味药叫甘草(在黑板上板书"甘草")。可能直接把当归拿来给你吃,当归直接独立用,可以有治疗作用。把当归和甘草,包括黄芪,几种药混在一起配方成一剂药,每首诗是一味药,这首诗它有自己的功效,合成以后,三五首诗放在一起,就有特殊的功效。刚才我讲到了王利群教授在北川中学把几首诗连在一起用,产生了非常奇特的功效,使同学们忧郁的情绪、受难的情绪,迅速得到转化,心情变得好起来。

第四期和第五期诗疗解读的是海子非常有名的诗《面朝大海,春暖花开》。第六期诗疗专栏文章王老师这两天正在写,是非常奇特的一首诗,这里先预告一下,是著名诗人冯至写的《蛇》。第一句是"我的寂寞是一条长蛇"。这是一首非常奇特的诗,今天不讲这首诗,我建议听了讲座以后,在座的中文系同学都去把这首诗仔细读一下,读完以后你会恍然大悟。原来诗真有治疗作用,甚至认为老师和教材是骗人的。它有非常奇特的解读,这里不做解读,以后大家去《名作欣赏》读我的解读。

现在讲"诗疗原理和方法",首先确定"健康的标准"。学中文的同学一定要有科学精神。我曾经在一篇文章中写到,"五四"运动呼唤德先生(Democracy)和赛先生(Science),德先生是民主,赛先生是科学,中国人的民主意识取得了巨大的进步,尽管同学们有时会抱怨说这不民主那不民主,但实际上中国的民主进程有了较大的进展,但是中国人的科学精神仍然相当缺乏。

在座的各位,不管你读研究生,或不读研究生,绝大部分都会去当老师。当老师特别重要的是要有科学的精神,要有科学的态度。"健康的标准"就强调了一点,从科学的角度讲到什么是健康。健康的标准有基本的界定,联合国世界卫生组织对健康的界定是非常好的,但是很多人不知道。这个健康标准讲到三个方面,人的健康不仅仅是无疾病,不虚弱,它还涉及身体、心理和社会适应三个方面。身体健康表现为体格健壮,人体各器官功能良好;心理健康指能正确评价自己应对处理生活中的压力,能正常工作,对社会作出自己的贡献;社会适应的完好状态,是指通过自我调节保持个人与环境、社会以及在人际交往中的均衡与协调。

在座的各位,用这个标准来衡量下自己是不是健康的,如果有差距,把标准抄下来时刻去对照。可以用最简单的语言来解释这段话,健康有三个指标:

第一是身体健康,王老师现在站在这地方,声音很洪亮,面带笑容,没有生病,就是身体健康。第二是心理健康,我现在心态很好,见到学生,尤其是见到晓庄学院的学生,我觉得特别高兴,特别自豪,终于跟陶行知的徒子徒孙们在一起了。第三是跟社会打交道的能力,即协调能力,刚才讲到情商,我觉得我今天很快就融入大家的生活里了,让你们觉得王教授跟别的教授不太一样,你们请来作讲座的教授可能跟我都有些不一样。我在福建师大被学生称为"阳光大男孩",(笑声)你们看我多阳光,今天我专门穿了一件彩色的衣服。其实我已经一大把年纪了,已年过半百了。

最重要的是,大家去超星看视频,前面几节是不要钱的,后面点击是要掏钱的。今天王老师站在你们面前了,你们就不需要自己花钱了。另外今天的讲座是王珂教授的最新成果,从来没有对外讲过的,选择晓庄学院首次公开,也有两个原因,第一是陶行知的原因,你们沾了陶行知的光。第二个是我第一次来你们学校见老同学喝酒喝醉了,沾了你们秦校长的光。老师这样讲也是有调侃性质的,目的是想与你们建立友好亲密的关系,让你们更好地听讲座,更是如前所说,让你们觉得身为晓庄学院的学生是幸运的。这样可以增加你们的自信心,诗歌疗法的最大目的就是建立自信。

在座中文系的学生还应该感到很幸福。前两天我们学校的领导说,读中文真是一件幸福的事情。大家感觉到这种中文人的幸福了吗?大家要有这种自豪感,今天我也是想为你们秦校长、你们赵院长服务,给他们的学生打气。大家要以此感到骄傲:第一,我是晓庄学院的,是陶行知创办的学校的学生。第二,我是晓庄学院文学院的学生,学文学的学生。第三,我未来的职业是教师,这是阳光下最高尚的职业,当然也可能是最辛苦的职业。

刚才讲到文学是人学,文学可以教会我们与人打交道,要艺术地跟人打交道,强调情商的重要性。当老师更需要情商,更要有跟人打交道的能力。通过自我调节,保持个人与环境、社会以及在人际交往中的均衡与协调,是健康的第三个标准,也是大家对健康的标准特别忽略的一点,大家往往提到健康,就是身体生不生病。

什么叫心理平衡?"是指良好的心理状态,能够恰当地评价自己,应对日常生活的压力,有效率地工作和学习,对于家庭和社会有所贡献的良好状态,乐观、开朗、豁达的生活态度,将目标定在自己能力所及的范围内,建立良好的人际关系,积极参加社会活动等,均有助于个体保持自身的心理平衡状态。"这是心理健康很重要的指标。

请大家抄下这样一句话,这句话是诗歌疗法最经典的口号,做诗歌疗法一定要记住这句话。下面我向大家提问题,坐第一排的那位女生,请问梭罗是谁?你知道吗?(女生回答:是美国作家),他的主要作品是什么?(女生回答:《瓦尔登湖》)我给大家推荐梭罗写的很著名的《瓦尔登湖》,(在黑板上板书"《瓦尔登湖"》)我觉得我难不倒晓庄学院的学生,原以为第二个问题一定能把你们难住。我刚才讲到中国的文学教育有弊端,把学生都教成陶渊明了,与世无争、与世隔绝的陶渊明。梭罗有一点像陶渊明那样的隐士,他的《瓦尔登湖》,堪称最美的散文。《瓦尔登湖》有很多种翻译本,希望大家去读一位诗人的翻译本,诗人叫徐迟。徐迟就是在当代文学史提到的写《哥德巴赫猜想》的那位报告文学作家。他更是著名诗人,他的翻译本,他翻译的《瓦尔登湖》的语言是最美的。

梭罗这句话是"人类无疑是有力量有意识地提高自己的生命的质量的"。我们强调,一定不要认为命中注定我就是个忧郁的人,命中注定我就是个快乐的人,命中注定我是晓庄学院的本科生,我就不能读硕士读博士。不是这样的,你是有力量改变现在的一切的,你还要有意识地去改变。诗歌疗法让你既有力量,也有意识地去改变过去的生活,提高你的生活质量。

诗歌疗法是由几个流行的心理疗法结合起来的。在国外强调的是阅读疗法,通过读诗来获得心理健康。苏联读书疗法就非常流行,把图书分为三类,第一是影响理智和思维力的书,第二种是影响情绪的书,第三是帮助理解生活意义的书。刚才讲到《瓦尔登湖》,它可能是帮助你去理解生活意义的书。但我建议大家读《瓦尔登湖》的时候,不要只把它理解为是帮助理解生活意义的书,更多是影响情绪的书。《瓦尔登湖》倡导的是跟社会相对隔绝的、很生态的、有些隐世的生活,不完全是现代生活。梭罗后来完全改变了这种生活方式,走出了自然,走向了社会。现代生活要求张开双臂,非常热情地、非常热烈地去拥抱阳光,拥抱沙滩,拥抱自然。现在春天来了,到处都有鲜花。大家要开放自己,尽情享受春天的美丽。《瓦尔登湖》也教会我们如何与地球相处,如何通过享受自然的恬静美丽,让心理更健康。

我在东南大学形象地讲过判断中文系老师或学生的基本标准。你们也在晓庄学院看一看,如果看见有人经过一树花,主动停下脚步,上去闻一闻花到底香不香,那人可能是中文系的老师或学生。其他系的老师或学生,从事非文学职业的,不可能有这么浪漫,这么有诗意,看着花,就想去闻一闻它到底香不香,听见鸟儿叫,就想停下脚步多听两声。这种有意识地去寻找生活中的诗意的方式，用一句大家说烂了的话，"生活中不是缺少美，而是缺少发现美的眼睛"。王老师想换一句话，"生活中不是缺少诗意，而是缺少去发现诗意的眼睛"。或者说，"有发现诗意的眼睛，却缺乏去欣赏，去享受诗意生活的心境。"

现在春天来了，希望大家多走出去，去拥抱一下大自然，你们校园的花确实太漂亮了。什么叫文艺青年？现在在网络上有"文艺青年"的说法，"文艺青年"一词有时候变成贬义的了，尤其是"文艺女青年"，（在黑板上板书"文艺女青年"）是吧？大家说文艺女青年的标配是什么？文艺女青年的标配是有单反相机，（笑着指在场摄影的女同学说，这位就是）（笑声）但你的相机质量太差了。（笑声）文艺女青年的形象是成天捧着单反相机，看到阳光，看到鲜花，就会兴奋地大叫："哇，好美啊！好美啊！"就会赶快拍摄。（笑声）这是文艺女青年最基本的"标配"。

文艺女青年还有一个特点，她们随手可以写一段漂亮的美文，发一点小感慨，她们在微博上，在QQ空间上，在微信上，随手可以来一段小抒情，写一段有情调的、抒情的、忧郁的文字，那段文字完全是美文。文艺女青年的外在标配是配个单反相机，内在的标准是可以信手拈来一段美文。中文系的学生应该是典型的文艺男青年、文艺女青年，我们没钱买单反相机，但有双善于发现诗情画意的眼睛，可以随时去寻找生活的美，创造文字的美。

诗歌疗法有两个很重要的理论家，大家听讲座后去读一下他们的书。我在这里倡导大学生应该读弗洛伊德和马斯洛的书。王老师有两句口号：读弗洛伊德的书使人成为健康的人，读马斯洛的书使人成为优秀的人。我可以用简单的语言来介绍这两个理论家。两个都是心理学家，弗洛伊德比较强调人的身体，我可以叫"低级情感"，（在黑板上板书"低级情感"）还有个术语叫"高级情感"，（在黑板上板书"高级情感"）低级情感要用一个词，老师不好直接说这句话，你们现在太小，怕把你们带坏了，尽管刚才叫你们转变角色，现在你们已经不是大学生了，现在是病人，治病的时候没有平时讲的"谈性色变"，那个词就是弗洛伊德强调的"性"。（在黑板上板书"性"）弗洛伊德重视低级的需要，马斯洛强调自我实现，（在黑板上板书"自我实现"）自我实现可以称为高级需要。

这两个理论家的书，一定要去读，尤其是青年学生。很多人，很多老师不主张给学生推荐弗洛伊德的著作，我告诉你们在20世纪80年代，我们当大学生时，疯狂地读弗洛伊德的书。弗洛伊德对人的基本欲望解释得很清楚。诗歌疗法是精神疗法，主要用的弗洛伊德的精神分析理论。

我给大家大致介绍一下弗洛伊德,推荐一本书,弗洛伊德最重要的一本书是《梦的解析》。中文系的同学还可以去读弗洛伊德的一本书《文艺心理学》,这本书是其他人把他论文艺的论文放在一起的。弗洛伊德是精神分析学派的创始人,早期从事催眠治疗工作,后创立精神分析法。有人这么评价他:"他把人的心理分为意识、潜意识和无意识,后又分为意识和无意识,包括被压抑的无意识和潜意识的无意识,存在于无意识中的性本能是人的心理的基本动力,是支配个人命运,决定社会发展的力量,并把人格区分为自我、本我和超我三个部分,其学说被西方哲学人文学科各领域吸收和运用。"

刚才你们赵院长讲,他给你们开了文艺心理学这门课程。文艺心理学的全国统一教材,教育部推荐的教材,是北师大编的,是童老师主编的,就是我的博士生导师童庆炳先生,统稿我也参与了的。文艺心理学教材里讲弗洛伊德一节是书中很重要的章节,说明他的重要性。弗洛伊德很重视性对人的心理健康的影响,很多人讲他是一个"泛性论者",他把很多东西都往这上面套,因此产生了比较大的争议。

马斯洛是美国著名的心理学家。他提出了融合精神分析心理学和行为主义心理学的人本主义心理学,他的心理学的理论核心是人通过自我实现,来满足多层需要系统达到高峰体验。今天一位南大博士说他写了论文以后感到好幸福,我说这就是高峰体验。他"重新找回被技术排斥的价值"。马斯洛非常认真地去考察研究了世界上他认为优秀的人,如作家、演员、政治家,他发现共同的东西,就把这些结合起来,研究这些人是如何成为社会精英人士的。我就把它理解为,读马斯洛可以让人成为更优秀的人。因此我在东南大学开了一门选修课,指导学生读弗洛伊德和马斯洛的心理学,课程的名称是"如何做健康的和优秀的人",这门课2017年放到了超星学术视频上。

马斯洛强调人首先要满足低级需要,满足衣食住行的低级需要后,才能达到高级需要。这观点是错的,尤其对优秀的人,他们是可以先去实现高级需要,追求自我实现的,那些苦行僧,他们就对物质的方面,对衣食住行这些方面,包括性这方面的需求是不高的,所以我认为,人的低级需要和高级需要是可以错位的,如那些殉道士的生活。

我今天有意识地用了大家非常熟悉一段话。"故天将降大任于斯人也,必先苦其心志,劳其筋骨,饿其体肤,空乏其身,行拂乱其所为,所以动心忍性,曾益其所不能。"为什么我把孟子的这段话抄下来呢?也是想送给各位。这段话是我成长的动力。我父亲是中学语文老师,他是上世纪50年代的大学生,响应国家的号召,"到祖国最艰苦的地方去",到乡村当小学老师,当中学老师。在我的成长中,这件事对我影响很大,我读中学、读大学,他都要把这段话,用他的书法写一幅字,贴到我的床边,让我一直有种心态,我一定要干一番大事业,因此我现在要受尽各种各样的磨难。在大学时候很多人都不敢去游冬泳,我每天去,零下几度我都要在水里面游,每次游泳都有心理斗争,游泳以前就想今天我一定要去游,游了以后全身冻得发抖,就想"哎呀,打死我也不去了",第二天又去了,通过自虐的方式来训练自己。这段话是影响我成才的非常重要的话,它确实给我带来斗志,让我勇往直前。

这段话也带来了负面的东西,我现在总结出来,它让我过分重视精神上的东西,过分去重视吃苦,过分重视挫折教育,最后导致了我没办法去体会享受生活中间的快乐。当然,不能过分按快乐原则行事,如现在外面阳光灿烂,按照弗洛伊德的快乐原则,现在大家都应该不听王珂教授讲座了,都出去踏青。但是现阶段要解决科学问题,探讨诗歌疗法,大家还不得不坐在这个地方,不得不忍受王老师不标准的普通话压迫,不得不有这种受虐的感觉。

今天应该客观评价这段话,中国培养人才大多是按这段话培养的,它是有用的,也是有害的。现代人应该有批判精神,也就是说我们对中国传统文化的很多东西,是要坚持的,但是也要去考虑这样的事实,中国传统文化的有些部分,包括现在有些人成天鼓吹的"国学"那些东西,是需要批判地吸收的。我对有的"国学"是有抵触情绪的,我觉得有些鼓吹国学的人,是做不了学问才去做国学,你们也搞不清什么是国学,就跟着去了。当然我说这句话,古典文学的老师会骂我的,我是做当代文学的,做文艺学的,对西方的理论,尤其是具有科学性的方法论,是比较喜欢的,甚至比较崇拜的。诗歌疗法主要是吸收了西方的心理学方法,坚持科学性和专业性。接受西方的东西,也应该有批判精神。

这段话对我个人来说,三分之二是有益的,三分之一是没有好处的。我现在强调要学会欣赏自己、奖赏自己。今天上午我跟南京大学一帮博士生聊天也讲到一件事,我一直在调整一个习惯。过去如果我写了一篇文章以后,很辛苦,你们知道我过去写完了干什么事情吗?1990年硕士毕业我到大西北去工作,在兰州工作了六年,那时候文章写完了,把文章投到邮箱里面,我就去吃一碗牛肉面,后来我就养成了写完一篇文章就吃一碗牛肉面的习惯。最近几年我改变了,尤其是做诗歌疗法以后我完全改变了,如果把一篇论文写完了,把一件重要的事情做完了,我绝对不是吃牛肉面,我一定要找我最想吃的东西,

不管多贵。我觉得自己都不爱自己,自己都不奖励自己,自己都不给自己一点甜头,活下去还有什么意思呢?(笑声)

这是很重要的观念转变,一定要学会自己奖励自己。有时候必须要过艰苦的生活,过艰苦生活的目的,尤其是最终目的,是为了过幸福的生活。我的父辈一代,他们的生活观念是"生活是为了工作",吃好饭是为了工作好。现在应该改变过来,要重视生活,工作的目的是为了生活得更好。可能今天王老师把大家教坏了。严格地说陶行知先生他们这代是特别强调奉献精神的,强调生活是为了更好地工作的。陶行知这一代是我爷爷那一代,我爷爷与陶行知一样也是教书的,但不能用教育家这个词语形容他。那一代纯粹是把自己无私地奉献给社会了。到了我父亲那一代还适当重视生活,生活的目的仍然是为了更好地工作的。到了我这一代,我是比较强调工作和生活双丰收的。

今天为什么要把这段话拿出来呢?大学是物质贫困的时期,是精神自由的时期,现在各位肯定是生活在物质贫困的时期,即使你家里很有钱,也不好意思花爸爸妈妈的钱。但是正是这样的时代,你才更有精神自由,才能静心来做事,静心来读书,静心来欣赏美。为了批判孟子的这段话,我特地抄录了我最近写的两段文字。"东大九龙湖校园很美,有很多的花,最香的花是桂花,旁若无'花'地走过的绝不是中文系的人,不由自主地迎上去闻花的人肯定是东大中文系的学生或老师。"刚才讲在晓庄学院,我说如果看到闻花识香的人,可能是中文系的老师或学生。

第二段文字更强调"中文人"的审美情趣:"身为中文系的教授,甚至是中文系的主任,我当然更是这样的'闻香止步''看景留步'的美的发现者和享受者。著名美学家朱光潜曾以《慢慢走,欣赏啊》为题主张'人生的艺术化'。身为美学博士生导师,我当然推崇人生境界,在诗意的校园'诗意地栖居'——慢慢走,细细品。"当然,如果是要上课了,上课铃声响了,你还在慢慢走,细细品,你说这是王珂教授说的,你们秦校长就再也不会请我来作讲座了。这是我最近为东大校庆,为东大校报写的一篇文章中的一段话。人的精神健康跟人的生活方式、生活的态度有直接的关系。我甚至在东大公开宣称:如果没有闻过桂花香,没有到过九龙湖畔漫步的人,就不能成为东大的中文学者。

在座的绝大多数是文学院的学生,做文学人、中文人是怎么样的人呢?我用十个字来总结:情感、浪漫、诗意、文采和幽默。这五点是做教师,尤其做语文老师更需要的。最基本的是情感要丰富,作文要有文采。刚才讲到文艺女青年的标配是既有单反相机,更是能够随手写美文,写一段美丽的小散文或一首美丽的小诗,强调的正是文采。学中文的每个人更要有随时可以写一篇有文采的文章的能力。我在东大提出了这样一句口号,在座的中文人可以自己衡量一下:"不会写美文就不配待在中文系,不会写美文就不配成为文艺青年,尤其不配称为文艺女青年。"

对文采的重视,实质上是受马斯洛讲的人有基本的审美需要的影响,美文写作可以让你身心更健康。因此同学们也要转变写作观念。为什么大家讨厌写作?很重要的原因是太把写作当一回事,大家从小接受的写作教育是"立意高远,境界自出",还有什么"文以载道",还有什么"文章千古事"。我告诉你们,那是那些大作家的事情,不是在座的本科生的事情,你们现阶段的写作要追求写作过程的快感。快感是指两方面的,第一是把你压抑的情感抒发出来;第二是写出了一段漂亮的语言,甚至找到了很好的意象,用了很漂亮的或很合适的字词,你突然感叹:哇!我居然把它写出来了!

我给大家讲一段经历来说明这样的写作的存在价值。王老师又在暴露他的隐私了!大家知道有一首歌,很有名的歌,高晓松写的《同桌的你》,是吧?我大学是在外语系上的,外语系女生多男生少,我喜欢上了同桌的女孩,喜欢上了以后,很焦虑,单相思,夜不能寐。我要表达出来,如何表达呢?写封情书吧。那天我就逃课,下午就开始逃课,开始写情书,晚上11点学生寝室要关电灯,我就买了一支蜡烛。那天我写了九千多字,从下午写到晚上,(感叹声)写到后面我把自己写哭了。(笑声)

大家知道吝啬鬼的故事吧,有个吝啬鬼要去世的时候,一直不闭眼,看着两根灯草。他的妻子挑灭了一根灯草,他才瞑目了。我写到深夜,突然抬头望窗外天空,我就想到泰戈尔的一句诗,那时特别喜欢读泰戈尔的散文诗,什么《情人的礼物》这一类的,我就在情书中说,泰戈尔写过《新月集》,我晚上透过窗子看到外面的月光,发现今天晚上的月儿不是圆的,今天晚上只有一轮弯月,我就预料到我们的结果肯定不是圆月,我为什么不挑花好月圆的夜晚来写这封情书呢?写到这里,哭了,眼泪掉下来了。

我再看到眼前的蜡烛,更伤感。那时候我只有17岁,是歌德的诗所说的"哪个少女不怀春,哪个少年不多情"的年岁。看到那只蜡烛,我突然想到吝啬鬼的故事,我写道,我今晚上为什么不买两支蜡烛呢?两支蜡烛象征可以比翼齐飞啊,现在,天啊!我面前只有一支蜡烛啊!注定了我俩无缘,我会光棍一条,就像这支蜡烛一样,这支蜡烛马上就要燃尽了,我这光棍永远就完蛋了。

想想写求爱信到这种地步,不掉眼泪才怪呢? 又哭了。(笑声)

你们肯定关心的不是王老师情书写得怎么样,你们关心的是,王老师,那女孩子到底接受你没有? 现在我可以告诉大家结果。超星公司播出这段个人隐私也没有关系,我的大学同学都知道王珂的这段故事。第二天上午她与我同桌上课,我也不敢理她,中午打饭的时候,在食堂她买饭菜的时候,我挤过去对她说:"某某某,有你的一封信。"那时全班同学的信件分发到系上的信箱里,我可以是代她送信的啊!

她看了,晚上就约我出去。(笑声)我很兴奋,觉得那封情书真管用啊!结果她跟我说:"王珂呀,你的情书我看了以后觉得写得很好,但你不是在为爱情而写作,你是在为写作而写作,写得太美了,我本来想把情书给你保存的,我觉得还是还给你吧,是非常优美的散文,看得我很感动。"你们知道我是什么结果吗? 你们肯定以为我回去要痛哭流涕的,我回去以后一点也不伤心,回来以后我急忙仔细读了一遍,读了以后一点都不难受。为什么呢? 我在写作和阅读过程中把我的情感抒发了,我更觉得写出这么美的东西来,很自豪,很兴奋。刚才讲文学是人学,文学是艺术,我对文学艺术,尤其是美文的关心已经大于对人生,尤其是对爱情的关心了。

刚才我给大家讲了我亲历的写作过程。诗疗写东西,获得的正是这两种快感,第一种是抒情的快感,第二种是审美的快感,对美的诗、对美文的追求的快感。而这两点刚好是著名的心理学家马斯洛的人的需要理论所说的人的认知需要和审美需要。建议大家去读这本书,是诗歌疗法很重要的一本书,马斯洛的《动机与人格》(板书"动机与人格")强调了两个观点,一个观点前面已经讲过,对异性的爱慕、爱情,包括对性的需求是本能的需要,称为人的低级需要。

他最重要的观点是现在学中文的人必须要掌握的。他认为人有审美需要,审美需要是人的本能需要。(板书"审美需要是人的本能")它解释了为什么有些词语觉得很美,有些语言觉得不美? 我很喜欢一些词语,尤其是在诗的写作里面,我喜欢用的词语叫联绵词,如"呢喃",(板书"呢喃")呢喃这个词,看到就觉得很美,声音也很美。如果变成"喊",变成"说",(板书"喊""说")明显就没有原来的词语美。有首很有名的诗,徐志摩的《再别康桥》,"轻轻的"什么的,这样的节奏很自然就会产生美感,因此说这首诗有它的音乐美,有它的视觉上的排列的美。这些美过去更多是从美学的角度,是从社会的角度,从身外的角度去理解的,现在要把它理解为,人对美的敏感、对美的追求是人的本能。快感写作是人的本能写作，美感写作实际也是本能写作。希望在座中文系的同学，做文学的同学，注意写作中本能的审美情感的宣泄。

诗歌疗法分为两大方法：第一是阅读疗法，读诗，通过读诗让自己心理更健康。第二是书写表达，写诗，通过写诗让自己心理健康。西方的诗歌疗法更重视读诗，重视阅读，包括日本，重视朗诵。王珂先生的诗歌疗法特别强调写诗，通过书写来治疗。

为什么我的诗歌疗法重视写诗呢？有两个原因，第一个原因是中国本来是诗的国度，谁不会写诗啊？在座的每个人都会写两句诗。中国十亿人可能九亿人都会写诗，那些没有文化的也可以写几句。中华民族太热爱诗歌了，中华民族热爱诗歌当然也有很多非诗的原因，科举考试搞了1300多年，在很长一段时间要通过写诗才能当官，写诗的自然就多了。现在高考不倡导写诗，如果高考倡导写诗，在座的每个人更会写诗。中国人有写诗的天赋，中国有这样的土壤，所以诗疗倡导写诗得天独厚。

还有一个原因是借鉴了心理学最新的研究成果，叫"书写表达"，（板书"书写表达"）"书写表达"是让心理健康很重要的方式。刚才我讲到写情书，写前很难受，一定要表达给她，一定要写出来，写出来了，难受就表达出来了，心情就好了。

受过创伤的人更需要"书写表达"，在座的有的同学可能在小的时候，尤其男孩子，受过伤害。我在六岁的时候就产生过自杀的念头。（感叹声）我现在觉得很奇怪，也与心理学家探讨过，为什么六岁孩子会产生自杀的念头？我找到一次伤害事件。那时我家还是比较穷的，我父亲的"包尖钢笔"平时不会让我用，我悄悄拿来写字，不小心掉下去把笔尖摔坏了。那只钢笔好像是1块多钱，1块多钱在那时是很多钱，被母亲打了。我就觉得非常委屈，平时我从来不挨打，从来是乖孩子，我是无意中犯错的，我觉得处罚太严了，就觉得活着没什么意思。（笑声）

六岁时发生的创伤事件会在一生之中挥之不去。现在文艺心理学里面叫做"童年情结"，（板书"童年情结"）弗洛伊德也很重视，弗洛伊德也认为童年的创伤可能影响一生的幸福，它会从潜意识跳出来，会做噩梦。这时候就要把它写出来，写出来以后就转移了，创伤就可能消失。这与心理学上的"移情"或"投射"有关。

刚才讲诗疗写作不要太重视意义，要更重视情趣。如同去天空下拥抱阳光，到绿树下闻花香，到湖边去走一走，听听鸟叫。你们现在听的歌曲跟我们年轻时代的不一样，你们经常唱忧郁的歌曲，我们在80年代为什么比较健康，唱的歌比较乐观，我们可能有一点傻作乐、穷作乐。那时候最喜欢唱："阳光、沙滩、海浪、仙人掌，还有老船长。"（大声唱出）你想象阳光、沙滩、海浪、仙人掌多美，现在教室外面有阳光，如果晓庄学院既有阳光，又有沙滩，还有仙人掌，那就又是一种感受了。在写作中去寻找这样情调、情趣是非常重要的。

所以大学校园的写作要"小处敏感"，对一朵花的开放，一棵草的吐芽，都要去关注它。校园的生活是充满诗性的生活，你们正处在诗意洋溢的人生阶段。我曾经在西北师范大学做诗社的顾问，现在他们的社长已经是西北师范大学一个学院的院长了，成了著名的小说家。我曾经在他们办的校园诗刊《我们》上写了一篇文章为校园诗人的个人化写作辩护。今天我把它告诉你们，也是煽动你们写诗。我刚才问了黄老师，晓庄学院没有很专业的诗歌老师，你们如果要成立诗社，要请顾问的话，我愿意做你们诗社的顾问。我曾经为了激励同学们写诗，在甘肃民族师范学院做完诗歌讲座后，当场出钱让他们办诗歌大奖赛，他们学生组织大奖赛，我出钱给他们发奖，目的是鼓励更多的人来参与诗歌写作。

那是我26岁时，做西北师范大学大学生诗社的顾问，刚当大学老师写的一段话："校园是小地方大世界，这里有不可思议的幻想，有的是企图超越一切的激情，有的是被压抑和奔放的情感，有的是对缪斯顶礼膜拜的才子佳人……在校园，情感和幻想四处弥散，和各种玄奇的色彩对抗，诗作为幻想和情感白热化的产物自然在对抗中生存。在校园，诗神尽情飘临，尽情造就梦谷，在浪荡中迷惘，在困惑中浪荡的校园诗人，纷纷自告奋勇，充当梦谷的主人。"建议你们现在多做做梦，多写写诗，在大学生活中，那是非常重要的事情，希望大家让诗成为青春的见证者。

我在你们这种年龄的时候入迷地写诗，同学们叫我"王诗人"。我从初二就开始写诗，大学本科四年，1983年到1987年，我在西南师范大学上外语系，更是入迷。大家看我自编的诗集的名称，就很典型地证明诗是我青春的见证人。我现在觉得那是我人生的一笔财富，尽管我没公开出版过诗集。

大一学生是充满激情的，是吧？我每学期开学时就准备好笔记本，就把诗集的名字写好。大一的时候叫《追求集》，那时候对什么都感兴趣。在大一的下学期，尤其是下学期的后半学期，就没有了进来时的热情，开始思考追求到底有什么意义，就写了《沉思集》，一沉思就感到困惑，就写了《困惑集》。到大二学风就不太好了，我就写了《浪荡集》，我刚才讲的写情书的事发生在大二，我处在浪荡阶段。没有与同桌的那位女孩子谈恋爱，跟另外的女孩子谈了一场没有拉手的恋爱。但失败了，觉得幻灭了，觉得活着没有意义了，就写了《幻灭之春》。从我的诗集的名称《追求集》《沉思集》《困惑集》《浪荡集》《幻灭之春》《希望之春》，就可以呈现我大学的情感经历和思想历程。

我幻灭以后差点自杀了，准确点说是因为爱情失败了差点自杀。大学失恋是大学生跳楼、患忧郁症的主要原因。恋爱问题是大家很难过的坎。恋爱为什么会出现问题？也是教育的问题、爱情观念的问题。我从小接受的爱情观是人一生中爱情只有一次，必须在一棵树上吊死。那场恋爱我是一厢情愿的，我自己认为是最适合她的，人家认为是最不适合的，最基本的条件都不具备，她一米六五，我一米六，身高这一点很重要，就卡住了。

《幻灭之春》写完以后觉得自己这么幻灭下去也不行啊，还是要振作起来。为了教育开导我，我是校诗社的理事，校通讯社的副社长与校报老师关系很好，校报为此专门发了一篇社论，叫做《失恋不失志》，主张人可以失掉"恋"，但不能失掉"志"。我看了以后很感动，就拼命考研究生。后面诗集就叫《希望之春》，一边复习一边写诗。我在大学时的五部诗集六百多首诗，完整地记录了一个男孩追求后的困惑，困惑后浪荡，浪荡后幻灭，幻灭后新生的成长过程。那时对异性的爱慕还不能完全称之为爱情，在此时期却是最重要的书写内容，完整记录了爱的萌芽、爱的朦胧、爱的欣喜、爱的迷狂、爱的绝望等爱的感受。我想等两年把诗集出版出来，现在不敢出，现在出有损王大教授形象，或者等我以后退休了再出版，绝对能成为畅销书。我在大学时期的写作就是诗疗写作，这种青春期自发性冲动写作实际上就是一种有效的"书写表达"。

在此王老师有意识地把大学写诗经历告诉大家，目的是希望大家在大学期间多写点东西，尤其要多写些诗，不仅是你们生活的记录，而且有利于你们的心理健康。我最大的收获是在写作过程中我的身心越来越健康。所以我对诗歌特别地热爱，曾经有个我的专访，题目是《为诗消得人憔悴，衣带渐宽终不悔》，这并不是说我对诗多么有奉献精神，刚才赵院长介绍说王珂教授发表了400多篇学术论文，出版诗歌著作7部，编了10部，成天在为诗做事情。我愿意为诗做事，很重要的原因是我应该感谢诗，诗让我获得了新的生命，诗让我的生活更有意义。当然诗也给我带来了生活中很重要的财富，我37岁就做了教授，很早就做了博士生导师，它让我衣食无忧，获得很多的东西。诗让我心理健康，让我成为"阳光大男孩"，有更好的心态做学问，带学生。所以能做出较好的工作业绩。我深刻地感受到诗对现实生活是很有用处的,尤其是我在做诗歌疗法过程中,更觉得诗很重要。

前面我用了一句名言,用了梭罗的"人是有力量有意识地改变自己生活质量的"。再用一句名言,是王利群的,刚才讲到她是装甲兵工程学院的心理学教授。她有句名言,这句名言是诗歌疗法特重要的一句名言,比刚才那句重要,"人是一定能够改变的"。"人是一定能够改变的"这句话是心理学界做心理危机干预时很重要的一句口号,如果你要对某个病人实施救援治疗,如某人失恋了,他想自杀,你就一定要让他相信他是一定能改变的。应该从哪些方面来改变呢?应该从三方面进行,第一要改变观念,第二要改变体验,第三要改变行为。即系统的心理危机干预是要改变观念,改变体验,改变行为,三者结合。

首先把他过去的观念改变。遇到失恋要自杀的人,不妨让他的观念由"在一棵树上吊死"改变成"天涯何处无芳草"。当然这也是比较可怕的,怕他以后就不再相信爱情了。但以后不会是这样的,至少要让他现在改变,让他意识到这一次失恋是正常的,不是你不优秀,是你和他不匹配,有差距。你们在某阶段相配,你是六十分,他是七十分,后来差距拉开了。大学恋爱经常碰到这种情况,现在本科生在一起谈恋爱,本科毕业一人考上研究生了,另一人在小学里面教书,差距自然就拉开了。观念的改变使人会换角度看问题,不会再钻牛角尖。

第二个是改变体验,改变体验主要是改变情感的体验方式,如果某人失了恋,就不要让他成天去怀旧思念。我失恋后,每天晚上睡觉前躺在床上,一定要像过电影一样地过场景,回忆我跟女孩子相处的场景,全部过完,从怎么认识的到怎么闹矛盾的。最后出现什么情况?基本上每天晚上都要梦到她,每天晚上睡觉前想她,又梦到她了,晚上睡眠自然不好,第二天精神也不好,形成了恶性循环。

第三个是改变行为,现在如果碰到失恋,首先就要学生赶快休整休假,当然这可能是违背学校纪律的。人已经失恋了,很难静心学习。我就会放他两天假,尽可能离开校园,不要在老地方睹物思人。我为什么在福建师大干得好好的,要到南京来?非常重要的原因是四年前我妻子患癌症去世了,如果我继续待在福建师大校园里面,成天会看到我与妻子相处的很多场景,就会严重影响我的情绪,影响我的工作,所以我给学校的调动报告中提出,是情绪的原因,我不得不换城市换单位。

我刚才讲到这点，很多同学表情马上严肃起来。我讲这个例子也是为了说明心理调节有多么重要，心理健康有多么重要。王珂老师正在遭受人生三大痛苦之一，叫中年丧妻。人生三大灾难是少年丧父、中年丧妻、晚年丧子。我处在中年丧妻这个阶段，确实也有很艰难的心理情感折磨过程，但是正是自己有意识地去调节，近年我是比较专业地在做诗歌心理精神治疗，我写诗读诗，所以我调整得比较好。我现在如果不讲这段事情，我会一直给你们快乐的形象，今天整个前面的讲座我都兴高采烈、眉飞色舞。现在讲到亡妻，你们发现我的脸色比刚才凝重，前面都是很灿烂的，很阳光的。近年我从改变观念、改变体验和改变行为三方面入手，成功地完成了人生的大转变。我从福州换到南京工作，让我的很多生活方法，很多生活方式都改变了。至少在现阶段，我在南京已经待了三年了，我觉得肯定比待在福州好。

所以当你们遇到很难的事情时，首先要给自己讲，"一定是能改变的"。换成中国民间的说法，叫"车到山前必有路"，是不是？还有一句话叫"天无绝人之路"，天无绝人之路就是说一切都会改变的。当然只有这样的口号是没有用的，必须去采取具体的措施：改变观念，改变体验，改变行为。

刚才讲到了马斯洛的审美需要理论，它是现在的中国文学研究界非常忽略的理论，他说："在某些人身上确有真正的基本的审美需要，丑会使他们致病，身临美的事物会使他们痊愈，他们积极地热望着，只有美才能满足他们的热望。"大家一定要重视这个观点。他还讲道："审美需要与意动、认知需要的重叠之大使得不可能将它们截然分离。秩序的需要、对称性的需要、闭合性的需要、行动完美的需要、规律性的需要，以及结构的需要，可以统统归因于认知的需要、意动的需要或者审美的需要，甚至可以归因于神经过敏的需要。"

这个理论在诗疗中太重要了！因此当我们的情绪发生巨大波动的时候，要有意识地去寻找美的东西，听听美的音乐，看看美的景色，要去寻找美。王老师有一个习惯，当我很难受，特别难受的时候，就待在家里写作，尤其是写诗，写美文。以前我妻子还有很好的解决方法，带我出去逛街，如果发现了"漂亮妹妹"，我妻子就说："看！她漂亮吧？"让我仔细欣赏。教授级男人大街上去看美女，应该说是不对的，不道德的，但它是可行的，有效的。《参考消息》曾经报道过一则新闻，说巴西有位老人活了130多岁，记者问他为什么长寿，他回答说，他特别喜欢看漂亮姑娘。

讲到要去寻找美，刚才老师讲的话题和方式好像比较俗气，但它印证了马斯洛讲的这段话，审美的需要是本能的需要，既然是本能的需要，就不要太从道德上，从伦理上去对它做是与非、对与错的价值判断。

还有个观点需要纠正大家，谈到本能，刚才老师谈到本能的时候，大家会认为本能只跟身体有关系，这是不对的。我们讲弗洛伊德是个泛性论者，他把什么都跟性靠在一起，这对弗洛伊德也是个误解。弗洛伊德有这样一段话："如果现在致力于从生物学观点思考精神生活，这样'本能'概念就会出现于面前：它处于精神和身体的交界处，是从有机体内部产生而达于心灵的刺激，是人的心理代表，是由于心灵与身体关联而向前者发出的工作要求。"

理解弗洛伊德，一定不能认为他只关注身体，他还关注精神。诗歌疗法把马斯洛的观点，尤其是审美需要这个很重要的观点，和弗洛伊德的观点，尤其是人的本能是身体与精神一体这个很奇特的观点，结合了起来，提出诗歌疗法既关注身体，关注低级情感，也关注精神，关注高级情感。人只有低级情感是活不下去的，同样地，人只有高级情感也是活不下去的。低级庸俗是不行的，太有精神洁癖活着也会难受。尽管刚才讲到苦行僧、宗教人士，可以没有人的本能的情感需求，实质上是有的，只是他们在行为方式上，把有些欲望有意识地压抑起来了。这两个观点非常重要，是诗歌疗法最基本的理论支点。诗歌疗法因此提了这样的核心观点：打造健康和优秀的人要肯定本能情感。

诗歌疗法还借鉴了德莱兹的观点，"德莱兹修正了通常的欲望概念，在拉康和弗洛伊德这里欲望是由于欠缺引起的主体心理状态，它是困乏式的、收缩式的、否定式的，而德莱兹则将欲望看做是生产性的、积极的、主动的、创造性的、非中心性、非整体化的，欲望具有革命性、解放性和颠覆性，它应该充分地施展出来。"这段话是我引用别人的，是学术语言，用普通语言来解释，即是一定要承认人有欲望，"存天理灭人欲"是错的，"清心寡欲"是不正常的，过去提到欲望好像是比较坏的事情，现在应该承认社会有欲望才能发展，当然不能贪得无厌。一位经济学教授告诉我说："王珂，经济学教材的第一章就承认欲望，人类社会为什么有经济活动？就是人有欲望，人想赚钱，商人不想赚钱他就不是商人。"政治家也是有欲望的，当了小官就想当大官，当然官本位思想是不对的，我现在做东南大学人文学院中文系主任，职务上不上去无所谓，我一定要把业绩做好，这也是追求成功的欲望。在座的各位，当你产生欲望的时候，不要自责。如刚才答问题答得非常好的那位男生，他产生的欲望可以是：以后要成为陶行知先生那样的人——高尚的人、纯粹的人、有道德的人、脱离了低级趣味的人。这是对的，我们应该赞赏的。如果他再说，晓庄学院有很多漂亮的女生，我要找一个漂亮的妹妹做我的女朋友。你们认为他是错的吗，他就不是错的, 在他追求的过程中自己就会强大起来, 强大了可以更好为国家干事。

在这里我告诉大家王珂老师为什么优秀, 很重要的原因是我的初恋的标准很高, (笑声)不是我的标准很高, 是形势发生了变化, 标准提高了。我前面讲到恋爱需要条件相当, 我用了 "匹配" 这个词。我跟那位女孩青梅竹马, 一起长大, 是邻居。我上学上得早, 读书又太认真, 睡觉不认真, 你们现在睡觉一定要认真啊, 到了高二我一米五八, 结果我到现在还是一米六, 在大学我就没有长高。他们家睡得早, 是科学生活, 他爸爸是体育老师, 我爸爸是语文老师, 你可以想象两家的生活方式。我家孩子经常六点钟就起床, 他们家经常七点钟都还没有开门。她高二就长到一米六五, 她也特别优秀, 曾是重点中学重点班的第一名。还有一句话改变了我, 我追求她的时候, 她妈妈就讲, 我女儿一定不找师范生。我是西南师范大学外语系的学生, 觉得很自豪, 当时外语系是最令人自豪的系, 不容易考上的。我觉得我是西南师范大学外语系的学生, 她女儿当时还是高中生, 有什么了不起的? 我想既然你不要师范生, 我一定不当师范生, 我一定考研究生, 我考上研究生再回来找你女儿, 行不行? 我就考研究生了。

这里我就讲到欲望是有必要存在的, 当然贪得无厌, 过分追求完美是不行的, 前者在道德上有问题, 后者在心理上有问题。这里有个概念, 完美主义者是病态的, 像王老师经常是个完美主义者, 今天的讲座, 你们知道吗, 我做了两百多张PPT, 你看现在才讲几张, 太追求完美了。它是病态的, 过分追求完美, 造成浪费, 效益不高, 还会养成做事谨小慎微的性格。当然, 还是要倡导大家要比较有欲望, 有进取心, 要追求完美。

今天大家对爱情很感兴趣, 建议去看一本书, 对同学们的爱情教育是有帮助的。是弗罗姆的《爱的艺术》。(板书 "爱的艺术")弗罗姆的《爱的艺术》强调人的健康需要高尚的爱情, 那种既有本能享乐更有精神共鸣的爱情, 是一种比较圣人化的爱情。我们的爱情教育, 尤其是个人主义的、实用主义的爱情教育是有问题的。大家自己去读这本书, 我今天不是爱情咨询师, 不细讲爱情话题。

弗罗姆仔细研究过何为健全的社会和健康的人。他首先讲到了人的基本情感不只来源于他的本能需要。注意尽管前面王老师一直强调本能情感, 本能是重要的, 欲望是重要的, 大家要珍惜, 要重视, 不要受现在教育的蒙蔽, 把个人的幸福, 把诗意的生活, 把个人的本能需要全都忘掉了, 那样活着的人实际是不幸福的人。但是更赞成弗罗姆的观点："人的基本情感不只来源于他的本能需要,还来源于人类存在的具体条件,来源于寻找新的人与人和人与自然的亲密关系的需要。"你要心理很健康,很重要的是要去寻找和建立人与人的亲密关系。

前面讲到,阿德勒认为人在社会生活中必须要建立三种关系,这与弗罗姆的要建立人与人的亲密关系异曲同工,都强调人的社会性、自我的社会性。第一是人与地球的关系,第二是人在职场中与同事的关系,即人必须要有职业,去挣钱来谋生,要去处理和同事的关系,包括现在你们在学校跟同学的关系,你必须处理,同寝室住六个姐妹,或六个兄弟,你必须要很认真地相处,要亲密地相处。第三是人进入社会要安家,有"性类"问题,有跟异性相处的关系。这三种关系是我们在诗歌疗法讲座中不厌其烦地提到的,因为是同学们容易忽略、容易犯错误的。

诗歌疗法的最终目的是要培养弗罗姆所说的"精神健康的人"。"精神健康的人,是富有创造力而未被异化的人;他与世界建立友爱的联系,他利用自己的理性去客观地把握现实;他觉得自己是独一无二的单一的个体,同时又感到自己和他人是同一的;他不屈从于非理性的权威的摆布,而愿意接受良心和理性的理智的权威控制;只要他活着,他就会不断地再生,他把生命的赋予看做是他所得到的最宝贵的机会。"我希望大家记住最后一句话,"他把生命的赋予看做是他所得到的最宝贵的机会。"换句话说,要热爱生命,不管是父母赋予你的生命,还是什么上帝赋予你的生命,生命都是最重要的,一定要珍惜生命,既是对个人生命的珍惜也是对别人生存权利的珍惜。

阿德勒说人类有三约束,"一、都生活在地球小行星上,而非其他地方。尽量利用地球上的各种资源和限制而生存。二、没有人是人类的唯一成员,身边有其他人,与他们息息相关。三、人类由两性构成。个人以及团体生命的维持都须顾及到这一事实。爱情和婚姻就属于约束"。只有解决了职业类的问题、社会类的问题和性类的问题,人才能成为"精神健康的人"。

精神健康的人要求人格健全,自信是人格健全的核心要素,因此诗歌疗法的一大任务是建立自信。前面讲过,"书写表达"有利于身体的健康,主要原因是可以重建自信。王永、王宏振在2010年第2期《心理科学进展》发表文章说:"通过披露和表达与个人重要经历有关的感受和想法,由此促进心理健康的心理干预方法统称为书写表达。书写表达自20世纪80年代出现以来,逐渐发展为成熟的心理干预方法。研究结果显示,身体健康的个体参与书写表达可以长期有效地保持健康,降低焦虑和抑郁,提升自我调节能力和自我效能感。书写水平对身心健康的促进作用不是立竿见影的,以积极内容为书写主题的干预效果会很快出现,但以创伤经历为书写主题的干预效果在几周甚至在几个月后才会出现。"

我要求学中文的学生每个星期写诗、散文和小小说三种文体,既是中文的专业要求,更是为了心理健康。尤其要求写诗。写诗要怎样写呢?写诗写得自己都读不懂的才是好诗。为什么要读不懂?第一形式上你自己读不懂,你就可以尽情想象。第二你写自己都读不懂的诗,可以把你的潜意识写出来,如果你写自己都读得懂的,直接说"我爱谁""我爱谁""我爱王珂",就没有潜意识的东西,"书写表达"最重要的是把你潜意识中的,你平常不敢想不敢做的情感或情绪写出来。有些正人君子觉得我这么主张有问题,认为这是教授不该说的话。在此我还是要说:有很多事情我们是不敢做的,难道不敢做还不敢想吗?不敢说出来或写出来,如果采取隐晦的方式还不敢写吗?写自己都看不懂的诗,有利于表达潜意识,写诗是表达潜意识非常好的方式。

我主张如果是为了当作家、当诗人练笔,你就要写看得懂的诗,尤其是别人看得懂的诗;如果是从心理治疗的角度,为了治疗自己心理问题,你最好写一些自己都看不懂的诗,你的潜意识,你隐秘的情感,包括本能的情感,都可以表达出来。

写自己都看不懂的诗,你唯一的办法就是采用意象的方式。我写了一首很有名的诗,大家可以在网上查一下,题目是《多想在鼓浪屿浪来浪去》,大家一听题目就有问题,教授多想在鼓浪屿浪来浪去,说明他白天是教授,说不定他晚上还是野兽呢,是吧?(笑声)但是这首诗我写了之后,觉得它不算流氓诗。大家去鼓浪屿旅游,宣传鼓浪屿的画册叫做《鼓浪屿诗影集》,你翻开画册,第一页上面是海滩图片,下面是王珂的《多想在鼓浪屿浪来浪去》。住在鼓浪屿上的著名诗人舒婷的诗都放在我的后面。说明我这首诗不仅不是像有人所说的色情诗,还是广告诗,具有很好的广告功能,诗中提到的意象都是鼓浪屿的景点。我当时根本没有想到写广告诗,只想写出过度劳累后游鼓浪屿的真实感受,宣泄情感甚至情绪,我把它称为我"抗过劳死的"的成功写作。

诗疗诗写作最重要的是要大胆写,我手写我心,我手写我想,我手写我欲。王大教授都敢公然写出《多想在鼓浪屿浪来浪去》,还敢发表出来,你们在座的没有我有名吧,你们为什么还不敢写呢?你们写了不给别人看就行了。我的意思是大家要大胆地去写自己想写的东西,在写的过程中,你写自己都看不懂的东西，你被压抑的情感是可以得到宣泄的。我有个观点：应该让大学生写诗度过青春的骚动期。你们的年龄正是歌德诗歌所讲的"哪个少年不多情？哪个少女不怀春？"的年龄，现在大学生的学业任务很重，今天跟南大的博士们谈到，他们说："王教授，我们很困惑，你看本科时不敢谈恋爱，要考研究生啊，考了研究生又要读博士，没有时间谈恋爱。我们应该怎么办？"我说读博士还是有必要谈恋爱的。为什么呢？有两个原因，第一是谈恋爱可以缓解你压抑的情感，第二是恋爱是需要技术积累的。刚才王老师讲到第一次初恋按着自然状态进行就失败了，失败后我就知道恋爱是需要一定技巧的，恋爱是一门艺术，第二次稍稍调整了一下又失败了，第三次就很重视恋爱的技巧了，学会了如何与异性相处，就成功了。这也说明婚恋也有摸索实践的过程，当然老师绝对不是倡导你们去乱谈恋爱。谈恋爱有一个原则，全面认识，重点培养，然后是唯一选择。你要确定恋爱关系的时候只能是唯一的选择。如果你没有谈恋爱，写诗是可以帮助你度过青春躁动期的。

今天讲座题目的副标题是"如何做健康优秀的人"。下面给出答案，总结出健康优秀的人的五大标志。第一是自信的人，大家看王老师很自信，个子长得这么矮，但我实际上是很狂妄的，我的生存口号来自大学时候，有个美国专家讲"我不狂谁狂"，我从此就用上了，"我不狂谁狂"也是我成功的重要原因。在自信、认真、勤劳三者中，自信最重要。第二是勇敢的人，当海燕不当企鹅，正确处理压力和压力感。第三是宽容的人，用亲密感对付孤独感。大家一定要做宽容的人，尤其女同学，不要今天上课的时候被同学瞪了一眼，回去一定要还她一眼，即不要太敏感、小心眼。第四是乐于助人的人，这里讲一个具体的例子——矿难，你们说谁会死得更快，肯定是平时自私的人。假如说我是煤矿工人，被埋在地底下了，我想到，哎呀，平常我对大家不好，肯定没人来救我，我很快就会死去。我想到平常我都在帮别人，我有难了别人也会来帮我，世界是充满爱的，我就会坚信有人来救我，我的求生欲就会更强，活得更久。这个例子非常形象地说明，在日常的生活中做乐于助人的人，做关心别人的人，甚至奉献的人，他表面上是在为别人，实际上也是在为自己。第五是有意义感的人，对生活有信心，对未来有希望，觉得自己活得有意义。

健康优秀的人有六大指标，是知识渊博、能力全面、人格健全、心理健康、身体健美、情感丰富。希望大家按照这六个指标去培养，去要求自己。这也是我的教学经历的总结。最开始我当大学老师，以为只要给学生传授知识就够了，后来发现不够，加了能力，再加了人格健全。现在我最关注的是什么？是心理健康。我妻子因病去世以后，我就深刻体会到还要加身体健康和身体健美。大学正是大家长身体的时期，我可以调侃一句，你们现在的身体健不健康，关系到你们的子孙后代，在学校就要加强锻炼，男生多去健身房锻炼，女生多跳跳健美操，这是非常有必要的。情感丰富是我最近几年的深刻体验，超星过去录的诗疗讲座中我没有讲过这种私人体验。大家知道四年前王老师的妻子因病去世，我现在肯定不愿在一棵树上吊死，让我很孤单地度过后半生也不是我妻子的愿望，她也希望我重新安个家，近年让我深刻地体会到安家很难，当然这中间肯定也有我自身的原因，是我个子太矮了，是吧？所以安家才很难。还有很重要的原因是我现在接触到的有些女性，往往是比较大龄的女性，她们在情感方面是有些问题的，没有爱别人的能力和接受爱的能力。现在强调情感丰富是很重要的，同学们要有意识地在大学期间，让自己成为情感丰富的人，学会怎么去爱人，学会怎么去接受别人的爱。

　　我讲到我出生于书香世家，书香世家过去有种教育方式，是养个女儿给她存一大笔钱，教她学会爱就行了；养个儿子，教他一身本事，让他一贫如洗。我家就是这样做的。我结婚的时候，我家里就只给了我一床被子、一百块钱，我自己创业。这也是中国文化很传统的观点，养个儿子让他一身本事，让他一贫如洗，有本事他什么都有了；养个女儿就让她学会爱，做个贤妻良母。到了现代社会这种培养方法就出现问题了。在座的女生很多，我不得不强调这点，现在这种培养方式是有危险的。我曾经给我的女研究生们讲，虽然一些女研究生，包括女本科生，都想当小姐太太，尤其很多影视作品，宣传小姐过得多好，太太过得多好。我告诉你当小姐太太是需要本钱的，如果当小姐，你必须要有个好父亲，很富有的父亲，你才能当小姐。你要当太太，你要能嫁进豪门，你肯定要有特别漂亮的外貌，甚至你还要有比较好的文化素养。现在富豪之家不仅仅是有钱，他们对文化也很重视，也就是说你真要成为太太，进入社会中的比较优雅的女性阶层，还是要靠自身的劳动。所以在求学期间，要认认真真地打造自己，使自己成为情感丰富的人，成为有文化的人，成为自强不息的人。

　　下面讲今天讲座的第二个内容：《相信未来》和《面朝大海，春暖花开》的诗疗式解读。请今天负责的同学把讲座PPT拷去，转给每个同学。（向大家展示多张PPT后说，你们看，王老师多认真，做了这么多张PPT。）这部分内容老师留的时间非常少，《名作欣赏》第二期发表的《相信未来》的诗疗解读是一万多字，《名作欣赏》第四期和第五期发表的《面朝大海，春暖花开》的诗疗解读是两万多字。杂志你们从图书馆肯定借得到的，所以这里只做简单的讲解。

我一直把《相信未来》称作"诗疗第一诗"，《名作欣赏》发表此文时的题目正是《诗疗第一诗》，我过去没有想到这首诗在诗疗中是非常重要的，在诗疗的每一场讲座中，最后都是大家站起来集体朗诵《相信未来》，会取得意想不到的效果。我在鼓浪屿音乐厅听到了食指亲自上台朗诵《相信未来》，目睹了盛况，很多人都被感染了。那晚我更明白了为什么这首诗被称为诗歌朗诵的"老三篇"，为什么很多诗歌朗诵会都会朗诵这首诗。

从诗歌疗法的角度，而不是从诗歌的欣赏角度来听这首诗歌的朗诵，它的口号句、排比句、散文句不是缺点而是优点。排比句增加了《相信未来》的音乐性，适合吟诵，尤其是适合集体朗诵。口号句和散文句增加了《相信未来》的平民性、通俗易懂，尤其是适合中学生或市民等普通听众。我的诗歌疗法讲座做了很多次，有很多种对象，有大学生，有社会上的市民，如在福建省图书馆做过，在南京市民大讲坛做过，来的都是市民。最奇特的一次是在福建省妇女干部学校，下面全是四五十岁的妇女干部，清一色的女同胞。每次讲座的对象都不一样，这首诗达到的诗疗效果都是非常好的。

《相信未来》可以作为励志的诗，用来纠正讲座中所举的颓废诗和情色诗的极端，让整个讲座的格调在结束时得到升华，让听众的情绪由开始时的低沉转化到结束时的高昂，从现实的困惑迷茫中走出来，不再郁闷，看到希望，让大家相信太阳每天都是新的。虽然《相信未来》是一首偏向高级情感的诗作，但是诗中对残酷现实的真实描述，对消极情绪和低级情感的抒发，是显而易见的，既有对生活热情的歌唱，更有对生活无奈的叹息。所以格外真实动人。

在很多文学教材里面，往往把《相信未来》当成一首情绪高昂的励志诗，我的研究结果发现，这首诗不完全是情绪高昂的，这首诗是一首很低沉的诗。有这样的传说，它在地下传抄的时候被江青看到了，江青看到诗以后，江青就说这首诗是很反动的。因为这首诗写出了知青生活的困境，诗中有这样的句子，"当蜘蛛网无情地查封了我的炉台"，这就讲到知青在乡村，在农村的时候，无米下锅，蜘蛛网就在炉台上结网了，这写出了知青生活的艰苦。这是绝大多数知青贫困生活的真实的记录。还有两句，"我的紫葡萄化为深秋的露水，当我的鲜花依偎在别人的情怀"，也是知青贫乏情感生活的真实记录。这样的诗句并不像教材上有些人所讲的充满斗志。我举这首诗的例子，是想讲这首诗是偏向高级情感的，但它始终也有低中级的情感。

当时的知青，尤其从大城市到落后地区的知青的生活落差是非常大的，如北京的知青到延安农村生活是很艰苦的。如习总书记从北京到延安当知青,他做得非常好,当了大队的书记,为当地造福很多。现在以习近平为核心的政府、党中央对贫困地区的民众生活非常关注,跟他们当年的知青生活有非常大的关系,因为他们在贫困地区长期生活过,知道民间的疾苦。我的民生情怀,对普通百姓的关注,对弱者的同情,也跟我长期生活在乡村有关。我妈妈是乡村女教师,我在乡村生活过多年,知道民间生活的疾苦,我研究生毕业后,又在大西北,在兰州工作过六年,所以我比一般的诗人、一般的教授更关注底层民众的现实生活。这也是我从事诗歌疗法的研究和推广的一大原因,我希望普通民众更健康、更幸福。

下面讲第二首诗《面朝大海,春暖花开》的诗疗解读。我先提个问题:"海子为什么会自杀?"大家知道海子是卧轨自杀的,南京离海子的家乡安徽是非常近的,很多同学喜欢海子。(提问学生回答,学生有多种答案,女生说是精神有问题,男生说是失恋。)王老师有个观点,实质上是脑筋急转弯的观点,海子为什么自杀?海子的《面朝大海,春暖花开》就已经说出来了,他是"从明天起,做一个幸福的人"。我们为什么不自杀呢?我们是从今天起,做一个幸福的人。这是海子自杀的非常直接的原因。我今天一直强调要珍惜当下的幸福,这首诗可以理解为是海子缓解焦虑的求生之作,也是检讨自己不健康的生活方式的反思之作,这首诗呈现的不是浪漫性情感,而是焦虑性情感,诗中所说想做的那些事情,正是诗人想逃避焦虑的各种具体的方法。诗中说什么喂马、劈柴、周游世界、给远方的亲人写信、为有情人祝福等行为,都是逃避焦虑的有效方法。这首诗所呈现的世俗生活和诗意生活相结合,才是真正的生活,是健全的社会和健全的人的生活。这些方法对今日的精神疾病患者,尤其是大学生具有重要的实用意义。面对日益恶化的精神卫生现状,应该响亮地喊出:"从今天起,做一个幸福的人。"

现代汉诗有三大功能:启蒙的功能、审美的功能和治疗的功能。对于普通人,最重要的是治疗的功能,其次是审美的功能,再次是启蒙的功能。后两种功能,审美的功能和启蒙的功能,刚才讲到,审美的功能也带有本能的性质。抒情的功能与治疗的功能可以合并起来,把审美的功能单独提出来,也是因为它也可以用来进行辅助治疗。

海子的这首诗对心理治疗具有"以毒攻毒"的奇特效果。近年大学生不太科学的生存理念及不太健康的精神生活方式,如极端重视远离尘嚣的艺术生活,轻视世俗生活,使这首既有医学性也有操作性的诗,能够有的放矢地产生诗疗的奇效,它能改变大学生的生存方式,教会他们生活的艺术。生活的艺术是怎样的艺术? 既要仰望天空,关心诗和远方,又要俯视脚下,关心粮食和蔬菜。他给患者最大的启示是把理想和现实有机地结合起来,尤其是要重视现实,从今天起做幸福的人。海子的诗里面说,"从明天起,做一个幸福的人",是悲观主义的生活方式;"从今天起,做一个幸福的人",是乐观主义的生活态度,不能把它等同于"知足者常乐""不思进取",而是积极进取的生活方式。

生活质量的高低更多取决于是否重视生活的过程,老师举个例子,如同恋爱,一定要在过程中去享用爱情的甜蜜,享受细节的快乐,细节也决定成败。人世间真实的生活如同美食中的"味道"这个词语所示,先有"味"才有"道",能够感受并享受世俗生活中天伦之乐的人,才能更好地完成对哲理的追寻,探究出生活的意义,让生命更有质量。

在今天的讲座开始时,王老师就宣称今天是来给中文专业的学生"洗脑"的,来"洗脑"的很重要的原因是,我们过去的诗歌教育相当落后,尤其是作品解读存在很大问题,大家在中学上语文课的时候,你们的老师总是要分析出中心思想是什么,最后总结出通过什么说明了什么,教育了我们什么。这种作品解读方式太重视的是"道"而不是"味",(板书"道""味")如诗疗的那句名言所言,即美国心理学家阿瑟·勒内的那句话:"诗歌在治疗过程中是一种工具而不是一种说教。"中学语文老师现在的诗歌教学方式,是"诗教"大于"诗疗",没有把诗当成"工具",而当成了"说教"。原因是国人把"道"看得特别重,什么东西都要上升到"意义"层面,在文学艺术中,重意义轻娱乐。其实对于普通人,"味"是最重要的,没有"味",哪有"道"? 如海子的这首诗所言,在生活中,两者是可以和谐相处的:"道"如同是诗和远方;"味"就是粮食和蔬菜。

这样一分析就发现,这首诗是在教我们如何健康地生活。这首诗写于海子自杀前的两三个月,写了之后他又写了两首诗。他就是在反思他过去那种封闭、自恋、完美主义者的生活方式。20世纪80年代的大学生和你们现在的教育差异非常大,我是1983年上的大学,海子比我早两年,那时候接受的教育几乎全是重"道"轻"味"的教育。所以把我们都培养成了"完美主义者"。今天的心理学已经研究出完美主义者是病人。这是我们那代人容易自杀的一大原因。那时候大学生非常少,只有百分之零点五的人考上大学,考上大学的都是精英,社会称大学生为"天之骄子",每个大学生也自认为是"天之骄子",给了自己很多的使命感。包括你们赵院长,你们秦校长,这代人是特别有责任感的,所以说80年代是个理想的时代,是个浪漫主义的时代,在那样的时代,人们对于生活的"味"的体会是比较少的。前面我讲到，我最近几年做诗歌疗法才体会到"味"的重要性，重视活在当下，享受日常生活的快乐，品味与人相处的幸福。所以写完一篇文章后，或做完一件较难的事情后，我一定要奖励自己，享受美食，放松自己。我过去却觉得苦就是乐，陶醉于苦中作乐。甚至认为越苦的东西才越是对自己的磨砺，越能够证明自己的强大。从心理学上看，尤其是从诗疗角度看，过分的艰苦是会让人消沉下去的，甚至会让人产生心理问题而放弃生命。海子的死就证明了这一点，他对"道"的重视是有问题的，他时刻想当诗歌之"王"。

下面集体来朗诵一首诗，来体会一下诗歌疗法中的集体朗诵疗法。为了表示对海子的尊重，大家一起站起来朗诵，体验一下诗歌疗法的集体朗诵疗法。记住你们的声音会传下去，这是晓庄学院学生的集体朗诵，你看超星录像的摄像师已到讲台上录像了，你们的图像和声音都会放在网上的。这也是对我们学校的宣传。（全诗略）

好，下面请大家朗诵食指的《相信未来》。（全诗略）

好，请大家坐下，老师就想以食指的诗的最后八个字来结束今天的诗疗和新诗研究讲座，请大家记住："相信未来，热爱生命。"我希望在座的各位朋友今后的生命更加灿烂。谢谢大家。下面请大家提问。（掌声）

（提问部分略）

第四章　诗歌疗法的教学研究

2014年笔者在东南大学开设全校大学生通识课"诗歌欣赏与诗歌疗法"，已开设了五年六届，此课程被列为2017年东南大学十二门在线课程之一，经过一年精心录制，于2018年9月成为中国大学MOOC网络课程，已开课两次（2018年9月到2019年1月，2019年3月到7月）（http://www.icourse163.org/course/SEU-1003370005）。计划每年开课两次。整门课程共二十七讲，本章收入其中十讲的讲课视频字幕文字：

第一讲　课程性质和教学目标
- 第一节　课程介绍
- 第二节　教师介绍
- 第三节　相关知识介绍

第二讲　健康人标准和优秀人要素
- 第一节　健康人的标准
- 第二节　优秀人的共性
- 第三节　现代人的素养

第三讲　诗疗意义和诗疗历史
- 第一节　诗疗意义
- 第二节　诗疗历史
- 第三节　诗疗案例

第四讲　诗疗定义和诗疗原理
- 第一节　诗疗定义
- 第二节　诗疗原理
- 第三节　诗疗功用

第十五讲　诗疗利用的诗三大功能
- 第一节　启蒙功能
- 第二节　抒情功能

第一节 课程性质和教学目标

同学们好,非常高兴来担任这门课程的主讲老师,我是东南大学人文学院中文系的王珂老师。这门课程的题目是"诗歌欣赏与诗歌疗法"。下面开始这门课程的第一讲：课程性质和教学目标。这一讲主要分为三个部分：第一节是课程介绍，第二节是教师介绍，第三节是相关知识介绍。

下面讲第一节课程介绍。首先给大家介绍这一门课程，作这门课程的简介。这门课是想从理论与实践上探讨诗歌的欣赏和创作与心理干预和精神疗法的关系。教学的过程就是对受众进行诗疗的过程，特别是对有心理问题的受众有较好的治疗作用。受众还可以欣赏到优美的诗歌，获得一些诗歌知识，提高人文艺术修养。还会介绍一些具体的诗疗方法，给大家提供职业性的心理危机干预，或精神治疗的一些基本方法。

请大家注意在这里我用了受众一词，刚才跟大家见面的时候我用的是同学们，我向大家问好是"同学们好"，但是现在为什么用了"受众"。也就是说这一门课程实际上是一门治疗的课程，在某种意义上我是把同学们当作我的病人，所以你们有三个角色：第一个角色是学生，第二个角色是受众，第三个角色应该说就是我的病人。

这门课程主要有以下的观点，我把它归纳为三个观点：第一个观点是诗的功能是多样的，治疗功能是诗的重要功能。可能有很多同学会觉得很惊讶，说王老师我从来没有听说过治疗功能是诗的重要功能，实际上现在的诗歌研究已经得出了这样的结论：诗歌主要有三个功能，第一个功能就是大家非常熟悉的诗的启蒙功能，甚至是诗的宣传功能。第二个功能就是大家也比较熟悉的诗的审美功能，平常读了一首诗我们说，哇！这首诗读起来感觉到很舒服，感受到一种美的享受。它强调的就是诗的审美功能。有的人说读了这首诗，我受到了思想的启迪，那这首诗的功能主要是偏向于诗的启蒙功能。但是这门课程最重要的是强调诗的治疗功能，也就是说诗有一种宣泄情感，甚至治疗精神疾病的作用。第二个观点是人的情感是丰富的，需要低级情感和高级情感。有很多同学也会感到非常惊讶，说王老师你讲的高级情感我都能理解，有一位伟人说，我们要做一个怎样的人：一个高尚的人，一个纯粹的人，一个有道德的人，一个脱离了低级趣味的人。你强调低级情感，是不是会把我们带坏了？通过这门课程我会让大家知道，我让我们每一个人去承认低级情感，但实际上人仅靠低级情感是不能生存的，他还需要高级情感。所以我可以保证，这门课不会把你们教坏。第三个观点是人的改变是可能的，现代诗有利于培养现代人。这里的现代人主要是指的有现代情感、现代思想和现代思维的人。

这门课的课程性质是这样的：第一是所有专业本科生的通识课。力求将专业学习与通识教育相结合，通过向学生介绍中外优秀诗歌，尤其是优秀的现代诗,在欣赏的基础上追求研究和追求心理治疗。通过教学达到初级目的诗歌欣赏、中级目的诗歌创作和高级目的诗歌治疗。第二是文学和医学专业本科生的专业课。目的是想将传统的诗教与现代的诗疗结合起来,将诗歌欣赏与诗歌创作结合起来。第三是所有专业本科生的治疗课。一开始就强调了为什么会把你们称为病人,称为受众,而不完全称为学生,就是强调这门课的治疗作用。总之这门课的课程性质,是学生可以通过学习这门课,宣泄情感,净化情感,欣赏到优美的诗歌,获得诗歌写作知识,学到诗疗的一些方法,还可以学习到研究新诗的方法,尤其是诗疗诗的文本细读的新方法。因为我知道,选修这门课的有的同学是诗歌爱好者,有的同学已经通过网络,通过其他渠道,知道王珂教授是一个专业做诗歌研究的学者,有的同学来选这门课,是想跟着王珂老师学写诗的,所以我会教大家一些写诗尤其写现代诗的基本方法。

也就是说这门课程分为了三大部分:第一是通识课,大学本科所有专业的学生都可以选的心理健康与文化素质课程。现在大学公共课主要是两大类型的课,第一是心理健康课,第二是文化素质课。这门课的理想是把心理健康课与文化素质课结合起来,诗歌欣赏应该属于文化素质课,诗歌疗法应该属于心理健康课。第二是一个专业课,是为中文专业的学生开设的诗歌欣赏与研究的课程,是为心理学和医学专业学生开设的诗歌疗法及研究方法方面的课程。第三是治疗课,是大学本科所有专业学生都可以选修的诗歌治疗的课程。也就是分为通识课、专业课和治疗课。

教学目标总结起来有三个:第一个就是诗歌治疗,第二个是诗歌欣赏,第三个是诗歌创作,主要任务是诗歌治疗。尽管课程名称叫"诗歌欣赏与诗歌治疗",其实严格地说这个课程应该叫"诗歌疗法与诗歌欣赏",教学的任务我按一二三四五六把它总结起来。一大主题是诗歌疗法。两大内容是诗歌欣赏和诗歌疗法。三大部分是诗歌欣赏、诗歌写作、诗歌治疗。四大问题分为:何为诗教? 何为诗疗? 如何读诗? 如何写诗? 五大任务是向学生介绍好诗,让学生完全学会欣赏诗,让学生初步掌握写诗技巧,让学生基本掌握诗疗方法,通过诗疗达到诗教的目的。最后一句话特别重要,刚才王老师讲到,这门课承认低级情感,也就是说诗歌疗法为什么有效,很重要的原因就是我们承认低级情感,倡导高级情感。

我再三强调,这门课除了讲诗歌欣赏外,很重要的教学内容是诗歌疗法。所以在讲到诗歌疗法的时候,希望同学们把自己看成病人,也就是说带有一种医学的性质,也就不要过分地上升到伦理道德的高度,去体会这门课程的一些内容。但是我可以确保,通过这门课程的学习,不会把你教坏,还会让你也获得更好的一些生活理念,让你成为一个更正常的人,即这门课程会给你更多的正能量,也就是想通过诗疗来达到诗教的目的。六大目标就说明可能让你成为怎样的人,或者希望你成为怎样的人。六大目标是传授知识、培养能力、健全人格、健康心理、健美身体、丰富情感。六大目标以后会非常详细去分析。这也是各位同学在大学的六大任务。

这门课程是建立在心理学和诗学基础上的,因此给大家列了一些参考书。这些参考书根据同学们自己的情况和兴趣爱好去选择。最重要的心理学参考书有四本。第一本书是许又新的《心理治疗基础》,贵州教育出版社1999年版;第二本书是弗洛伊德的《精神分析导论讲演》,国际文化出版公司2007年版;第三本书是马斯洛的《动机与人格》,华夏出版社1987年版;第四本书是马尔库塞的《爱欲与文明》,上海译文出版社2005年版。除了刚才介绍的四本重要的参考书以外,还有五本比较重要的心理学的参考书。卡西尔的《人论》,上海译文出版社1985年版;加登纳的《智能的结构》,光明日报出版社1990年版;伊恩·高夫的《人的需要理论》,商务印书馆2008年版;弗罗姆的《健全的社会》,国际文化出版公司2007年版;荷妮的《我们时代的病态人格》,国际文化出版公司2007年版。下面介绍诗歌理论方面的参考书。王珂的《诗歌文体学导论——诗的原理和诗的创造》,北方文艺出版社2001年版;《王珂学术研讨会诗学论文集1994—2017》,东南大学出版社2018年版;吕进的《新诗的创作与鉴赏》,重庆出版社1982年版;吴思敬的《诗歌基本原理》,工人出版社1987年版。尤其要推荐吕进和吴思敬的这两本书,是诗歌的入门书。如果有同学想写诗就去读这两本书,这是非常重要的两本介绍诗歌的基本原理的书。它们是介绍如何欣赏诗和如何创作诗的最重要的两本参考书。吕进教授是王老师的硕士研究生导师,吴思敬教授是王老师的博士后老师。最后一本书是卡伦的《艺术与自由》,工人出版社1989年版。这本书主要是介绍艺术和自由的关系。

还给大家推荐了一些网络的参考资源,第一个参考资源是超星学术视频的王珂的"如何成为健康的和优秀的人——弗洛伊德与马斯洛心理学研究"。这是我在东南大学开的一门通识课,也是一门研究性的seminar课程。主要介绍弗洛伊德与马斯洛。它的主要观点是学习弗洛伊德可以成为一个健康的人,学习马斯洛可以成为一个优秀的人。另外一个网络参考资源是网易公开课的网易视频,哈佛大学的"幸福课"(Positive Psychology)。这门课程被介绍进中国以后非常流行,在网上也很好找。它提出了一个特别重要的观点:幸福感是衡量人生的唯一的标准。现在这门视频课一共有23集。而我这门课实际上也是在研究幸福的,在某种程度上可以说这是中国大学开的"幸福课"。

下面讲第二节教师介绍。很多同学会感到非常奇怪,说王老师你讲课就讲课啊,你介绍你自己干吗呀,你是不是来王婆卖瓜,来自卖自夸、自吹自擂的。但是我觉得这门课程,有必要对我这位主讲老师做一个介绍。做一个介绍有两个目的:第一让你们感到很自信,因为诗歌疗法最重要的就是驱逐焦虑、培养自信。让你们知道给你们讲课的这位王老师是这方面的专业人才,而不是来混的。第二个是因为王老师的个人生活经历和研究经历,跟这门课程有非常直接的联系。也就是说王老师的身世,与课程的内容是休戚相关的。

先对王珂教授做一个总体介绍。我是重庆人,大家一听我的普通话就知道带有明显的四川话的味道。我是1966年出生的,现在是东南大学人文学院的教授、博士生导师,也是东南大学中文系主任,是现代汉诗研究所的所长。提研究所所长这个身份,主要是想证明王老师是专业做诗歌研究的。我在2003年破格任教授,在2008年任博士生导师。出版了《诗歌文本学导论——诗的原理和诗的创造》《百年新诗诗体建设研究》《新诗诗体生成史论》《诗体学散论——中外诗体生成流变研究》《新时期三十年新诗得失论》《两岸四地新诗文体研究》《新诗现代性建设研究》《王珂学术研讨会诗学论文集1994—2017》。我还参编过十多部诗歌方面的著作,发表过400多篇文章。另外我也写诗,也翻译诗,也写散文。发表出版的数量是比较多的,约一千万字。今天我只是介绍我作品的量,并没有说我做得有多好,但是我可以非常自信地讲,王老师是做诗歌研究的专门人才,适合担任这一门课程的主讲老师。

第二我想介绍王珂从事诗歌疗法的原因。因为这门课程的设置,包括我从事诗歌疗法的原因,跟我的生活经历非常相关。第一我从小就写诗,我有以诗来救自己或救人的亲身经历,以后我会告诉大家。这不是八卦,这也不是个人隐私,它是有助于大家来学习这门课程的。第二我主要从事诗歌和文学研究,这两门研究让我可以从理论上来解释诗疗为什么会有效果。因为文学研究中有一块研究是文艺心理学,跟这门课程有非常直接的关系。第三个原因是我的个人经历,我妻子曾经患肿瘤,在长期的治疗中我体会到了精神及心理治疗的重要性。

我再介绍我从事诗歌疗法的非常具体的一段经历,就是诗歌疗法研究最早受到2008年四川汶川大地震的影响。有位心理学家叫王利群,也是我的堂姐,她是军队十大心理学家之一,是当年汶川大地震解放军派到地震灾区的解放军心理援助队的副队长。后来因为她的业绩非常好,通过诗歌或者其他的心理治疗方法,在北川中学做出了很好的成绩,被聘为北川中学的名誉校长。她在北川中学用诗歌成功地完成了心理危机干预。

最直接的原因是1999年3月福建医科大学请我作讲座。当时我在福建师范大学文学院做教授,他们请我作讲座,要求我把文学与医学结合,后来受到了大家的欢迎,这个讲座放到了"超星学术视频"上面,造成了一定的影响。通过这样一种经历,使我意识到诗歌治疗是有必要在中国去推广的。因此从2009年开始,我就花了大量的时间和精力来做诗歌疗法。2014年我在东南大学开设了全校的大学生通识课"诗歌欣赏与诗歌疗法",就是现在这门课的课程名称,已经开设了四年五届,受到了同学们的欢迎。从2009年开始我应邀到福建医科大学、福建省图书馆、西北师范大学、福建省税务局、福建省妇联等多家单位去做过诗歌疗法的讲座。我的诗歌疗法也引起了媒体的关注,新华社曾经以《王珂教授来安徽做"诗歌疗法"巡回演讲》,深圳特区报以《诗歌疗法具心理医学的临床功用》等标题作了报道。从2017年第一期起,我在一个很著名的刊物,叫做《名作欣赏》,开设了《诗歌欣赏与诗歌疗法》专栏,开设两年,每期从诗歌治疗的角度解读一首有治疗效果的现代诗。为什么介绍这一点,也就是说同学们在选修这门课程的同时,如果对诗歌疗法更感兴趣,或者说对现代诗更感兴趣的同学,可以去《名作欣赏》上看连载的《诗歌欣赏和诗歌疗法》的文章。上面是一首诗一首诗解读的,比如说我解读了食指的《相信未来》,解读了北岛的《回答》,解读了十首当代有名的诗,计划解读两年,也就是说这个《名作欣赏》的系列文章,可以伴随着这门课程一起成长。另外"超星学术视频"上也有我的相关的讲座,"漫谈诗歌心理疗法"是我2009年6月2日在福建医科大学做的诗疗讲座,这是我在国内做的第一场诗疗讲座。2010年10月24日我在东南大学做了一场诗疗讲座,放在"超星学术视频"上。题目是"诗歌欣赏和诗歌创作与心理干预和精神疗法"。其实这一个题目才是这门课程的准确名称。前面两个内容是诗歌欣赏和诗歌创作,后面两个内容是心理干预和精神疗法。现在"超星学术视频"上还有一门课程,就是刚刚上一讲介绍到的,也是作为参考的视频文献介绍的,是我的一门视频课程,是"如何成为健康的和优秀的人——弗洛伊德与马斯洛心理学研究"。这是我2015年在东南大学开设的全校公选课的全程教学录像。提出了两个很重要的观点:学习弗洛伊德的心理学可以使你成为一个健康的人;学习马斯洛的心理学可以使你成为一个优秀的人。后面会在这门课程中很仔细地讲弗洛伊德的心理学,讲马斯洛的心理学。课程介绍里,特别强调这门课的强大的理论基础是心理学理论。最重要的两个理论家就是弗洛伊德和马斯洛。弗洛伊德更多地给我们提供了诗歌疗法需要承认低级情感的心理学理论依据。马斯洛的心理学,尤其是马斯洛的自我实现理论,马斯洛的高峰体验,证明如何才能成为一个优秀的人,为我们的"高级情感"理论提供了非常充分的理论依据。

下面讲第三节相关知识介绍。现在有一种比较通行的观点,我认为也是一个比较错误的观点,通识课就是一门大杂烩的课,好像不需要太多的基础理论,或者基础的知识,实际上我对这种观点是持异议的。越是通识课,越需要相关学科知识支撑,否则这样的通识课最后会变成一个叫"门门懂样样瘟"式的"通识"课。这种通识课对大家是没有必要的,因此在设计这门课时,就有意识地把它设计为通识课、专业课和治疗课的"综合课"。这一门课程主要是建立在心理学和诗学的学科知识上的。

有两个心理学家非常重要,第一个就是弗洛伊德。弗洛伊德可以让你成为一个健康的人。弗洛伊德创立了精神分析学,主要的观点是通过潜意识的分析决定如何去改善生活。通过这一点就可以知道,因为是潜意识,有的诗歌写作,它就是一种潜意识写作。弗洛伊德有个很重要的观点是艺术家是做白日梦者。如果说一个青春期的男孩子写诗,他是因为力比多过剩。那么其他青春期的女孩子也会写诗,也可能是因为身体的压抑。这让我想到了著名诗人歌德的那句非常有名的诗:哪个少年不多情? 哪个少女不怀春? 在座的同学们,如果你多情,如果你怀春,有一个很重要的方法就是写诗。王老师在多情岁月,写了大量的爱情诗。

第二个理论家是马斯洛,马斯洛是一个人本主义心理学家,马斯洛提出的主要的观点是人的需要是多样化的。后面会讲马斯洛的需要层次理论,正是因为人的需要是多样化的,所以才会产生抒情诗。马斯洛还有一个很重要的观点,不能只依靠行为观察来改变人生,人是有精神有灵魂的。正因为社会生活中有一批这样的强调精神、强调灵魂的人,所以诗歌里有一种诗叫哲理诗。在东方世界,比如在印度,在中国,是非常强调哲理诗的。同学们从小接受的教育也认为哲理诗是最高级的诗。马斯洛还有一个很重要的观点,这个观点迄今也没有引起中国学术界,尤其是诗歌理论界的重视。马斯洛认为人有真正的审美的需要,因此想给大家介绍一本书,是马尔库塞的《爱欲与文明》。马尔库塞认为,爱欲是强调人的身体需要的,爱欲强调人是自然人。性欲是纯自然的东西,爱欲加上一个爱字,我们讲什么是爱情,爱情是灵与肉的结合,那么灵与肉的结合,可以非常形象地用爱欲这两个字,或者这个词来形容。爱欲是和文明连在一起的,因此非常有必要强调爱欲与文明的关系。实际上强调爱欲与文明,是强调人的一种社会性。而这个地方的爱欲,有这样的定义:"爱欲所指的是性欲的扩张和质的提高。"

我再次强调这门课带有一定治疗性质,或者说这门课是专业课,带有一定的研究性质,所以同学们大可不必"谈性色变",不要太从道德伦理方面来要求王老师或者要求这门课程。马斯洛认为弗洛伊德对爱欲的定义是:它使生命进入更大的统一体从而延长生命,并使之进入更高的一个发展阶段。在爱欲的实现中,从一个人从肉体的爱到其他人的爱,再到对美的作品和消遣的爱,最后到美的知识的爱,乃是一个完整的上升过程。

这让我想到了我大学时候知道的一句名言,好像是一位英国学者讲的,他所讲的是女人,说女人的成长,在座有女同学,女人的成长是怎样成长的? 女人要在爱与知的追求中成长。就是首先有对爱的追求,然后是对知识的追求,在追求爱情和追求知识的过程中,这个女人才长大。实际上我非常强调大学生的成长,我要求我的学生大学四年,或者在研究生期间,一是身体的成熟,身体的成长,二是知识的成长,三是思想的成长,不管是身体的成长或知识的成长,跟我们的爱情都是有直接关系的。在课程介绍里,王老师曾经讲到这样一句话,用了毛泽东的一段名言:做一个高尚的人,一个纯粹的人,一个有道德的人,一个脱离了低级趣味的人。

马斯洛认为:"在爱欲的实现中,从一个人从肉体的爱到其他人的爱,再到对美的作品和消遣的爱,最后到美的知识的爱,乃是一个完整的上升过程。"这样一种上升过程,是让我们成为一个完美的人的一个过程。这段话也说明了这门课程的一个非常重要的目的,就是想让人能够全面地发展,能够全面地成长。刚才给大家介绍了马尔库塞的《爱欲与文明》,介绍这本书的目的是强调人的社会性。马尔库塞有一个很重要的观点,称压抑的文明观。他认为人有一种基本的压抑,这种压抑是怎么产生的呢? 他说:"在现实原则的背后,存在着一个基本事实,这就是贫困,生存斗争是在一个很贫穷的世界上发生的,人类的需要,如果不加限制、节制和延迟,就无法再次得到满足。换言之,要得到任何可能的满足必须工作,必须为获得需要的手段而从事颇为痛苦的劳动。由于工作具有持久性(实际上它占去了成熟个体的全部生存),快乐受到阻碍,痛苦得以盛行。"也就是说,人不能完全是在一种自然的状态生活。

弗洛伊德也谈到爱欲，在《精神分析引论》里其实没有出现爱欲这个字，在弗洛伊德早期著作中，在他提出"超越快乐原则"之前，仅有几次提到爱欲。爱欲在这里只是简单地作为性欲的一种同义词。但是随着弗洛伊德的研究，大家知道现在对弗洛伊德有一种贬低，为什么有一种贬低呢？就是因为弗洛伊德是一个泛性主义者，好像他把任何事情都与性联系，比如说把人要写诗的原因归结为力比多过剩。我在大学时形象地把它比喻为只有光棍才能写爱情诗。因为光棍很压抑，单相思，然后他才能写爱情诗。但是后来弗洛伊德也纠正了他的强调性作为一种艺术创作动力的观点，弗洛伊德发现，爱欲作为人类经验的一个组成部分，不仅必须与力比多区分，而且在某些重要的方面，与力比多恰恰相反，这样一来就导致了一个值得注意的结果，性驱力的满足。力比多的充分满足及其紧张状态的解除本身具有一种智慧的性质，而且最终导向死亡，爱欲出面来拯救性欲力比多，使它们免于毁灭。

这段话给了我这样的启示，一方面要承认人的低级情感，比如说一方面要承认在座的各位也像诗人歌德说的有怀春的自由，有多情的自由。哪个少女不怀春？哪个少年不多情？但实际上在获得怀春的自由和多情的自由的同时，你要知道你现在还是大学生，身上有责任和义务，你还需要有家国情怀，甚至还需要有人类意识，甚至还可以说，上升到你要为中国梦的实现去作贡献。所以在强调低级情感的同时，一定要强调高级情感。

性欲与爱欲有一种复杂关系。罗洛·梅认为："性欲可以适当地定义为肉体紧张状态的积累与解除。与此相对应，爱欲则是对个人意向和行为意蕴的体验。性欲是刺激与反应的韵律，爱欲则是一种存在状态。性欲所指向的最终目标是满足于松弛。而爱欲的目标则是欲求、渴望、永恒的拓展、寻找与扩张。"也就是说爱欲换成日常的语言可以这样理解，爱欲也就是灵与肉的这样一种结合。

弗洛伊德认为人的历史就是人被压抑的历史，不仅压抑了人的社会及生存，还压抑了人的本能结构，但这样的压抑恰恰是进步的前提。因此弗洛伊德有一本很著名的著作叫《文明及其不满》。他说："造成文明和性欲冲突的环境是，一方面性爱只是两个人之间的关系，第三者乃是多余的、有破坏作用的；另一方面，文明的基础却是一大群人之间的关系。当爱情关系达到顶点，它将毫不顾及周围世界的利害关系。对他们自己来说，一对情人就是一切，甚至也需要他们共同生育的子女来使自己幸福。""人将永远站在集体意志的对立面，维护个人自由的要求。"在《文明及其不满》里还有这样两段话："生活在当今的文明,我们并不感到舒适。""人们发现,人之所以会患上神经病,是因为他无法忍受社会在满足其文化理想时加给他的大量的挫折,我们可以推断,废弃或减少这些要求将使人们有可能回归幸福。"他甚至还说了这样一句话:"性爱是我们非常强烈地体验到的一种巨大快感,因此为我们提供了寻找幸福的模式。"

刚才讲到了弗洛伊德的一些观点,实际上现代的心理学已经发展得非常快,弗洛伊德很多的观点,尤其是对性、对身体的强调,已经被很多理论家的新观点取代了。比如荣格就提出了社会人的概念,后面会继续讲。这里想纠正前面课堂上的一个观点,也是怕给同学们造成一种误导,就是强调"低级情感",强调弗洛伊德,甚至强调性欲,但是我们实际上更强调的是爱欲,更强调的是文明,更强调人是一个社会人而不只是一个自然人。也就是说,诗歌疗法既承认"低级情感",更重视"高级情感"。

第二节　健康人标准和优秀人要素

同学们好,在第一讲的课程介绍中特别强调,这一门课,与其说是诗歌欣赏课,不如说是诗歌治疗课,最完整地讲应该说是一门幸福课。那么一个人怎样才能称得上是幸福? 我认为幸福应该有两个标准:第一个,这个人他首先是一个健康的人;第二个,他应该是一个优秀的人。因此第二讲的题目是"健康人标准和优秀人要素"。这一讲主要通过三节(三个部分)来讲解这个话题。第一节(第一个部分)是健康人的标准,第二节(第二个部分)是优秀人的共性,第三节(第三个部分)是现代人的素养。

现代人的素养实际上是建立在健康人的标准和优秀人的共性上的。为什么特别强调现代人? 因为在座的各位都是现代人,还有一个很重要的原因,诗歌疗法采用的诗主要是新诗。新诗有一个名称叫现代诗,现代诗又有一个名称叫现代汉诗,什么是现代汉诗? 现代汉诗就是用现代汉语和现代诗体,来记录现代生活,抒发现代情感,倡导现代精神和现代意识的诗。也就是说,现代汉诗主要有两大任务:第一个任务就是培养现代中国人,第二个任务就是打造现代中国。这门课如果说有什么政治目的,可以很坦率地讲,是想让各位成为真正的现代的中国人。

首先讲第一节健康人标准。健康人的标准可能跟同学们过去接触的标准有比较大的差异。2008年1月,卫生部第三号公告发布了《中国公民健康素养——基本知识与技能（试行）》，由卫生部组织专家编写了《中国公民健康素养基本知识与技能释义》（以下简称《中国居民健康素养66条》）。我建议在座的各位同学，不管你学业有多忙，你一定要去看一看《中国公民健康素养基本知识与技能释义》，也就是说《中国居民健康素养66条》对我们的生活是非常有帮助的，也建议把它推荐给你们的家人。这份文件的第一款第一条提出健康不仅仅是没有疾病或虚弱，而且是身体、心理和社会适应的完好状态。世界卫生组织WHO宪章的这个定义提示人们，健康不仅仅是无疾病，不虚弱，它会涉及身体、心理和社会实践三个方面。身体健康表现为体格健壮，人体各器官功能良好。心理健康指能正确评价自己，应对处理生活中的压力，能正常工作，对社会作出自己的贡献。社会实践的完好状态是指通过自我调节保持个人与环境社会，即在人际交往中的均衡与协调。

　　这是一个非常好的健康定义。我很希望同学们去衡量一下，通过刚才的三个标准来衡量自己。今天还想介绍相关知识。在"幸福课"里，哈佛大学的泰勒博士强调的是自尊和自由。在这里我加了一个自信，从我加的自信也可以看出，这一门课程具有一定的研究深度，正如在讲到马斯洛的心理学观点，尤其是马斯洛的需要层次理论的时候，马斯洛强调人只有满足了低一级的需要，才能够进入高一级的需要。我纠正说这在中国，或者针对在座的大学生，它可能不一定是准确的，不一定非要完成低一级的需要，才能达到高一级的需要。也就是证明我在纠正西方学者的一些观点，在这里想强调的是，中国有中国自己的具体国情，我们需要学习外国的一些理论，或者一些方法，但是需要去增加自己的因素，应该说是增加一些中国化的、具有中国特色的东西。因此我把自信放在了第一位，当然我并不否认自尊和自由的重要性，因此在哈佛"幸福课"的基础上，我强调给人自尊与自由，才能有健康、有创造力，或有自信。积极心理学最关注的是自尊与自由，但是自尊和自由它们是有必要建立在自信的基础上的。也就是说，自尊、自信、自由，三者是相互关联，是相互促进的。所以我们有这样的核心观点，即自信是人格健全的核心要素。这是著名心理学家黄希庭和毕重增提出来的。

　　下面讲自尊。自尊在这里我采用了哈佛大学"幸福课"的一些研究成果，它把自尊分为了六大支柱。所以自尊主要是指下面的六大内容：第一是要有意识的生活，第二是自我接受，第三是自我负责，第四是自我保护，第五是有目的的生活，第六是个人诚实。个人诚实可能牵涉现在是一个信用社会。现代社会是一个信用社会，所以也要强调个人的诚实，其中也强调有目的的生活。

　　其实每个现代人的生活都是有目的的,有目的的生活不仅是指最低级的满足生存的基本需要的生活,还有个人的理想的实现。这样的一种高级的生活,还要把个人的幸福与家庭,甚至国家民族的前途结合在一起的。这样的生活才是有目的的生活。

　　下面特别要论述自由的定义。什么是自由? 这个定义对很多同学来讲,观念也是需要有所改变的。自由的定义,不是在日常生活中所讲的我行我素,我的自由高于一切。讲到人生而自由,人生而平等,人就是追求自由的,甚至强化到追求自由是人的天性。但实际上自由必须是建立在"他者"的概念下的。这个定义是哈耶克在他的著作《自由秩序原理》中提出来的。他认为自由的原始含义更多是独立于他人的专断意志。强调了自由的独立性,自由就是我自己的,跟别人没有关系,是独立于他人的专断意志。第一是独立的,第二是专断的,第三是意志跟他人是没有关系的。但实际上的自由应该是怎样的呢? 哈耶克也讲到对自由的定义取决于强制概念的含义,而且只有在对强制亦作出同样严格的定义以后,才能对自由作出精确的界定。事实上还须对某些与自由相关的观点,尤其是专断一般性规则和法律作出比较精确的定义。

　　正如哈耶克的这本书的书名《自由秩序原理》所言,自由是和秩序联系在一起的。我把它总结为人需要有自由的欲望,我称为自由的欲望,简称为自由欲。其实人还追求一种秩序感、社会生活,包括自然界的生活,像树叶的叶脉、鸟儿的鸟巢,它们实际上都在追求某一种秩序。所以秩序感是社会生活中一种很重要的感觉。有位著名的学者叫贡布里希,他有一本很著名的书籍,书的名字就叫《秩序感》,建议大家去读一读。

　　下面再介绍一个很重要的观点,即认识自我是人的基本职责。强调自由,实际上是强调对人的一种重视。卡西尔在《人论》中有这样一段话:"认识自我不是被看成一种单纯的理论兴趣;它不仅仅是好奇心或思辨的问题了,而是被宣称为人的基本职责。伟大的宗教思想家们是最早反复灌输这个道德要求的。在宗教生活的一切较高形式中,'认识你自己'这句格言被看成是一个绝对命令,一个最高的道德和宗教法则。在这种命令中,我们仿佛看到了最初天生的求知本能的突然倒转——我们看见了对一切价值的另一种估价。在世界上一切宗教——犹太教、佛教、儒教和基督教等——的历史中,我们都可以看到它们各自的这种发展步骤。"也就是说人一定要有这种意识,要去认识自我。

　　认识自我是人的基本的职责。只有认识了自我的人,才能够更多地去了解自己,更多地去适应社会,获得更多的社会协调能力,更多的心理平衡。要获得更多的心理平衡,在社会生活中,一定要强调人是自然人,更是社会人。在群体社会中,自由总是受到法则的制约。在初始时期,人的自由是本能的自然属性,渐渐地受到后天群体文化的浸染,使自由始终在相对与绝对两极之间摆动。后天文化不仅把人的自主意识无情地从主体上剥离开来,反而还强化了人的秩序感甚至奴性意识。在人类社会,人一直扮演着"自然人"和"社会人"两种角色,人的自然属性使人更有自由欲,人的社会属性使人更有秩序感。

卢梭是大家比较熟悉的、比较喜欢的一个理论家,或者一个散文家。卢梭曾经说了这样一段话:"人是生而自由的,但却无处不在枷锁之中。"天赋人权,人的自由可以说是天生的,却不得不在来自社会的"他律"的状态中过着"自律"的非自由生活。正如卢梭在他的《社会契约论》的开头说道:"人是生而自由的,但却无处不在枷锁之中……自以为是其他一切的主人的人,反而比其他一切人更是奴隶。"其实这段话的原意就是强调追求自由是人的天性,但是人在某种程度上是不自由的。卢梭的观念太悲观了,卢梭说人是生而自由的却无处不在枷锁之中,我认为现代人没有生活在枷锁之中,但是生活在一些规则之中、一些规范之中。比如说学生必须按时去上课,不能逃课,不能迟到,不能早退,这就是一些最基本的纪律方面的规范。

给大家推荐一个概念,叫自我社会性。这是在追求自由时,必须要意识到的。自我社会性是怎么建立起来的? 其实我们的同学有两种人,有一种是自我的社会性特别强大的人,或者特别多的人。还有一种是自我社会性比较少的人。自我社会性应该这样来理解:自我没有"自在"的意义,因为如果没有环境来保证和检验它的应对能力,自我就不会有生命的存在。生命本身就是对环境的反应,就是对环境的应答能力。最后两句我需要强调,请大家记住:生命本身就是对环境的反应,就是对环境的应答能力。自我意识是由"他者"决定的,在成长当中不可避免,自我是一种恩惠,是他人的一种馈赠。自我的永恒的完整性强调自我必须被看成是一个对话,也就是说在社会生活中经常会跟人家对话,对话的本质是什么? 对话的本质也就是我构造自我的一种探求的活动。我走向他人以便同我的自我一道归来,特别强调"他者"。

下面讲第二节优秀人的共性。在这里用了共性这个词语,没有用优秀人的标准,用这个词语目的是强调这不是唯一的标准。有些人说这个人优秀,他有哪些特点,有哪些优点,其实用特点这个词语也比较好。优秀人的六大要素是我的一个研究成果。首先是知识多、能力强、人格健全、心理健康。其次是身体健美、情感丰富。

这实际上是王老师在二三十年的教学经历中的摸索结果。刚才讲到大学生到学校来应该有三方面的成长：第一是知识方面的成长，第二是身体方面的成长，第三是思想方面的成长，要在这三方面共同长大。其实一个教师在整个的教学过程中他也在成长。中国高等教育最近二三十年的发展经历了这样的过程。1990年我做大学老师的时候，我只知道我的任务就是传授知识。有句很有名的话：师者，所以传道授业解惑也。那我就是传道的，传授知识的。但是后来我发现仅仅给学生传授知识是不够的，因为还需要能力。如果只停留在知识传授上，他只会成为一个书呆子，这个社会是不需要书呆子的。但是这个社会确实需要有一定的书呆子气质的人。现在有一个流行术语叫工匠精神，做一个工匠要追求一种工匠精神，书呆子的呆气在某种程度上就是工匠精神的一个反映。但实际上工匠精神更多的是讲他的能力强。所以教学的第一个任务是传授知识，第二个任务是培养能力。大约又过了三五年，我就发现我带的学生仅有知识、有能力，他到社会生活中还是工作得不好。用人单位反馈回来说，王老师你的学生知识没问题，能力也没有问题，但是其他方面有问题。问哪些方面有问题，说你的学生人格方面和心理方面有问题。我后来就加入了人格健全。人格健全最重要的一个标志就是自信。一个有知识的人，一个有能力的人，实际上他可能自信，但是也有可能不自信。强调自信是性格方面的事情，性格改变命运，后天教育可以给人知识，也可以给人能力，但是如果不有意去考虑人格健全，不有意去改变人的不自信的性格，这样的人才严格地说不是一个全面发展的人才。再到后面发现这个人也很自信，但是有的过分自信的人会出现一种自负，有的过分自信的人是过分追求完美，这种人可能是心理有问题。因此心理健康教育成了一个很重要的教学任务。这也是中国大学教育的一个非常大的改变，就是特别重视心理健康。我上大学的时候，王老师在大学是副班长，班上有各种委员，有学习委员，甚至有生活委员，但是没有心理委员。现在大学里有心理委员，就证明大学教育对心理健康的重视比过去要强得多。后来发现有的人会英年早逝，比如现在会出现一些知识分子，有的像王老师这个年龄，50多岁就早逝了，过去我们说身体是革命的本钱，但实际上往往一工作起来就忘掉了这句话。过去讲是七加一要大于八，就是每天工作七小时，再加一个小时锻炼，这样的工作效率要远远超过八小时。但我们意识不到，因此把身体的健康轻视了。王老师用了一个概念叫健美身体。为什么用健美呢？尤其是针对在座的大学生的。我建议男生都去练练健美，女生也去练练健美。在青春期，在大学时代，健美身体是一个重要任务。再到后面，又发现还是不够。有的学生前面几条都具备了，知识、能力、人格、心理、身体全都具备，但是他们情感不丰富，情感不丰富主要是我的经历和我的体会。是什么呢？就是有的同学会感觉到这个世界上没有人爱自己，为什么没有人爱？就是缺乏被爱或施爱的能力，施爱就是把爱施予给别人的能力。缺乏接受爱的能力，这样的人往往是一些情感不丰富的人。因此再加了一个情感丰富，就是情感方面的教育。这是王老师在多年教学过程中总结出来的，从一大任务、二大任务、三大任务、四大任务、五大任务，最后到六大任务。我觉得学生要全面发展，尤其在大学阶段很有必要重视这六个方面，哪一个方面都不能缺少。

下面介绍成功人士的七大共性。这个共性我是用的哈佛大学"幸福课"的观点。第一是要乐观。第二是对生活要有信心，要有意义感。第三是帮助社会和他人，也帮助了自己。第四是目光集中于自己的长处。第五是为未来设定目标。第六是有一个心目中的榜样。第七是不只依靠自己，寻求社会的支持并有寻求支持的勇气。其实这七大共性跟前面讲的社会协调性、心理平衡是有非常直接的关系的。乐观了心理才能平衡，一定要对生活有信心，有意义感，就是要知道自己为什么存在，明白自己的存在是有意义的。

今天我讲个特别形象的例子，现在有的大学生会出现一种非常不好的想法，我在这里用了"不好"这个概念，就是想放弃自己的生命。放弃自己生命的原因主要是什么呢？最主要的就是他觉得活着没有意义。他没有存在感，觉得活着没有意义，因此想放弃生命。王老师是不会放弃生命的，为什么呢？因为我觉察到我的存在很有意义。第一是我首先认为生命是最重要的，世界上没有什么有比生命更重要的事情。第二是我活着是有意义的，如果我放弃了自己的生命，我的家人怎么办？我的学生怎么办？另外我的诗歌研究这个专业怎么办？这种学术研究怎么办？甚至我会想到我如果放弃生命了，我的诗歌疗法这种教学怎么办？因此一想到个人的专业学业，想到个人的前途，想到家庭的前途，想到国家的、人类的前途，我对生活就充满信心了。也就是说为了你个人，你可以有些极端的想法，但是为了社会这是不行的。最后一点是不只依靠自己，要寻求社会的支持，就是强调社会协调能力，想让大家知道你的存在，不是你一个人的存在，有很多人在跟你一起存在，个人的生活不是你一个人在孤军奋战，这个世界上有很多人在陪着你共同进步。最重要是要让自己去体会到，活着是世界上最美好的事情，乐观是生活中最重要的一种态度。所以我前面强调了一点，叫有诗意的生活。有诗意的生活其实关涉浪漫，浪漫精神在某种程度上就是一种乐观精神。因此乐观向上是每一个人，尤其是在座的大学生最应该重视的，或者是最应该选择的一种生活方式。

下面讲第三节现代人的素养。这一节是对第二讲的归纳，也是对第一讲的总结。这一讲结束以后会进入这门课的很专业性或者说更专业性的东西。

现代人最重要的是要有现代情感。怎样才能称得上是现代情感？现代情感要重视自然情感和社会情感的和谐。诗既要写自然情感也要写社会情感。有一位著名的理论家叫苏珊·朗格，她在《艺术问题》提出了这样的观点：艺术家表现的是人类情感。她的原话是："艺术家表现的绝不是他自己的真实情感，而是他认识到的人类情感。"这句话对于在座的想做大诗人的同学是非常有帮助的。一位伟大的诗人，他关注的真的不只是，甚至不是他个人的真实情感，而是他认识到的人类的情感。但是这句话对在座的普通同学来说，可能就不太正确，诗歌疗法强调的是每个人都可以成为诗人，每个人都可以写他情感中的任何内容，也就是说在座的各位，首先要关注你个人的真情实感，通过写真情实感让你心里被压抑的那一部分得到宣泄。这才是诗疗最重要的任务。诗教强调的就是人类的情感，至少它强调的是"诗言志"所讲的那种大志、向大我情感。

现代人应该有现代意识。现代意识重视的是个人意识和群体意识的融合。也就是说每个人要有自尊，要有个人意识，但是每一个人又要去重视自己的社会人的身份。前面讲到，人既是一个自然人，也是一个社会人。王老师用的是社会人的概念。著名的心理学家荣格有一个概念是集体人（collective man）。他强调艺术家是集体人。他的观点跟刚才讲的苏珊·朗格的艺术家表现的不是个人的真情实感相似。苏珊·朗格甚至认为如果艺术家表现的是个人的真情实感，那么小孩子啼哭他就是艺术家了。因此像小孩子哭闹肯定不能是艺术家的行为。荣格强调艺术家是集体人，他的原话是这样说的："艺术家并不是一个生来就把追求自由意志（free will）作为最终目标的人，而是一个让艺术通过他来实现自身目的人。作为一个人，他可能有自己的情绪、意志与目标，但是作为一位艺术家，他是一个具有更高意义的人——一个集体人（collective man）。"在这里用了一个更高意义，原因就是要强调大艺术家追求的是人类的目标。因此他接着说："这个更高意义的人就是一个集体人，它承担和呈现着人类的无意识的心理生活。为了履行艰巨的责任，有时他不得不牺牲个人的幸福欢乐。甚至普通人生活中值得生活的任何事物。"这段话是针对重要的或者大艺术家而言的。对于在座的各位，每一个人都应该有理想去做一个大的艺术家，但是更应该做一个普通人。我们再次强调如果要完成诗教的目的就应该按照荣格的这种方法去要求自己，用这种标准去要求自己。如果是一个普通人为了诗歌的治疗而写诗，就有必要去珍惜现实生活中的任何事情，珍惜你的个人的任何真情实感。

现代人要有现代思维。现代思维重视语言思维和图像思维的综合。在这里用一个概念叫图像思维。在座的很多同学非常熟悉语言思维，写诗是靠语言思维来写作的，但是我还告诉你优秀的诗人，或者要写出一首好诗，是需要图像思维的。你们会感到非常惊讶。王老师讲过诗是最高的语言艺术，诗肯定是通过语言来表达的，离了语言怎么写诗呢？怎么可以不通过语言思维而要通过图像思维呢？其实我想告诉大家，图像思维研究是现代心理学和艺术学很重要的一项研究成果。它特别强调人除了语言思维以外，还有一种思维方式，是通过图像来进行思维的。现代人的视觉思维比古代人更发达。现代汉诗的视觉形式建设，就比音乐形式建设更重要。实际上谈诗的视觉美用了一个概念，就是叫诗的建筑美。建筑美实际上就是可以给我们一种图像感。以后讲图像诗这一节的时候，会详细讲解图像思维。也就是说，写诗和读诗都需要图像思维，写诗和读诗必须有较强的想象力。在第一节课第一讲，我就讲到了这门课是通识课、专业课和治疗课的"三结合"，讲到专业课的时候我把写诗作为一个比较重要的教学内容。在这里我就想教大家写诗。写诗最重要的就是需要想象力。怎样才能够有更好的想象力？就需要用图像思维来展开想象。比如头脑中出现黄河，自然就会想到长江。想到大草原，头脑中很自然地跳出大戈壁。这种图像，这样的图像思维，打破了我们语言思维的逻辑性，可以使我们的语言思维更加活跃，或者是可以弥补我们语言思维的不足。想象力细分为三点：第一是要有想象情感的能力，即想象细节的能力。有很多同学写诗，为什么觉得展不开写不下去，就是没有去想象情感。想象情感实际上是对直抒胸臆的写作方法的纠正，就是有的情感是需要想象的。比如说写爱情诗，好多人写爱情诗就是因为自己正在恋爱中，所以才写爱情诗。确实是这样的，比如勃朗宁夫人写的十四行爱情诗，她就是直接写给某个人的。但实际上有好多情感，是想象出来的。比如大家写情书会有这种感觉，越写情书情感好像越丰富。在写作中情感得到了宣泄，对对方的爱就增加了。想象情感的能力其中包括想象细节的能力。第二点是想象语言的能力。想象语言的能力主要是靠语言思维来写作。比如写到太阳这一个词语的时候，就可能写到月亮。写到太阳,按照这种语言的思维习惯,按照中国人的文化思维习惯,想到太阳就会想到温暖,想到阳光想到希望。如果看到月亮就会想到相思,千里明月寄相思,床前明月光,这些诗句赋予了月亮或者月光非常特殊的、具有中国特色的或者中国古代诗歌的文化意义。第三点也是更重要的一点,是想象图像、想象场景的能力,要靠视觉思维来写作。刚才与其说王老师在教你怎样写诗,不如说是在教你怎样展开思想的翅膀,让你更自由地去思想,更自由地去发挥想象。人只有获得想象自由,才能够有更好的情感宣泄。

下面对这一讲做一个总结。什么是现代人?现代人需要哪些素养?我把它总结为现代人需要五大素养。第一,现代情感,重视自然情感和社会情感的和谐。第二,现代意识,重视个人意识和群体意识的融合。第三,现代思维,重视语言思维和图像思维的综合。第四,现代文化,强调保守主义和激进主义的共处。第五,现代政治,追求宽松自由和节制法则的和解。其实这五大素养的核心是强调人的社会协调能力,要去重视社会情感,重视群体意识,既不要保守也不要激进,既需要一种宽松自由的生活,也需要重视节制,重视法则。当然王老师想强调一点:有必要适当地推崇激进。

从这一点上可以总结出现代汉诗的两大任务。现代汉诗这个概念需要做专门介绍。什么是现代汉诗?刚才讲到新诗又叫现代汉诗。这种抒情文体有以下几个名称:白话诗、新诗、现代诗、现代汉诗。现代汉诗的两大任务是培养现代中国人和打造现代中国。现代汉诗有一个很重要的任务,就是新诗的现代性建设的目的是什么?是为中国的现代化建设服务,为培养现代中国人和建设现代中国作贡献。要把这种先锋性与世俗化的文体打造成用现代汉语和现代诗体,书写现代生活和现代情感,具有现代意识和现代精神的语言艺术。通过这个任务可以知道,实际上诗歌疗法除了对人进行心理的治疗、精神的治疗以外,其实还有对年轻同学一个"补钙"的作用。很希望同学们把个人的幸福与中国国家民族的命运结合起来,实现个人幸福与国家富强、民族复兴的双赢。

第三节　诗疗意义和诗疗历史

同学们好,下面讲诗歌欣赏与诗歌疗法的第三讲"诗疗意义和诗疗历史"。通过前两讲的讲解,同学们已经知道了诗疗的一些基本的观念和这门课程的一些基本情况。这一讲分为三节:第一节是诗疗的意义,第二节是诗疗的历史,第三节是诗疗的案例。

下面讲第一节诗疗的意义。在前两讲中,尤其在这门课的课程介绍中,已经把诗疗的意义作了一些概述。现在给大家做更细致更系统的介绍。诗疗的第一个作用是诗疗可以提供生存的技巧。做这门课程的时候,我有意识地参考了现在在中国非常流行的哈佛大学的"幸福课"。它给我们提供了生存的技巧。我设计的这门诗疗课,也想达到这样的目的。俗语说车到山前必有路,柳暗花明又一村。到底有没有路和村,取决于是否天时地利人和,与是否懂得生活的艺术,是否有意识地提高生命的质量。民间俗语说的天时地利人和,与重视人和重视世界卫生组织所说的人的健康的三大指标之一的人的社会协调能力异曲同工。所以诗歌欣赏与诗歌疗法课程也可以称为"幸福课",教给你生存的技巧,让你获得知识和能力,让你人格健全和心理健康,甚至让你身体更健美,情感更丰富。

首先推出诗疗的三大名言。王老师在各地作讲座的时候,首先会告诉我的听众或者受众这三大名言。第一句名言上次已经讲到了,是散文家梭罗的一句话:人类无疑是有力量有意识地提高自己生命质量的。第二句话是诗歌疗法的创始人美国心理学家阿瑟·勒内的一句话:诗歌在治疗过程中是一种工具而不是一种说教。第三句是中国心理学家、装甲兵工程学院的心理学教授王利群的一句名言:人是一定能改变的。

第一要有这样的观念:诗疗一定是大于诗教的。因此这门课程的名称是诗歌欣赏与诗歌疗法。实际上诗歌欣赏的目的更多是让大家得到一种快感,或者说得到一种美感,而不是获得思想的启迪,不是为教化而让你欣赏。第二要坚信改变自己是度过心理危机的前提。哈佛"幸福课"也强调人要幸福一定要坚信人的改变是可能的。王利群教授说的那一句话,一切都可以改变,是在做心理治疗时,心理学家们常常用的一句话。当某人遇到重大心理危机时,一定要坚信可以改变自己。心理学家们会让你记住这句话,人是一定能改变的。因此要相信车到山前必有路,柳暗花明又一村。还有一种说法叫退后一步天地宽。其实退后一步天地宽并不是一种逃跑,不是一种逃避,它实际上是一种生存的智慧。

诗疗的第二个作用是有利于身心健康。诗疗主要有两种方式:第一种是写诗;第二种是读诗。写诗,我们引进了一个比较新的术语,叫"书写表达"。"书写表达"是心理学研究的最新成果。王永、王振宏在2010年第2期《心理科学进展》发表文章说:"身体健康的个体参与书写表达可以长期有效地保持健康,降低焦虑和抑郁,提升自我调节能力和自我效能感。"第二种方式是读诗。读诗主要是采用大声朗诵的一种方式,也叫吟诗。蒲昭和2010年5月27日在《文摘报》发表了一篇文章,题目是《勤于"动口"益身心》。他认为吟诵诗歌有助消除精神上的烦恼和压力,对失眠、忧郁等有辅助的疗效。

诗疗的第三个作用是有助于心理危机干预。其实这是诗疗最重要的一个作用,诗疗可以防病,诗疗更可以治病。现代社会的一大特点是意外事故较多,计划没有变化快,出现心理问题的概率大增。同学们应该对此有很深刻的体会,好像平常我们的大学校园生活非常平静,寝室、教室(图书馆)、食堂三点一线,但实际上你的情绪会受到很多方面的影响,有时候是你同学出事,有时候是你的家人出事,甚至有时候是地球上的某个地方发生了什么地震、台风等自然灾害。这些都可能影响你的心情,甚至让你出现心理危机。当出现心理危机的时候,诗疗就可以站出来帮助你。因此现代人必须学会变通,应变能力是现代人的基本能力。

下面我们用一首具体的作品,来体会什么是现代生活。估计同学们一直在感叹说:"哎呀,听了这门课,听了几次了,到现在都没见着诗。到底诗是什么呀?这完全是在讲诗歌疗法,跟诗没有关系,跟诗歌欣赏没有关系。"下面就给大家介绍一首非常有名的诗。诗的题目是《沉重的时刻》,作者是奥地利一位著名诗人,叫里尔克,是一位写哲理诗的诗人。全诗是这样的:

此刻有谁在世上某处哭,
无缘无故在世上哭,
在哭我。

此刻有谁在夜间某处笑,
无缘无故在夜间笑,
在笑我。

此刻有谁在世上某处走,
无缘无故在世上走,
走向我。

此刻有谁在世上死,

无缘无故在世上死,

望着我。

　　刚才给大家介绍的诗是外国诗人写的。有的同学说外国诗人所描述的那
种沉重的时刻,在中国不可能出现。我想告诉你,在当下的中国,精神卫生现
状不容乐观。我给大家提供两个数据,第一个数据是中国疾病预防控制中心
精神卫生中心2009年公布的一个数据。中国疾病预防控制中心精神卫生中
心2009年初公布的数据显示,我国各类精神疾病患者人数在1亿人以上。第
二个数据是:我国目前有抑郁症患者约2500万人,世界卫生组织有关研究预
测,到2020年抑郁症将成为冠心病后的世界第二大疾病。

　　我再告诉你让国人震惊的富士康员工自杀事件,从2010年1月13日到5
月26日,富士康集团共有12人跳楼自杀。很多心理学家对此做了评价。北京
师范大学心理学院教授刘翔平认为连续发生自杀事件的根本原因是劳动时间
太长造成员工身心疲惫。清华大学心理学系主任彭凯平认为社会关系疏离
是自杀主因。装甲兵工程学院心理学教授王利群认为不能适应环境是自杀的
主因。我认为自杀的最重要的原因就是前面介绍的人的社会协调能力太差才
导致这种自杀。

　　下面讲第二节诗疗的历史。提到诗歌疗法,首先要讲一个很重要的古代
的一位医生。他生于公元1493年,逝于1541年,当然并不能说他是诗歌疗法
的创始者。他的名字叫帕拉塞尔苏斯。帕拉塞尔苏斯是欧洲中世纪的医生,
瑞士人。他有句非常有名的名言:"你们应该知道意志的作用在治疗中很重
要。"他强调精神治疗的作用。奥地利著名的传记作家茨威格写了一本书,书
名是《精神疗法:梅斯梅尔、玛丽·贝克尔、弗洛伊德》。在这本书里他做出了
这样的结论:"第一个反对揭穿医疗奇迹面纱,反对医疗失去灵魂的,是帕拉
塞尔苏斯。"其实在现代医学里,尤其在西医中,基本上采用的也是一种"拼
凑"的方式,但实际上西医近年来也越来越重视精神方面的治疗。

　　第二位是弗洛伊德。前面已经介绍过了,他是犹太人,是奥地利精神病医
生及精神分析学家,精神分析学派的创始人。弗洛伊德在《创作家与白日梦》
里做出了这样的结论:"一切艺术都是精神病性质的,但艺术家不同于精神病
患者。因为艺术家知道如何去寻找那条回去的路。"弗洛伊德很关注焦虑问
题,实际焦虑问题成了当今社会尤其当下的心理学家最关注的一个问题。弗
洛伊德这样得出结论:"为什么神经症患者比其他人更特别强烈地感到焦虑

这一问题从未得到过足够认真的讨论。也许它已被看作是一个自明的问题：'神经过敏'（nervos）和'焦虑'（angstlich）这两个词可互相通用，似乎意指同样的东西。但这是不正确的：有一些'焦虑'的人一点也不'神经过敏'，而症候很多的'神经过敏'的人却没有表现出'焦虑'的倾向。不过，有一点是无可置疑的，即焦虑问题是一个重要的核心问题，我们若是弄清楚了这个问题，便可以明了我们的整个心理生活了。"因此诗歌疗法最重要的就是防止焦虑。当代心理学家荷妮曾经作出这样的大胆的结论，她认为焦虑是最折磨人的情感。她说："强烈的焦虑是我们所具有的最折磨人的情感。那些遭受过强烈焦虑的病人们，他们宁死也不愿再体验焦虑的感受。此外，焦虑中还包含着某些因素，这些因素对病人尤为难以承受。其中一个因素就是无助。在面对巨大的危险时，人们可能会变得积极而有勇气。但是在焦虑状态中，事实上，人们感到非常无助。"在这里介绍两个词语，一个是郁闷，同学们经常说的；第二个是焦虑。因为当同学们遇到不顺心的时候，感觉到郁闷。什么是焦虑？我觉得在大学里，在面对考试的时候，在需要做重要决策的时候，每个人都会出现一种焦虑。焦虑是一种想象性的恐惧。

真正的诗歌疗法的创始人是我们要介绍的第三位，叫阿瑟·勒内，生于1915年1月15日，逝于1998年4月1日。他是国际诗歌治疗协会主席。他的名言前面已经介绍过："诗歌在治疗过程中是一种工具而不是一种说教。"为什么王老师三番五次地使用这句名言，目的就是想强化大家的观念，一定要用诗疗来取代诗教。他有一部很重要的书，叫《诗歌在治疗过程中的运用》，主要观点是："人类最伟大的成就在于语言，而生活是一种'诗的解释'。"他还有一些很重要的观点，最重要观点是读诗可以改善心理情绪状态。

在这里我想告诉同学们，阿瑟·勒内的美国式诗歌疗法跟王珂的中国式诗歌疗法是有差异的。阿瑟·勒内更强调的是通过读诗的方式来进行治疗，而王珂强调的是通过写诗的方式来进行诗歌治疗。这是因为两个国家的国情不同，在美国没有出现以诗取士的这样一种现象，没有这样的历史，在中国科举制度存在了一千多年，在很长一段时间，都采用了以诗取士的方法。在中国甚至招女婿也要通过赛诗这种方式。中国是诗的国度，中国是几乎每个人都会写诗的国度，在上世纪80年代甚至出现这样一种说法，一块砖头砸下来，砸到十个人有九个人是诗人。因此中国是诗的国度，是写诗的国度，是人人都可以成诗人的国度。所以我认为在中国采用写诗的方式更适合进行诗歌的治疗。阿瑟·勒内有一个重要的观点："所有的文学样式都看作是理解人类行为的主要来源，一个人的认知和无意识理解是由影响人的成长和发展的语言、符号、隐喻和明喻构成的。诵读诗歌能改善心理和情绪状态，从而能够起到治疗心身疾病的作用。"有人评价说他的诗歌疗法是阅读疗法的一种，向患者推荐一些有不同情感的诗歌，让病人读者阅读诗，或在心理医生的指导下通过集体诵读，通过认同进化娱乐和领悟等作用，消除患者的不良情绪或心理障碍，是一种提高身心健康治疗的心理治疗的方法。他特别强调集体诵读，因此每一次做诗歌讲座和做诗歌疗法的具体讲座的时候，我都要求大家一起朗读。有时候是读海子的《面朝大海，春暖花开》，有时候是大家一起诵读食指的《相信未来》。

读诗和写诗更能让病人表达感觉和想法，这是最近几年外国诗歌疗法研究出的一个结果。诗歌疗法出现得更早，比如说Ross的博士论文《诗歌疗法对传统的谈话疗法》，这个博士论文是1976年出现的，它是凯斯西储大学心理学系的一篇博士论文。她就强调说："很多作者近年报告诗歌疗法，他们宣称通过阅读或写作诗歌，病人可以表达出他们的感觉和想法。"

下面讲第三节：诗疗的案例。诗疗的案例实际上是给大家介绍国内外的人如何使用诗疗的。首先介绍美国的情况。美国是很重视诵读的，在美国，著名的心理学家阿瑟·勒内认为诵读诗歌能改善心理或情绪状态，能够起到治疗心理疾病和身体疾病的作用。

意大利也重视读诗，意大利的一些医生和心理学家把一些诗作了归类。比如说把美国诗人朗费罗的《夜的赞歌》和英国诗人济慈的《睡去》，用来治疗失眠症。苏格兰诗人卡莱尔的《今日》和德国诗人海涅的《赞歌》也可以用来治疗忧郁症。古今中外有很多优秀的诗歌，有些诗歌就可以用来作为诗疗的诗歌。但实际上有些诗歌的治疗效果，在各个国家是不太一致的。另外有些病人，或者有些病是比较特殊的。如果缺乏诗歌怎么办呢，在意大利，就会组织医生或诗人联合起来重新为病人定制诗歌。

下面给大家介绍一首在好多个国家都喜欢用的，公认为是一首诗疗诗的代表作。注意"诗疗诗"这个概念，是王珂老师使用的，是今年我在《名作欣赏》开的专栏文章《诗歌欣赏与诗歌疗法》中提出的一个概念。我把具有诗歌治疗效果的这样一种诗称为诗疗诗。比如我认为中国最重要的最著名的诗疗诗就是食指的《相信未来》。另外大家熟悉的海子的《面朝大海，春暖花开》，实际上也是一首诗疗诗，以后我会具体解读这样的作品。下面我给大家朗诵朗费罗《夜的礼赞》。我先给大家读这首诗的中文翻译。

我听见夜的垂曳的轻裳
拂过她的大理石厅堂！
我看见她的貂黑的衣裙
缀饰着天国宫墙的荧光！

从那强大的魅力，我察觉
她的丰姿从上空俯临；
夜的端凝，沉静的丰姿，
宛如我的恋人的倩影。

我听到欢愉的、哀怨的歌声，
多种多样的柔和的韵律，
洋溢在精灵出没的夜宫，
好像古代诗人的诗句。

　　这首诗为什么能产生治疗的效果？从内容里大家就可以知道，这首诗写到了自己的情人，你们所说的白马王子或者白雪公主。另外也写出了艺术美的韵律。也就是说，这首诗既可以满足我们的低级情感、身体情感，甚至可以满足我们的爱情，还可以满足我们的审美的本能情感，对韵律旋律的追求。因为刚才我朗诵的是汉语的翻译，翻译得非常美。但实际上，在意大利，在美国，在英国，用这首诗做治疗的时候，他们用的不是汉语，他们用的是英语。英语诗歌跟现在的中国诗歌，尤其是跟我们的新诗，一个最大的差别是音乐性。上次讲到了新诗的判定标准，判断是不是一首诗的标准，现在已经降格到是否分行。分行是诗，不分行就不是诗。但实际上古今中外有一个非常重要的诗的判定标准，就是是不是押韵。押韵的是诗，不押韵的就不是诗。下面我给大家朗读这首诗的英语版的前两节。

I heard the trailing germents of the night
Sweep through her marble halls!
I saw her sable skirts all fringed with light
From the celestial Walls!

I felt her presence, by its spell of might

Stoop o'er me from above;

The calm, majestic presence of the night,

As of the one I love.

　　大家发现英语诗歌的节奏感明显地要比汉语诗歌强。但是大家会发现汉语诗歌的词藻格外的优美。这就是前面所讲的汉语诗歌有三美：音乐美、建筑美和词藻美。汉语的一些词汇是有美感的，有温度的，或者是有温度感的。

　　下面介绍一位诗歌界的著名诗论家吴思敬，他是我们这门课所列的教学参考书的作者中的一位，我给大家推荐了一本教学参考书叫做《诗歌基本原理》，作者就是吴思敬教授，他是我的博士后老师。他提出了这样的观点：诗疗符合整体医学观。他认为：“人的心理有一种追求平衡的倾向。国外医学界新兴起的‘整体医学观’，把健康看成是生理、心理、自然、社会等多种因素综合的结果。这种医学观认为：人的机体内存在着两个平衡，生理平衡和心理平衡；外部也有两个平衡，自然生态平衡和社会生态平衡。因此彼此交叉作用……外部的自然生态和社会生态不平衡，往往会导致人的生理和心理不平衡。”“音乐，有陶冶人的情操和平静人的心灵的作用……同样诗歌的这种作用也是非常明显的。一个是阅读诗歌。在你心情不舒畅的时候，你读几首与你心境相近的诗，很可能你的心情就平静下来了。另外是创作诗歌，你拿起笔来在创作中用诗的形式很快就把内心不愉快的情绪排解出来。我国诗人李广田在上世纪40年代便说过，他觉得现在这个时代青年人的压力都非常大，内心很苦闷，如果不给它找一个宣泄口把内心郁积的东西发泄出来，那不是要把人闷死吗？他觉得诗就是一个非常好的宣泄口，因此他把青年人写诗当成一种心理的精神的卫生，或是一种‘情感的体操’，他实际上就谈到了诗对郁积的心理情绪的发泄，平衡人的心理的作用。所以我觉得诗对人的治疗作用主要就在于这种心理疏导作用。当然，诗并不能包治百病……”

　　吴思敬先生的这段话是对诗疗的非常好的总结。在此我想请同学们，当你感到郁闷的时候，就拿起笔来写诗。或者如果你感觉到没有写的，就去找一首诗来读一读。就像王珂老师当年失恋的时候，我想告诉大家我失恋的时候是大二，失恋了以后，我治愈我的失恋最重要的两种方式，第一就是写诗，第二就是读诗。写诗是比读诗更重要、更有效果的诗歌治疗方式。

第四节　诗疗定义和诗疗原理

　　同学们好,下面讲本门课程的第四讲"诗疗定义和诗疗原理"。这一讲主要分为三个部分:第一节诗疗定义,第二节诗疗原理,第三节诗疗功用。

　　首先讲第一节诗疗的定义。在这门课开课时,就给大家介绍了什么是诗疗。现在给诗疗下一个很准确的定义。什么是诗疗?借用读书疗法与书写疗法的原理及方法,通过诗歌欣赏和诗歌创作,治疗精神性疾病。尤其是在突发事件中,进行有效的心理危机干预。

　　在确定了诗疗的定义以后,有必要给大家介绍人类的诗的定义。首先归纳出人类诗的定义的三个特点:第一个特点是多元化,在不同的时代甚至在同一时代诗都有不同的定义。第二个是世俗化,世俗化是指在人类诗歌的历程中有越来越重视世俗生活的趋势。人类的诗歌到现在至少有两三千年的历史。人类最早的一首诗,准确地说是现今发现的人类的最早一首诗,是在埃及的尼罗河畔发掘出来一首诗,是一首写爱情的诗。所以在座的女同学,应该感到特别的自豪,诗是由女性首先写的。在座的各位也应该想起,王老师在第一次课所讲到的,多次引用的歌德的那句有名的诗:"哪个少年不多情?哪个少女不怀春?"人类的最早的,留存到现在的那首诗,就是一首爱情诗。所以大家大可不必因为写爱情而感到惭愧。

　　在这里想通过诗人的经历,或者人类对诗人的评价,来强调诗有一个世俗化的过程。最早人类认为诗人是什么人,诗人是代神说话的人。有一位著名的哲学家柏拉图就认为,诗人是代神说话的人。诗人不是代表自己说话,而是代表神在说话,但是到了后面,诗人就已经不是代表神说话了,而是代表自己说话。所以到了浪漫主义时期,强调神不重要、人最重要的时候,诗人成了社会生活中的优秀的人。甚至有浪漫主义诗人认为,诗人是立法者,诗人是社会的代言人,不是神的代言人。再到后面,诗人成了普通的人。还有一个非常重要的特点,诗是美的语言艺术,是诗人追求本能的审美需要的结果。也就是说在不同的时代,有不同的诗的定义,在同一个时代也有不同的诗的定义。

　　但是在古今中外的不同时代或同一时代,所有的诗的定义都不排除一点,即诗是美的。正如我讲到,古今中外都强调什么是诗,只有押韵的才是诗,有韵为诗,没有韵就是散文。直到现在,新诗尽管强调分行是诗,打破了无韵则非诗的原则,但是新诗仍然强调音乐性。所以在前面王老师讲的关于诗的定义的介绍中,讲了闻一多的"三美"理论,诗还是有音乐美的,现代诗也是有一定的音乐性的。

下面介绍一些具体的定义来证明刚才总结的三个特点是对的。第一个定义是中国古代诗歌最早的定义,是这样的:"诗者,志之所之也,在心为志,发言为诗。"这是"诗言志"最早的观点,出自汉代的《毛诗·序》。第二个诗的定义出自晋代陆机的《文赋》,"诗缘情而绮靡"。大家注意,这两个定义是中国古代汉诗最重要的定义。第一个定义,实际上就是讲的"诗言志"的定义,它强调诗要抒发我们的远大志向。这里的"志",借用一句话"燕雀安知鸿鹄之志",是鸿鹄大志。但是后来人们发现,如果写诗老是抒发自己的志向,老是唱高调,老是处在一种很激情澎湃的状态下,这样活下去其实是比较困难的,所以诗就回归到抒情的功能,强调它的抒情性。因此陆机在《文赋》中给诗的定义是"诗缘情",诗是抒发感情的,在诗是抒发感情的后面又界定了"绮靡",什么是绮靡?一定要解释这个概念,它强调的是诗既是抒发感情的,又要写得很美。因此诗可以不是韵文,但是诗必须是美文。

诗疗采用最多的诗是汉语现代诗,也可以把它叫做新诗。新诗在一百来年出现了不同的定义,这些定义都非常强调诗要写得很美。在新诗草创期有两个定义。第一个定义是宗白华的,他就是一位著名的美学家,他在《新诗略谈》中给新诗下了这样的定义:"诗的定义可以说是:'用一种美的文字……音律的绘画的文字…表写人的情绪中的意境。'"还有一位著名的诗人郭沫若,郭沫若给诗下的定义非常简单:"诗=(直觉+想象)+(适当的文字)。"尽管用了"适当的文字",也没有强调诗要写得很美,其实"适当的文字"还是强调诗要尽可能地写得很美。周作人给小诗下了这样的定义,这个定义非常有助于在座的各位写小诗,现在这个时代是快节奏的时代,没有时间来写长篇大论,甚至没有时间来写长诗,但是有时间来写小诗。小诗最近几年,在中国大陆,在中国台湾,甚至在东南亚,都非常流行。为什么流行?是因为这种诗体,非常有利于现阶段的写作。小诗在某种程度上改变了诗的抒情性,过去讲诗是抒情的,但实际上现在讲,诗抒发的不只是感情,诗在很大程度上是宣泄情绪。也就是说今天的新诗,和上个世纪二三十年代的新诗,尤其是和旧诗比较有两大特点。第一个特点是旧诗是押韵的,新诗是不押韵的。第二个特点是旧诗是写感情的,新诗是写情绪的。周作人的定义是这样下的:"如果我们'怀着爱惜这在忙碌的生活之中浮到心头又复随即消失的刹那的感觉之心',想将它表现出来,那么数行的小诗便是最好的工具了。"在座的各位,如果你想把你忙碌的生活中的那种情绪,那种"小情绪"要记录下来,最好的诗体就是小诗。

闻一多的新格律诗定义,实际就是闻一多的诗的"三美"说,前面作了介绍,现在再把这个定义完整地告诉大家,是闻一多在《诗的格律》这篇文章里提出来的。1926年中国新诗界出现了诗体建设运动,这时候出现了格律诗,闻一多,包括徐志摩,他们开始倡导格律诗。他们认为诗应该是这样写的:"诗的实力不独包括音乐的美(音节),绘画的美(词藻),并且还有建筑的美(节的匀称和句的均齐)。"请大家注意"节的匀称和句的均齐"这条规则,"节的匀称和句的均齐"的要求,最后使新诗变成了豆腐块诗。"节的匀称"指的段,在散文中称为段,在诗中称为节。分节方式一般第一种是四行分节,第二种是两行分节。比如说卞之琳的《断章》就是两行分节,当然也有五行分节的。但是不管是两行分节,四行分节,还是五行分节,强调的就是要求分节的行数要相对一致,所以就变成豆腐块了。"句的均齐"是什么意思呢?"句的均齐"实际上是继承了中国古诗的传统。大家回忆古代汉诗,古代汉诗的《诗经》通常是四言诗。后来有五言诗,再后来有七言诗,比如说唐诗里有七言绝句,也有五言绝句。"床前明月光,疑是地上霜。举头望明月,低头思故乡。"它就是每一句是五个字,所以称为五言绝句。新诗所倡导的现代格律诗的"节的匀称和句的均齐",指的是每一行的字数相等,另外每一节的行数相等,所以最后它给我们的视觉形式感就是豆腐块。一首诗相当于一个豆腐块连着一个豆腐块,有人就嘲笑说新格律诗就是豆腐块诗。

但是到了50年代,又有人倡导新格律诗,只是名字发生了变化。这就是我想给大家介绍的何其芳的现代格律诗的定义。他认为我们说的现代格律诗在格律上就只有这样一点要求:"按照现代的口语写得每行的顿数有规律,每顿所占时间大致相等,而且有规律地押韵。"何其芳的现代格律诗定义适度解放了闻一多的"新格律诗"的格律规范,不再严格要求"节的匀称和句的均齐"。

下面介绍王老师的几个诗的定义。因为徐志摩和闻一多是在上个世纪20年代倡导的新格律诗,何其芳是在50年代倡导的现代格律诗,那么80年代的诗歌或者90年代诗歌,尤其是现在的新诗到底是怎么回事呢?我给诗下了这样三个定义,第一个定义是2000年下的,"诗是艺术地表现平民性情感的语言艺术。"请大家注意这个定义,这个定义最重要的词语是"艺术",为什么强调"艺术"。两次用"艺术"这个词语,我的目的就是强调诗的写作是有技巧的,是有技法的,诗是最高的语言艺术。还有让有些学者不能赞同的,我用了"平民性情感",平民性情感指的是普通人的情感,或者换句话说,这个定义要求诗人写诗的时候,一定要考虑怎么写,考虑如何写好,但是写的内容是不能太有限制的,所以"平民性"就是强调普通人都可以写诗。人人都可以成诗人,你的任何情感都可以写出来,但是有一点我想强调,你写诗可以写任何情感,如果要发表,如果要把你的诗公开,有的情感,有的低级趣味的情感,就不能继续再写下去。所以后来我在2010年有一个定义,十年以后又有一个定义,强调的是新诗包括三部分:内容写什么,形式怎么写和技法如何好。总的结论是:"新诗是采用抒情、叙述、议论,表现情绪、情感、感觉、感受、愿望和冥想,重视语体、诗体、想象和意象的汉语艺术。"2015年我还提出了"现代汉诗"的定义,"现代汉诗是用现代汉语和现代诗体抒写现代情感及现代生活,具有现代意识和现代精神的语言艺术。"这个定义跟前面讲到的诗要打造现代人和打造现代中国的目的一致,与那种崇高的目的,是直接相关的。

我觉得下得最好的定义是谁的定义呢? 是日本学者滨田正秀的定义,他给抒情诗下的定义是,"所谓抒情诗,就是现在(包括过去和未来的现在化)的自己(个人独特的主观)的内在体验(感情、感觉、情绪、愿望、冥想)的直接的(或象征的)语言表现"。

诗歌疗法用的诗更多的是表现"情绪"的诗,更多是采用"象征的语言表现"的诗。刚才讲的诗的定义,既有助于大家去理解什么是诗疗诗,也有助于大家去欣赏诗,甚至还可以帮助大家如何去写诗。在这里必须强调为了诗歌疗法的诗歌写作,一定不要强调诗写得好不好,如果说诗写得好不好应该有标准,它的标准不是你的语言技巧上写得好不好,而是你通过诗歌写作,是否把你内心被压抑的情感表现出来了。也就是说,在诗歌疗法的诗歌写作中,更强调的是写作的过程,追求的是写作的快感,而不是写作的结果。最重要的是,诗歌疗法的写作是为自己而写作,而不是为他人而写作,不是为别人而写作。

下面讲第二节诗疗原理。诗疗原理在本课程的介绍中讲过,我前面其实一直在讲这个话题,现在把它总结起来。第一是读书疗法与书写表达。首先强调的是,诗疗针对普通人来说,还是读书疗法的一种。读书疗法在世界上非常流行,瑞典神经病理学家比尔斯特列是现代读书疗法的首创者,他的观点是,可以通过对别人的阅读指导,使其消除萎靡不振、担忧焦虑等消极情绪。诗歌疗法的很重要的目的,就是要消除焦躁、焦虑这些消极的情绪,所以读书疗法是比较好的一种治疗方式。推广读书疗法最普遍的是苏联,他们把图书分为了三类，在座的同学可以选择以下的三类书来展开阅读。第一类是影响理智和思维力的书，第二类是影响情绪的书，第三类是帮助理解生活意义的书。实际上读诗既可以影响你的情绪，也可以帮助你提高智力，也就是刚才讲的三类书的功能，通过读诗都可以获得。

诗歌疗法的两种方式是读诗和写诗，写诗最重要的是"书写表达"，写诗行为就是一种"书写表达"行为，"书写表达"是心理学界比较新的研究成果，王永、王宏振给"书写表达"下了这样的定义，"书写表达作为人类特有的一种行为方式，最初只是用于记录信息，后来逐渐发展成为信息表达、交流和创作的手段。20世纪80年代研究人员发现按一定的结构书写表达与创伤经历有关的感受和想法可以改善健康状况，且具有长期的效果（Pennebaker & Beall，1986）。这一实验结果受到了广泛关注，书写表达也逐渐发展为一种较成熟的心理干预方法。目前，国外对'书写表达'这种心理干预方法的表述主要有Expressive Writing、Written Emotional Expression和Written Emotional Disclosure。它们都强调以书写的方式表达、披露与创伤经历或积极事件有关的感受和想法，以此对个体进行干预。大量的研究结果显示，书写表达对干预对象（包括健康人群和临床病人）的身体健康和心理健康都具有显著的促进作用。研究者们把这种通过书写披露和表达与个人重要经历有关的感受和想法，由此促进身心健康的心理干预方法统称为书写表达。"

在这门课程的介绍中，老师想把在座的各位当作病人，有的同学就说老师我根本就没有病。我承认绝大部分同学肯定都没有病，至少自己认为没有病，但是"书写表达"对健康人群也有帮助，对临床病人更有帮助，你是健康的人，"书写表达"对你仍然是有帮助的。

为什么"书写表达"会有效果呢？王永、王宏振认为："书写表达可能主要是通过暴露、引导注意转向、促进适应和认知重构/重评等途径改善身心健康。"也就是说现在的心理学界，包括诗歌理论研究界，对"书写表达"为何能产生效果还是没有非常准确的答案，包括诗歌疗法为什么能够产生效果？为什么读诗有时候比写诗更有效果？为什么有时候写诗比读诗更有效果？这些还需要我们去探究。

第二是诗的要素与诗的功能有利于诗疗。这实际上回答了我刚才提出的这个问题。为什么诗可以用来进行治疗？甚至用来干预心理危机？因为诗的要素与诗的功能有相似之处，诗的功能与治疗的功能有相似之处。先讲诗的三大要素：第一是写什么，第二是怎么写，第三是如何写好。同学们过去接受的诗歌观念,主要是强调诗包括两个部分:内容和形式。在这里还加了如何写好。写什么讲的是内容,内容更多的是指你的情感、你的情绪。通过对情感的宣泄,或者对情绪的记录,可以减轻你的生活压力。怎么写讲的是形式,通过诗的形式,让你可以获得更多的美感。在这里强调的技巧就是针对有些同学有非常特殊的审美的本能需要,他们纯粹可以为形式而写作,为技巧而写作,这样的同学就要强调如何把诗写好。

前面讲到了诗的功能,尤其是诗的三大功能,第一是启蒙的功能,第二是抒情的功能,第三是治病的功能。准确地说应该是第一是启蒙的功能,第二是审美的功能,第三是治病的功能。在这里更系统地讲三大功能,第一是抒情言志,第二是游戏审美,第三是启蒙宣传。抒情言志和游戏审美,都有助于我们的情感宣泄。

诗能够产生治疗效果,最重要的还是诗是最高的语言艺术。因为诗人是最具有语言智能的人。在这门课的参考书里,有意识地推荐了加登纳的《智能的结构》。这本书对我们去了解自己是非常有帮助的。他把人的智能分为了空间智能、数学智能,还有语言智能等多种智能,其中强调诗人是最有语言智能的人。他说:"在诗人身上,我们极清晰地看到了语言的核心操作能力在起着作用。诗人有对文字的敏感性,一位个体正是凭着这种敏感性才能看出'有意识地''故意地'或'有目的地'打泼墨水这三种表达之间的微小差异。诗人有对文字排列的敏感性——有遵循语法规则,而在精心选择的场合下则又有打破这种语法规则的能力。从某种较高感觉层次上(对声音、节奏、回折及文字节拍的敏感性)说,诗人又具有那种能使诗歌即便在翻译成外文之后也仍然优美动听的能力。他还有对语言的不同功能(其便于朗诵的特征、其说服力、激发力、传达信息或使人愉快的力量)的敏感性。"

在前面的课程讲授中,老师有意识地朗诵了一首诗,先用汉语朗诵了,后又用英语朗诵了,就会发现英语的节奏感、音乐性非常强,译成汉语以后,其实也具有一些音乐性,这就说明诗的语言是一种非常奇特的语言。茨威格有个更重要结论说语言可以产生奇迹,这个结论让很多医生都觉得非常高明。他说:"在治疗技术这个领域和其他领域一样,仅只凭借语言也可以无数次地发生真正的奇迹,仅仅通过许诺和目光,这种由人及人的交流信号,有时会在完全毁坏的器官中再一次凭借精神重建健康。"弗洛姆有这样的结论:"如果我们自己关注对这些看、听、闻、抚摸的感官表达的象征,关注那些代表象征语言是我们表达内在经验的语言,它似乎就是那种感官体验,是我们正在作的某物或物理世界对我们产生影响的某物,象征语言是这样一种语言,其中,外部世界是内在世界的象征,是我们灵魂和心灵的象征。"这是诗能够产生治疗效果非常重要的原因。我们举两首诗为例,第一首诗是顾城的《一代人》:

> 黑夜给了我黑色的眼睛
> 我却用它寻找光明

这首诗只有两句,有人说这首诗是当时顾城生活在"文革"期间对威权政治的一种反叛,甚至被称为是一代人的反叛宣言书。"黑夜给了我黑色的眼睛/我却用它寻找光明",这个光明就有很多很多种解释,这种解释释放了我们各方面的压力,给了我们更多的希望。第二首诗是《地铁站上》,是美国意象派代表诗人庞德的代表作,只有两句:

> 人群中出现的这些脸庞
> 潮湿黝黑树枝上的花瓣

这首诗是庞德想记录一个场景,现在中国的地铁非常发达,有很多人都能够深刻地体会到地铁站上的场景。庞德在地铁站上看到这些人来人往的脸庞,他就想写诗,最后把这些脸庞简化成花瓣,他见到的每一个脸庞都是一朵花瓣。同学们在地铁里实际去看一看,你见到的脸庞是不是花瓣。

第三个原因是诗是与人的本能相关的艺术。

弗洛伊德说:"如果现在我们致力于从生物学观点思考精神生活,那么,这样一种'本能'概念就会出现于我们面前:它处于精神和身体的交界处,是从有机体内部产生而达于心灵的刺激,是人的心理代表,是由于心灵与身体关联而向前者发出的一种工作要求。"这一段话其实强调的就是要改变过去本能就是身体的观念,本能实际上是一种处在精神和身体交界处的东西。

给大家一个很重要的世俗化的诗的定义,刚才讲到诗的定义有一种世俗化的过程,雪莱的诗的定义是我在大学里最喜欢的,相信在座的写诗的同学也非常喜欢这个定义。他说什么是诗人?"诗人是一只夜莺,栖息在黑暗中,用美妙的声音唱歌,以安慰自己的寂寞。"其实这个定义强调的也是诗要写得很优美。你的声音是美妙的声音,你要是一只夜莺在唱歌,而不是一只乌鸦在唱歌。

另外一个定义是很惊心动魄的,是奥登的定义,一般情况下我不会把这个定义介绍给大家,但是在诗疗课上,我必须介绍给大家。奥登是现代诗歌中非常重要的美国诗人,他的定义是,"诗不比人性好,也不比人性坏;诗是深刻的,同时却又浅薄,饱经世故而又天真无邪,呆板而又俏皮,淫荡而又纯洁,时时变幻不同"。这个定义用到了"淫荡"这个词语。

下面讲第三节:诗疗功用。诗疗的第一个功用是,诗歌有催眠作用。这是当今诗歌理论界研究出来的结果。国外对这方面的研究是比较多的,威特拉克说:"尽管人们承认催眠学既是艺术又是科学,但每本书都把催眠学的创始者看成梅斯梅尔……对诗歌催眠作用的分析是从爱德华·D. 斯奈德开始的。""艺术提供了大量的感应技术的模式。根据神经语言程序理论的研究,精神催眠活动已经扩展到了写作的范围里,因为作品是在跟读者的无意识交流。"这就是所讲的为什么通过阅读诗可以产生治疗效果的重要原因。

有一位诗人叫惠特曼,大家都熟悉,我在大学时最喜欢这位诗人。为什么喜欢这位诗人呢?因为这位诗人的写作内容让我有一种释放感,他歌颂带电的肉体。美国自由诗运动的创始人就是惠特曼,也就是说惠特曼的诗,在形式上有大的解放,在内容上也有大的解放,读他的诗,让我们获得了双重的解放。斯奈德认为:"惠特曼最出色的诗歌里或许没有太明显的催眠的刺激,但是,某些片断确实含有很有意思的催眠学信息。他也打破了当时占据诗坛上那些重复的风格和固定的诗歌格式……实际上,惠特曼诗歌中不仅有斯奈德所知道的前爱利克逊时代的催眠术特征,惠特曼本身还依靠了催眠技术。"

诗疗的第二个功用是,诗歌有宣泄情感、缓和情绪的作用。古诗强调的是情感,但是古诗也强调情感是源于人的一种自发的情感。所以古人说:"诗者,志之所之也,在心为志,发言为诗。情动于中而形于言。"

在西方也有相似的定义,华兹华斯在《〈抒情歌谣集〉1800年版序言》中给诗下了定义,这个定义是在中国最流行的定义,"诗是强烈情感的自然流露",后面还有一句话,"它起源于在平静中回忆起来的情感"。后面一句话是用来强调写诗要注重形式,注重情绪控制的。

诗疗的第三个功用是,诗歌可以改变观念体验和行为。这一部分会多讲一点。我首先讲到成功的心理危机干预除了需要社会支持系统外,个人应该从三个方面去改变,第一是改变观念,第二是改变体验,第三是改变行为。这三个改变是建立在前面所讲的诗疗的三大名言的"一切都可以改变"这句名言上的。诗歌的三个功能与心理危机干预的三个方法非常相似。诗的言志功能有利于改变人的观念,言志的诗可以催人上进,让人热爱生活、珍惜生命。诗的缘情功能有利于改变人的体验,缘情的诗可以宣泄人的压抑,可以稀释孤独。诗的宣传功能可以改变人的行为,集体诵读诗是很好的团体疗法,容易产生共鸣形成"场"。

以诗为例,我在大学时候特别喜欢的那首诗,估计在座的各位也特别喜欢,我的结论是诗可以给人理想和力量。这首诗是俄国诗人普希金写的,题目是《假如生活欺骗了你》。

假如生活欺骗了你,
不要忧郁,也不要愤慨!
不顺心时暂且克制自己,
相信吧,快乐之日就会到来。

我们的心儿憧憬着未来,
现今总是令人悲哀:
一切都是暂时的,转瞬即逝,
而那逝去的将变为可爱。

诗还可以给人快感和美感。柯勒律治是英国浪漫主义的代表诗人,他说:"诗是一种创作类型,它与科学作品不同,它的直接目的不是真实,而是快感。与其他一切以快感为目的的创作不同,诗的特点在于提供一种来自整体的快感,同时与其组成部分所给予的个别快感又能协调一致。"所以在座的各位,如果你在诗歌写作中获得了一种快感,也就达到了你的写作目的。

现代派的创始人、现代派诗歌的鼻祖法国诗人波德莱尔有这样的定义:"只要人们深入到自己的内心中去,询问自己的灵魂,再现那些激起热情的回忆,他们就会知道,诗除了自身外并无其他目的,它不可能有其他目的,除了纯粹为写诗而写的诗外,没有任何诗是伟大、高贵、真正无愧于诗这个名称的。"

这两个定义非常有助于放弃过去的一定要把诗写好,诗一定要教育人,一定要让人获得思想的启迪的这些观念。也就是说诗疗诗歌的写作目的,就是为了寻求快感,为了宣泄你被压抑的情感,也是为了寻求被压制的美感。

马斯洛提出的很重要的观点就是审美需要,也是这门课程的核心理论。马斯洛的原话是这样的:"在某些人身上,确有真正的基本的审美需要。丑会使他们致病（以特殊的方式），身临美的事物会使他们痊愈。他们积极地热望着，只有美才能满足他们的热望。"

诗还可以培养健全的社会和健康的人。什么是健康的人呢？弗罗姆这个定义下得非常准确，我也在参考书目里给大家推荐了，这本书叫《健全的社会》。他这样说："精神健康的人，是富有创造力而未被异化了的人；他与世界建立友爱的联系，他利用自己的理性去客观地把握现实；他觉得自己是独一无二的单一的个体，同时又感到自己和他人是同一的；他不屈从于非理性的权威的摆布，而愿意接受良心和理性的理智的权威控制；只要他活着，他就会不断地再生，他把生命的赋予看做是他所得到的最宝贵的机会。"

弗洛姆强调心理卫生方法可以改善精神健康的状况。弗洛姆在《健全的社会》里说："只要通过采用较好的心理卫生方法，我们就能更进一步地改善我们的精神健康状况，至于个人的精神障碍，我们则仅仅看做是个别的偶发事件，或许只惊异于在一个被认为是如此健全的文化中怎么会发生这么多的此类事件。"

题材多样的诗有利于解决阿德勒所说的人类的三问题，或者说人类的三问题导致了诗人们，尤其是普通人去写题材多样的诗。三类问题是职业类的问题、社会类的问题和性类的问题。"第一，我们的地球家园有种种限制，怎样在此限制下找到一个赖以生存的职业呢？"在座的各位同学，大学毕业或者研究生毕业，都必须去找一个职业。"第二，如何在同类中谋求一个位置，用以相互合作并且分享合作的利益？""第三，人有两性，人类的延续依赖这两性的关系，我们如何调整自我以适应这一事实？"

实际上这三类问题，职业类、社会类、性类，都直接关系到人的社会协调能力。所以我一直也特别地赞赏世界卫生组织把人的社会协调能力作为人，尤其是现代人健康的三大指标之一。因为需要一个职业，我们需要在社会生活中跟别人合作，我们还需要两性，需要异性，我们需要一个家，需要爱情。因此阿德勒在一本书里，书的题目是《生命对你意味着什么》，做了这样的统计，他有个结论是，"所有失败者——神经病患者、精神病患者——之所以失败，就是因为他们缺少同类感和社会兴趣"。荷妮也认为："神经症不只是由于偶然的个人经历才产生的，而是由我们生活于其中的特定的文化处境所产生的。健康人使他的巨大的不幸的经验局限于某一他能控制的年限，而神经症患者则使它们处于不能控制的年限，结果，他的无助对这些不幸发生了反应，形成了焦虑。"

　　"焦虑"这个术语在诗疗中是关键词。我们讲到弗洛伊德提到过焦虑,荷妮专门研究过焦虑。弗洛伊德的焦虑,前面我们提到一个结论,"大多数神经症患者都抱怨焦虑,把它说成是自己的最大痛苦,而且焦虑事实上还可变本加厉,导致他们采取最疯狂的举动……焦虑问题是重要的核心问题,我们若是弄清楚了这个问题,便可以明了我们的整个心理生活了"。在这门课中老师两次用了这段话,说明焦虑的重要性。因为老师的观点是,诗疗的中心任务是治疗焦虑。

　　荷妮研究出逃避焦虑的四种方法,这一点让我们感到特别欣喜。她说:"在我们的文化中,逃避焦虑有四种方法:理性化,否认,麻痹,避免可能会产生焦虑思想、感受、冲动的情景。第一种方法——理性化——乃是避免责任的最佳解释方法。它包括将焦虑转化为理性的恐惧。"其实通过写诗,也就是把那种焦虑理性化。理性化,才能让我们进入理想的世界,这不是生活的逃避,而是一种进取的生活。正如前面老师曾经讲到一个概念说,退后一步天地宽,退后一步,拳头收回来,是为了更好地打出去。诗疗的最大目的是驱逐焦虑、建立自信。黄希庭、毕重增在《自信研究中的几个问题》一文中认为:"自信的结构主要涉及自信的内容、自信的心理成分及其关系;而自信的功能则涉及自信在整个自我、人格结构中的地位,自信对认知、情感和自我调节系统的影响,以及由此产生的个人自我和谐与社会适应。"

　　诗人做白日梦有利于预防焦虑,增加自信。在这里主要是采用弗洛伊德的观点,也是对诗疗功能的具体总结。弗洛伊德说:"诗歌艺术最根本的诀窍在于一种克服我们内心反感的技巧,这种反感无疑跟起于单一自我和其他自我之间的隔阂相关联。我们可以猜测到这个技巧所运用的两种方法。作家通过改变和伪装而软化了他的利己主义的白日梦的性质,他通过纯形式的亦即美学的乐趣取悦于我们,这种乐趣他在表达自己的幻想时提供给我们。我们称这种快乐为'额外刺激'(incentive bonus)或'前期快乐'(fore-pleasure)。向我们提供这种快乐是为了使产生于更深层精神源泉中的快乐的更大释放成为可能。在我看来,所有作家向我们提供的美学快乐都具有前期快乐的特征。富有想象力的作品给予我们的实际享受来自于我们精神紧张的消除。甚至有可能是这样,这个效果的不小的一部分归功于作家使我们开始能够享受自己的白日梦而不必自我责备或感到难为情。"

　　这段话讲了诗人为什么要写作,艺术家为什么要创作,是弗洛伊德在《论艺术与文学》中讲的。这段话给了我们鼓励,就是在座的每一位,都可以去做白日梦,通过写诗,或者通过读诗,来做白日梦,我们能够享受自己的白日梦,而不必自我责备,或感到难为情。所以我想用这句话来结束这一讲:"人人都可以成为诗人!"拿起你的笔吧! 大胆地写! 写出你想写的任何东西!

第五讲　诗疗利用的诗的三大功能

同学们好,下面讲第十五讲"诗疗利用的诗的三大功能"。

新诗是采用现代汉语和现代诗体抒写现代情感和现代生活的现代艺术,是在20世纪促进了中国现代化进程的特殊文体,在21世纪,尤其是在当下,更应该为实现"中国梦"作出巨大贡献。今天要高度重视新诗的现实功能及实用性,把诗教功能视为主要功能,诗疗功能视为重要功能。当然对普通人来说,诗疗功能应该成为主要功能。诗歌写作既有"个人化写作",也有"社会化写作",既有"生命意识",也有"使命意识",既关注公民的生存问题,更关心国家的发展问题。今日新诗的精神重建,正是要建设这样的现代精神。今日新诗的现实功能,正是要突出这些功能。中国新诗具有"诗""新诗"和"现代汉诗"三种文体的各自元素,是三种文体互相融合又互相纠缠的特殊文体。这一讲也通过三节来讲述,第一节启蒙功能,第二节抒情功能,第三节审美功能。

下面讲第一节启蒙功能。在刚才的那段结论中,用了"新诗"这个概念,而没有采用"诗"的概念,目的是想强调,在座的各位生活在当代中国。今天当代中国最重要的诗还是"新诗",当然不否认,有很多人在写旧诗,包括在座的年轻同学,也有很多人喜欢写旧诗。今天还是以"新诗"为例,这一讲主要讲的也是新诗。启蒙功能在百年新诗中也具有"功能霸权"的特点,尤其是在20世纪五四时期、30年代后期、50年代后期、80年代初期,启蒙功能绝对是新诗的首要功能,甚至是唯一功能。在战争年代和政治运动年代,还可以用"宣传功能"来置换"启蒙功能"。在很长一段时间,诗是用来宣传的,当然这种宣传也是启蒙,在某些时段,出现了只有"宣传",没有"诗"的恶劣现象。如抗战时期的"枪杆诗","大跃进"时期的"新民歌"和"文化大革命"时期的"政治抒情诗"。

首先想用当代一位重要诗人臧棣的一段话来描述诗的启蒙和治疗两种功能的关系。他说:"诗确实有治疗的效果。我虽然不太情愿将诗与治疗的关系,做过于弗洛伊德式的理解,但我认同,在艰难的生存中,大多数时候,诗可以体现为一种治疗。虽然早年,我会觉得与其把诗作为一种治疗,不如把诗作为一种拯救。诗的拯救高于诗的治疗。我曾忧虑于诗的治疗是对诗的拯救的一种拖延。但是现在,我开始有不同的感觉:至少对我们所置身的境遇而言,很可能,诗的治疗要高于诗的拯救。我们经常会谈到诗的解放,但有时候,诗的解放显得太遥远,太抽象。而诗的治疗在感性上会显得更具体,更容易触及。有时,理想诗是以治疗的方式来触及我们的解放,也挺好的……我们从诗的诱惑中获得了一种神秘的激励,一种可用于生的尊严和生命的自尊的激励。"

臧棣作为诗人,在写作诗几十年以后得出这样的结论。令我们思考的就是,诗对于普通人来说可能治疗是非常重要的,当然也不排斥普通人写诗也要承担诗的启蒙功能。所以我认为新诗更应该称为"现代汉诗"。"现代汉诗"是采用现代汉语和现代诗体抒写现代情感和现代生活的现代艺术,通过倡导现代精神和现代意识来让中国人和中国更现代。不管把文学视为"人学"或者"美学",不管是主张"为人生的艺术"还是"为艺术的艺术",文学创作都有一定的功利性。尤其是在社会大变革时期,文学的审美性常常让位于文学的政治性,一些作家、诗人甚至直接走上前台,成为了社会改革的鼓吹者和领导者。主张用"现代汉诗"取代"新诗"来指称今日诗人用现代汉语写的分行抒情性文字,一大目的正是为了强调这种文体的诗教功能,是为了强调诗人在特定时期"介入生活",参与社会改革的责任。如梅洛-庞蒂所言:"我们承担着介入到世界之中的政治责任,而这种介入不是通过沉默,而是通过真正地说出我们的生活经验,所以我们必须成为艺术家,成为歌唱我们生活和我们世界的艺术家。"

在80年代,吕进还给新诗下了这样的定义,"诗是歌唱生活的语言艺术"。雪莱在《诗辩》中有这样的结论,他说:"凡是抱有革命见解的作家必然都是诗人。"这个结论在20世纪上半叶受到了很多中国诗人的喜欢。雪莱还说:"一个伟大的民族觉醒起来,要对思想和制度进行一番有益的改革,而诗便是最为可靠的先驱、伙伴和追随者……他们以无所不包、无所不入的精神,度量着人性的范围,探测人性的奥秘,而他们自己对于人性的种种表现,也许最感到由衷的震惊;因为这与其说是他们的精神,毋宁说是时代的精神。"雪莱还说:"诗人们是祭司,对不可领会的灵感加以解释;是镜子,反映未来向现在所投射的巨影;是言辞,表现他们自己所不理解的事物;是号角,为战斗而歌唱,却感不到所要鼓舞的是什么;是力量,在推动一切,而不为任何东西所推动。诗人们是世界上未经公认的立法者。"

在20年代,有好多诗人都喜欢最后一句话,都想当时代的立法者,具有高度的使命意识，因此一些现代作家成为了革命家，一些文体成为政治宣传的工具。如晚清时期梁启超等人对小说的社会宣传功能高度重视，掀起了"小说界革命"。他在1902年11月14日写出了《论小说与群治之关系》这篇文章，高度肯定了小说改造国民的特殊作用。他说："欲新一国之民，不可不先新一国之小说。故欲新道德，必新小说；欲新宗教，必新小说；欲新政治，必新小说，欲新风俗，必新小说；欲新学艺，必新小说；乃至欲新人心，必新小说，何以故？小说有不可思议之支配人道故。"正是受到这些言论的影响，在五四时期，出现的新诗，出现的白话诗运动，也格外强调通过新诗来改造国民这样的重任。从刚才的讲述中可以发现，新诗具有强大的启蒙作用，具有重要的诗教的功能。那么古今汉诗有什么差异呢？古今汉诗有两大差异：一、古代汉诗偏重于群体的固定精神和个体的稳定情绪，突出诗的对人对己的教化职能。二、现代汉诗偏重个体情感和多变情绪，重视艺术的宣泄功能和游戏功能。"诗教"是中国诗歌的重要传统，"诗言志"传统要求诗人抒发的不是情而是志，即使有情也必须是"止乎礼义"之情。"诗缘情"理论的出现虽然强调了诗歌的情感本体，但是并没有完全承认诗是抒发个人情感，特别是个体情欲的艺术，即使诗人可以在诗中抒发个人的情感，情感也一定是社会化、伦理化的情感，是"无邪"的健康情感。有两个词语可以用来形象地描述新诗（现代诗）与旧诗（古代诗）的差异，一个是"味道"，另一个是"感知"。旧诗偏向"道""知"，是"理性写作"甚至"智性写作"，所以旧诗强调"诗言志"，具有强大的"诗教"功能，甚至有"文以载道"的济世功能。从理论上讲，新诗的现实功能应该是多元的，尤其是在强调关系主义的时代，更应该承认新诗有多种功能。因为不管社会如何发展，在现实社会中总是存在着由生理年龄、文化水平、经济收入、社会地位、审美习惯、社会习俗等因素决定的不同社群、阶层甚至"阶级"。但是从实践上看，新诗的功能明显具有本质主义性质，不同功能在不同时代占有不同地位，有的甚至占有主导地位。启蒙功能就是这样的功能，在百年新诗史中占有主导地位。

下面讲第二节抒情功能。刚才讲到20世纪新诗的主要功能是启蒙功能，但实际上，如果说得更准确一点，应该是抒情功能。因为写启蒙功能的诗的诗人，在诗中也融入了自己的情感。先念一段话："除了少数病态的人之外，社会上所有的人都有一种获得对自己的稳定的、牢固不变的、通常较高的评价的需要或欲望，即一种对于自尊、自重和来自他人的尊重的需要和欲望。这种需要可以分为两类：第一，对实力、成就、权能、优势、胜任以及面对世界时的自信、独立和自由等的欲望。第二，对名誉或威信（来自他人对自己的尊敬和尊重）的欲望，对地位、声望、荣誉、支配、公认、注意、重要性、高贵或赞赏等的欲望。自尊需要的满足导致一种自信的感情，使人觉得自己在这个世界上有价值、有力量、有能力、有位置、有用处和必不可少。然而这种需要一旦受到挫折，就会产生自卑、弱小以及无能的感觉。这些感觉又会使人丧失基本的信心，使人要求补偿或者产生神经症倾向。"这句话出自著名心理学家马斯洛的著名著作《动机与人格》。

现代汉诗的两大任务是：一、培养现代中国人。二、打造现代中国。所以当下有必要把新诗称为"现代汉诗"——用现代汉语和现代诗体，抒写现代生活和现代情感，具有现代意识和现代精神的语言艺术。因此以下理论被引入了诗歌疗法，这个理论是苏珊·朗格在《艺术问题》中提出来的，她说："艺术家表现的绝不是他自己的真实情感，而是他认识到的人类情感。"我们还引入了荣格的观点。荣格认为："艺术家并不是一个生来就把追求自由意志（free will）作为最终目标的人，而是一个让艺术通过他来实现自身目的人。作为一个人，他可能有自己的情绪、意志与目标，但是作为一位艺术家，他是一个具有更高意义的人——一个集体人（collective man）。他承担和呈现着人类的无意识的心理生活。为了履行好这艰巨的责任，有时他不得不牺牲个人的幸福欢乐甚至普通人生活中值得生活的任何事物。"

从这两段话中就可以知道艺术家，准确点说是诗人如何生活、如何写作的。他们有个人的情感，但是他们在写作社会题材时，会有意识地压抑个人的情感，实际上这种压抑也是一种心理治疗。现代汉语强调在启蒙功能中也有抒情功能，或者强调抒情功能，是新诗特别重要的功能。原因是政治抒情诗中也有抒情。"政治抒情诗"在共和国成立初期和中国改革开放初期都受到高度重视，很多著名诗人，如艾青、胡风、田间、郭小川、贺敬之、李瑛、张志民等都写过政治抒情诗，贺敬之的《雷锋之歌》、郭小川的《向困难进军》、雷抒雁的《小草在歌唱》、北岛的《回答》、叶文福的《将军不能这样做》、舒婷的《祖国啊，我亲爱的祖国》等诗作都在社会中产生了巨大影响。这些诗都带有诗人的感情。就像我们讲的北岛的《回答》和舒婷的《祖国啊，我亲爱的祖国》，与其说它们是政治抒情诗，不如说它们是抒情政治诗，甚至说它们是"诗疗诗"。所以著名的诗歌理论家林以亮1976年在他主编的《美国诗选》的《序言》中有这样的结论："老实说，五四以来，中国的新诗走的可以说是一条没有前途的狭路，所受的影响也脱不了西洋浪漫主义诗歌的坏习气，把原来极为广阔的领土限制在(一)抒情和(二)高度严肃性这两道界限中间。我们自以为解除出了旧诗的桎梏,谁知道我们把自己束缚得比从前更紧。中国旧诗词在形式上限制虽然很严,可是对题材的选择却很宽:赠答、应制、唱和、咏物、送别,甚至讽刺和议论都可以入诗。"他总结百年新诗的特点是高度的严肃性,还有就是抒情。说明抒情是新诗特别重要的品质。

"诗歌疗法"全称为"诗歌心理精神疗法",指通过诗歌创作和诗歌欣赏,预防和治疗心理精神疾病,特别是在突发事件中进行有效的心理危机干预。诗疗的两大方法是读书疗法(读诗、诵诗)与书写表达(写诗)。两大方法都是为了抒发甚至宣泄被压抑的情感。因此可以在"诗歌心理精神疗法"中加"情感"一词,称为"诗歌情感心理精神疗法"。

在这里再一次讲"书写表达"这个诗歌疗法的基本概念。"书写表达"借用的王永、王振宏在《书写表达促进身体健康》中的一段话,《文摘报》2010年4月8日第4版转载了这篇论文。该文说:"通过披露和表达与个人重要经历有关的感受和想法,由此促进心理健康的心理干预方法统称为书写表达。书写表达自20世纪80年代出现以来,逐渐发展为一种成熟的心理干预方法。研究结果显示,身体健康的个体参与书写表达可以长期有效地保持健康,降低焦虑和抑郁,提升自我调节能力和自我效能感。"

诗歌有治疗效果的主要原因是诗歌采用象征语言的意象写作方式,是一种可以产生听觉和视觉刺激的抒情艺术,能够产生低级、中级和高级情感,满足人的低级、中级和高级需要。也就是说,不管是启蒙的诗,还是抒情的诗,甚至是审美的诗,它们都与情感有直接的关系。可以用卡西尔在《人论》中的一段话来说明这个问题。卡西尔认为:"作为一个整体的人类文化,可以被称之为人不断自我解放的历程。"通过写诗这种"书写表达",进行自我的心理治疗,尤其用诗来安慰自己的生活,减少日常生活中的焦虑,这也是普通民众"日常生活审美化"的一种手段。新诗这种大众化文体,既是平民文体也是贵族文体,让每个人都有权利和有能力追求"诗意地栖居"。这也是近年"诗与远方"成为社会流行语的重要原因。写自己想写的诗,抒发自己想抒发的感情,是特定时代国人自我解放的有效手段。

诗歌能治病的重要原因是诗的语言是象征语言,象征语言是一种可以与心灵情感契合的语言。汉语是世界各种语言中少有的格外重视象征手法的语言,中国诗歌写作又有推崇"诗出侧面,无理而妙"的传统,这是一种十分有效的象征手法。为了追求交流的快捷及效率,今日国人在日常生活中使用的语言通常是直接的语言表达,已经不再是"家书抵万金"的时代,如微信成为人们书面交流的主要方式。更需要象征语言,更需要诗的象征性表达。"诗出侧面"的写诗方式成为国人,尤其是年轻人保留隐私和抒发情感的重要手段。这样的采用间接的象征语言来表情达意的写作方式为诗疗的普及创造了前所未有的土壤,使以抒情功能为主要内容的诗疗功能成为现实功能中的重要内容。

　　尽管在中国古代出现了诗教功能,抒情功能仍然是古代汉诗的本质功能。在中国古代诗歌中有一个非常重要的定义,就是"诗言志"定义,出自《毛诗·序》。"诗者,志之所之也,在心为志,发言为诗。"但是在中国古代,还出现了另一个强调诗的感情的定义,是陆机在《文赋》中提出来的,"诗缘情而绮靡"。在过去的讲解中,再三强调"诗言志"定义的重要性,强调"诗缘情"的情也不是现在所讲的情欲,不是七情六欲,而是伦理之情、道德之情。但是也不能否认"诗缘情"的情跟当今的情有相似之处。"诗言志"中的志既有记录的意思,其实也含有情感的意义,当诗人用诗来记录生活,来言志时,他的情感、他的爱好、他的情趣,实际上是融入他的写作中的。

　　以周作人的一段话来说明这个话题。周作人认为:"如果我们'怀着爱惜这在忙碌的生活之中浮到心头又复随即消失的刹那的感觉之心',想将它表现出来,那么数行的小诗便是最好的工具了。"周作人在小诗的定义中强调的不是情而是情绪,情绪是现代人普遍具有的东西,它和情有一定的差异,情相对是稳定的,这里的情更多是感情,情绪更多是不稳定的,如雪莱所说:"诗人是一只夜莺,栖息在黑暗中,用美妙的声音唱歌,以安慰自己的寂寞。"奥登甚至用了"淫荡"一词。他说:"诗不比人性好,也不比人性坏;诗是深刻的,同时却又浅薄,饱经世故而又天真无邪,呆板而又俏皮,淫荡而又纯洁,时时变幻不同。"这两个定义都强调了诗的世俗化的特征。

　　在这门课最开始的几讲中,讲到了世界诗歌有世俗化的过程。柏拉图认为诗人是代神说话的人,到了雪莱却认为:"诗人是一只夜莺,栖息在黑暗中,用美妙的声音唱歌。"举惠特曼为例,在前面的讲述中,曾经提到过他是美国著名的诗人,也是英语诗歌中的自由诗的代表诗人。"惠特曼宣布:'我是身体的诗人,我是灵魂的诗人。'作为'身体的诗人',他大胆地让性进入诗的领域……这种进步冲击了大多数19世纪的美国人,包括爱默生。他的两首写性的诗让很多人难堪和愤怒。两首诗是1860年出版的《草叶集》第三版中的Children of Adamt 和 Calamus。"在西方,惠特曼那些既解放肉体心灵,又解放诗歌文体的诗作,被作为催眠术和精神心理治疗的良药。今天的美国人高度肯定了惠特曼诗歌的两大功能:一是"诗教"功能——启蒙或宣传功能;二是"诗疗"功能——治疗心理精神性疾病的功能。后代给了他如下评价:"惠特曼宣布:'我是身体的诗人,我是灵魂的诗人。'作为'身体的诗人',他大胆地让性进入诗的领域……"由这段话可以看出,惠特曼的诗歌写作既是"个人化写作",也有"社会化写作",既有"生命意识",也有"使命意识",既关注美国公民的发展问题,更关心美国国家的生存问题。

下面讲第三节审美功能。刚才提到的两个诗的定义,一个是中国的"诗缘情而绮靡",出自晋代文论家陆机的《文赋》。"诗缘情而绮靡"首先强调诗的抒情性"情"。其次强调诗的写法,绮靡,可以用很通俗的语言来解释"绮靡",就是写得美。诗是抒情的,诗要写得很美,诗是美文。第二个定义是英国浪漫主义诗人雪莱在《诗辩》中提出来的。"诗人是一只夜莺,栖息在黑暗中,用美妙的声音唱歌,以安慰自己的寂寞。"在这里强调的是美妙的声音,实际上也是在强调诗要写得很美。

可以从心理学上来探讨人对形式的追求,或者说人的审美本能的追求。前面多次提到马斯洛的观点,审美需要是人的本能需要。用卡西尔在《人论》中的一段话来证明人对结构的追求也是人的本能追求。卡西尔说:"人的突出特征,人与众不同的标志,既不是他的形而上学本性,也不是他的物理本性,而是人的劳作。正是这种劳作,正是这种人类活动的体系,规定和划定了'人性'的圆周……因此,一种'人的哲学'一定是这样一种哲学:它能使我们洞见这些人类活动各自的基本结构,同时又能使我们把这些活动理解为一个有机整体。"马斯洛在《动机与人格》中有关自尊的一段话,刚才讲了,在这里又用它来说明有的诗人为什么要为艺术而艺术,我们称为唯美主义写作(Art for art's sake)。这段话是这样的:"自尊需要的满足导致一种自信的感情,使人觉得自己在这个世界上有价值、有力量、有能力、有位置、有用处和必不可少。然而这种需要一旦受到挫折,就会产生自卑、弱小以及无能的感觉。这些感觉又会使人丧失基本的信心,使人要求补偿或者产生神经症倾向。"

正是因为诗人们想让别人知道他在这个世界上的存在是有力量的,是有影响的,所以诗人们会去追求审美写作。刘勰在《文心雕龙》的《明诗》中曾经提到五行诗出现以后,诗坛出现了"争价一句之奇"的现象。"争价一句之奇"的意思是诗人们都争着去写出一句非常有名的句子,让这个句子传世。这种"争价一句之奇"的追求,就类似于今天所讲的审美追求。还是用周作人的两段话来讲述这个话题。周作人在《自己的园地》中强调诗是一种情感的冲动。他说:"诗的创造是一种非意识的冲动,几乎是生理上的需要。"他强调诗的创造是一种本能的需要。在这里更多是从情感的角度出发的,周作人在"五四"新文化运动中扮演了非常重要的角色。他为"五四"新文化运动鸣锣开道,当吹鼓手,成为重要的理论家,为当时很多作家、诗人保驾护航。他有一篇非常著名的文章,叫《贵族的与平民的》。他倡导"平民的文学",这是白话诗成为平民化诗歌的非常重要的原因。他在《贵族的与平民的》这篇文章中说:"我想文艺当以平民的精神为基调,再加以贵族的洗礼,这才能够造成真正的人的文学。"

一首好诗应该给人以"美的享受",让读者产生阅读诗歌语言的"快感"和"美感",至少应该让那些具有较好的语言智能和较强的审美能力的人感觉到"舒服"。强调诗的审美功能可以提升新诗的高度。诗在"怎么写"上,特别是在语言形式上,"雅"应该大于"俗"。在"诗要有体""诗要押韵""诗家语"等诗歌观念根深蒂固的中国,现代人的诗歌观念主要是由古代汉诗的教育培养出来的,即使是普通读者也把"诗出侧面"和"诗家语是'推敲'出来的美的语言"视为诗歌常识,强调"诗要写得很美"。"诗"指已在人类社会的不同地区存在了数千年的被称为"韵文"的那种抒情文体。在表现主义的情感说和形式主义的结构说中,诗都被视为绝对的抒情文体,而且是有形式感的韵文。但是结构说强调诗的形式,即诗的审美功能。现代诗要关注现代人的生物性情感、心理性情感和审美性情感,要承认宣泄式情感写作和纯形式美感写作,特别是身体本能写作和审美快感写作。

实际上现代诗的鼻祖波德莱尔非常重视世俗生活和写诗自身的快乐。新诗有时候被称为"现代诗"主要是深受波德莱尔的影响。波德莱尔说:"诗人因其丰富而饱满的天性而成为不自愿的道德家。"他强调诗的启蒙功能。但是他又说:"美的东西并不比不正派更正派……诗人们,如果你们想事先担负一种道德目的,你们将大大地减弱你们的诗的力量。"后面这句话强调的是诗有审美的功能。波德莱尔是一位以丑为美著称的美学家,后人这么评价波德莱尔,如伯恩斯坦在《日常的艺术与实践》中说的一段话:"夏尔·波德莱尔在我们所说的再现日常生活的现代历史进程中,是一位关键性诗人。他想要将法国诗歌的崇高主题拉下来,而在传统上人们认为崇高的主题对诗歌来说是适宜的:美好、奢华、庄严、富有神话色彩、重要,还有关键一点,催人奋进……波德莱尔的重要性在于他与周围的日常性产生了共鸣,但他无法摆脱将日常性进行客体化的问题。将客体化视作再现,这个问题在思考日常诗学时非常重要:这正是通俗易懂的诗歌的美中不足之处。客体化与日常诗学格格不入,因为这种客体化使得被客体化了的对象脱离了日常性的流溢,脱离了它在日常所处的位置。"尽管波德莱尔的诗以丑为美,实际上波德莱尔诗写得很美。从刚才这一段当代人的话中也可以看出当代人对他的不满,认为他的诗写得并不是那么的美。波德莱尔有一段非常重要的话,可以用来证明诗的写作的审美功能。他说:"只要人们深入到自己的内心中去,询问自己的灵魂,再现那些激起热情的回忆,他们就会知道,诗除了自身外并无其他目的,它不可能有其他目的,除了纯粹为写诗而写的诗外,没有任何诗是伟大、高贵、真正无愧于诗这个名称的。"这段话的目的是想强调诗的写作的自主性,正是诗的写作的自主性,才使诗人更具有主体性。正是诗人更具有主体性,才使诗更具有审美性。诗的"绮靡",即诗是"美的文字"。

这些结论使我们发现,为什么在新诗草创期出现了"雅语"与"俗语"之争。在新诗草创期,一些诗人认为日常的一些语言,是不能进入诗的,比如当时出现的飞机,进入诗以后必须要写成"铁鸟"。尽管新诗是以反抗旧诗为目的产生的,比如新诗革命当时很重要的口号,叫"诗体大解放",但是诗体是大解放了,由格律诗转变成了自由诗,但是我们并不否定古诗的美文传统。因此应该响亮地提出这样的口号:"新诗应该继承古诗的美文传统!"新诗只有继承了古诗的美文传统,才能呈现出更多的审美功能,也才能够呈现出更多的诗疗价值。

在新诗已经有了90年历史后,著名新诗诗人郑敏认为新诗没有形成传统。她严厉地谴责新诗说:"语言的断流是今天中国汉诗断流的必然原因……古典汉语是一位雍容华贵的贵妇,她极富魅力和个性,如何将她的特性,包括象征力、音乐性、灵活的组织能力、新颖的搭配能力吸收到我们的新诗的诗语中,是我们今天面对的问题。"郑敏的话值得我们思考。其实早在80多年前,宗白华在《新诗略谈》中就给诗下了这样的定义:"诗的定义可以说是:'用一种美的文字……音律的绘画的文字……表写人的情绪中的意境。'"这个结论跟今天提的诗要写得很美有相似之处。在这里还想说闻一多提出的"三美"理论并不过时。闻一多认为:"诗的实力不独包括音乐的美(音节),绘画的美(词藻),并且还有建筑的美(节的匀称和句的均齐)。"诗的审美性在某种程度上可以用闻一多这"三美"来衡量,所以在关注一首诗,在挖掘一首诗的美的时候,常常会从内容美、形式美两个角度去划分。形式美,常常会从音乐美、排

列美、词藻美三个方面去考量。下面请欣赏一首新诗史上著名的诗作,具有启蒙功能的一首诗,这就是艾青的《我爱这土地》:

假如我是一只鸟,
我也应该用嘶哑的喉咙歌唱:
这被暴风雨所打击着的土地,
这永远汹涌着我们的悲愤的河流,
这无止息地吹刮着的激怒的风,
和那来自林间的无比温柔的黎明……
——然后我死了,
连羽毛也腐烂在土地里面。

为什么我的眼里常含泪水?
因为我对这土地爱得深沉……

第六节　新诗现代性的两大建设

同学们好,下面讲第二十三讲"新诗现代性的两大建设"。

首先下这样的结论:新诗现代性建设的目的是为中国的现代化建设服务,为培养现代中国人和建设现代中国作贡献。要把这种先锋性与世俗化、启蒙性和审美性并存的文体,真正建设成为用现代汉语和现代诗体,抒写现代生活和现代情感,具有现代意识和现代精神的语言艺术。它可以分为新诗启蒙现代性建设和审美现代性建设,具体为一大问题、两大需要、三大功能、四大任务、五大建设、六大特质、七大类型、八大诗体、九大题材和十大关系。这一讲就讲这些内容。启蒙现代性建设和审美现代性建设虽然两者有交叉之处,但是前者更关注新诗题材的现代性建设,后者更重视新诗体裁的现代性建设。既重视文体狂欢又重视文体自律是新诗文体建设的基本方针,新诗现代性建设的总方针应该是高度重视题材的"现代"和适度坚持体裁的"传统",前者强调重视"现代精神"及"现代意识"为代表的启蒙现代性建设,后者突出对"诗家语"及"准定型诗体"为代表的审美现代性建设的重视。现代汉诗是用现代汉语和现代诗体抒写现代精神和现代意识的语言艺术。"现代汉语"和"现代诗体"需要适度"传统","现代精神"和"现代意识"需要尽量"现代"。

这一讲分三节讲述,第一节新诗现代性概念,第二节启蒙现代性建设,第三节审美现代性建设。

首先讲第一节新诗现代性概念。加缪认为:"荒谬产生于人的需要与世界无理的沉默之间的冲突。"卡西尔说:"政治生活并不就是公共人类存在的唯一形式。"因此我们得出结论,写诗是诗人向社会索取权利,既安慰又对抗生活的艺术生存方式,"安慰生活"是普通人写诗的主要动力。因此诗疗是普通人写诗的主要目的。我曾经给诗尤其是当代新诗下了这样三个定义:"诗是艺术地表现平民性情感的语言艺术。""新诗是采用抒情、叙述、议论,表现情绪、情感、感觉、感受、愿望和冥想,重视语体、诗体、想象和意象的汉语艺术。""现代汉诗是用现代汉语和现代诗体抒写现代情感及现代生活,具有现代意识和现代精神的语言艺术。"三个定义都强调诗的内容的平民性和诗的形式的贵族性。

1930年12月12日,梁实秋给徐志摩写信说:"我一向以为新文学运动的最大的成因,便是外国文学的影响;新诗,实际上就是中文写的外国诗。"实际上从上个世纪30年代开始,新诗就不再"全盘西化",多次出现"反现代性"潮流,如"大跃进诗歌"及"新民歌运动"。甚至直到今天,不仅波德莱尔的阳光还没有普照到中国新诗的大地上,也没有建立起"现代语言"和"现代诗体",更没有培养出"现代情感"和"现代精神"。中国诗歌的现代化和中国国家的现代化一样,与西方相比,起步太晚,20世纪又没有得到应有的重视,21世纪应该奋起直追。

西方诗歌的现代性建设开始于19世纪,比中国早半个世纪。世界文学的"现代运动"(modern movement),如英语文学的"现代运动",大约开始于1880年,更早可以追溯到1800年英国的浪漫主义运动。"这个运动的重要性在于它是过去文学与现代文学的一大转折点。"库尔珀在《纯粹现代性批判——黑格尔、海德格尔及其以后》中说:"我们不能低估像'现代'这样一个具有不规则动力的词语。要理解这一术语,我们至少有两个互为竞争的模式。第一种模式是将它放入时间框架中并对它进行分类。这势必引出一些划分时间的词(将来时、前将来时、过去将来时、未完成时等等)。"库尔珀强调"新"是为了突出现代与传统的对立,把现代性事物视为"历史中的崭新事物"。20世纪出现的这种用现代汉语写的抒情文体,就是"历史中的崭新事物",它是与古代汉诗"对立"的产物,所以称为"新诗"或"现代诗",都有异曲同工之妙,不管它被称为"新诗",还是"现代诗""现代汉诗""汉语新诗"……这些命名都具有"现代性"特质,都是特定时代产生的"现代性"文体。21世纪的新诗现代性建设强调的"新"与20世纪的"新"有本质差异。20世纪的"新"是"标新立异"的"新",是与"旧"极端对抗的"新",是为了"破坏",而且是"只破不立"的"破坏"的"新"。所以20世纪新诗坛流行"弑父式写作"。21世纪的"新"更多是为了"建设"的"新","新"既有"创新"的"新",也有"推陈出新"的"新",新与旧的关系更多是"和解",甚至不能做好与坏的价值评判。今天的新诗现代性建设,应该适当采用詹姆逊所说的"现代"或"现代性"的早期概念:"作为一个概念,'现代性'一词经常与现代相关联……这里的一个争议是关于'新'(novus)和'现代'(modernus)的区别。我们能不能说,凡是现代的必然是新的,而新的未必就是现代的? 在我看来,这个问题类似于个人与集体(或者历史的)之间的区别问题:一方面是形成个人经验的事件,另一方面是对整个集体暂时性进行明显调整的那些时刻作出隐含或者公开的认同。"

"新的未必就是现代的","新诗"也不能与"现代诗"等同。新诗与旧诗是断裂的甚至对抗的,打破了"无韵则非诗"的作诗原则。新诗是在"诗体大解放"甚至"作诗如作文"的口号下,在"白话诗运动"甚至"新诗革命"的洪流中,在文化激进主义甚至政治激进主义的思潮中,"意外"问世的。它没有对先前的诗歌进行再造,它只有现代性激进的一面。所以今日的新诗现代性建设必须强调现代性面孔的丰富性,一定要重视现代性中庸甚至保守的一面。詹姆逊在《现代性的四个基本原则》中说:"'在法国,现代被理解为一种特定的现代性,它始于波德莱尔和尼采,因而它带有虚无主义色彩:就它与现代化,尤其与历史的关系,以及它对进步采取的怀疑和顾虑而言,这个概念从一开始就显得模棱两可……然而,在德国,现代始于启蒙运动,否定现代就意味着抛弃各种文明理念。'……波德莱尔首次使用的现代仅仅指法国传统中的审美现代主义,剩下来的还有西班牙的用法。事实上,是尼加拉瓜诗人卢本·达里奥(Ruben Dario)在1888年首次传播了'现代'(modernismo)这个术语,显然,这个词非常清楚地是代表某种风格的同义词,这种风格有时候也被称作'象征主义'或者'青春艺术'。"弗雷西在《现代作家与他的世界》一书中认为很难确定诗的现代性标准:"在诗中,读者更能体会到'现代'的明显风格,特别表现在诗的格调上,尽管很难给出诗中的'现代性'的绝对标准。"弗内斯在《表现主义》一书中也说:"法国的'现代'诗无疑开始于波德莱尔。诗人们如英国的艾略特和庞德在他和拉弗格、兰波那里找到了他们正在寻求的现代性。20世纪的法国诗歌中并没有什么彻底的创新可与艾略特和庞德在1914—1920年的英国所做的一切进行比较,这一切在数十年前的法国就已经完成了。"

早在1870年,兰波就宣称:"应该绝对地现代。""现代性"在中国的意义,即使在不同时期,也各有侧重。20世纪,偏向西方现代性的"前期"概念,所以新诗革命是政治激进主义和文化激进主义的产物。21世纪,偏向西方现代性的"后期"概念,所以新诗革命的合法性和新诗问世的时宜性被质疑。因此今天新诗现代性建设必须借鉴外国的经验,又应该有中国特色。如马泰·卡林内斯库在《现代性的五副面孔》一书中认为现代性有五个基本概念:现代主义、先锋派、颓废、媚俗艺术和后现代主义。他甚至认为"现代化"是现代性的第六副面孔。但是这五副面孔是相互交错的,如"现代主义"和"后现代主义"都有"现代性"意味,尤其是都有"先锋"特色。有些并不太适合中国,如"颓废"和"媚俗艺术"都涉及世俗化、日常生活化,甚至欲望化、庸俗化。徐增在《而庵诗话》中说:"诗乃人之行略,人高则诗亦高,人俗则诗亦俗,一字不可掩饰。见其诗如见其人。"在强调意义大于娱乐、严肃性大于抒情性、群体大于个体、社会人大于自然人的中国,"颓废"和"媚俗艺术"需要适度控制,如情色诗与打油诗是新诗现代性建设应该重视的八大诗体之二,却受到中国特有的社会道德和中国诗人特有的写作伦理的巨大压制,这种压制在特定的历史时期竟然是既合理又合情的。

21世纪的新诗现代性建设必须吸取20世纪新诗革命的教训,只有把它限定为稳健的现代汉语诗歌改良活动,而不是激进的现代汉语诗歌革命运动,才能通过新诗的现代性建设促进中国人的现代性建设和中国社会的现代性建设。只有通过新诗的诗体现代性建设带动新诗文体现代性建设,通过新诗的文体建设带动整个新诗的建设;通过改善诗歌生态来改善文学生态,通过改善文学生态来改善政治文化生态,才能完成新诗现代性建设培养现代公民和建设现代国家的神圣使命,才能拓展新诗的功能,完善新诗的文体,提升新诗的价值,净化新诗的生态,让现代诗真正"现代",让新诗真正"新"。

下面讲第二节启蒙现代性建设。新诗现代性建设要突出的一大问题是"生存问题"。新诗,尤其是今日新诗必须关注"生存"问题,尤其是人的生存问题。诗不仅要反映和记录现代人,准确点说是当代人的生存境遇,还要给社会和人提供实用的生存帮助。前者可以通过诗的启蒙,甚至宣传功能来完成。

后者可以通过诗的抒情功能,甚至治疗功能来实现。以谢宜兴《我一眼就认出那些葡萄》为例。全诗如下:

> 我一眼就认出那些葡萄
> 那些甜得就要胀裂的乳房
> 水晶一样荡漾在乡村枝头
>
> 在城市的夜幕下剥去薄薄的
> 羞涩,体内清凛凛的甘
> 转眼就流出了深红的血色
>
> 城市最低级的作坊囤积了
> 乡村最抢眼的骄傲有如
> 薄胎的瓷器在悬崖边上拥挤
>
> 青春的灯盏你要放慢脚步
> 是谁这样一遍遍提醒
> 我听见了这声音里的众多声音
>
> 但我不敢肯定在被榨干甜蜜
> 改名干红之后,这含泪的火
> 是不是也感到内心的黯淡

这首诗的主体意象"葡萄"让人有"触目惊心"的阅读效果。全诗由明暗两条线索组成。明线:描述乡村的水果"葡萄"如何变成了城市的"干红"葡萄酒。暗线:抒写乡村的青春少女如何在灯红酒绿的都市中打拼,甚至迷失沉沦。在乡村长大,在城市当记者的谢宜兴特别关注那些葡萄,"我一眼就认出那些葡萄",却有些无可奈何。这是很多有良知的文人在中国经济和文化大转型期的无奈。

新诗现代性建设要突出的一大问题就是人的生存问题,要强调的两大需要就是人的生理需要和审美需要。前者如弗洛伊德所关注的如何让人成为健康的人,后者如马斯洛所关注的如何让人成为优秀的人。弗洛伊德发现力比多过剩是艺术家创作的动力，马斯洛发现人具有真正的审美需要。他说："在某些人身上，确有真正的基本的审美需要。"所以有"现代诗"之称的新诗必须关注现代人的生物性情感、心理性情感和审美性情感，尤其不能排斥情感宣泄式情感写作和纯形式美感写作，特别是本能写作和快感写作。

通常情况下，人的生物性情感产生情色诗，心理性情感产生抒情诗，审美性情感产生图像诗。两种需要既是人的各种需要的两极，也可以互相转换。阿德勒认为："个体心理学发现，一切人类问题均可主要归为三类：职业类、社会类和性类。""性类"问题不仅是个人问题，也是社会问题。因为家庭是社会的基本细胞，家庭的稳定直接关系到社会的稳定。性问题既是生理问题也是心理问题，人们追求性与爱，实质上是在追求肉体的本能需要和情感的，甚至灵魂的精神需要，前者如马斯洛所言的如食物、水一样的性的需要，后者如他所言的爱与归宿的需要。过度的性压抑是近年精神性疾病，如忧郁症流行的一大原因。因此可以适度通过写作或欣赏爱情诗甚至色情诗来满足生理需要，来释放压抑，缓和焦虑，增加自信。马斯洛认为爱与性有密切的联系但并不等同，性行为不仅为生理上的需要所决定，而且还受其他的需要，特别是爱的需要支配。这正是爱情诗在人类历史上经久不衰的原因。所以包括色情诗在内的爱情诗一定要写得"美"，一定要给读者留下想象空间及审美空间，才能既满足人的生理需要，又满足人的审美需要。

马斯洛还说："良好的爱情关系的一个重要方面就是所谓需要的认同，或者说将两个人的基本需要的诸多层融合为一个单一的层次。其结果就是，一个人可以感觉到另一个人的需要，如同是他自己的需要一样，同时，他也感到自己的需要在某种程度上似乎也属于另一个人。自我扩张开来，同是囊括了两个人。为了某种心理目的，这两人在一定程度上也成为另一个单一的个体、一个单一的人、一个单一的自我。"他还说："对于友谊、婚姻等的人际关系，人最终分析都将表明：（1）基本需要只能在人际关系之中得到满足；（2）这些需要的满足物准确地说就是那些我们已经称作基本的治疗医术的东西，即给予安全、爱、归属关系、价值感与自尊……只有从他人那里，我们才能够得到完全令人满意的尊敬、保护与爱。也只有面对他人，我们才能毫无保留地奉献这一切。我们发现，这一切恰恰是好朋友、好情侣、好父母与子女、好师生之间所彼此给予的。这些正是我们从任何类型的良好人类关系中所追求的满足。恰恰是这些需要的满足成为产生优秀人类的绝对必要的先决条件，而它反过来又是全部心理治疗的最终目标。"

　　阅读或写作爱情诗甚至色情诗正是治疗人的心理精神疾病的良方。爱情诗写作，特别是色情诗写作，通常是一种自慰式写作，有利于宣泄"低级情感"。尤其是从治疗角度看，这对心理健康是有帮助的。在爱情诗的写作过程中，本能性的"性爱"往往会升华为精神性的"情爱"，低级情感会向高级情感转化，以追求抒情的"快感"为目的的本能写作往往变成追求诗意的"美感"的艺术写作。以一首很有名的爱情诗为例，它就是刘半农的《教我如何不想她》，这首诗曾经被谱成曲，广为传唱。全诗如下：

天上飘着些微云，
地上吹着些微风。
啊！
微风吹动了我的头发，
教我如何不想她？

月光恋爱着海洋，
海洋恋爱着月光。
啊！
这般蜜也似的银夜。
教我如何不想她？

水面落花慢慢流，
水底鱼儿慢慢游。
啊！
燕子你说些什么话？
教我如何不想她？

枯树在冷风里摇，
野火在暮色中烧。
啊！
西天还有些儿残霞，
教我如何不想她？

这首诗写得很美。下面一首诗是现代一位著名的诗人,湖畔派的代表诗人应修人写的,题目让人感到很奇怪,题目是《妹妹你是水》,全诗如下:

妹妹你是水——
你是清溪里的水。
无愁地镇日流,
率真地长是笑,
自然地引我忘了归路了。

妹妹你是水——
你是温泉里的水。
我底心儿他尽是爱游泳,
我想捞回来,
烫得我手心痛

妹妹你是水——
你是荷塘里的水。
借荷叶做船儿,
借荷梗做篙儿,
妹妹我要到荷花深处来!

这首诗选自湖畔诗社1923年版的《春的歌集》。

马尔库塞在《审美之维》中有这样的结论:"从感性到感受性(感性认知)再到艺术(美学)的概念发展背后,什么是实在的东西呢? 这就是感受性,即那个中介性调节概念,它赋予感官以认知的源泉和机能的含义。但感官并不是包容一切的东西,更不是首要的认知机能。它们的认识功能与它们的欲求功能(感性),是同时俱在的。它们是感性的,因而它们受制于快乐原则。从这种认知和欲求功用的融合中,产生出感官认知中混杂的、低级的、被动的性质。这使得它不适应现实原则,除非它屈从于理性或理智的概念活动,或者被这些活动所构造。"新诗的现代性建设要重视治疗功能、抒情功能和启蒙功能,并不排除其他功能,尤其是由人基本的审美需要导致的审美功能的建设。在生活方式都可以多元的社会,新诗的功能也应该是多元的,作为一种与政治关系密切的抒情性文体,新诗应该如马尔库塞所言,有"义务解放主观性与客观性之一切范围内的感觉、想象和理智"。释放的结果是不仅可以让人获得心灵的自由与思想的自由,还可以让人获得心理的安慰与生理的宣泄。前者达到的效果就是启蒙,后者达到的效果就是抒情,两者结合就可以治病。

新诗现代性建设要完成的四大任务是促进改革开放、记录现代生活、完善现代汉语和优化汉语诗歌。把促进改革开放置于新诗现代性建设的四大任务之首,是为了突出中国特色和时代特色。既是为了强调中国文学的"文以载道",中国诗歌的"诗教"和中国文人的"达则兼济天下"的传统品质,更是为了突出中国新诗的先锋性及政治性的文体特征和中国新诗诗人的浪漫性及革命性的现代品质。虽然"完美汉语诗歌"被放在四大任务之尾,但是并非"本末倒置"地让"现代中国人"大于"现代中国诗人","写好诗"和"当好诗人"仍然是四大任务中的重中之重,即要以诗人的身份,通过写出好诗来促进改革开放和优美现代汉语,来完美汉语诗歌。"应该绝对地现代。"这是1870年法国诗人兰波发出的声音。中国新诗也"应该绝对地现代",强调现代性是新诗的本质特性。在强调新诗应该"绝对地现代"的同时,又必须处理好客观存在的七大矛盾:现代性和后现代性、世俗性和先锋性、断代性和相关性、叙事性和抒情性、主体性和主体间性、文体性和诗体性、启蒙性和审美性。新诗现代性建设要致力的五大建设也强调矛盾的对立与统一。具体为:一、现代情感重视自然情感和社会情感的和谐。二、现代意识重视个人意识和群体意识的融合。三、现代思维重视语言思维和图像思维的综合。四、现代文化强调保守主义和激进主义的共处。五、现代政治追求宽松自由和节制法则的和解。

这五点在这门课最开始的时候老师就已经介绍过。下面举一首具有爱国主义性质的诗。在前面举了舒婷的《祖国啊,我亲爱的祖国》,下面举的这首诗也是近年比较有影响的一首爱国题材的诗,是广东诗人杨克在2006年10月写的,题目是《我在一颗石榴里看见了我的祖国》。全诗如下:

我在一颗石榴里看见我的祖国
硕大而饱满的天地之果
它怀抱着亲密无间的子民
裸露的肌肤护着水晶的心
在枝头上酸酸甜甜微笑
多汁的秋天啊是临盆的孕妇

我想记住十月的每一扇窗户

我抚摸石榴内部微黄色的果膜
就是在抚摸我新鲜的祖国
我看见相邻的一个个省份
向阳的东部靠着背阴的西部
我看见头戴花冠的高原女儿
每一个的脸蛋儿都红扑扑
穿石榴裙的姐妹啊亭亭玉立
石榴花的嘴唇凝红欲滴

我还看见石榴的一道裂口
那些餐风露宿的兄弟
我至亲至爱的好兄弟啊
他们土黄色的坚硬背脊
忍受着龟裂土地的艰辛
每一根青筋都代表他们的苦
我发现他们的手掌非常耐看
我发现手掌的沟壑是无声的叫喊

痛楚喊醒了大片的叶子
它们沿着春风的诱惑疯长
主干以及许多枝干接受了感召
枝干又分蘖纵横交错的枝条
枝条上神采飞扬的花团锦簇
那雨水泼不灭它们的火焰
一朵一朵呀既重又轻
花蕾的风铃摇醒了黎明

太阳这头金毛雄狮还没有老
它已跳上树枝开始了舞蹈
我伫立在辉煌的梦想里

凝视每一棵朝向天空的石榴树
如同一个公民谦卑地弯腰
掏出一颗拳拳的心
丰韵的身子挂着满树的微笑

这首诗充分利用了石榴作为意象的原始意义、文化意义、时代意义和符号意义,处理好了意象的作者意义与读者意义的既对抗也和解的矛盾关系。细节上的比喻形象具体,意象把握准确生动,巧妙地利用了石榴的物理性质与情感表达的意象对应关系。这首诗还有深刻的思想性,石榴是从西亚传来的,盛唐时期是养在皇宫里面的一种植物,可以说石榴是一种盛世的文化象征。这首诗既歌颂了"盛世",又不回避现实问题,呈现出诗人的家国情怀与民生意识。"与时俱进"是"现代性"的重要特征,社会"现代"的目的是为了日趋完美。新诗现代性的任务是通过诗的内容上的"大力开放",诗的形式上的"适度限制",诗的技法上的"深度拓展",来使新诗更加完美,获得诗意的丰富、诗体的雅致和诗艺的精巧。即新诗的现代性建设要重视语言的现代性和精神的现代性建设,重视现代汉语的实用性和个体性,重视现代汉诗的先锋性和现代诗人的时代性。尤其要在重视现代世俗性情感和现代通俗性语言的基础上寻找情感的提纯与语言的创新。

下面讲第三节审美现代性建设。新诗现代性建设既要考虑新诗的启蒙现代性建设,回答"新诗何为";也要考虑新诗的审美性建设,回答"何为新诗"。只有回答了这两个问题,才能回答"如何新诗,怎样现代"这一新诗现代性建设必须解决的根本问题。新诗现代性建设最应该考虑的第一个文体特质,是今日新诗在写什么上多变的情绪多于稳定的情感。必须意识到今非昔比,新诗已经"旧貌换新颜",又"万变不离其宗",所以新诗的现代性建设只能采取"守常应变"的原则。将"诗是抒写感情的语言艺术"改为"诗是抒发情绪的语言艺术",仍然离不了"情"字。古代汉诗在诗的功能巨变方面是从"诗言志"到"诗缘情",现代汉诗的功能巨变是从"诗写感情(情感)"到"诗写感觉(情绪)"。今日新诗更多的是情绪的艺术而不是情感的艺术。即在写什么上新诗出现了情绪取代情感这一"题材巨变"。

苏珊·朗格在《情感与形式》中的一段话有利于理解这个话题。她说:"抒情诗所以如此大量地依靠语言的发音与感情特征,原因在于它非常缺乏创作材料。一首抒情诗的主题(所谓'内容')往往只是一缕思绪,一个幻想,一种心情或一次强烈的内心感受,它不能为一部虚幻的历史提供十分牢靠的结构……抒情诗创造出的虚幻历史,是一种充满生命力思想的事件,是一次情感的风暴,一次情绪的紧张感受……与读者直接交谈的情况可能出现在传奇、民谣和小说中,然而在抒情诗中,这类诗句就似乎没有一点直接对话的味道了。"现代诗人也重视写感觉,如方敬的《阴天》:

> 忧郁的宽帽檐
> 使我所有的日子都是阴天!
>
> 是快下久旱的雨
> 是快飘纷纷的雪
> 我想学一只倦鸟
> 驮着低沉的天色
> 飞到温暖的阳光里!
>
> 我要走过一块空地
> 去访我的朋友!
> 我要到浓荫下
> 去访我亲切的记忆!
> 我是夏天的梦者!
>
> 忧郁的宽帽檐
> 使我所有的日子都是阴天!

刘勰在《文心雕龙·明诗》中称晋代诗人追求"俪采百句之偶,争价一句之奇"。正是诗人们"争价一句之奇",才有"名句"流传于世。"忧郁的宽帽檐／使我所有的日子都是阴天!"是百年新诗史上著名的"名句"。它用有生命的情绪性词语"忧郁"来修饰无生命的"宽帽檐",将视觉与感觉融为一体,如同"通感"手法。无生命的宽帽檐在外形上遮住了我的阳光,有生命的忧郁的宽帽檐使我的日子忧郁。因此"使我所有的日子变成了阴天"。

新诗现代性建设需要考虑的第二个文体特质是叙述在新诗中越来越重要,甚至有取代抒情的趋势。偏爱叙事是今日新诗的第二大文体特质,导致了新诗的第三个文体特质——平民化口语多于贵族性书面语,口语诗流行,意象诗受到极端的轻视,有诗人甚至提出了"拒绝意象"的极端口号,甚至方言也受到重视。唐欣在兰州大学文学院读博士时写的博士论文就是专门研究口语诗的,在博士论文基础上出版了新诗界第一部研究口语诗的专著《说话的诗歌》,2012年由中国社会科学出版社出版。他形象又准确地把口语诗称为"说话的诗歌"。

新诗现代性建设要考虑的第四个文体特质是诗的音乐性减弱,应该高度重视诗的内在节奏,适度轻视诗的外在节奏,不能走新诗草创期打破"无韵则非诗"的做诗信条的极端和新诗建设期强调"节的匀称和句的均齐"的极端。

新诗现代性建设需要考虑的第五个文体特质是新诗是视觉的艺术,诗的视觉结构大于听觉结构,诗的排列形式重于诗的音乐形式。新诗重视诗的视觉形式,强调诗的建筑美或排列美,甚至出现了图像诗的创作热潮,与新诗的第六个特质有关,即今日新诗在写诗的思维方式上,图像思维受到重视,语言思维受到轻视。苏珊·朗格的《艺术问题》中有这样一段话:"艺术品的情感表现——艺术品成为表现性形式的机制——根本就不是征兆性的。一个专门创作悲剧的艺术家,他自己并不一定要陷入绝望或激烈的骚动之中。事实上,不管是什么人,只要他处于上述情绪状态中,就不可能进行创作;只有当他的脑子冷静地思考着引起这样一些情感的原因时,才算是处于创作状态中。"

新诗现代性建设应该把新诗的现代性区分为"七副面孔"或七大类型,分别是现实主义、浪漫主义、现代主义、后现代主义、先锋派、颓废和媚俗艺术。七大类型各自独立又相互依存,甚至可以互相转化,尤其是现代主义诗歌在很大程度上存在于现实主义诗歌和浪漫主义诗歌的"现代性转移"而被"中国化重构"的境况之中。因此今日新诗现代性建设的重大任务是要务实地完成现实主义诗歌向现代主义诗歌的改造,这种改造既要有"接地气"的现实,更要有"望天空"的理想,最重要的是要强调"低空滑行"。

新诗诗体建设应该重点建设八大诗体:自由诗、格律诗、小诗、长诗、散文诗、图像诗、网络诗和跨界诗,前四种是新诗的"传统"诗体,已有一定的建设基础,需要"重建"或"改建";后三种,尤其是后两种是新诗的现代诗体,需要"创建"或"新建"。在百年新诗史上,尤其是在当代诗坛,新诗按诗的主题及功能可以分为城市诗、乡土诗、校园诗、军旅诗、生态诗、山水诗、旅游诗、怀乡诗、广告诗、打工诗、政治诗、爱情诗、情色诗、打油诗等。台湾新诗学者林于弘的专著《台湾新诗分类学》探讨了台湾的政治诗、都市诗、生态诗、母语诗、女性诗、小诗、后现代诗和网络诗。因为新诗现代性建设的总原则是新诗应该绝对地现代，却不能极端地现代，应该借用政治上的"民主集中制"原则，要有民主精神和多元视野。所以今日新诗现代性建设要关注国人的生存问题，重视国人的生理需要和审美需要，强调诗的启蒙功能、抒情功能和治疗功能。

新诗现代性建设在新诗的题材上，应该重点关注九大类型的诗：校园诗、城市诗、乡土诗、生态诗、旅游诗、爱情诗、打油诗、哲理诗、政治诗。九种诗在"写什么"上也有交叉，只能相对区分出各自的风格。按照诗的写作类型及文体功能做大致的区分，可以把新诗现代性建设要处理的十大关系具体分为：新诗现代性建设与时代（先锋诗歌和保守诗歌）、新诗现代性建设与政治（官方诗歌和民间诗歌）、新诗现代性建设与经济（商业诗歌和艺术诗歌）、新诗现代性建设与文化（文人诗歌和大众诗歌）、新诗现代性建设与科技（纸质诗歌和网络诗歌）、新诗现代性建设与宗教（神性诗歌和人性诗歌）、新诗现代性建设与性别（女性诗歌和男性诗歌）、新诗现代性建设与年龄（青少年诗歌和中老年诗歌）、新诗现代性建设与地域（国语诗歌和方言诗歌）、新诗现代性建设与民族（汉语诗歌和民族语诗歌）。

第七节　诗疗诗自创的三大术语

同学们好，下面讲第二十四讲"诗疗诗自创的三大术语"。

先做以下结论：诗歌疗法借鉴完善了一个术语"快感"；创造了两个新术语，一个是"诗疗诗"，另一个是"美欲"。写作与阅读诗疗诗都可以获得"快感"，都可以刺激"美欲"。有个成语叫"三心二意"，一首优秀的诗歌疗法诗应该呈现三欲（性欲、爱欲和美欲）二感（快感、美感）。因为"三欲"与"二感"都与人的本能需要有关，尤其是美欲与美感都是人的本能需要。因此"快感"是诗歌疗法中最重要的关键词，写诗与读诗的最大目的就是为了获得快感。诗歌疗法的最大目的是给人快感和美感。诗是与人的本能相关的艺术，如弗洛伊德的《本能及其变化》（1915）一文强调的："它处于精神和身体的交界处，是从有机体内部产生而达于心灵的刺激，是人的心理代表，是由于心灵与身体关联而向前者发出的一种工作要求。"因此诗人的写作通常是本能写作，诗是"快感"艺术和"想象"艺术，写诗与读诗的最大目的就是为了获得快感。诗比小说、散文能够产生更好的心理治疗效果的最重要原因，是诗的语言是"象征语言"，象征语言可以让人获得真正意义上的"灵与肉"的解放。

这一讲分三节讲解,第一节快感,第二节美欲,第三节诗疗诗。

下面讲第一节快感。先给大家朗读一首很奇特的诗,题目是《结结巴巴》

结结巴巴我的嘴

二二二等残废

咬不住我狂狂狂奔的思维

还有我的腿

你们四处流流流淌的口水

散发霉味

我我我的肺

多么劳累

我要突突突围

你们莫莫莫名其妙

的节奏

急待突围

我我我的

我的机枪点点点射般

的语言

充满快感

我要突突突围

你们莫莫莫名其妙

的节奏

急待突围

艾略特也强调读诗可以有多种快感,他说:"我相信,每一个对诗歌的魅力能够或多或少地感受到的人能够回忆起在他或她的青年时代的某一个时刻,会被某一位诗人的作品感动得失去了自制力……正是我们为'娱乐'而进行的阅读,或'纯粹为快感'而进行的阅读,对我们可能产生最大的和最料想不到的影响。正是我们读起来最不费力的文学,才可能最容易地和最不知不觉地影响着我们……虽然我们可以仅仅为了乐趣阅读文学，为了'娱乐'，或为了'美的享受'，我们这种阅读永远也不会仅仅打动了我们一种特殊的感觉：它会影响作为活人的我们的全部心灵；它也影响我们的道德生活和宗教生活。"

艾略特的这种文学阅读策略十分高明，文学阅读的任务正是要培养读者的感悟能力和批判能力，读者需要多元化的广泛阅读。为了"娱乐"和"审美享受"的文学阅读是偏向跟着感觉走的阅读活动，更需要偏重直观感受的文学感悟，也更有利于文学感悟的培养。文学批评是高层次的文学鉴赏活动，也需要"直觉""直感"甚至"快感"。

艾略特认为诗人有语言天分。他说："(诗人)在发展其语言、丰富其文字的方面为其他人创造出更广泛的情绪与知觉范畴的可能性，因为他向他们提供了能表达更多东西的言谈。"人的诗歌感悟能力具有天然性。人的情感本能与语言智能是文学活动的基础，特别是诗歌创作鉴赏活动的生理和心理基础。尤其是诗人对情感、自然、语言的感受力是与生俱来的，无论是诗人，还是读者，都有不同程度的语言天赋和诗歌天赋，如诗歌的韵律节奏与自然节奏和生命节奏有异曲同工之处，普通读者不经过特殊的诗歌教育和诗歌训练，也能够直接感受到。即人对语言文字，特别是"诗家语"具有先天的敏感性，如伊沙诗中所说的有一种"语言的快感"。所以哈曼认为："一切美学的花招都不可能代替直感。"阅读诗要通过对诗作的直观感受来获得快感和美感，在此基础上才能对作品作出正确的审美价值评判，如同奥·威·施莱格尔所言："最理想的是，一个批评家应当能够随意地自我调节，即随时都能对任何心智作品唤起最纯洁最生动的感受性。"

波德莱尔也强调"热情"，他说："我真诚地相信，最好的批评是那种既有趣又有诗意的批评，而不是那种冷冷的、代数式的批评，以解释一切为名，既没有恨，也没有爱，故意把所有的感情的流露都剥夺净尽……批评家就有了一个确定的标准，取诸自然的标准，他应该满腔热情地完成他的任务，因为批评家也还是人，而热情会使类似的性情接近，将理性提到新的高度。"

朱光潜也强调"感官"的重要性，他说："真正的欣赏都必寓有创造，不仅是被动地接受。诗都以有限寓无限，我们须从语文所直示的有限见出语文所暗示的无限。这种'见'需要丰富的想象力，建立一个整个的境界出来。最重要的是视觉想象，无论读哪一首诗，'心眼'须大明普照，把它的情景事态看成一个完整境界，如一幕戏或一幅画……诗主要由感官透入心灵，读诗时我们也不妨随时分析,看哪些意象该用哪种感官去了解。"

朱光潜的"诗主要由感官透入心灵""看哪些意象该用哪种感官去了解",道破了诗具有治疗效果的原因——诗是"意象"的艺术。可以把诗是"三欲二感"(三心二意)的艺术简化为"一感(官感)一象(意象)"(一心一意)的艺术,或者称为"二感(快感、美感)二象(意象、想象)"的艺术。鉴赏依赖人的情感直觉、语言直觉和形式直觉创作出来的诗歌,需要鉴赏者的情感直觉、语言直觉和形式直觉。这种"直觉"可以带来"快感"。读诗和写诗都需要文学敏感或诗歌敏感,这种敏感可以带来快感。诗人是多愁善感的人,善感指善于获得快感与美感。我把快感总结为三种:生理性快感——肉感;心理性情感——情感;审美性快感——美感。

下面讲第二节美欲。美欲也来自肉体,也是本能欲望。在诗疗中,一首诗对人的影响有三个阶段:快感—美欲—美感,先获得快感,由快感唤醒美欲,美欲再产生美感。诗歌疗法最重要的关键词是"快感"。写诗与读诗都经历了三过程:快感—美欲—美感。

这里的"快感"及"美欲"作品的治疗功能,如林语堂所言:"我觉得艺术、诗歌和宗教的存在,其目的,是辅助我们恢复新鲜的视觉,富于感情的吸引力,和一种更健全的人生意识。我们正需要它们,因为当我们上了年纪的时候,我们的感觉将逐渐麻木,对于痛苦、冤屈和残酷的情感将变得冷淡,我们的人生想象,也因过于注意冷酷和琐碎的现实生活而变成歪曲了。现在幸亏还有几个大诗人和艺术家,他们的那种敏锐的感觉,那种美妙的情感反应,和那种新奇的想象还没失掉,还可以行使他们的天职来维持我们道德上的良知,好比拿一面镜子来照我们已经迟钝了的想象,使枯竭的神经兴奋起来。"

可以把"更健全的人生意识"改为"更健康的人生方式",正是"敏锐的感觉""美妙的情感反应"和"新奇的想象"让人心理更健康、情感更丰富和人格更健全。因为这三者都与人的感官要关。因为诗是"快感"艺术和"想象"艺术,所以诗比小说、散文等其他文体具有更好的治疗作用。写诗和读诗都比创作和欣赏其他文体的作品可以获得更多的"快感"和"想象"。

美欲还来自人的语言天赋。加登纳在《智能的结构》中说:"在诗人身上,我们极清晰地看到了语言的核心操作能力在起着作用。诗人有对文字的敏感性……对诗人的研究便是我们研究语言智能的恰当的绪论。"

诗人奥登也认为诗人是有语言天赋及语言直觉的人。"奥登论述说,'一位年轻的作家,他的前途并不存在于他观念的独创性,也不存在于他情绪的力量之中，而存在于他的语言技巧中。当然，到了最后，将成为大诗人的作家必定会找到表达自己的语言和思想框架。诚如诗人卡尔·夏皮乐曾经说过的那样："诗的天才也许只是一种对形式的直觉知识。字典里含有所有的字，诗的教科书里含有所有的节拍，但除了诗人自己对形式的直觉知识之外，哪儿都不能指导诗人，不可能告诉他应选用什么字，应该让这些字落在什么样的节奏上。'"

早在百年前，英国诗人柯勒律治就在《文学传记》用了"快感"一词，他说："保持儿时的感情，把它带进壮年才力中去；把儿童的惊奇感、新奇感和四十年来也许天天都惯常见的事物结合起来，这个就是天才和才能所以有区别的一点。因此，天才有首要价值，它的最明白不过的表现形式，就是他能把见惯的事物如此表达出来，使它们能够在人们心目中唤起同样的感觉——一种经常伴随着肉体与精神健康的恢复而来的那样清新的感觉。谁没有看见过雪落水面一千次？然而读过彭斯以官能快感作比拟的诗句：就像雪片落在江上／一刹那间的白——随即永远的消失！谁又能够看见下雪而不体验到一种新的感觉呢？"因此可以说诗人是天真的人。

艺术史家德索也强调诗人的天真。他说："诗人——确实，他一辈子都是小孩——为自己保留了处在原始范围里的与我们一道逐渐消逝的一种内心世界。"

马尔库塞认为感官受制于快乐原则，"从感性到感受性（感性认知）再到艺术（美学）的概念发展背后，什么是实在的东西呢？这就是感受性，即那个中介性调节概念，它赋予感官以认知的源泉和机能的含义。但感官并不是包容一切的东西，更不是首要的认知机能。它们的认识功能与它们的欲求功能（感性），是同时俱在的。它们是感性的，因而它们受制于快乐原则。从这种认知和欲求功用的融合中，产生出感官认知中混杂的、低级的、被动的性质。这使得它不适应现实原则，除非它屈从于理性或理智的概念活动，或者被这些活动所构造。"

周作人在《自己的园地》里说："诗的创造是一种非意识的冲动，几乎是生理上的需要……真的艺术家本了他的本性与外缘的总合，诚实的表现他的情思，自然的成为有价值的文艺，便是他的效用。"这段话里面用了"冲动"一词。

我在前面讲过郑敏是和冰心一样有名的诗人，郑敏在《中国新诗能向古典诗歌学些什么？》中说："诗的实质实际上仍然落实到诗人本身的素质问题。而素质的核心，就是诗人的精神境界。中外文学传统对于诗人的境界提出过很高的标准,譬如诗人被称为预言家、智者、圣者。当人们读一首诗时,他们不但希望读到工丽的语句,而且等待一种心灵的震撼,或者一种悟性的突然闪光。这一切只能来自诗人的境界,而这种激荡往往来自诗的结尾或对诗的整体的回味。境界本身并不仅仅指那一霎时的激动,而是对诗的整体一种审美和伦理的省悟,而随之而来的精神升华。"

以上这些言论促使我用"美欲"来取代"美感",或者说在美感形成的前面采用了美欲,让美欲成为了快感和美感的"中介"。郑敏这些话在流行即时性愉悦的"快感写作"和"快感阅读"的时代,当然是很"保守"的,但是它却像沙漠中的一泓清泉,显得特别纯净和高贵,对那些诗歌游子(当然不能将"身体写作""快感写作"一类的青年诗人都视为误入歧途的"浪子"),确实是有"振聋发聩"的效果。其实从郑敏的那段话可以看出,她更强调的是美感而不是快感。所以有必要在美感和快感之间加上美欲。

郑敏在《诗的内在结构》中说:"长期以来,人们对于诗的第一个印象就是押韵、节拍整齐、有音乐感。但是事实上这种所谓的特征已经不能普遍地运用在所有的诗上了。这自然是因为自由诗的出现和愈来愈多的现代、当代诗人对自由诗的发展和运用……诗与散文的不同不在于是否分行、押韵、节拍有规律;二者的不同在于,诗之所以成为诗是因为它有特殊的内在结构(非文字的、句法的结构)。""诗与传统的小说、散文、戏剧的不同之处是诗的突出的含蓄。这种含蓄使它有着不同于上述文学品种的内在结构……它的主要特性在于通过暗示、启发,向读者展示一个有深刻意义的境界。"

因此我把美欲分为三个方面。第一是身体的美欲:身体功能美和结构美。第二是情感美欲:美的情感和美的意境。第三是形式美欲:词藻美、音乐美和排列美。

下面讲第三节诗疗诗。诗论家吴思敬意识到诗有治疗功能,他在《心理平衡的追求》一文中说:"人的心理有一种追求平衡的倾向。国外医学界新兴起的'整体医学观',把健康看成是生理、心理、自然、社会等多种因素综合的结果。这种医学观认为:人的机体内存在着两个平衡,生理平衡和心理平衡;外部也有两个平衡,自然生态平衡和社会生态平衡。因此彼此交叉作用……外部的自然生态和社会生态不平衡,往往会导致人的生理和心理不平衡。"他还说:"诗歌所以能成为一种'情感的体操',起到宣泄的作用,就在于诗人在写作过程中创造了一个虚拟的境界,在这里扬弃了审美主体与客观现实之间的具体的利害关系,此时的主体已经超越了粗陋的利害之感与庸俗的功能之思,而以审美的眼光来观照诗的境界,人世间的种种苦难被净化了。"

古今中外很多诗人也意识到诗的治疗功能。2018年1月22日10时,微信平台"飞地——文学青年的高品质文学"发表了臧棣写的诗论,题目是《诗的治疗要高于诗的拯救》,节选自臧棣的诗学著作《诗道鳟燕》。他说:"诗确实有治疗的效果……在艰难的生存中,大多数时候,诗可以体现为一种治疗……至少对我们所置身的境遇而言,很可能,诗的治疗要高于诗的拯救。我们经常会谈到诗的解放,但有时候,诗的解放显得太遥远、太抽象。而诗的治疗在感性上会显得更具体,更容易触及。有时,理想诗是以治疗的方式来触及我们的解放,也挺好的……我们从诗的诱惑中获得了一种神秘的激励,一种可用于生的尊严和生命的自尊的激励。"

北岛是当代著名诗人,他也承认诗的治疗功能。发表于2011年10月13日《南方周末》的《野兽怎么活,诗人就该怎么活》是王寅采访北岛的访谈录。北岛承认了诗歌的治疗功能:"其实在某种意义上,诗人(或者说每个人)都是病人,写作就是一种心理治疗。"

女诗人翟永明也是特别优秀的诗人,她于2009年11月在深圳一次研讨会上的发言题目是《写诗是一种心理治疗》。她说:"我想谈谈我为什么写作,我一直觉得我的诗歌写作是一种治疗过程,是一种试图与个人经验,与个人的'过去'连接的关系……所以我觉得我们跟现实和过去的关系实际上是一种你中有我、我中有你的关系。这个过程和心理治疗的效果是一样的。"

中国台湾女诗人叶青的写作也具有自我治疗的性质。李癸云和陈秀玲得出结论说:"在叶青身上,除了女诗人外,还有女同志、忧郁症患者、自杀者等身份,但是诗作本身还是了解她的最佳方式……叶青的诗确实很真实,语言时而显出青涩,却无损书写的精准与力道,而其诗作最强烈也最重要的两个核心质素就是爱与忧郁……至于忧郁,由于她长期面对躁郁症的反复发作,情绪徘徊于'躁'与'郁'的两极之间,尤其忧郁状态的失落悲伤,更让她的诗行有强烈的疾病自白与自疗意涵。"

从表面上看,叶青的既是诗人又是忧郁症患者甚至自杀者的多重身份似乎可以否定诗的治疗功能。但从本质上看,正是写诗缓解了她的病情和延迟了她的自杀时间。自杀的诗人本身就有心理精神问题,有的本身就是病人。当然,不可否认诗歌疗法也如所有的治疗方法一样,存在过度治疗的情况。所以无论是采用写诗还是读诗的方法治疗,都要适量和适度。不能过分夸大诗歌疗法的作用,要处理好精神与肉体、心理与生理治疗的关系;防止诗人的偏执、偏激,诗人易自杀,诗人易得精神病;不要过度治疗,特别是采用"书写表达"(写诗)手段时,要警惕"消极情绪""自恋"和"妄想症(白日梦幻者)"。诗人比普通人更"敏感",更容易有"这个时代的病态人格"。写诗是把双刃剑,既有利于人的健康,又可能威胁人的健康。只有适度的诗歌疗法,才能让诗人成为弗洛伊德所说的做着白日梦又能够找到回家的路的人。

叶青有"生前两个多月内密集创作"的经历,海子也有同样现象,也有"两个多月内的密集创作"。海子在生命的最后几个月内,诗的产量特别高,有时一天写几首,不但写新的诗,还修改了旧作……写诗和改诗使他安静下来。

在此可以把诗疗诗分为三大类:第一是快感诗,第二是美感诗,第三是哲感诗。下面介绍两种特殊的,而且是很有争议的诗疗诗,第一就是情色诗。

我曾主张写情色诗一定要写得很美,在此我借鉴韩石山的观点,主张写情色诗实际上也要上升到思想的层面,所以情色诗的现代性建设应该强调治疗功能大于抒情功能,抒情功能大于启蒙功能,要允许抒发低级情感,强调诗人写作的自由和发表作品的限制。一些忧郁症患者或者躁狂症病人是由于性压抑造成的,就是因为他们没有发泄的途径。写情色诗就是一种发泄方式,它可以缓解人身体上的压抑。请注意王老师在这里用的是"情色诗",而不是"色情诗",我是比较抵制色情诗的。

2010年11月7日,我在安徽大学磬苑宾馆与安徽诗人龙羽生的对话,有利于理解情色诗。他说:"诗人在年轻的时候,带着很强的欲念,肉体上的,精神上的,当问题无法解决时,那时候创作的诗,他自己都感觉到很煽情。但是,过一段时间再来看,诗太抒情太优美,那根本上就是精神上的一种释放。当时自己写的时候,觉得太煽情了,又不好意思回去看,过一段时间,心里平静以后,再回过头来,看那首诗的话,发现色情的味道一点都没有了。我恋爱的时候有过那种很强烈的感觉,觉得自己非得要写很煽情的那种诗才能把自己心里的情感释放……我有一组诗写夏日,写的主题实际上就是跟性欲有关。不论是年轻的也好,成过家的也好,还是老年的,人的性欲无法得到释放,这个问题是很难解决的……一方面写诗是为了释放,另一方面就是将带有精神病的症状缓减。如果不缓减,就有可能更大程度地爆发。有精神病的人如果不善于表达,这种情绪得不到发泄,就可能发病。但真正写作的人通过抒写就能把心里的压抑舒缓开。"龙羽生说出了很多当代新诗诗人写情色诗的原因。

第二种特殊的诗疗诗是打油诗。新诗现代性建设强调重视诗的治疗功能,就是希望新诗能够造就心理健康、人格健全的现代中国人。打油诗如情色诗,也可以缓解人的生存压力,它的应用范围更广。情色诗的作者通常是年轻人,打油诗更受中老年人喜欢,尤其是中国文人自古有用打油诗自我解嘲,给自己增加生存乐趣甚至生存勇气的传统。胡适在《白话文学史》中得出结论说:"陶潜与杜甫都是有诙谐风趣的人,诉穷说苦,都不肯抛弃这一点风趣。因为他们有这一点说笑话做打油诗的风趣,故虽在穷饿之中不至于发狂,也不至于堕落。"胡适的这段话说明了打油诗的治疗作用

第八节　诗疗借鉴的三大心理学理论

同学们好,下面讲"诗疗借鉴的三大心理学理论"。

在过去的讲解中,涉及很多理论,包括心理学理论、诗学理论。诗歌疗法这门课程借鉴最多的是心理学理论。理论是非常重要的,请看这样一段论述:"理论作为任何有效干预的先驱——因此,也是一种良好结果的先驱。没有一种指导性的理论,我们可能只治疗症状,而没有理解个体的角色……如果没有理论,我们将失去治疗聚焦的方向,而陷入比如社会准则(social correctness)中,并且不想做一些看起来过于简单的事情。确切地说,理论是什么?《美国心理学会心理学词典》(*APA Dictionary of Psychology*)将理论界定为'一种或一系列相互关联的原理,旨在解释或预测一些相互关联的现象'。在心理治疗中,理论是一系列的原理,应用于解释人类的思想或行为,包括解释是什么导致了人们的改变。在实践中,理论创设了治疗的目标,并详细说明了如何去实现这些目标。"这段话是美国心理学家乔恩·卡尔森和恩格拉·卡尔森,在斯蒂芬·麦迪根的《叙事疗法》一书的序言中说的。

诗疗主要借鉴的心理学理论是精神分析学说。我把精神分析学的历史大致梳理一下,主要分为三个阶段:在20世纪初,有弗洛伊德的无意识性本能说,认为神经症的发作是性意识的长期压抑最后总爆发的结果,歇斯底里症的根源是儿童期被压抑的性意识。但是这种观点在后面得到了一些纠正,在20世纪20年代,阿德勒的精神分析的个体心理学和荣格精神分析的原型理论,都强调性压抑这种学说不一定是非常准确的,比如阿德勒的精神分析的个体心理学强调社会条件和人际关系影响人格发展。到了20世纪40年代,更重视社会文化对人的精神的影响,出现了弗洛姆和荷妮的精神分析社会文化学派。

爱德华斯在《艺术疗法》中给精神分析做了这样的解释,他说:"精神分析(psychoanalysis):莱克罗夫特提供了精神分析的两种定义。一是'弗洛伊德

在19世纪90年代创建的神经衰弱症的医治方法,后经他本人、他的学说和追随者进行了进一步阐释'。二是'神经衰弱症起源的心理学理论,弗洛伊德明确阐释了普遍的精神发展,他的信徒和追随者们一同参与了精神分析治疗的创建与解释'。"

所以这一讲分为三节,第一节的标题是"弗洛伊德、马斯洛:本能与需要",第二节的标题是"阿德勒、荣格:个体与原型",第三节的标题是"弗罗姆、荷妮:社会与文化"。这些理论家的很多观点我们在前面多次讲过,在这里再细讲,既是为了系统总结,更是为了教学强化。

下面讲第一节"弗洛伊德、马斯洛:本能与需要"。弗洛伊德是诗疗课很重要的一位理论家,弗洛伊德的"诗人不会消失"证明了诗疗的可能性,因为始终有各种诗,诗疗的"药"取之不尽、用之不竭。弗洛伊德在《论文学与艺术》中说:"如果我们能够至少在我们自己身上,或者与我们相似的其他人身上,发现一种在某种程度上类似于创作的行为该有多好!对此的检验将使我们对作家的作品开始做出解释。并且,的确存在这种可能性。毕竟,作家自己是愿意缩小他们与常人的距离的。他们屡屡说服我们,每一个人在本质上都是一个诗人,除非最后一个人死掉,否则,最后一个诗人便不会消失。"这是因为在本质上,每一个人都可以成为诗人,所以每一个人都可以采用写诗的方式来治愈心理疾病。

弗洛伊德还有一段有名的话,他说:"诗歌艺术最根本的诀窍在于一种克服我们内心反感的技巧……富有想象力的作品给予我们的实际享受来自于我们精神紧张的消除。甚至有可能是这样,这个效果的不小的一部分归功于作家使我们开始能够享受自己的白日梦而不必自我责备或感到难为情。"弗洛伊德的"不感到难为情"的观点确定了情色诗写作的合法性。

他还说:"具有动力的愿望随幻想者的性别、性格和环境而发生变化,但是它们天然地分为两类,或者是富有野心的愿望,它们用来抬高主体的地位,或者是性的愿望。在年轻女人身上,性的愿望占有几乎排除其他的优势地位,因为她们的野心通常被性的倾向所同化。在年轻男人身上,自我中心与野心勃勃的愿望与性的愿望相伴随,这一点极其明显。但是,我们将不强调两种倾向间的对立,我们宁可强调它们常常结合在一起的事实。"幻想是诗人创作的动力,幻想可以给人带来幸福感及诗写作的快感。这是弗洛伊德这段话对我们的启示。未被满足的力比多直接转变成了焦虑,力比多过剩是诗人写作的一大原因,所以写诗可以减少焦虑。

还是用弗洛伊德的一段话来证明这个结论："焦虑性神经症最普通的起因就是兴奋未达到极致……孤独就如同一张陌生的面孔那样也激起幼儿对他熟悉的母亲的思念；他没有能力控制这种力比多兴奋，他也不能使它中止下来，他只能把这种兴奋转变为焦虑。所以这种婴儿的焦虑不必被认为是现实的类型，而必须认为是神经症的类型。婴儿的恐惧和焦虑性神经症中对焦虑的预期，为我们提供了神经症焦虑产生的一条道路中的两个实例：这种道路就是力比多的直接转化。"

爱德华斯在艺术疗法中给力比多下的定义是，"力比多（libido）：该术语在精神分析理论中用来形容源于生物本能的力量，在弗洛伊德早期的理论中，该术语仅限于性冲动，但之后扩展到所有快感和爱的释放"。

有必要介绍弗洛伊德著名的"三我"理论，它对诗疗有重要影响。爱德华斯的《艺术疗法》这样界定它："本我（id）：弗洛伊德人格结构三层次之一，本我是人格结构中无条理的部分，包含人类本能的力量。本我受享乐原则驱使，追求即时的欲望、需要，而无视外部现实的要求。""自我（ego）：在精神分析领域，该术语指存在于有意识和潜意识之间的思维状态，自我负责监测真实性和个人的身份认识。""超我（superego）：弗洛伊德人格结构理论中的三个层次之一。作为精神中关键的部分，超我负责道德，遵照良心行动。"诗疗写作三者兼有，"本我"写作较多，所以在诗疗中获得"快感"最重要。

弗洛伊德的快乐原则也是我们在诗疗中经常使用的，诗疗有一个词语叫"快感"，与"快乐原则"相关。爱德华斯说："快乐原则（pleasure principle）：在精神分析理论中，该术语用以形容人类倾向于寻找快乐，避免感情上的痛苦，以满足生理和心理的需要。"

另外还有一些术语，如"创伤后应激障碍"，诗疗也有借鉴。爱德华斯说："创伤后应激障碍（post-traumatic stress disorder，PTSD）：该精神障碍可能出现在遭受某一痛苦经历后的几个月或几年中。"诗疗中的"书写表达"就是为了消除"创伤后应激障碍"，通过写诗来治疗创伤，是一种有效的心理危机干预手段。

诗歌疗法更借鉴了马斯洛的人的需要理论和人的潜能理论。爱德华斯在《艺术疗法》中说："人类潜能运动（human potential movement）：20世纪40—50年代，亚伯拉罕·马斯洛（Abraham Maslow，1908—1970）提出了人本主义心理学，该术语逐渐从这里分离出来，首次使用时用于描述人本主义心理治疗，20世纪60—70年代，人本主义心理治疗在美国开始流行。这些心理治疗方法相信在全面开发自身潜能后,人类能体验到优质的生活,充满了幸福、创意和自我实现。"写诗和读诗都可以开发人的潜能,获得"诗意的生活",这种生活能够让人体验到"优质的生活,充满了幸福、创意和自我实现"。

马斯洛最重要的观点是人有本能的审美需要。"在某些人身上,确有真正的基本的审美需要……秩序的需要、对称性的需要、闭合性(closure)的需要、行动完美的需要、规律性的需要以及结构的需要,可以统统归因于认知的需要、意动的需要或者审美的需要,甚至可以归于神经症的需要。"这一段理论在诗疗教学中多次提到,它为诗的审美写作提供了理论依据,促成了诗疗的审美快感理论的产生。

马斯洛在《动机与人格》中说:"患神经症的机体是一种缺乏某些满足的机体,那些满足只能来自环境。因此,它更多地依赖环境而更少具有自主性和自决性,也就是说,在更大的程度上是由环境的性质而不是由自身的内在本性塑造的。在健康人身上发现对于环境的相对独立性当然不意味着与环境缺乏来往,它只意味着在这些关系中,人的目的和天性是根本性的决定因素,环境不过是达到自我实现的目的的手段,这真正是心理上的自由。"他还说:"自我实现者的创造性在许多方面类似于天然快乐、无忧无虑的儿童的创造性。它是自发、轻松自然、纯真、自如的,是一种与一成不变和陈词滥调迥然不同的自由。同样,它的主要组成部分似乎就是无感知的'纯真'、自由和不受抑制的自发性和表达性。"诗人需要天真的创造性,诗疗写作就是这样一种富有创造性的"纯真写作",自由甚至自发的写作。

下面讲第二节"阿德勒、荣格:个体与原型"。诗疗一直强调要承认人的低级情感,重视人的高级情感。它主要来源于弗洛伊德的本能理论,弗洛伊德说:"如果现在我们致力于从生物学观点思考精神生活,那么,这样一种'本能'概念就会出现于我们面前:它处于精神和身体的交界处,是从有机体内部产生而达于心灵的刺激,是人的心理代表,是由于心灵与身体关联而向前者发出的一种工作要求。"弗洛伊德的本能处于精神和身体的交界处理论,使诗疗重视低级情感(身体)与高级情感(心灵)的有机结合。

弗洛伊德还有一个相似观点:"人类不仅是性生物,而且还有比性更高贵更高级的欲望冲动。然而,我们也可以补充说,由于受到有关这些高级冲动意识的浸染,人们常常想当然以为有权利思考荒唐之事而忽视事实。诸位很清楚,我们一开始指出人类的病态,是起因于本能生活的要求和人类本身所产生的反对本能生活的抵制之间的冲突……"这个冲突类似在诗疗中强调的自由与法则的冲突，比如说诗体的自由或诗体的限制的冲突，诗体限制要求诗人们写格律诗，诗体自由让诗人们更愿意写自由诗。

下面讲阿德勒。国际文化出版公司编辑部在《精神分析经典译丛出版说明》中说："1911年阿德勒就开始反对弗洛伊德的本能学说，强调社会条件和人际关系对人格发展的影响，建立了精神分析的个体心理学。此后荣格也独树一帜地建立了精神分析的原型理论。尤其是20世纪40年代在美国兴起的新精神分析学派即精神分析社会文化学派，因强调社会文化的作用而与弗洛伊德的精神分析形成鲜明对立，其主要代表人物有荷妮和弗罗姆等人。其中弗罗姆将他的精神分析理论应用在资本主义的社会批判上，形成了独特的精神分析的人本主义思想。"

阿德勒强调人的社会感，他说："社会感在此，我们可以发现所有错误的'生命意义'的共同之点和所有正确的'生命意义'的共同之点。所有失败者——神经病患者、精神病患者——之所以失败，就是因为他们缺少同类感和社会兴趣。"这段话说出了精神疾病患者的患病原因。他总结说："个体心理学发现，一切人类问题均可主要归为三类：职业类、社会类和性类。"

阿德勒有一本非常重要的书，书名是《生命对你意味着什么》。他说："任何人的生活都受限于三个约束，而且他必须考虑到这三个约束。它们构成了他的现实，因为他面对的所有问题都源于这三个约束。由于这些问题无时无刻不缠绕他，他因此总是被迫回答处理这些问题。从他的答案里，我们就能发现他对生命意义的看法。我们都生活在地球这个小行星上，而非其他地方。这是第一约束。我们尽量利用地球上的各种资源和限制而生存。第二个约束就是：无人是人类的唯一成员，我们身边有其他人，我们与他们息息相关。我们还受限于第三个约束：人类由两性构成。个人以及团体生命的维持都须顾及到这一事实。爱情和婚姻就属于这个约束。"生态诗、友情诗和爱情诗的写作原因，是为了解决阿德勒所说的人类的三大问题，也可以说是人生的三大任务。

阿德勒还强调文化的重要性："人类对环境所作的变化，我们称之为文化。我们的文化是心灵为其肉体所激发的一切运动的结果。心灵给我们的工作以启发，指导并帮助我们肉体的发展。最后我们会发现：在人类的各种表情中，心灵的决断无处不在。但是，如果心灵高估自己的重要性，这决不可取。我们如果要克服困难，身体就必须健康。因此，心灵致力于控制环境，以保护肉体，不受疾病、死亡、损伤、意外及各种功能损害的威胁，这是为什么我们要发展自己感受苦与乐的能力、想象力以及认清环境优劣的能力。情绪为肉体面对情境提供一种具体反应。幻想和自居作用（identification）都是预示未来的途径。不仅如此，它们还能够刺激起有关情感，而肉体就会依据这种情感采取行动。这样，一个人的情绪形成于他赋予生命的意义以及他为自己决定的奋斗目标。在很大程度上，情绪虽然能够操纵肉体，它们并不依赖肉体。它们往往主要是依赖个人的目标及生活方式。"

　　阿德勒的这段话对我们面对现在的生活，解决心理问题，以及我们写诗或读诗，都非常有帮助。阿德勒还特别强调友谊，在我们的诗疗作品解读教学中，没有选择友谊诗，本来老师想选那首有名的友谊诗，题目是《友谊地久天长》。但是没有做专题讲，实际上友谊在日常生活中如爱情一样是非常重要的。如阿德勒所言："友谊是产生社会感的途径之一。从友谊中，我们学会用另一个人的眼睛来观看，用他的双耳来聆听，用他的心来感受。如果小孩受到挫折，总是受到看管和保护；如果他在孤独中长大，没有朋友，没有伙伴，他便不会产生与别人认同的能力。他总是认为自己是世界上最重要的人，总是迫切地去保护自己的利益。"我国的计划生育政策产生了一代独生子女，独生子女的一大问题就是在日常生活中缺少友谊。这是在座的各位同学需要加强的，有这样的口号叫"友谊万岁"，友谊是促进心理健康的重要方式。

　　许又新在《心理治疗基础》中说："我们都知道阿德勒（A. Adler）关于自卑的学说，也知道自卑者照例通过追求优越感而使自己陷于不能自拔的心理冲突之中的机制，但是，他关于'社会情感'的强调，却很少有人提及。通俗地说，阿德勒的所谓社会情感，指的就是跟别人共享快乐和分担忧愁。说得高雅一些，社会情感意味着对社会价值的追求。"这里的社会情感与诗疗中的道德情感有相似之处，都受到社会文化的巨大影响。

　　许又新在《心理治疗基础》中还说："阿德勒的自卑学说，知道的人很多。但是，他的另一更为积极的提法，知道的人却很少……阿德勒的意思指的主要是和周围人忧乐与共休戚相关的情感。确实，一个人有了这种情感，自卑便失去了藏身之处。自卑的对立面是自尊。对于一个青年或成年人来说，他必须在与人交往中逐渐学会尊重别人。开始时，也许只是出于礼貌，即使有所感也比较肤浅，这不要紧。自卑的造成，对别人缺乏尊重，这不是青少年的错，是长辈和不良的文化氛围造成的。当然，一味归咎于别人，丝毫无补于实际，要紧的是社交的实践。只要真正认识到尊重别人的重要性和必要性，坚持做下去，在学会尊重别人的过程中，也就会逐渐树立起真正的自尊。愈是尊重别人，自尊也愈是得到巩固。愈是自尊,也就自然会真心实意地尊重别人。"刚才这段话对在座的同学非常重要。

下面讲荣格。爱德华斯在《艺术疗法》中说:"梦境 / 做梦(dreams/dreaming):自从《梦的解析》(*The Interpretation of Dreams*)于1899年出版以来,探究和解读梦境的治疗价值就在争议中开始了。弗洛伊德认为梦主要作为梦想成真的一种形式。荣格的观点截然不同,他认为梦以象征、形象和隐喻作为媒介,展现出做梦者的内心世界。"荣格有段非常有名的话,我在诗疗课中多次引用。他说:"艺术家并不是一个生来就把追求自由意志(free will)作为最终目标的人,而是一个让艺术通过他来实现自身目的人。作为一个人,他可能有自己的情绪、意志与目标,但是作为一位艺术家,他是一个具有更高意义的人——一个集体人(collective man)。他承担和呈现着人类的无意识的心理生活。为了履行好这艰巨的责任,有时他不得不牺牲个人的幸福欢乐甚至普通人生活中值得生活的任何事物。"

爱德华斯在《艺术疗法》中认为:"个性化(individuation):来自荣格的学说,该术语描述实现心理完整的过程,个性化的目标是成为独立的个体。"他还给人格面具下了这样的定义,他说:"人格面具(persona):在普通语言中指一个人在社会上呈现给他人的形象。在卡尔·荣格的心理学中,这个面具或外观的存在是为了加深他人的印象,同时也隐藏起本人的真面目。"诗疗写作既是"个性化写作",也是"人格面具写作",所以荣格的理论在诗疗中很重要。

下面讲第三节"弗洛姆、荷妮:社会与文化"。首先介绍弗洛姆的"人是心理人"的理论。弗罗姆有一部很重要的著作叫《健全的社会》。他给"人"下了一个较完整的定义,他说:"'人'的定义不仅仅局限于解剖学和生理学,其成员还具有共同的基本心理特征,控制他们的精神和情感的普遍规律,以及完满解决人的存在问题的共同目标。事实上,我们对于人的认识仍然很不完全,还不能够从心理学的角度为'人'下一个令人满意的定义。最终正确地描绘出称之为'人性'的东西是'人学'的任务。而'人性'不过是人的诸多表现形式的一种——通常是病理学的一种——这一错误的定义经常被用来维护一个特殊类型的社会,认为这个社会是人类精神构成的必然产物。"

弗罗姆还说:"没有比这样的观念更具有普遍性了,那就是我们这些生活在20世纪西方世界的人精神十分健全。尽管事实上我们中的很多人患有或轻或重的心理疾病,但这并不能使我们对心理健康的普遍标准产生丝毫怀疑。我们相信,只要通过采用较好的心理卫生方法,我们就能更进一步地改善我们的精神健康状况,至于个人的精神障碍,我们则仅仅看做是个别的偶发事件,或许只惊异于在一个被认为是如此健全的文化中怎么会发生这么多的此类事件。我们能够保证从不自欺欺人吗? 精神病院里的许多病人都认定,除了他自己,别人全疯了。很多严重的精神病症患者相信,他的强迫性固定行为或歇斯底里的发作都是对某种非正常的环境所做出的正常反应。那么我们自己呢? 只要通过采用较好的心理卫生方法,我们就能更进一步地改善我们的精神健康状况,至于个人的精神障碍,我们则仅仅看做是个别的偶发事件,或许只惊异于在一个被认为是如此健全的文化中怎么会发生这么多的此类事件。"

诗歌疗法借鉴了弗罗姆精神健康的人的理论。他给精神健康的人做出了这样的结论:"精神健康的人,是富有创造力而未被异化了的人;他与世界建立友爱的联系,他利用自己的理性去客观地把握现实;他觉得自己是独一无二的单一的个体,同时又感到自己和他人是同一的;他不屈从于非理性的权威的摆布,而愿意接受良心和理性的理智的权威控制;只要他活着,他就会不断地再生,他把生命的赋予看做是他所得到的最宝贵的机会。"最后一句话非常重要,王老师在诗疗讲座中最喜欢引用这句话来强调生命的重要性,奉劝大家珍惜生命。

弗罗姆的象征语言是表达内在经验的语言理论,是我研究出诗歌能够产生治疗效果所依据的重要理论,正是因为这个理论,让我敢做出写诗或读诗具有治疗效果的结论。弗罗姆说:"什么是象征? 一个象征通常被界定为'代表他物的某物',这个定义似乎令人失望,然而,如果我们自己关注对这些看、听、闻、抚摸的感官表达的象征,关注那些代表内在经验、感觉、思考等'他物'的象征,那么,这个定义就会更加引人入胜。这种象征是外在于我们的东西,它的象征物存在于我们的内心深处。象征语言是我们表达内在经验的语言,它似乎就是那种感官体验,是我们正在作的某物或物理世界对我们产生影响的某物,象征语言是这样一种语言,其中,外部世界是内在世界的象征,是我们灵魂和心灵的象征。"

因此王老师得出结论说,诗比小说、散文能够产生更好的心理治疗效果的最重要原因,是诗的语言是"象征语言"。象征语言可以解放人的想象力,让理性思维让位于感性思维,让人获得真正意义上的"灵与肉"的解放。诗歌疗法采用的诗更多是滨田正秀所说的抒情诗:"所谓抒情诗,就是现在(包括过去和未来的现在化)的自己(个人独特的主观)的内在体验(感情、感觉、情绪、愿望、冥想)的直接的(或象征的)语言表现。"

下面介绍荷妮。徐光兴在荷妮的著作《精神分析的新方向：心理治疗的基础和入门》一书的序言中高度评价了荷妮。他的序言的题目叫《序言：聆听大师的声音》，他把荷妮称为大师。他说："《我们时代的神经症人格》论述了文化对神经症形成的影响，探究在长期基本焦虑的心理压力之下，个体所形成非理性的神经质欲求，是如何植入到人的性格中去的。《我们的内心冲突》中，荷妮摒弃了弗洛伊德关于'神经症起源于文明与本能之冲突'的说法，着眼人的自我内心冲突和矛盾……《女性心理学》是荷妮著作中的一个里程碑，也是她试图超越弗洛伊德理论的一个重要建树，此书成为传世的经典之作。"

荷妮的主要观点如下："神经症不只是由于偶然的个人经历才产生的，而是由我们生活于其中的特定的文化处境所产生的。事实上，文化处境不仅使个人的经历显得重要而可信，而且它最终决定它们的特殊形式。例如，有人命中注定有一个独断的或者'自我牺牲的'母亲，但是，只在特定的文化处境中，我们才找得到这个独断的或'自我牺牲的'母亲。而且，也正是因为这些现存的处境，这些经历才能对后来的生活施加影响。如果我们认识到文化处境对神经症患者的重要意义，那么，作为弗洛伊德理论根基的那些生物的和心理的条件就不那么重要了。"她还说："强烈的焦虑是我们所具有的最折磨人的情感。那些遭受过强烈焦虑的病人们，他们宁死也不愿再体验焦虑的感受。此外，焦虑中还包含着某些因素，这些因素对病人尤为难以承受。其中一个因素就是无助。在面对巨大的危险时，人们可能会变得积极而有勇气。但是在焦虑状态中，事实上，人们感到非常无助。"她还说："在我们的文化中，逃避焦虑有四种方法：理性化，否认，麻痹，避免可能会产生焦虑思想、感受、冲动的情景。第一种方法——理性化——乃是避免责任的最佳解释方法。它包括将焦虑转化为理性的恐惧。"

荷妮的自恋理论也非常有名，她说："精神分析文献中称为自恋的现象在性格上的表现却大不相同。它们包括虚荣，自负，追逐名利，渴望被爱却又没有能力去爱别人，不合群，异常自尊，理想主义，有创作欲，关注健康、外表和智力能力。因此要为自恋下一个临床上的定义是一项令人为难的任务。上述所有这些现象有一个共同的特征，就是关心自己，或者说只是关注自己的态度。如果不从发生学意义上看待自恋，而只关注它的实际意义，在我看来，它本质上就是自我膨胀。这种心理膨胀，像经济上的通货膨胀一样，意味着表现出比真实存在更大的价值。它意味着一个人深信着自己具有价值而爱慕自己，尽管他自认为拥有的那些价值可能是无充分根据的。同样，它也意味着这个人期待从别人那里获得对他品质的爱慕,这些品质实际上他并不拥有,或是即便有,也却不像他想象的那样巨大。"

荷妮还区分了自尊和自大之间的差别,她说:"自尊和自大之间的差别不是量上的,而是质上的。真正的自尊建立在个体真实拥有的品质之上,而自大则意味着展现给自己和他人的是没有足够根基的品质或成就。如果出现其他情况,如果自尊以及与个体自发自我相关的其他品质受到抑制,就会产生自恋的倾向。因此,自尊和自大水火不相容。最后,自恋不是自爱,而是疏远自我的表现。简而言之,一个人坚持自我幻想是因为他此时已经失去自我。自恋倾向的个体既疏远自己,也疏远别人,因此,只要他自恋,他就既不能爱自己,也不会爱其他人。"

在日常生活中我们常常会说某某人自恋,自恋实际上是一种病症。诗人通常是很自恋的人,这是一些诗人自杀的原因,说明诗歌疗法要防止过度治疗。

第九节　诗疗借鉴的三大心理学术语

同学们好,下面讲第二十六讲"诗疗借鉴的三大心理学术语"。

诗歌疗法跨学科,借鉴了心理学、诗学、社会学等多种学科的理论和方法,借用了很多术语。仅从心理治疗学科中,就借鉴了三方面的心理学术语。一、心理冲突方面:被爱的渴求、自卑情结、个人耻感……二、防御机制方面:压抑、转移、理智化……三、适应调节方面:道德情感、两全行为、占有体验、自恋与自信……最重要的是焦虑、自信和道德情感。以此又可以分为三组。焦虑:抑郁、压抑……自信:自卑、自恋……道德情感:两全行为、理想化……这一讲分为三节:第一节焦虑,第二节自信,第三节道德情感。这一讲采用归纳权威学者的相关理论来帮助大家理解这三个诗歌疗法十分重要的术语。

下面讲第一节焦虑。爱德华斯在《艺术疗法》中给焦虑下的定义是,"焦虑(anxiety):因真实危险或想象中的危险而产生的强烈恐惧或极度激动的情绪"。中国人容易焦虑,所以有很多种说法,如"人无远虑,必有近忧"。有一个成语叫"未雨绸缪",意思是天还没有下雨,就要先修缮房屋门窗。还有"不怕一万,只怕万一"的说法。年轻人更容易焦虑,因为处在青春期,生物性情感和生理性情感都变化无常,尤其是恋爱中的男女,更容易喜怒无常,无法掌控自己的精神生活。

中外几乎所有的心理治疗著作都必谈焦虑，心理治疗主要是治疗焦虑。在这里以弗洛伊德、荷妮和许又新等人的观点为例，在上一讲中也提到弗洛伊德和荷妮的焦虑理论，在这里再提是为了系统探讨焦虑，也是为了强化前面的教学内容。

弗洛伊德认为："我们把焦虑描述为某种情感状态——也就是说，它是欢乐和痛苦系列中的某些情感的混合物，它具有各种相应的释放性神经兴奋作用和对这些作用的知觉，但它也可能是某种特别重要的事件的积淀通过遗传呈现出来——人们也许可以把它比拟为个体身上具有的歇斯底里（hysterical）的发作。"诗疗中的"写诗疗法"就是通过语言记录这种情感状态来释放焦虑，所以诗疗诗通常是欢乐与痛苦的"某些情感的混合物"。

荷妮认为："焦虑确实通常与生理上的症状同时出现，比如心悸、排汗、腹泻、呼吸急促。这些生理症状伴随出现时或被意识到或未被意识到焦虑。例如，患者在检查之前，也许患了腹泻，并清醒地意识到焦虑。但也许还有心悸或尿频感，然而却没有意识到焦虑，仅是后来才认识到肯定出现过焦虑。尽管情绪的生理表现尤其明显，但在焦虑时，它们不是焦虑独有的特点。比如，沮丧时，可使身心活动过程放慢；极度兴奋时，可改变肌肉组织的张力或使步法更轻盈；勃然大怒时，可使我们颤抖并血气冲冠。"写诗和读诗可以转移注意力，改变焦虑带来的心理上的波动。

荷妮专门研究过焦虑与恐惧的差别，她说："虽然有些价值几乎人人看重，诸如生命、自由、孩子之类，但是对于个体来说，决定什么是其重要价值的东西——如身体、财产、名声、信念、工作或爱情关系——全取决于他的生活环境和他的人格结构。我们将看到，认识到焦虑的这一条件会有助于引导我们理解神经症焦虑。""神经症代表了困难条件下的一种特殊的求生方式。它们的本质包括自我与他人关系的混乱以及由此产生的冲突。神经症相关因素的关注重心的转移大大地扩展了精神分析治疗的任务。因此，治疗的目标不再是帮助病人控制自己的本能，而是尽量减轻他的焦虑，直到他能够摆脱'神经症倾向'。除此之外，还有一个全新的治疗目标，即恢复病人的自我，帮助他重新获得自发性，找到自身的重心。"读诗和写诗可以让人摆脱"神经症倾向"，恢复"自我"，甚至完成马斯洛所说的"自我实现"。

荷妮还认为："人首先不得不去实现某些基本本能；这些本能如此强大，迫使他不仅要采取直接的，也需采取许多迂回的方式来满足它们预定的目标。即使个体相信自己有最崇高的情感，如宗教情感，或者相信自己在从事最高尚的活动,如艺术或科学,他仍会在不经意间就听命于自己的主人——本能。害怕失去爱,在弗洛伊德看来等同于害怕失去来自某人的性满足,就被看作是一种基本恐惧。敌对,如果不解释为性嫉妒的表现,就只与挫败有关。神经性焦虑被认为最终来自于挫败,因为本能冲动的压抑,无论是由于外部环境还是由于诸如恐惧、压抑等内部因素所造成,都应该会产生本能的压抑紧张。从这段话中可以得出结论,写情色诗不一定是因为性压抑或性焦虑。因此把通行的色情诗改为情色诗,是强调情大于色。

荷妮还说:"弗洛伊德认为,自恋和受虐冲动是本能倾向,但在我看来,它们是自我膨胀和自我贬低的神经质倾向……通常意义上的性是一种本能而不是一种神经症倾向。但是性冲动也带有神经症倾向的色彩,因为许多神经症患者需要性满足(如手淫或性交)来缓解焦虑。"但是荷妮还提出来了另外的观点,荷妮说:"除了快乐原则,人还受其他两个原则支配:安全原则与满足原则。由于神经症患者比精神健康的人有更多的焦虑,他只得花费更大的精力来维持安全感,消除潜藏焦虑获得安心感是一种必要,也正是这种必要给了他追求的力量和毅力……孤立无援的前景令人感到害怕。相应地,如果他们获得了想要的东西,焦虑就会缓解。吃东西、买东西、受到任何关注与照顾也都会减轻焦虑。"可能在座的同学有这样的体验,你焦虑的时候,去逛逛商场或网购,买些东西,就会好一些,或者去吃点好的东西,焦虑就会减少。

荷妮还说:"某些人总是追求控制他人,自己永远正确,这类人不仅喜欢正义与权力,同时在他们判断失误或处于人群之中(如在地铁里)时,会感到非常害怕。保留类型的人不仅珍藏金钱、收藏品和知识,遇到他人可能侵犯自己的隐私或让自己暴露于众的情形时,都会感到非常恐惧;在性交时他们也会焦虑,他们可能认为爱是一种危险;即使只是告诉了别人关于他们个人生活尤其是个人感情的琐碎事情,他们也会焦虑不安,左思右想。"

焦虑源于人的不安全感。许又新在《心理治疗基础》中说:"不安全感是德国精神病学家 G. Aschaffenberg(1911)首先加以描述的。后来,K. Schneider作了进一步的发挥,他所描述的不安全的人格障碍,成了目前举世公认的强迫型人格障碍的描述模型,《国际疾病分类(第10版)·精神与行为障碍·临床描述与诊断要点》(1992)中的强迫型人格障碍便是如此。"未来对于我们大家来说都是不确定的。所谓生存焦虑,凡人都不可能绝对没有。健康人通过建设性的行为模式使自己体验着成就感,在从事感兴趣甚至强烈爱好的活动中体验着满足,在友爱的人际相互作用中体验着温暖和幸福,这一切便把焦虑和不安全感冲淡甚至淹没了。有不安全感的人,其时间和精力过多地耗费在追求安全上,上述健康人的愉快体验他们很少或几乎没有。这样一来,他们强烈地感受着人世的不确定性(uncertainty):未来变得完全不可预测,世界的变化似乎毫无规律,偶然和意外的事件实在太多。于是,他们便人为地制造'规律',使自己心里感到踏实。有一位病人每天刷牙必须按左上、左下、右上、右下、中上、中下的次序,每处刷三下,一遍完了再按同样次序和次数重复,总共三遍,不许多也不许少,更不能乱来。这种人做什么事都有刻板的程序和方式,因为只有这样,他们才感到所生活的这个世界是有规律的。这种人不仅对自己强求(self-demanding),也强求亲人和同事按他们的规矩行动,否则,便会感到强烈的不安和焦虑。可以想象,这种人很难与人和谐相处,更不容易跟人家有亲密感了。"

"多愁善感"甚至"神经过敏"是现代诗人情感生活的普遍特点,但在总体上说是健康的。"焦虑"常常是因为突发事件引发的心理危机的具体症状,如果不及时进行必要的心理危机干预,就可能导致自残甚至自杀等极端行为。

下面讲第二节自信。因为诗疗的目的是驱逐焦虑,增加自信,所以焦虑与自信这两个词在诗疗课程中特别重要,在前面的讲述中王老师多次提到。

荷妮把焦虑与自信放在一起研究,她认为:"自信是个人实际现存力量的具体表现。发生在社会、工作或爱情生活中任何失败,一旦个人将它归咎于自身缺陷都会损害自信。荷妮还认为:"有明显完美主义倾向的患者的童年史常常表明,他的父母自以为是,对孩子实行不容置疑的权威性管制。这种权威可能主要指的是道德准则或者个人专制统治。作为这些环境的结果,儿童自己身上不再自我中心,而将它完全转移到权威者身上。这一过程是一个循序渐进和无意识的过程,看上去好像是儿童认为父亲或母亲一直是对的。好与坏、称心与不满、快乐与痛苦、可爱与可恶,这些事物的衡量标准都从个人身上去除了,并永远与他无缘,他不再具有自己的判断力。这样下来,他就无从知道自己是在逃避,是在把外部准则做成自己的准则,从而确保了独立的假象。这个含义也做以下解释:我做一切我被认为该做的事,因而以此代价逃脱了责任,获得了无人管束的权利。"

弗洛伊德通过自卑来讨论自信,他说:自卑感有很强的性爱根源。一个孩子如果注意到他不被人爱,就会感到自卑……然而自卑感的主要部分却产生于自我和超我的关系;如同负罪感一样,它也是自我和超我紧张关系的表现。总之,很难将自卑感和负罪感分离开来。认为前者是对道德自卑感的性爱补充的观点也许是正确的。精神分析很少注意这两个概念的界限问题。"所以荷妮得出结论说:"自我轻视是因为神经脆弱,因为害怕受到别人鄙视,因为试图通过鄙视他人来建立一种有利于自尊的心理平衡。从更深层来说,人常常有施虐冲动,借助贬低他人来占据上风。""有自恋癖的人可能喜欢自己了不起,喜欢因此而获得的钦慕;在那些认为自己一贯正确的人身上,突出的是报复他人的心理。甚至那些极易产生的内疚感也被感知为美德,因为内疚感证明个体对道德要求高度敏感。"

给人自尊是让人去除自卑,获得自信的重要方式。马斯洛认为:"自尊需要的满足导致一种自信的感情,使人觉得自己在这个世界上有价值、有力量、有能力、有位置、有用处和必不可少,然而这些需要一旦受到挫折,就会产生自卑、弱小以及无能的感觉。这些感觉又会使人丧失基本的信心,使人要求补偿或者产生神经病倾向。"诗疗可以给人自尊需要的满足,给人自信的感情。

与自尊相关的还有几个术语,如自我、自恋等,特别是在诗疗课中,多次讨论到自我。麦迪根在《叙事疗法》中说:"对于自我的理解,后结构主义的学者之间也彼此不同。但他们基本认同的一点是,自我是由话语所建构的。叙事疗法对于自我的理解,远远超越了那些流行的、一般性的解释(比如,流行的、个体化的人格分类),也不同于心理学界对于人是什么的一般解释与归类。"荷妮也谈到自我,她是通过完美主义者也是心理疾患者这个观点来讨论的。在日常生活中我们经常说某人是完美主义者,当我们说某人是完美主义者的时候,实际上是在表扬,是在夸奖他,比如王老师被很多人认为是完美主义者。但是荷妮认为完美主义者是有病的,她说:"完美主义者深深恐惧别人认识到他们仅仅徒有虚表而已,因此他们对批评和责备怕得要死。按其观点,他们的自我谴责就是企图预先应付他人责备,通过自己提出责备来防止别人提出,甚至是通过明显苛求自己来平息别人的指责,从中获得宽慰。这明显类似于正常心理……谴责自己的神经症患者也采取策略性的行动,尽管他自己也没有意识到:如果有人把他的自我谴责只看成具有表面意义,他就会立即警惕起来;而且正是这个自我谴责极深的人,若有人轻微地批评他几句,他就会勃然大怒,并把这种批评当作加以怨恨的不公平的待遇。"

许又新在《心理治疗基础》中认为:"心理冲突者的典型体验是,他感到无法应付自认应该能够处理的问题。在人际关系上,病人觉得周围人应该理解他,实际上,他却感到周围人对他充满误解。病人还认为,那些应该帮助他的人似乎不能或不愿意帮助他。这一切使病人感到被疏远、孤立,感到委屈甚至愤慨。病人的情绪和行为可使周围人对他产生不满,这样便形成人际间的恶性循环,终于导致沮丧甚至无望感。"

在这里有必要再次讨论自我社会性。诗歌疗法非常重视自我社会性,认为自我没有"自在"的意义,如果没有环境来保证和检验它的应对能力,自我就不会有生命的存在。甚至得出结论说生命本身就是对环境的反应,就是对环境的应答能力。所以有必要建立社会性,通过自我来强调社会性,通过社会性来构建自我。

下面讲第三节道德情感。诗疗强调一定要承认低级情感,也要承认高级情感。在某种意义上,可以用道德情感来取代高级情感。在医学界,在心理学界,也认为道德和医学是有联系的。比如心理学家荷妮认为:"神经症患者常常具有一些特别优良的品质,例如,同情他人的痛苦,理解他人的冲突,独立于传统准则,对审美价值和道德价值敏感入微;但他也有一些怀疑性价值品质。在缘于神经症过程并得到强化的恐惧、敌意和软弱的作用下,他不可避免地变得有些不诚实、虚伪、怯懦和自我中心。"荷妮还认为:"多数患者仅仅知道可在受自身焦虑限制的范围内得到部分满足;他们从未体验过真正的快乐,也不敢力争真正的快乐。原因之一就是神经症者完全沉浸在自己对安全的追求中,他只要能摆脱焦虑、抑郁、偏头痛的纠缠就感到满足了。况且,在许多情况下,他觉得必须在他人及自己的眼中保持虚伪的'无私'形象;因而,尽管他实际上以自我为中心,却也不敢让自己的私欲太露骨。或者他也期望毫不费力地体会到快乐如阳光般洒在自己身上的感受。深层的也可能是根本原因在于,人就像一只被吹鼓的气球、一个提线木偶、一位成功的猎人、一个偷渡者,但就是不像他自己。快乐的前提是从自身找到引力中心。期盼来自外界的快乐是一种错误的观点,享受快乐应该是从自我内部获得的一种能力。"

荷妮还说:"我们现有的态度与精神分析之前盛行的态度的不同之处在于我们现在是从另一个角度来看待这些问题的。我们了解到,神经症者与其他人一样不具有天生的懒惰、虚伪、贪婪、自负,他童年的不利环境迫使他建立起一个周密的防御和满足体系,从而导致了某些不良倾向的发展。因此,我们认为他不必对此负责。换言之,精神障碍的医学概念和道德概念之间的矛盾并不像其看上去的那样不可调和:道德问题是疾病不可分割的部分。因此,帮助患者澄清这些问题应该被视为我们的医疗任务。"荷妮的这段论述是非常精彩的,她强调人要尊重个体,也强调人要重视社会。其实道德更多的是来自于社会,但是它对个体的人形成了巨大的影响。

许又新在《心理治疗基础》中认为：“对于神经症病人来说，荒谬意味着把现实加以非现实化，把道德加以非道德化，因为他们要逃避现实，要逃避道德上的自我惩罚。与此同时，在病人心目中，幻想的东西变成了现实，与道德无关的事变成了严重的道德问题。这就是心理冲突的辩证法。也可以说，荒谬是对不合理的违禁性罪感的反抗。”他还说：“赋予自己或别人过分夸大了的优良品质，以处理心理冲突，这种防御机制，叫做理想化。正在结交异性朋友的青年人，当看到对方有自己所欣赏和重视的好的方面的同时，也发现对方有不少缺点或毛病，这就容易引起心理冲突：继续发展下去呢，还是到此为止呢？处理这种心理冲突的常见防御机制是，极力将对方美化，以致缺点成为无关紧要甚至等于不存在，这样，刚刚萌芽的爱情便迅速向深度发展。”许又新还认为：“理想化的表现之一是，把感官享乐视为邪恶，这种禁欲主义蕴含的道德观常能使克制自己的人感到高人一等。当然，优越感的满足并不能使人在道德上真正高尚起来。物极必反，理想化防御一旦失败，有可能导致对自己或别人之过分贬低。”

许又新认为：一个人在进行他自认为对别人有利的行为过程中，或者，在看到自己的行为给别人造成了有利的效应时，行为者所体验到的愉快，叫做道德的愉快。他还说：“道德愉快是社会性肯定评价的个人化和体验化，是社会性奖励的内在化。道德愉快是最高层次的自我肯定。道德行为由于它本身能引起愉快而使行为者感到满意，手段也就目的化了。因此，可以说，道德愉快是手段目的化之最高形式。”

许又新高度评价道德愉快，他说：“道德愉快实现了个人与社会之间矛盾的统一，是个人生物性与社会性的统一，也是矛盾统一的最高形式。道德愉快有减轻和消除各种精神痛苦的作用，尤其是，它能消除违禁性罪感的消极作用。道德愉快给人以巨大的满足感和最高的精神享受，它本身作用以构成行为的最高目的。道德愉快只有在利他行为中才能体验到，因此有理由认为，道德愉快是精神健康最重要的特征。一个人的道德愉快愈强烈，愈是经常地体验着道德愉快，他的精神卫生水平就愈高。”“违禁性罪感意味着个人与社会之间矛盾的不可调和性，也意味着社会对个人最后的和最严厉的判决。这种痛苦深刻、久远而弥散，可以影响整个人格。除了道德愉快以外，任何愉快都不能抵消和清除它。实际上，当一个人陷于违禁性罪感的痛苦之中时，他就体验不到任何真正的愉快。不仅如此，它还有极强烈的消极作用。道德愉快是自尊、自信、勇敢、坚韧不拔和乐观进取等许多优秀品质的坚实的基础。与此成鲜明对比的是,违禁性罪感对一个人的性格和价值观有腐蚀破坏作用,使原来赖以支撑的价值观坍塌,完全丧失自信,使生命失去意义。"

在本门课程第一讲"课程性质和教学目标"中,我总结出王珂的"诗歌疗法"的三大观点,也是三大特点:一、诗的功能是多样的,治疗功能是诗的重要功能。二、人的情感是丰富的,需要低级情感和高级情感。三、人的改变是可能的,现代诗有利于培养现代人。本门课程一共二十七讲,今天是第二十六讲,是对前面教学的总结的一讲,在这一讲专题探讨"道德情感",说明本门课程的一大教学目的就是为了给同学们"补钙",给同学们提供"正能量",因为只有优秀的人才能更健康。

第十节　诗疗借鉴的三大艺术疗法

同学们好,下面讲诗歌欣赏与诗歌疗法课程的最后一讲,第二十七讲"诗疗借鉴的三大艺术疗法"。

在本课程第一次课的课程介绍中,我的结论是:诗歌欣赏与诗歌疗法课程,从理论与实践上探讨诗歌的欣赏和创作与心理干预和精神疗法的关系,还会介绍一些具体的"诗疗"方法,提供职业性的"心理危机干预和精神治疗"的方法。我还得出结论说,本课程是:一、所有专业本科生的通识课。二、文学或医学专业本科生的专业课。三、所有专业本科生的治疗课。今天是本课程的最近一讲,不知道同学们是否觉得达到了以上的预期目标。最后一讲给大家介绍与诗疗相关的三种艺术疗法,来强调本课程的专业性。这一讲仍然按三节讲述,第一节戏剧疗法,第二节音乐疗法,第三节绘画疗法。

首先给大家介绍国内关于诗歌疗法的一些书籍。近年国内出版了多种艺术疗法书籍,同学们可以将其作为诗疗课的参考书。最新的一套书籍是2017年重庆出版社正式推出的"鹿鸣心理",推出了《叙事疗法》《音乐疗法》《戏剧疗法》《音乐疗法》等书,在书的封面上打上了"美国心理学会推荐治疗丛书"字样。诗歌疗法借鉴了中外多种疗法,主要有音乐疗法、戏剧疗法和绘画疗法。绘画疗法在美国也称"艺术疗法"。美国心理学会2011年推出的《心理治疗丛书》在世界上产生了较大影响。

郭本禹说:"尽管心理治疗与咨询出现的历史不过百年左右,但在这之后,心理治疗与方法便如雨后春笋,相互较劲似的一个接一个地冒出了泥土。据统计,20世纪80年代的西方心理学有100多种治疗理论;到90年代这个数字就翻了一番,出现了200多种心理治疗理论;而如今心理治疗理论已接近500种。""这套'丛书'共24本,先由安徽人民出版社购买了其中9本的翻译版权,现由重庆大学出版社购买了其中的14本书的翻译版权。"

东南大学出版社出版了由王廷信和何伦主编的"艺术心理治疗研究丛书",其中一本书的书名是《诗歌疗法理论与实践》。全书介绍如下:"尼古拉·玛扎在这本《诗歌疗法理论与实践》中为我们展示了诗歌疗法的前世、今生和未来图景。在作者的论述中,诗歌既是艺术又是科学,它不仅可以治疗精神和心理创伤,而且还成为那些找寻生命出路和生活灵感的人们的领航和灯塔。这是一本奇特的书,极富深邃理智亦不乏童趣。"全书分为:第一章 诗歌疗法的心理学中的地位、历史渊源与理论基础,这一章的其中一节是"阅读疗法"。第二章 诗歌疗法的模式和方法。提到了"日记""书信""原创式写作""简约诗歌疗法"等,还提到了"接受性/指令性模式""表达性/创作性模式""象征性/仪式性模式""隐喻""典礼""讲故事""即时干预""升发治疗"等。第三章 诗歌疗法与家庭心理学,其中提到"家庭协作诗歌""家庭诗歌""夫妇合作的诗歌"。这类诗歌如同中国诗歌中的"唱和诗",是诗疗的一种好的方式。第四章 诗歌疗法研究现状及其发展。

普兹·朱蒂斯(Putzel Judith, 1946—)在1975年就完成了博士论文《诗歌疗法的选择理论》(*Toward Alternative Theories of Poetry Therapy*),这篇论文的前言说:"通过观察研究诗疗小组(Poetry Therapy Groups)的运作,发现文学具有不同功能。诗疗小组能够运作的逻辑起点是认为每个人都有与生俱来的诗歌能力。诗人,知名的与不知名的,都能说出诗的治疗效果,能用诗写出他们的生活。诗疗小组是什么? 它是如何运作的? 这些都依赖于诗疗如何作为心理疗法的辅助手段,甚至它直接行使它的治疗权力。需要讨论的是诗疗小组的程序(强调写诗和读诗,或者强调把写诗与读诗结合)、结构(组的类型、组的设置和组的长度)和动力(与诗发生效应的明显习惯和方法)。诗疗师(Poetry Therapist)的角色被讨论,诗疗师通常是讲演者或者诗人,人们认为诗疗是一种辅助治疗,或者通过心理治疗培训,可以有独立的治疗权力。"这篇博士论文是美国麻省大学的一篇博士论文。

下面讲第一节戏剧疗法。刚才讲到了唱和诗,我认为唱和诗是中国文人群体常用的诗疗方式,它借鉴了戏剧疗法的一些方法。我有用唱和诗来成功干预自己心理危机的经历。2013年11月18日,我在寒风中游圆明园,突然感觉到心情特别差,于是用手机作了一首诗群发给朋友,得到了友人的关怀,一

些友人回诗唱和,因为王老师的很多朋友都是写诗的。我的诗的题目是《冬日游圆明园偶感》。全诗如下:

废墟残酷心如潮

冬风瑟瑟泪似刀

夕阳难挡寒鸦叫

孤雁不抵冷霜笑

扬鞭策马腾云去

卧虎藏龙驾雾到

莫怨白头岁月短

勇过人生奈何桥

那天下午,我接到了几十首朋友通过手机发给我的诗。我补写了《题记》:"2013年11月18日,寒风中游圆明园,丧国丧亲之痛蜂涌,手机作诗一首发给众多友人,得到友人关怀,一些友人回诗应和,倍感温暖。"

后来在诗疗研究中我总结出唱和诗具有诗疗功能的原因:一、写诗宣泄了情感。二、写诗过程对文字、格律的追求转移了注意力,化解了悲伤。三、把诗传出去等待友人回信,也转移了注意力,化解了悲伤。四、读友人回诗既重视情感又重视语言艺术技巧,化解了悲伤。五、友人的诗增加了生存的信心。

古诗具有较多的唱和功能。"唱和"过程即心理治疗过程,具有戏剧疗法的"群疗"(集体多人治疗剧场效果)"角色"(每个写诗者如戏台上的演员)特点。

兰格丽十分精辟、系统地总结出戏剧疗法的原理和手段,她说:"戏剧疗法,即使用戏剧表演开展治疗的方法,可以帮助人们缓解压力,调节情绪,改善身心残障状况。""在人们遭受疾病、危机折磨,对未来感到迷茫或希望促进个人成长时,就可利用戏剧及表演的方式进行针对性治疗,以改善他们的身心状况。这种针对性是戏剧疗法的精髓所在,也将其与其他戏剧活动区分开来。它的治疗效果体现在实施的过程中,而非最终的演出成果,所以戏剧疗法的重点是治疗的过程,而不是表演的水平。"这句话让我们想到了诗歌疗法的一个重要观点,诗歌疗法是一种手段而不是一种说教。

兰格丽还说:"情感宣泄这一舒缓情感的概念在戏剧的治疗性用途中起着至关重要的作用。同等重要的还有在戏剧中获得的间接参与和身份认同感,而且明明知道舞台上的表演都是假的,但还是会临时性地相信它是真的。观众和演员都希望达到这种效果来共同创造出效果良好的剧场表演。假设性是戏剧疗法的中心,可以让治疗者在知晓虚拟语境的前提下投入剧情表演。""戏剧疗法的原理,包括游戏、身体活动、仪式、表演、隐喻、距离保持、情感宣泄、小组参与、演员及观众和自我探索。随着戏剧的不断发展,上述内容都包含在戏剧的基本框架中。""想象力是戏剧的基础,对创造性、自我意识、问题解决和理解他人都至关重要。玩游戏使戏剧疗法过程更有趣,并使治疗与现实区分开来。这里或许应该指出来的是:至少从某些方面来说,游戏疗法本质上与戏剧疗法至少在某些形式方面有很强的关联性。""表演——戏剧就是表演,就是'一种人为设定的活动'。和'谈话疗法'不同,戏剧疗法可以借助隐喻表达方式逐步接近矛盾和问题。在演绎陌生角色时可以体验一种新的存在方式,而在探索熟悉的角色时可以促进我们发现生活新的一面。在这里(或其他地方),戏剧疗法和以表演为中心的心理剧之间的关系就显而易见了。""隐喻——戏剧就是一种可以通过隐喻方式表达强烈情感的艺术形式。尽管它的治疗价值体现在戏剧表演的过程中,但对戏剧的内在艺术要素有一定的了解还是很重要的。自发性和创造性是戏剧的基本要素,如果患者得知该作品受到重视,也会产生有助于治疗的满足感。""情感宣泄——情感宣泄也是一个医学术语,人们通常把它和精神净化联系在一起。在神话传说中,有人还认为它能起到再生和蜕变的作用,所以它和心理学上的情感世界及转变的观念有一定渊源。在心理分析发展早期,布鲁尔和弗洛伊德就把'情感宣泄'这个词中'感情释放'的那层意思运用到心理分析中。尽管它有很多层意思,其他心理治疗师还是把它作为描述心理治疗过程的普遍特点接受了。其实戏剧疗法和剧场表演的作用一样,都可以让情感得到表达和释放。""在处于危机时,人们难以承受压力,这时常常会寻求帮助,在这些时候,我们感到焦虑是十分正常的。这是由创伤(包括情感上、身体上和精神上的创伤)、一些变故或是工作以及家庭生活压力造成的。无论引发危机的原因是什么,危机往往会导致焦虑。而现实生活中的事件引起的焦虑可以被称为'情景性焦虑'。众所周知,危机可能导致人的改变甚至崩溃。所以,这也是自我探索的良机。引发情景性焦虑的问题或由情景性焦虑造成的麻烦,都有一定的解决办法……在这种情况下,戏剧疗法就会十分有效。那些潜在患者可能并没有精神紊乱的症状。但是他们十分渴望能够度过危机,以及解决情感生活的或是人际关系方面的问题。""针对创伤性消极事件的事后反应或是情感释放是因人而异的。一些人对某件事可能会有非常强烈的反应,虽然这件事对别人来说可能微不足道。大多数人首先需要的是向他人讲述他们的痛苦经历。患者可能会不断地重复倾诉他们的痛苦经历,但这是患者正视整个事件的必经之路。'谈话'疗法是非常必要的,其在戏剧疗法中起着缓解病情的作用……隐喻在'谈话'疗法中起着不小的作用,从这一角度看,'谈话'疗法也可以称作'讲故事'。"

兰格丽的《艺术疗法》一书中的很多观点和方法,尤其是这里列出的观点和方法,都非常有利于诗歌疗法。

下面讲第二节音乐疗法。诗疗非常重视诗的音乐性,我们提出要重视新诗的"三美"理论,其中的一美就是音乐美,可见音乐疗法跟诗歌疗法有非常密切的关系。

这里我主要给大家介绍《音乐疗法》一书的一些观点,来帮助大家更好地理解诗歌疗法,了解国外音乐疗法的情况。"尽管音乐疗法是新兴领域,音乐同治疗之间的关系却源远流长。作家和历史学家曾多次认为诗人醉心于音乐是治疗或者医学的一部分。我们在过去2000多年的史书、神话、传说和文学作品中都能找到类似的记录和叙述。可以说,早在社会之初,音乐可能就作为一种疗法手段而存在。今天,音乐疗法在全球广泛得到实践。""世界音乐疗法联合会(The World Federation of Music Therapy, WFMT)对音乐疗法定义:音乐疗法是合格的音乐治疗师与来访者合作,运用音乐或者声音要素(声音、节奏、旋律与和弦),通过设计的治疗程序,以达到建立和促进交流、交往、学习,调动积极性、自我表达、促进团体和谐和其他相关治疗目的,从而满足身体上、情绪上、心灵上、社会和认知上的需求。音乐疗法的目的是激发潜能,恢复个体机能,以便来访者能够达到身心更好地统一,通过预防、复原或者治疗使得生活状态最终得到改善。""该定义较为宽泛,有利于全球多种不同模式和治疗方法之间的融合。在国际音乐疗法领域,音乐疗法的实践有两大分支:将音乐看作具有内在的恢复和治疗性的方式;将音乐作为治疗中相互作用和自我表达的工具的方式。""音乐疗法研究学者、历史学家查瓦·塞克莱斯(Chava Sekeles)讲述了古代音乐疗法的技巧如今在全球的广泛使用。印第安人就将音乐作为一种直接的治疗手段。""音乐疗法在美国不断发展,已将录制的音乐用于缓解和减少病痛、焦虑和压力,从而使来访者减少药物的使用。其中一个治疗过程要求来访者在治疗前或治疗中通过高品质仪器聆听他们选好的音乐,自行控制音乐的音量、开始和结束。此类治疗方法常用于多种治疗,甚至用于'手术前,减轻患者的焦虑,减少麻醉剂的用量'。音乐能够分散肾透析患者的注意力,减轻他们的不适。此外,音乐也在分娩过程中使用。斯坦德利在调查中发现被动的音乐聆听也是一种音乐疗法方式。音乐能够减轻癌症患者的痛苦,发挥药物的镇痛效用,对于早产儿或患病的儿童,音乐能够促进其体重增加,缩短住院时间。""自由的音乐表达,为全面表现、表达一个人的自我提供了一种无须言语和表达媒介的交流方式。在治疗时,音乐治疗师假设即兴音乐演奏是来访者在任何时候的表现和自我展示。""无论是事先准备好的演奏还是即兴演奏,都会在音乐体验中激起广泛的感受和情感。在音乐疗法中,我们让音乐和情感、情绪融合,称为治疗关系的基础结构。""众所周知,人类有能力识别并对他人的感情作出回应。一位母亲不仅仅听见自己的孩子在哭泣,并且从哭声中感受到他的需求。婴儿独自无法掌控或表达饥饿或生气等复杂情感,所以他将情感通过哭声的表达投射到母亲身上。母亲感受到了婴儿的情感并用食物或者安抚等婴儿能够明白的方式进行回应。这样,婴儿才能存活下来。布朗(Brown)和佩达(Peddar)引用了达尔文(Darwin)的理论:哺乳动物有一种能力,能够'理解同类关于情绪状态的非语言线索,以便知道对方是敌是友'。精神心理分析学理论坚信我们在成年期会模仿早期关系最亲近的人,特别是我们的父母。这一模仿在和权威人物的关系或亲密关系中表现最为明显。心理治疗运用移情(transference)和反移情(countertransference)的概念。移情是指早期关系中情感的转移,通常将对父母的情感转移到现在的某人身上。""儿童心理学和生物心理学的现代研究表明了人类内在的音乐性。内在音乐性从我们出生的那一刻起就起着重要的作用。声音是我们最早的交流方式。婴儿在任何时候发出的声音都包含了音高、音色、节奏、强度和旋律等要素。更重要的是,这些声音表达了饥饿、满足、渴睡等情绪。""音乐是世界性的,它的节奏、音高、音色和旋律在世界各地都可以找到。心理学家和作家安东尼·斯托尔(Anthony Storr)在他的书《音乐与思想》(Music and Mind)的开头写到,'现今发现的文明中,没有一种不包含音乐'。音乐治疗师通过这一假设认为我们和音乐存在联系,音乐是我们表达自我的一部分。安斯德尔(Ansdell)对人类固有的音乐性的声音进行了描述:我们能创作和欣赏音乐,主要在于我们具有与之相适应的身体结构。脉搏的律动和语调的音韵,身体的张弛、动作的节奏、心情的突然紧张和放松、重复和发展,无不与音乐的节奏相类似。总之,音乐为我们获得某个世界的经验提供条件:身体上的、情感上的、智力上的和社会上的条件。"

这本书还提出了音乐疗法的"六大基本假设"。"音乐是一种通用媒介。世界各地都可以发现其中的节奏、音高、音色和旋律等元素。音乐可以被广义定义为'有声,通过乐器或者力学发出的有节奏、旋律、和弦的声音'。心理、神经和身体对音乐的反应不会受到疾病或损伤的影响。音乐作为表达媒介出现在语言产生之前。自由的音乐表达,为全面表现、表达自我提供了一种无须言语和表达媒介的交流方式。无论是事先准备好的演奏还是即兴演奏,都会在音乐经历中激起广泛的感受和情感。"

《音乐疗法》这本书的作者是英国学者蕾切尔·达恩丽-史密斯和海伦·M.佩蒂,这本书2016年由重庆大学出版社出版,书中的很多方法诗歌疗法都可以借鉴。

音乐疗法和戏剧疗法都强调隐喻,强调象征。下面介绍一首比较奇特的诗,题目是《沉淀黑暗》,可以帮助大家体会诗的音乐性和意象性。这首诗是王老师写的,写这首诗和这首诗的传播都有一段奇特的经历。我在上研究生的时候,突然有一天读到一位本科生的一首诗,叫《向往黑暗》,读这首诗时我就感觉到是不是要出事,因为这首诗写得非常郁闷,或者格调、情调非常压抑。我于是就想写一首诗回应她,我这首诗还没写完,突然得到消息,那位写《向往黑暗》的女生吃安眠药自杀了,后来经过抢救她活过来了。我把这首诗送给了她。后来我把它发表在刊物上,有读者来信说这首诗唤起了她生存的信心,她原来想自杀,读诗后她不再自杀了。所以王老师特地把这首诗用于我们的课堂。《沉淀黑暗》全诗如下:

在向往黑暗的静夜

万千条思绪刺穿太阳

遥远的多情

连缀古客的长梦

端坐镜前

听任斑斓色彩心中滑落

昏眩的光迷失星空

茫然沉思

黑暗盲目探险

这个时刻

追求圆寂的旨趣
有过客诱我而去
有美丽骑着古道瘦马
品尝水仙花
水莲花的高洁
领悟夜来香
冬日腊梅的妙意

有仙鹤从天外奔来
呼唤水中伴侣
呼唤光中伴侣
人间
有情爱泛滥而来
维纳斯在爱河中挣扎
丘比特在湖畔游荡
形形色色的动物结队走过
形形色色的静物久立逝去

在一个偶然的日子
拒绝天星花香的诱惑
黑暗梳理杂乱黑发
如整理永恒情结的头绪
无辜泪珠完全跌碎
生命纠缠凝结阳光
你在梦中
在雨中
向往黑暗
用黑拼凑未来的历史
深色图
回味童年堆积上的稚趣

那一个诱惑的一瞬

七色花纷纷姹开

远古冰川纷纷消融

一条内流河由宽而窄

由窄而宽

你　冷冷地坐着

体验黑暗

冷静如深潭的卵石

听任河床衍变

瀑布砸碎阳光

　　朗诵完这首诗后，我想告诉同学们：在日常生活中，我们不能"向往黑暗"，一定要去"沉淀黑暗"，就像食指的诗《相信未来》所说的那样，一定要"相信未来，热爱生命"。

　　下面讲第三节绘画疗法。音乐、美术，或者唱歌、绘画，都可以用来进行心理治疗。通过绘画方式来发掘人的视觉思维能力，展示艺术的视觉之美，甚至通过绘画来让人心理更健康，用来治疗心理疾病，这种心理治疗可以称为绘画疗法，也称为艺术疗法。这里的艺术是狭义的艺术概念：特别指的是美术，或者是绘画。为了与音乐疗法并列，我更愿意把国外流行的艺术疗法在本课程中称为绘画疗法，但教学中采用的仍然是"艺术疗法"这个流行术语。

　　以下信息均出于大卫·爱德华斯的《艺术疗法》一书，黄赟琳、孙传捷译，重庆大学出版社2016年版。"艺术疗法，或者艺术心理治疗，这个术语最初出现于20世纪20年代后期。自此术语开始使用以来，随着这个行业的发展，人们不断给出其新的定义，有些定义甚至互相对立。在英国，人们普遍认为亚德里安·希尔（Adrian Hill）是第一个把'艺术疗法'定义为'把绘制图像应用于治疗'的人。""几乎在同一时期，玛格丽特·南姆伯格（Margaret Naumberg）一开始把自己在美国的工作称作'艺术疗法'。南姆伯格的艺术疗法模式建立在以下一些方式上。通过自发的艺术表达方式来释放潜意识，该方法源于医患之间的移情关系以及对自由联想的激励。它与心理分析理论紧密相关……治疗效果取决于医患之间移情关系的发展，也取决于患者不断努力去解读自己那些具有象征意义的画作……这样就构成了患者与治疗师之间进行交流的形式；这些画作成为具有象征意义的语言。""尽管希尔和南姆伯格采用的艺术疗法大相径庭,且这些方法后来也被业内的新方法所替代,但他们的先驱工作有着重要且持久的影响。这是因为艺术疗法在英国沿着'两条平行线'发展。其中一条线是希尔所倡导的：艺术等同于治疗。另一条线是南姆伯格所拥护的：在治疗中利用艺术。前一种观点强调艺术过程就有可能治病,而后一种观点重视艺术治疗师、患者和艺术作品三者之间的治疗关系。""英国艺术疗法协会（BAAT）目前将艺术疗法定义为：艺术疗法是一种心理治疗方法,将艺术作为最基本的交际模式。如果患者求医于一个艺术治疗师,患者无需具备艺术经验或者技能,艺术治疗师根本不会从美学角度评判患者的创作,也不会把患者的创作当作医学诊断的主要评判依据。医师的总体目标是让患者能够在安全、轻松的环境下使用艺术材料,从而在个人层面上实现改变和进步。""其他国家级协会给出了类似的定义,只是存在一些细微差别。美国艺术疗法协会（AATA）给出了以下定义：艺术疗法就是把艺术创作应用于治疗中,这种应用属于职业范畴,被应用于那些在生活中经历病痛、创伤、磨难的人,也被应用于那些寻求自我发展的人。通过艺术创作及反思艺术作品和艺术创作过程,人们可以提高对自我及他人的认识,可以减轻症状,缓解压力,抚平创伤,提升认知能力,享受艺术创作中真切的生活乐趣。""在实际操作中,艺术治疗同时包含绘画的过程和产物（从粗糙的描摹到精细复杂的象征表达）,也包括一段治疗关系。医患关系营造出良好的积极氛围,使得每个患者都带着明确的目标进行人或物的创作,发掘、分享这些画作可能对他们产生的意义；通过这些方式,可以让患者对自身和遭遇的困难或不幸的本质有一个更好的理解,并有可能进一步给患者带来积极又持久的改变,例如改变自我认识,改变目前的人际关系,提升生活的整体质量。""尽管人类有多种沟通方式,但在我们所处的这个社会里,语言是沟通的主要方式。词语不仅是我们在所生存的世界里交换信息的主要渠道,而且对于大多数人来说,也是他们用于表达和传递对世界的体验的主要媒介。大多数人至少在日常生活中试图使用语言来描述自己的经历,并讨论经历的意义。然而并非所有人类经历都能用语言表达出来。爱或恨是什么感觉,经受创伤、沮丧之苦又是怎样的感受,描述出这些情感可能要费九牛二虎之力去选用'恰当'的词。而有些经历和情感状态是无法用语言来表达的。""特别是有一些困境与幼儿时期的生活相关,那个时期我们能够感知世界,但不具备语言表达的能力。在这种情形下,艺术疗法提供了一种克服挫败感、恐惧和孤独的方法,这些相关经历可以通过不同于语言的其他方式表达出来,并被他人理解。""由于种种原因,某些人有着各种需求,面临各种困境,对于他们而言,艺术疗法是很好的治疗方法,理由有如下几点:在一种充满积极关系的环境下,一个人在绘画、思考和感受画作的过程中都会发挥想象力,并且还会承担冒险,这样的过程能促进一个人的情感成长,增强其自尊,促进其心理与社会的融洽。”“创作人和物的形象,能让抽象的经历外化和物化,从而得以在作品中反映出来。某些患者不需要去亲身经历那些难以承受的感受,而是把这些感受释放于自己创作的人或物中。通过象征物,我们才能赋予生活经历一种形状或者一种形式,并以此为基础促进自我认识和情感成长。”“一份艺术作品的物理特征——例如作品中线条、颜色和形状的运用手法——将充满想象力的创作过程通过一个持久的方式记录下来。此外,艺术作品的持久性与口头表达的短暂性形成了对比,这或许给治疗师和患者带来益处,艺术作品让治疗师和患者跟踪和反思治疗过程中发生的变化。这有助于保持注意力和连贯性,而用其他方法都难以保证和维持这样的注意力和连贯性。”“对创作者来说,他(她)所创作的一幅画或者一件物品除了可能具有的美学品质以外,也许还具有心理上的重要意义,这样的理念现在看来是理所当然的。当我们看一个小孩的绘画、自己在某次无聊会议中的信手涂鸦或是一名看起来忧郁的来访者展示出的一系列图画时,我们认为这些图像是有内在含义的,即使我们并不完全知道怎样'解读'或者理解它们。我们之所以把上述提到的这些创作都赋予了含义,并且现在很认真地提出绘画的潜在治疗作用,都是基于 M. 爱德华斯提到的 6 个因素:艺术在宗教和精神信仰中的应用;关于创造力和疯病(madness)之间关系的哲学辩论;视觉艺术的发展;发现'局外人艺术(outsider art)'和精神错乱者的艺术;相信艺术在促进智力和情感的发展中起着关键的作用;心理学理论的发展肯定了想象力活动的价值,如做梦(dreaming)、白日梦、玩耍(playing)以及需要发挥想象力的其他活动形式,如素描和油画。”“弗洛伊德对艺术和创造力的兴趣,源于他认为神经症状是快乐原则(pleasure principle)和现实原则冲突的结果。对于弗洛伊德而言,神经症和睡梦中的无意识精神过程与创作艺术作品(包括凝缩、转移和象征作用)异曲同工。弗洛伊德将其称为'初级过程思维(primary process thinking)'。与之相对应,受外部现实影响的精神功能,被他称为'次级过程思维(secondary process thinking)'。弗洛伊德认为那些精神功能的形式,就是在证实快乐原则,比如玩耍、白日梦、写作和其他形式的创造性活动,其目的是把现实重新组合成新的而且更统一的形式,由此累积快乐。”“1914 年后,荣格开始使用'分析心理学'这个术语,以此将自己的思想和分析方法与弗洛伊德的区别开来。然而,他们的两种方法在理解活跃的内心世界中复杂又有动力的驱力时是有共同点的。两种方法各自采用了不同的概念和术语,但两者都基于同样的认识:我们的内心(主观)生活由感觉、思想和超越意识的冲动所决定,这种冲动可能通过象征的形式展现出来。""荣格认为患者所创作的图像对治疗疾病有价值是基于两个原因。一是,荣格认为画作在患者和患者的问题之间、在有意识和潜意识之间扮演了调解人的角色,起着调解作用。二是,绘画给患者提供了把问题外在化的机会,由此确立了与困难之间的心理距离。人们体会到自己的思想和感觉通常是无法管理而混乱的,但绘画就可以把这些思想和感觉以一定的形式表达出来。荣格利用画作的方法,主要目的是鼓励艺术家(即患者)与他(她)脑中的意象建立起一个积极的关系,而不是为了创造出更多的潜意识素材让治疗师来解读。荣格把这种方法称为'积极想象(active imagination)'。积极想象的过程涉及一种特殊的想象活动,类似于睁着眼睛做梦的过程。"

以上言论让我们比较全面地理解了艺术疗法。诗歌疗法不但从艺术疗法及绘画疗法中借鉴了很多理论和方法,还借鉴了一些术语,以下术语可以帮助我们读诗和写诗。这些术语的以下解释也来自爱德华斯的《艺术疗法》一书。

最重要的术语是"象征"。"象征 / 象征意义的 / 象征主义(symbol/symbolic/symbols):通过使用象征代表意义或将意义归类。一个象征物代表某一事物、想法或感受,将象征物与其他东西联系在一起。"诗歌写作最重要的手段就是象征,我建议大家先写意象诗,再写口语诗,所以象征诗在诗疗中非常重要。象征的重要性可以通过美国散文家、诗人爱默生的观点来说明,他说:"我们是种种象征,并居住在象征中(We are symbols, and inhabit symbols)。"

爱德华斯在《艺术疗法》中还提到"浪漫主义",他说:"浪漫主义(Romanticism):一场艺术、文学和知识界的运动,18世纪末起源于欧洲。作为文化运动,浪漫主义的兴起与启蒙运动的理性主义的自然唯物主义相呼应。"诗更是"浪漫主义"的,在诗疗功能的讲解中,再三提到了浪漫主义诗人雪莱的观点,雪莱说:"诗人是一只夜莺,栖息在黑暗中,用美妙的声音唱歌,以安慰自己的寂寞。"还用了华兹华斯的诗的定义:"诗是强烈情感的自然流露。"诗疗诗也常常是浪漫主义诗歌,尤其是爱情诗十分追求浪漫。

下面一个术语是"表现主义"。爱德华斯说:"表现主义 / 表现主义者(expressionism / expressionist):20世纪初起源于德国的一项艺术运动,表现主义的艺术形式是重组外部现实以期表达艺术家的内心感受和想法。"诗疗诗通常是表达艺术家的内心感受和想法的诗。

下面一个术语是"超现实主义"。爱德华斯说："超现实主义（surrealism）：20世纪的一项运动，深受弗洛伊德思想的影响，探索通过无逻辑地拼凑词语和图像，释放潜意识状态的创造潜力。"超现实主义的诗歌曾经改变了中国台湾的诗歌创作，其代表性诗人叫洛夫，被称为"诗魔"。洛夫的诗为什么写得那么好？其中非常重要的原因是在上个世纪50年代，他学习借鉴了超现实主义的一些写法，如"自动写作"。在前面的乡愁诗和爱情诗讲解中，我提到了他的一些诗。

下面一个术语是"隐喻"。爱德华斯说："隐喻（metaphor）：修辞手法，用一个词或者一个短语形容某物，但某物并不是字面上的意思（如'精神食粮'）；某物的象征意义。"所以古诗强调的是"诗出侧面，无理而妙"。

下面一个术语是"解读"。爱德华斯说："解读（interpretation）：解读就是解释某事的含义/在艺术领域，解读传达出对某一艺术作品（如绘画、诗歌、表演或音乐）的理解。"诗疗的两大方式，一是写诗，二是读诗，读诗就是"解读"诗。

下面一个术语是"自由联想"。爱德华斯说："自由联想（free association）：拉普兰和珀特里斯将自由联想定义为：这种方法是将头脑中产生的所有想法无一例外地表达出来，无论这些想法是建立在具体的元素上（词语、数字、梦中的形象或其他任何形式）。"读诗和写诗都需要"自由联想"。

以上术语在艺术疗法及绘画疗法中用到，在诗歌疗法中，尤其写诗中更是大量用到，所以单列出来讲解。

到现在为止，这门课一共讲了二十七讲。在课程结束的时候，我想送给大家一首小诗，题目是《从今天起》，全诗如下：

从今天起
做一个幸福的人
从今天起
做一个真正的人

王珂2018年3月18日于东南大学

参考文献

［1］阿德勒.生命对你意味着什么［M］.周朗,译.北京:国际文化出版公司,2007.

［2］阿恩海姆.艺术与视知觉［M］.滕守尧,译.北京:中国社会科学出版社,1984.

［3］艾略特.艾略特文学论文集［M］.李赋宁,译.南昌:百花洲文艺出版社,1994.

［4］爱德华斯.艺术疗法［M］.黄赟琳,孙传捷,译.重庆:重庆大学出版社,2016.

［5］安德森.合作取向治疗［M］.周和君,译.台北:张老师文化事业股份有限公司,2008.

［6］巴史克.心理治疗入门［M］.易之新,译.成都:四川大学出版社,2005.

［7］柏林,兰迪·E.麦凯比,马丁·M.安东尼.团体认知行为治疗［M］.崔丽霞,译.北京:世界图书公司,2011.

［8］班德,麦斯纳.心理治疗live现场［M］.张美惠,译.张老师文化事业股份有限公司,2004.

［9］贝阿尔.布勒东传［M］.袁俊生,译.上海:上海人民出版社,2007.

［10］北岛.古老的敌意［M］.香港:牛津大学出版社(中国)有限公司,2012.

［11］毕重增,黄希庭.自信心理研究中的几个问题［J］.西南大学学报,2010(1):1-5.

［12］碧果.碧果人生:碧果诗选(1950—1988)［M］.香港:采风出版社,1988.

［13］卞之琳.雕虫纪历［M］.北京:人民文学出版社,1979.

［14］滨田正秀.文艺学概论［M］.陈秋峰,杨国华,译.北京:中国戏剧出版社,1985.

［15］冰心.寄小读者［M］.中国文联出版社,1993.

［16］波德莱尔.波德莱尔美学论文选［M］.郭宏安,译.北京:人民文学出版社,1987.

［17］布留尔.原始思维［M］.丁由,译.台北:台湾商务印书馆,2001.

［18］昌耀.昌耀诗文总集［M］.西宁:青海人民出版社,2000.

［19］陈超.诗与真新论［M］.石家庄:花山文艺出版社,2013.

［20］陈惇,刘象愚.穆木天文学评论选集［M］.北京:北京师范大学出版社,2000.

［21］陈学虎,黄大地.黄药眠美学文艺学论集［M］.北京:北京师范大学出版社,2003.

［22］陈仲义.中国朦胧诗人论［M］.南京:江苏文艺出版社,1996.

［23］程光,刘勇,吴晓东,等.中国现代文学史［M］.北京:北京大学出版社,2011.

［24］茨威格.精神疗法:梅斯梅尔、玛丽·贝克尔、弗洛伊德［M］.王威,译.北京:西苑出版社,1998.

［25］达恩丽-史密斯,佩蒂.音乐疗法［M］.陈晓莉,译.重庆:重庆大学出版社,2016.

［26］丹妤.行走的花朵：冯至、邵洵美诗《蛇》的读解［J］.诗探索,2004(Z2): 34-42.

［27］德索.美学与艺术理论［M］.兰金仁,译.北京：中国社会科学出版社,1987.

［28］迪尔凯姆.论自杀［M］.冯韵文,译.北京：商务印书馆,2003.

［29］丁旭辉.现代诗的风景与路径［M］.台北：春晖出版社,2009.

［30］杜春和,韩荣芳,耿来金.胡适演讲录［M］.石家庄：河北人民出版社,1999.

［31］杜国清.诗论·诗评·诗论诗［M］.台北：台大出版中心,2010.

［32］杜运燮.杜运燮60年诗选［M］.北京：人民文学出版社,2000.

［33］多亚尔,高夫.人的需要理论［M］.汪淳波,张宝莹,译.北京：商务印书馆,2008.

［34］冯亚琳,阿斯特莉特·埃尔.文化记忆理论读本［M］.北京：北京大学出版社,2012.

［35］佛瑞德门,康姆斯.叙事治疗：解构并重写生命的故事［M］.易之新,译.台北：张老师文化事业股份有限公司,2000.

［36］弗罗姆.被遗忘的语言：梦、童话和神话分析导论［M］.郭乙瑶,宋晓萍,译.北京：国际文化出版公司,2007.

［37］弗罗姆.健全的社会［M］.王大庆,许旭虹,李延文,等译.北京：国际文化出版公司,2007年,

［38］弗洛伊德.精神分析导论讲演新篇［M］.程小平,王希勇,译.北京：国际文化出版公司,2007.

［39］弗洛伊德.论艺术与文学［M］.常宏,徐伟,等译.北京：国际文化出版社,2001.

［40］弗洛伊德.梦的解析［M］.周艳红,胡惠君,译.上海：上海三联书店,2014.

［41］弗内斯.表现主义［M］.艾晓明,译.北京：昆仑出版社,1989.

［42］福柯.不同空间的正文与上下文［M］//包亚明.后现代性与地理学的政治.上海：上海教育出版社,2001.

［43］傅天虹.汉语新诗90年名作选析［M］.香港：银河出版社,2008.

［44］格里德.胡适与中国的文艺复兴：中国革命中的自由主义(1917—1937)［M］.鲁奇,译.南京：江苏人民出版社,1996.

［45］顾迎新.冯至诗集新老版本的重大歧异［J］.复旦大学学报,2006(4): 39-44.

［46］古远清.台湾当代新诗史［M］.北京：文津出版社,2008.

［47］郭斌.隐在的背景：关于必修教材中的《面朝大海,春暖花开》［J］.名作欣赏,2016(11): 86-89.

［48］郭绍虞,罗根泽.中国近代文论选［M］.北京：人民文学出版社,1959.

［49］郭绍虞.中国历代文论选［M］.上海：上海古籍出版社,1979.

［50］哈耶克.自由秩序原理［M］.邓正来,译.北京：生活·读书·新知三联书店,1997.

［51］海子.海子的诗［M］.北京：人民文学出版社,2012.

［52］何其芳.何其芳文集［M］.北京：人民文学出版社,1983.

［53］何其芳.何其芳选集［M］.成都：四川人民出版社,1979.

［54］荷妮.我们时代的病态人格［M］.陈收,译.北京：国际文化出版公司,2007.

［55］赫勒.现代性理论[M].李瑞华,译.北京:商务印书馆,2005.

［56］黑格尔.美学:第三卷,下册[M].朱光潜,译.北京:商务印书馆,1981.

［57］洪子诚,刘登翰.中国当代新诗史[M].北京:北京大学出版社,2005.

［58］洪子诚.学习对诗说话[M].北京:北京大学出版社,2010.

［59］黄龙杰.心理治疗室的诗篇[M].台北:张老师文化事业股份有限公司,2004.

［60］黄人影.当代中国女作家论[M].上海:光华书局,1933.

［61］基梅尔,梅斯纳.男性的世界[M].北京:北京大学出版社,2005.

［62］加德纳.智能的结构[M].沈致隆,译.杭州:浙江人民出版社,2013.

［63］加登纳.智能的结构[M].兰金仁,译.北京:光明日报出版社,1990.

［64］蒋孔阳.20世纪西方美学名著选[M].上海:复旦大学出版社,1988.

［65］江岚.烟攒锦帐凝还散:展读《中国艳情诗》[J].名作欣赏,2015(1):33-36.

［66］克里巴拉尼.泰戈尔传[M].倪培耕,译.桂林:漓江出版社,1984.

［67］库尔珀.纯粹现代性批判:黑格尔、海德格尔及其以后[M].臧佩洪,译.北京:商务印书馆,2004.

［68］库利.人类本性与社会秩序[M].包凡一,王湲,译.台北:桂冠出版社,1992.

［69］赖特.性、演化、达尔文:人是道德的动物[M].林淑贞,译.台北:张老师文化事业股份有限公司,1997.

［70］兰格丽.戏剧疗法[M].游振声,译.重庆:重庆大学出版社,2016.

［71］朗格.情感与形式[M].刘大基,傅志强,周发祥,译.北京:中国社会科学出版社,1986.

［72］朗格.艺术问题[M].滕守尧,朱疆源,译.北京:中国社会科学出版社,1980.

［73］利伯特.发展心理学[M].刘范,等译.北京:人民教育出版社,1984.

［74］李翠瑛.石室与漂木:洛夫诗歌论[M].台北:台北秀威科技股份有限公司,2015.

［75］李方.穆旦诗文集[M].北京:人民文学出版社,2014.

［76］李癸云,陈秀玲.爱与忧郁,或者颠覆:台湾女诗人叶青与旅美女作家柴的同志书写比较研究[J].台湾诗学学刊,2016(1):10-17.

［77］李小雨.节日朗诵诗选[M].长沙:湖南文艺出版社,2004.

［78］李怡.穆旦作品新编[M].北京:人民文学出版社,2011.

［79］林同华.宗白华全集[M].合肥:安徽教育出版社,1994.

［80］林于弘.台湾新诗分类学[M].台北:鹰汉文化公司,2004.

［81］林语堂.生活的艺术[M].北京:中国戏剧出版社,1995.

［82］刘福春.冯至全集:第一卷[M].石家庄:河北教育出版社,1999.

［83］刘勇,邹红.中国现代文学史[M].北京:北京师范大学出版社,2010.

［84］龙泉明.中国新诗流变论[M].北京:人民文学出版社,1999.

［85］卢那察尔斯基.论文学[M].蒋路,译.北京:人民文学出版社,1978.

［86］吕进.女性诗歌的三种文本[J].诗探索,1999(4):3-7.

［87］吕进.新诗的创作与鉴赏［M］.重庆:重庆出版社,1982.

［88］吕进.中国新时期诗歌"新来者"诗选［M］.重庆:西南师范大学出版社,2014.

［89］罗门.在诗中飞行:罗门诗选半世纪［M］.台北:文史哲出版社,1999.

［90］洛夫,庄晓明.大河的奔流:2016:洛夫先生访谈录［J］.诗探索(理论卷),2016(7):154-169.

［91］骆寒超.20世纪新诗综论［M］.上海:学林出版社,2001.

［92］马尔库塞.审美之维［M］.李小兵,译.桂林:广西师范大学出版社,2001.

［93］马斯洛.动机与人格［M］.许金声,译.北京:华夏出版社,1987.

［94］玛札.诗歌疗法理论与实践［M］.南京:东南大学出版社,2013.

［95］麦迪根.叙事疗法［M］.刘建鸿,王锦,译.重庆:重庆大学出版社,2017.

［96］梅.焦虑的意义［M］.朱侃如,译.台北:立绪文化事业有限公司,2004.

［97］米德.心灵、自我与社会:从社会行为主义的观点出发［M］.胡荣,王小章,译.台北:桂冠图书有限公司,1995.

［98］欧加瑞,安妮卡,罗南.人际沟通分析:TA治疗的理论与实务［M］.黄佩瑛,译.台北:张老师文化事业股份有限公司,1996.

［99］潘恩.阅读理论:拉康、德希达与克丽丝蒂娃导读［M］.李奭学,译.台北:书林出版有限公司,1996.

［100］皮平.作为哲学问题的现代主义:论对欧洲高雅文化的不满［M］.阎嘉,译.北京:商务印书馆,2007.

［101］普里莫兹克.梅洛-庞蒂［M］.关群德,译.北京:中华书局,2003.

［102］卡西尔.国家的神话［M］.范进,杨君游,柯锦华,译.北京:华夏出版社,1990.

［103］卡西尔.人论［M］.甘阳,译.上海:上海译文出版社,1985.

［104］琼斯.意象派诗选［M］.裘小龙,译.桂林:漓江出版社,1986.

［105］桑代克.人类学习［M］.李维,译.台北:桂冠图书公司,1998.

［106］《诗刊》社.中国新时期争鸣诗精选［M］.长春:时代文艺出版社,1996.

［107］斯托曼.情绪心理学［M］.张燕云,译.沈阳:辽宁人民出版社,1987.

［108］孙玉石.解读穆旦《诗八首》［J］.诗探索,1996(4):58-61.

［109］孙玉石.中国现代诗国里的哲人:论二十年代冯至诗作哲理性的构成［J］.北京大学学报,1994(4):36-44.

［110］孙玉石.中国现代主义思潮论［M］.北京:北京大学出版社,1999.

［111］泰勒.社会心理学［M］.北京:北京大学出版社,2004.

［112］唐湜.一叶谈诗［M］.南宁:广西教育出版社,2000.

［113］王光明.现代汉诗的百年演变［M］.石家庄:河北人民出版社,2003.

［114］王毅.细读穆旦《诗八首》［J］.名作欣赏,1998(2):3-7.

［115］王永,王振宠.书写表达促进身体健康［N］.文摘报,2010-4-8(4).

［116］王治明.欧美诗论选［M］.西宁:青海人民出版社,1990.

［117］王佐良.论穆旦的诗［J］.读书,1995(4):45-48.

［118］王佐良.英国诗史［M］.南京:译林出版社,1997.

［119］汪剑钊.中国当代先锋诗人随笔选［M］.北京:中国社会科学出版社,1998.

［120］维特根斯坦.维特根斯坦全集8:哲学研究［M］.涂纪亮,等译.石家庄:河北教育出版社,2003.

［121］魏源.意象疗法原理及在心理咨询中的实际应用［J］.中国临床康复,2005(32):158-160.

［122］威勒克.近代文学批评史:第一卷［M］.杨岂深,杨自伍,译.上海:上海译文出版社,1997.

［123］闻一雕,闻铭,王克私.闻一多全集12:书信·日记·附录［M］.武汉:湖北人民出版社,1993.

［124］吴思敬.诗学沉思录［M］.沈阳:辽宁人民出版社,2001.

［125］吴思敬.吴思敬论新诗［M］.北京:中国社会科学出版社,2013.

［126］吴思敬.中国当代诗人论［M］.北京:中国社会科学出版社,2015.

［127］吴投文.在生命的限制中对自由的张望:穆旦诗歌《春》导读及相关问题［J］.北方论丛,2016(6):36-41.

［128］伍蠡甫,胡经之.西方文艺理论名著选编［M］.北京:北京大学出版社,1985.

［129］伍蠡甫,蒋孔阳,秋燕生.西方文论选［M］.上海:上海译文出版社,1979.

［130］向阳,林黛嫚,萧萧.台湾现代文选［M］.台北:三民书局股份有限公司,2004.

［131］萧萧.创世纪60社庆论文集［M］.台北:万卷楼图书股份有限公司,2014.

［132］萧萧.台湾诗歌美学［M］.台北:尔雅出版社,2004.

［133］谢冕.中国现代诗人论［M］.重庆:重庆出版社,1986.

［134］熊国华.旋转的世界［M］.北京:中国戏剧出版社,2013.

［135］徐敬亚.崛起的诗群［M］.上海:同济大学出版社,1989.

［136］许又新.心理治疗基础［M］.贵阳:贵州教育出版社,1999.

［137］许又新.许又新文集［M］.北京:北京大学医学出版社,2014.

［138］亚里斯多德.诗学［M］.罗念生,译.北京:人民文学出版社,1962.

［139］杨匡汉,刘福春.中国现代诗论［M］.广州:花城出版社,1985.

［140］杨扬.周作人批评文集［M］.珠海:珠海出版社,1998.

［141］叶维廉.叶维廉文集［M］.合肥:安徽教育出版社,2002.

［142］叶维廉.中国诗学［M］.北京:生活·读书·新知三联书店,1992.

［143］隐地.诗集尔雅:尔雅三十庆诗选［M］.台北:尔雅出版社,2005.

［144］余光中.余光中散文［M］.杭州:浙江文艺出版社,1997.

［145］余光中.招魂的短笛［M］.成都:四川文艺出版社,1992.

［146］袁謇正.闻一多全集10:文学史编·周易编·管子编·璞堂杂业编·语言文字编［M］.武汉:湖北人民出版社,1993.

［147］袁可嘉.《九叶集》序［J］.读书,1980(7):53-64.

［148］袁可嘉.西方现代派人与九叶诗人［J］.文艺研究,1983(4):38-41.

［149］袁可嘉.现代派论·英美诗论［M］.北京：中国社会科学出版社，1985.

［150］曾心，吕进.玩诗，玩小诗：曾心小诗点评［M］.台北：台湾秀威出版社，2009.

［151］詹澈.詹澈诗选［M］.北京：台海出版社，2005.

［152］詹姆逊.詹姆逊现代性的四个基本原则［M］//詹姆逊.詹姆逊文集：第4卷.王亚明，译.北京：中国人民大学出版社，2004.

［153］张光璘.中国名家论泰戈尔［M］.珠海：中国华侨出版社，1994.

［154］张恬.冯至全集：第五卷［M］.石家庄：河北教育出版社，1999.

［155］章亚昕.中国新诗史论［M］.济南：山东教育出版社，2006.

［156］赵毅衡.新批评文集［M］.北京：中国社会科学出版社，1988.

［157］郑克鲁.法国诗歌史［M］.上海：上海外语教育出版社，1996.

［158］郑敏.诗歌与哲学是近邻：结构—解构诗论［M］.北京：北京大学出版社，1999.

［159］郑敏.中国新诗能向古典诗歌学些什么？［J］.诗探索，2002（Z1）：24-29.

［160］稚夫.中国性爱诗选［M］.墨尔本：原乡出版社，2014.

［161］中国社会科学院文学研究所现代文学研究室.中国现代经典诗库［M］.太原：北岳文艺出版社，1996.

［162］周振甫.文心雕龙今译［M］.北京：中华书局，1986.

［163］周作人.自己的园地［M］.长沙：岳麓书社，1987.

［164］朱栋霖，丁帆，朱晓进.中国现代文学史1917—1997［M］.北京：高等教育出版社，1999.

［165］朱光潜.悲剧心理学［M］.北京：中华书局，2012.

［166］朱光潜.谈美书简［M］.北京：北京出版社，2004.

［167］朱光潜.朱光潜全集［M］.合肥：安徽教育出版社，1987.

［168］宗白华.艺境［M］.北京：北京大学出版社，1987.

［169］宗白华.宗白华全集［M］.合肥：安徽教育出版社，1994.

［170］Bartholomae D. Anthony Petrosky. Ways of Reading—An Anthology for Writer［M］. New York：Bedford/ St Martins；Pck，1993.

［171］Bashford J W. China and Methodism［M］. New York：Eaton and Mains，1906.

［172］Bergman D，Epstein D. M. The Heath Guide to Literature［M］. Toronto：D. C. Heath and Company，1987.

［173］Brikerts S P. Literature：the Evolving Canon［M］. Massachusetts：Allyn and Bacon，1993.

［174］De Roche J. The Heath Introduction to Poetry［M］. Toronto：D. C. Heath and Company，1975.

［175］Eliot T S. Tradition and the Individual Talent［M］// Lodge D. 20th Century Literary Criticism［M］. London：Longman Group Limited，1972.

［176］Frase G S. The Modern Writer and His World［M］. England：Penguin Books Ltd.，

1964.

[177] Frye N. Anatomy of Criticism[M]. New Jersy: Princeton University Press, 1971.

[178] Goodwyn L. The Populist Movement[M]. London: Oxford University Press, 1978.

[179] Hamburger M. The Truth Poetry-Tensions in Modern Poetry from Baudelaire to the 1960s[M]. London: Carcanet New Press Ltd., 1982.

[180] High P B. An Outline of American Literature[M]. New York: Longman Inc., 1986.

[181] Hoffer C R. The Understanding of Music[M]. California: Wadsworth Publishing Company, 1985.

[182] Itule B D, Anderson D A. News Writing and Reporting for Today's Media[M]. New York: Random House, 1987.

[183] Jakoson R. Linguistics and Poetics[M]// Newton K M. Twentieth-Century Literary Theory: A Reader. London: Macmillan Education Ltd., 1988.

[184] Judith Putzel. Toward Alternative Theories of Poetry Therapy[D]. Amherst: University of Massachusetts, 1975.

[185] Jung C G. Psychology and Literature. 20th Century Literary Criticism[M]. London: Longman Group Limited, 1972.

[186] Kennedy X J. Literature: An Introduction to Fiction, Poetry, and Drama[M]. Boston Toronto: Little, Brown and Company. 1983.

[187] McGowan J. Postmodernism and Critics[M]. New York: Cornell University Press, 1991.

[188] Modernism V. Ezra Pound, Wyndham Lewis[M]. New York: Oxford University Press, 1993.

[189] Naroll R. The Moral Order[M]. California: SAGE Publications, Inc., 1983.

[190] Nash R. The Call of the Wild (1900—1916) [M]. New York: George Braziller, Inc., 1970.

[191] Richards I A. Poetry and Beliefs[M]// Newton K M. Twentieth-Century Literary Theory: A Reader. London: Macmillan Education Ltd., 1988.

[192] Rittenhouse J B. The Third Book of Modern Verse–A Selection From the Work of Contemporaneous American Poets[M]. Massachusetts: The Ribersive Press, 1927.

[193] Thompson D. The Uses of Poetry[M]. London: Cambridge University Press, 1974.

[194] Untermeyer L. Doorways to Poetry[M]. New York: Harcourt, Brace and Company, 1938.

[195] Weaver M. William Carlos Williams[M]. London: Cambridge University Press, 1971.

[196] Wellek R, Austin Warren.Theory of Literature [M].New York: Harcourt, Brace and Company,Inc.,1956.

[197] Williams J.Decoding Advertisements [M].London: Robert Maclehose and Company Limited,1978.

[198] Wingard J.Literature: Reading and Responding to Fiction, Poetry, Drama, and the Essay[M].New York: Harper Collins College Publishers,1996.

后　记

诗歌疗法的推广总结

　　本书的书名是《诗歌疗法研究》,原定的书名是《王珂诗歌疗法研究》(与《王珂学术会议诗学论文集》《王珂诗学讲演录》并列),颇能体现诗歌疗法的最大任务是建立自信,驱逐焦虑,但怕被人说王珂太狂妄。全书由我近年研究和推广诗歌疗法的四种方式——研究论文、专栏文章、讲座录音和讲课录音"混编"而成,表面上看体系混乱,内容重复,实质上是四颗"珍珠"被"研究及推广"这条"红线"串着。不同读者可以挑选自己喜欢的"珍珠",了解到诗疗的原理和方法,而每颗"珍珠"都可以起到治疗作用。但是如果连续阅读,会感到内容有些重复,故在讲座录音和讲课录音部分"忍痛割爱",删除了一些内容,这样难免就影响了"现场感",还破坏了重复带来的"反复治疗"的效果。

　　在国外,"诗歌疗法(poetry therapy)是阅读疗法的一种,即向患者推荐一些有不同情感色彩的诗歌,让病人独自阅读、写诗或在心理医生的指导下集体诵读,通过认同、净化、娱乐和领悟等作用,消除患者的不良情绪或心理障碍,是一种提高心身健康质量的心理治疗方法。"[1]诗歌疗法的先驱是阿瑟·勒内(Arthur Lerner, 1915—1998),美国心理学家、诗人。他的诗歌疗法偏向"阅读疗法"。在前人研究的基础上,近年我在理论和实践中做了一些尝试,将"阅读疗法"与"书写疗法"结合,特别重视"书写表达"。我把"诗歌疗法"扩展为"诗歌心理精神疗法",通过诗歌创作和诗歌欣赏来预防和治疗心理精神疾病,特别是在突发事件中进行心理危机干预,还从理论上探讨出诗歌有治疗效果的主要原因是诗歌采用象征语言写作,是一种可以产生听觉和视觉刺激的抒情艺术,能够产生低级、中级和高级情感,满足人的低级、中级和高级需要。

　　生于书香世家,我从小接受的教育是"读万卷书,行万里路""知行合

---

〔1〕 互动百科,阿瑟·勒内[EB/OL],[2012-02-07].http://www.hudong.com/wiki/%E9%98%BF%E7%91%9F%C2%B7%E5%8B%92%E5%86%85.

一"学以致用"。这种教育的结果是：不断地转变研究方向，本科专业方向是英语语言文学，硕士是中国各体文学(现为中国现当代文学)现代诗歌理论与创作研究，博士是文艺学文学的基本原理，博士后是文艺学新诗理论及创作研究。我不停地选择生活和工作地点与工作种类，1966—1990年在重庆，1990—1996年在兰州，1996—1999年在福州，1999—2004年在北京，2004—2012在福州，2013年后在南京。硕士研究生毕业后在文学研究所从事新诗研究和创作4年，又到中文系教写作5年，再从事文艺学文学概论、中国现当代文论和西方文论与中国现当代文学的现当代诗歌教学与研究20年，曾任福建师范大学国家重点学科中国文学中国现当代诗歌方向的负责人和文艺学硕士点负责人，现任东南大学人文学院中文系主任、东南大学现代汉诗研究所所长，先后招收过中文专业中国现当代文学、文艺学和哲学专业美学的博士生。这样的人生经历、知识结构和职业使我更重视"跨学科"和"应用推广"，更重视将理论与实践相结合。如做诗歌研究既研究诗的基础理论和诗的历史，也关注诗歌创作，特别是当下的诗歌创作。将文学理论与文学批评兼顾，要求自己是三分之一的诗论家、三分之一的诗史家和三分之一的诗评家。作为一个文艺理论工作者，我会"潜心学问"，但不会"闭门造车"，更不会"孤芳自赏"，"饱读诗书"不是为了"自我享受"，而是为了"造福社会"。特别是随着年龄的增长，这种想以专家身份，采用"跨学科研究"的方式，"介入"社会生活的愿望越来越强烈。20年来我将现代诗歌创作和理论研究与文艺理论研究，特别是文艺心理学研究结合，将诗歌与心理学、教育学、社会学合为一体，在国内率先进行"诗歌心理精神疗法"研究。

我在学术的黄金岁月将学术重心转移到诗歌疗法既必要又偶然。我从小写诗，真实地体会到写诗对人的心理和生理的舒缓减压作用，特别是在身心受到突然伤害时，诗歌写作是极好的心理危机干预方式。我有以诗救己和救人的亲身经历。长期专业研究诗歌的经历让我见到了很多实例，诗歌研究和文艺心理学研究让我可以从理论上解释诗疗为何会有效。偶然性主要有三件事。一是2009年我妻子患肿瘤，在长期的治疗中我体会到精神及心理治疗在现代医学中的重要性。二是2008年四川汶川地震中，解放军心理援助专家、北川中学名誉校长王利群在北川中学使用诗歌朗诵，较好地解决了学生的心理危机问题。三是2010年3月，福建医科大学的"教授助你成才"大讲台请我作讲座，要求我将文学与医学结合。这促使我将以前的研究系统化、深入化，让研究成果从"书斋"走入"社会"。2010年6月2日，我在福建医科大学作了诗歌疗法的第一场讲座,题目是"诗歌欣赏和诗歌创作与心理干预和精神疗法",听众是福建医科大学各班心理委员、部分老师和普通同学,共200多人,共讲了3个多小时,几乎没有听众中途离场。我都没有料到诗疗讲座会受到欢迎,更没有料到它会传播开来。这场讲座结束后讲座录像在2010年7月27日被放上"超星学术视频",反响强烈。2010年9月,我接到东南大学人文医学系何伦主任的邀请,于10月24日和25日晚,分别为本科生和研究生作了两场诗疗讲座,反响较好。东南大学校报这样报道:"应我校研究生院邀请,福建师范大学教授、博士生导师王珂先生做客我校医学人文大讲堂,为东大学子带来了一场题为'漫谈诗歌心理精神疗法'的精彩演讲,吸引了大量学生前往。王教授首先讲述了诗疗的历史及意义,指出意大利、美国、日本等国重视诗疗的现状,强调诗词可以造就美人,书写表达可以促进身体健康,并举例说明诗疗及阅读疗法渐渐受到了中国学者的重视,然而我国的精神卫生现状仍不容乐观。随后,王教授介绍了诗疗的理论与方法。在基本理论的介绍中,他强调了意志在治疗中的重要作用,并举例证明了诗歌在治疗中的可行性,它可以给人意志和力量,可以给人快感,可以满足人的不同需要等,指出诗疗的最大目的是建立自信。最后,王教授结合具体的诗作及自己以诗自救的经历详细阐释了诗疗的实践及应用,并邀全体同学共同朗诵了食指的《相信未来》,并赠送了自己的诗作《从今天起》为本次讲座拉下了帷幕。王珂教授是从事中国现当代文学诗歌的重要研究者之一,他学识渊博,才华横溢,轻松幽默亲切自然的演讲风格多次赢得台下听众的热烈掌声。他的精彩演讲给大家带来了新的听觉冲击,引起了大家对诗歌疗法的关注,同时也让在场的所有同学开阔了视野,丰富了知识。"这场讲座录像在2011年4月26日被放上"超星学术视频",到2012年9月12日,就有14 092人次收看。

我采用先理论,再实践,再将两者结合,相互修正的方式研究诗歌疗法。主要通过举办讲座的方式推广"诗歌疗法",先后在福建医科大学、东南大学、安徽农业大学、安庆师范学院、福建师范大学、福建省图书馆、福建省税务局、福建省发改委、福建省妇联、西北师范大学、太原师范学院、武汉大学等单位作讲座,听众有大学生、公务员、教师、医生等多种类型。每次都根据受众情况调整内容,特别强调当场治疗的效果。我给本科生作讲座,重视"道德教育";给研究生作讲座,重视"研究方法";给文学专业的学生作讲座,注重诗歌知识及文学理论的介绍;给医学专业学生作讲座,偏重医学、心理学、少谈文学;给福建省发改委的领导干部作讲座,既强调人的低级情感,更重视人的高级情感,特别是道德情感,在对干部们进行心理治疗的同时对他们进行"爱岗敬业"教育,如用舒婷的《祖国啊,我亲爱的祖国》作为"高级情感体验"阶段的诗作,激发他们的爱国情感。我给2012年第一期福建省妇女干部(处级)培训班学员作的讲座题目是"传统文化(诗教)与科学精神(诗疗)——做幸福完美的现代女干部",我告诉大家:女人的完美是由两个方面来决定的,第一个是对爱、爱情的追求,我们要大胆地说我要爱,我需要爱;第二是对知、知识的追求。女人只有在对爱的追求和对知识的追求中才能获得完美。其实换一句非常浅显的话就是:事业爱情双丰收。我归纳出女干部幸福完美的四大标志:作为女干部,首先要知识渊博,第二是能力全面,第三要人格健全,第四要心理健康。知识、能力、人格、心理,四者都必须具备。现代女干部的五大素养是:一、现代情感,重视自然情感和社会情感的和谐;二、现代意识,重视个人意识和群体意识的融合;三、现代思维,重视语言思维和图像思维的综合;四、现代文化,强调保守主义和激进主义的共处;五、现代政治,追求宽松自由和节制法则的和解。我还号召在座的女干部们不但要为福建的经济建设和政治改革作贡献,还要为妇女解放作贡献。由此可见,我的诗疗讲座的目的性非常明确,既重视专业性,也重视思想性。在讲座中,我坚持使用法国启蒙主义大师蒙田的写作原则:在社会礼义允许的范围内,把事情的真相告诉给大家,在针对特殊人群的讲座中,甚至有些"醉翁之意不在酒",如面对干部,我不仅讲"反腐倡廉",还讲"民主科学"。针对大学生,我强调将个人幸福与国家民族利益结合,正确处理自然人与社会人的关系。我是一个愿意"为诗消得人憔悴"的人,不管针对哪类听众,我都借讲座普及诗歌知识,推广"新诗"。

从以下两则听众各异的诗疗讲座的宣传介绍可以看出我的各场诗疗讲座的共同性和差异性。2010年12月28日在福建师范大学福清分校的讲座"介绍"是:"中国疾病预防控制中心精神卫生中心2009年初公布的数据显示,我国各类精神疾病患者人数在1亿人以上。精神疗法源远流长,'阅读疗法'和'书写表达'是心理危机干预的有效手段。本讲座从理论与实践上探讨诗歌欣赏和创作与心理干预和精神疗法的关系,主要分为诗疗意义、诗疗理论、诗疗实践(方案)和诗疗注意事项四个部分。王珂教授'诗疗'的基本概念是:通过诗歌欣赏和诗歌创作,治疗精神性疾病,特别是在突发事件中进行有效的心理危机干预。讲座的过程就是对听众进行'诗疗'的过程,可以欣赏到优美的诗歌,知道一些诗歌知识,使听众获得诗歌欣赏和诗歌教育的机会,增加听众的人文艺术修养,还能够学习到一些具体的'诗疗'方法。'诗疗'肯定低级情感,倡导高级情感,在听讲座过程中听众可以宣泄情感和净化情感。讲座既适合诗人、诗歌爱好者与心理医生、心理学爱好者等专业听众,也适合关心身心健康和喜欢文学艺术的大众听众。"2011年12月17日在福建省图书馆的讲座"介绍"是:"精神疗法源远流长,德国瑞士籍的医生和哲学家帕拉塞尔苏斯(Paracelsus, 1493？—1541)有句名言:'你们应该知道,意志的作用在治疗中很重要。' 早在上个世纪80年代,心理学界就发现'书写表达'是心理干预的有效手段。近年一些心理学家在平时的心理咨询和地震期间的心理干预中,采用诗歌诵读等方式取得了很好的治疗效果。本讲座从理论与实践上探讨了诗歌的欣赏和创作与心理干预和精神疗法的关系,讲座的过程就是对听众进行'诗疗'的过程,对大学生,特别是有心理问题的大学生有较好的'治疗'作用,还可以欣赏到优美的诗歌,知道一些诗歌知识,使听众获得诗歌欣赏和诗歌教育的机会,增加学生的人文艺术修养;还会介绍一些具体的'诗疗'方法,为听众提供职业性的'心理危机干预和精神治疗'的方法。'诗疗'倡导高尚情感,讲座过程也是对听众,特别是大学生进行'思想品德教育'的过程。讲座主要分为诗疗意义、诗疗理论、诗疗实践(方案)和诗疗注意事项四个部分。重点在诗疗理论部分:系统介绍诗歌理论和精神疗法理论,介绍如何将两者结合起来进行'跨学科研究'。"

讲座效果的好坏不仅由内容决定,更由讲座的形式决定,应高度重视细节。关键是采用多种手段营建一种"气场",通过声音、图像等多媒体手段,通过诗歌朗诵,特别是集体朗诵营造气氛,使受众受到强烈刺激,让被压抑的情感,特别是低级情感先得到宣泄,再让中级情感得到抚慰,最后让高级情感得到升华。讲座人的着装、体态语言和PPT的色彩都要与讲座内容结合,给大学生作讲座,讲座人的服装,PPT的色彩都是橘黄色——国际救援队采用的色彩;针对老年听众的讲座,有意识地安排青春美少年和美少女上台朗诵诗歌,唤起老年人的青春回忆。

由于职业关系,我不可能把主要精力放在诗疗研究和推广上,必须唤起很多人,特别是专家的重视,我只起"抛砖引玉"的作用。这个目的已基本达到,国内已有了一批同行。诗疗还受到了媒体的关注,新华网、《深圳特区报》等媒体曾以《王珂教授来安徽作"诗歌疗法"循环演讲》《诗歌疗法具心理医学的临床功用》为题作了报道。2010年11月17日《深圳特区报》报道:"……王珂教授在安徽农业大学作讲座时,该校人文社科学院中文系、心理学系的师生及当地医院精神病科的相关临床医护人员200余人一同前往听讲,在优美舒缓的背景音乐下,大家聆听着诗歌朗诵,体验了'诗歌疗法'这一全新的心理干预理念与实践,在场听众反响良好。"[1]

　　研究推广诗歌疗法20年,我苦在其中,更乐在其中,疗人更疗己,特别欣慰的是我筹办主持的中国第一次"诗的治疗功能国际研讨会"于2019年10月20日在东南大学召开,来自美国、法国、意大利、日本、韩国、马来西亚、中国的数十位同行参加会议。相信越来越多的有识之士会加入这个队伍!相信中国的诗歌疗法会越来越好!

王　珂

2019.11.28于东南大学汉诗研究所

---

〔1〕　http://news.china.com.cn/rollnews/2010-11/17/content_5195177.htm.